纪念美国 M.D.安德森癌症中心与天津医科大学肿瘤医院缔结姊妹医院 10 周年成果
肉瘤知识更新电子版通讯（ESUN）中文版（2004—2014 年）

The Knowledge of Sarcoma

认识肉瘤

编　译：杨吉龙　杨　蕴　王国文
主　审：王　平　〔美〕张微　陈可欣

天津出版传媒集团

天津科技翻译出版有限公司

著作权合同登记号:图字:02-2016-63

图书在版编目(CIP)数据

认识肉瘤/杨吉龙,杨蕴,王国文编译. —天津:天津科技翻译出版有限公司,2016.7
ISBN 978-7-5433-3594-3

Ⅰ.①认…　Ⅱ.①杨…　②杨…　③王…　Ⅲ.①肉瘤-研究　Ⅳ.①R738.7

中国版本图书馆 CIP 数据核字(2016)第 037878 号

授权单位:The Liddy Shriver Sarcoma Initiative
出　　版:天津科技翻译出版有限公司
出 版 人:刘 庆
地　　址:天津市南开区白堤路 244 号
邮政编码:300192
电　　话:(022)87894896
传　　真:(022)87895650
网　　址:www.tsttpc.com
印　　刷:唐山新苑印务有限公司
发　　行:全国新华书店
版本记录:889×1194　16 开本　21.75 印张　600 千字
　　　　　2016 年 7 月第 1 版　2016 年 7 月第 1 次印刷
　　　　　定价:128.00 元

编委会名单

编　译　杨吉龙　杨　蕴　王国文

主　审　王　平　〔美〕张微　陈可欣

编　委　(排名不分先后)

杨吉龙　(天津医科大学肿瘤医院骨与软组织肿瘤科)

杨　蕴　(天津医科大学肿瘤医院骨与软组织肿瘤科)

王国文　(天津医科大学肿瘤医院骨与软组织肿瘤科)

赵　军　(天津医科大学肿瘤医院骨与软组织肿瘤科)

廖志超　(天津医科大学肿瘤医院骨与软组织肿瘤科)

任志午　(天津医科大学肿瘤医院骨与软组织肿瘤科)

韩秀鑫　(天津医科大学肿瘤医院骨与软组织肿瘤科)

张　超　(天津医科大学肿瘤医院骨与软组织肿瘤科)

周文雅　(天津医科大学肿瘤医院骨与软组织肿瘤科)

郝梦泽　(天津医科大学肿瘤医院骨与软组织肿瘤科)

单露玲　(天津医科大学肿瘤医院骨与软组织肿瘤科)

梁守磊　(天津医科大学肿瘤医院骨与软组织肿瘤科)

常方圆　(天津医科大学肿瘤医院骨与软组织肿瘤科)

邢培培　(天津医科大学肿瘤医院骨与软组织肿瘤科)

魏俊强　(承德医学院附属医院骨科)

田　蔚　(天津中医药大学第二附属医院肿瘤科)

李　跃　(天津医科大学肿瘤医院肺部肿瘤科)

孙　燕　(天津医科大学肿瘤医院病理科)

陈　勇　(复旦大学附属肿瘤医院胃及软组织外科)

李　锋　(天津医科大学肿瘤医院骨与软组织肿瘤科)

李　婷　(天津医科大学肿瘤医院骨与软组织肿瘤科)

普及肉瘤知识　　提高治愈率

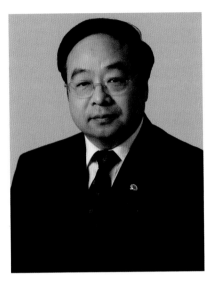

天津医科大学肿瘤医院院长

王平

天津医科大学肿瘤医院是我国肿瘤学科的发祥地，是集医、教、研、防为一体的大型三级甲等肿瘤专科医院，是我国最大的肿瘤防治研究基地之一。天津市肿瘤医院前身最早可追溯到天津开埠后1861年英军建立的军医院，是西方医学传入天津的起点。曾先后命名为英国伦敦会施医院、马大夫纪念医院、同仁会天津诊疗班、天津市临时第一医院。1951年天津市人民政府接管，更名为天津市立人民医院。1952年金显宅教授在院创建了新中国第一个肿瘤科。1987年医院迁入河西区体院北环湖西路，定名为天津市肿瘤医院。1988年郝希山院士担任医院院长后，实行了"科教兴院、人才强院、开放带动"三大战略，全面提升核心竞争力，肿瘤防治水平领跑全国。肿瘤学科先后成为国家重点学科、国家"211工程"重点学科、国家长江学者奖励计划特聘教授岗位、乳腺癌防治教育部重点实验室、卫生部国家继续医学教育基地、"国家教育部长江学者和创新团队发展计划"创新团队、博士学位授权点及博士后科研工作站。2011年10月，肿瘤防治研究综合楼投入使用，医院总建筑面积达到20万平方米，开放病床2400张，成为肿瘤学基础研究、临床诊治和培养肿瘤医学高层次人才为一体的亚洲规模最大的肿瘤防治研究基地。

骨与软组织肿瘤是严重危害人类健康及生命的疾病，近年来发病率逐渐上升。由于发病率低，大多数人包括一些医务工作者对此类疾病的认识严重不足。原发恶性骨肿瘤多见于青少年和中年人，常见的如骨肉瘤、软骨肉瘤、尤文肉瘤、脊索瘤等；常见的软组织肉瘤包括脂肪肉瘤、滑膜肉瘤、纤维肉瘤、平滑肌肉瘤、横纹肌肉瘤、血管肉瘤、恶性周围神经鞘膜瘤及未分化多形性肉瘤(恶性纤维组织细胞瘤)等。这些少见病的早期发现、正确诊断、及时治疗对肉瘤患者的预后有重要的影响。

天津医科大学肿瘤医院骨与软组织肿瘤科是全国肿瘤医院中最早成立的骨与软组织肿瘤的专业科室，是国内第一家面向肿瘤患者集外科手术治疗与功能康复为一体的一站式肿瘤特色专科。骨与软组织肿瘤科现任科主任为王国文主任，科室人才济济，2014年门诊量超过15 700人次，年收治住院患者近1855人次，年手术量1200多台次。骨与软组织肿瘤科是中国抗癌协会肉瘤专业委员会主任委员单位，有多位医师担任肉瘤协会的主任委员、副主任委员、秘书长、常委委员等职务。科室主要收治骨、软组织肉瘤患者及需要手术治疗的转移癌患者。四肢恶性肿瘤保肢方法采用综合治疗，根据局部病灶情况广泛切除后，分别采用人工假体置换术、肿瘤瘤段骨灭活再植、不离体无水乙醇灭活、异体骨移植等方法，使80%以上的肢体恶性骨肿瘤患者获得保肢。软组织肉瘤采用广泛切除术，尤其对复发、难治性软组织肉瘤，累及主要神经血管束的软组织肉瘤，采取手术联合人造血管移植、各种游离和带蒂皮瓣肌皮瓣修复、组织间插入(后装)放疗及外照射、粒子植入、不离体无水乙醇灭活等方法治疗,取得较好的局部控制率,降低了截肢率。科室近年来承担国际合作项目三项、国家自然科学基金三项、天津市科学技术委员会课题两项、天津市教育委员会课题两项、天津医科大学课题两项及院级课题4项。在国内外期刊发表论文50余篇,被SCI收录的文章30余篇,最高影响因子8.791,累计影响因子超过70分,引用次数超过300次。科室共获得中国抗癌协会科技进步奖三等奖一项,天津市科技进步三等奖三项,天津医科大学科技一等奖一项、二等奖一项,填补天津市新技术空白两项。编著及参编的专著有《软组织肉瘤现代外科治疗》《英汉汉英骨科学词汇》《新编实用骨科学》《脊柱与四肢体格检查》《骨关节疾病的临床诊断》《肿瘤手术学》《简明肿瘤学》《实用骨科手术图谱》《M.D. Anderson肿瘤外科手术》《肿瘤TNM分期图谱》《骨与软组织肿瘤》等。

由天津医科大学肿瘤医院、美国M.D.安德森癌症中心、美国Liddy Shriver肉瘤倡导组织及其他单位合作出版的《认识肉瘤》是中国抗癌协会2015年抗癌活动的一项重要成果,也是天津医科大学肿瘤医院与美国M.D.安德森癌症中心建立姊妹医院10周年庆典的重要成果。两家单位在肿瘤的临床、科研、预防、护理、人员交流、项目合作、举办高水平学术会议等方面取得了显著成效,在癌症除痛及乳腺癌、胃肠癌、骨与软组织肿瘤的治疗与研究、分子生物学研究、流行病学研究、组织库建设等诸多领域取得了显著的进展。

骨与软组织肿瘤领域的合作是天津医科大学肿瘤医院与美国M.D.安德森癌症中心合作最成功的领域之一。双方自2007年即开始进行骨肉瘤比较基因组杂交(aCGH)研究,合作的领域扩展到骨肉瘤、平滑肌肉瘤、恶性神经鞘膜瘤、胃肠道间质瘤等,精诚的合作产出巨大的成果,在肉瘤知识宣传方面也取得了巨大的成就。《认识肉瘤》的出版可以扩大肉瘤相关知识的宣传,让更多的人了解肉瘤发生的原因,了解肉瘤预防的途径,了解肉瘤早诊早治的方法,同时对肉瘤的诊疗有正确的认识,对提高我国肉瘤的治愈率有很大的帮助。

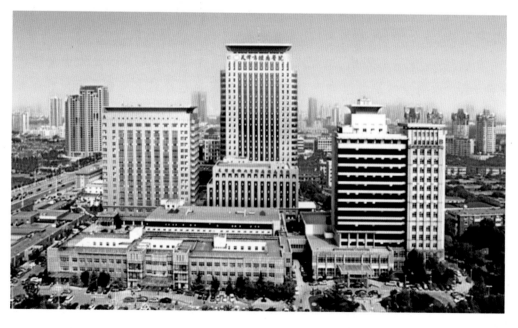

天津医科大学肿瘤医院全景(2014年底摄)。

姊妹医院共同攻关 开启肉瘤诊疗新时代

美国 M.D.安德森癌症中心是一所在全球享有盛名的著名癌症中心,其肿瘤的综合治疗、基础研究、教育以及预防水平居世界领先水平,被称为全美两所最好的癌症综合诊疗中心之一。天津医科大学肿瘤医院是我国肿瘤学科的发祥地,也是我国最大的肿瘤诊疗防治中心及研究基地之一。天津医科大学肿瘤医院与美国得克萨斯大学 M.D. 安德森癌症中心合作交流历史久远,双方于 2006 年正式签署了姊妹医院协议。经过近年来的交流与合作,两院已成为密切的合作伙伴,双方在肿瘤的临床、科研、预防、护理、人员交流、项目合作、举办高水平学术会议等方面取得了显著成效,在癌症除痛及乳腺癌、胃肠癌、骨与软组织肿瘤的治疗与研究、分子生物学研究、流行病学研究、组织库建设等诸多领域取得了新进展。两院人员交流频繁。天津医科大学肿瘤医院已派出 70 余名专家赴美国 M.D.安德森癌症中心开展学术交流,并已选派 25 名中青年技术骨干赴该中心进修学习。美国 M.D.安德森癌症中心至今共有 50 余名专家来津访问讲学。2010 年 5 月,与美国 M.D.安德森癌症中心续签了第二期姊妹医院协议,两院将在下一个 5 年的合作中,在巩固以往合作的基础上,在疑难病症会诊、患者转诊服务、肿瘤临床研究等方面进行更深层次的合作。2013 年 9 月,美国 M.D.安德森癌症中心院长 Ronald Depinho 教授亲自率团访问天津医科大学肿瘤医院,也是希望能充分发挥两院的优势,巩固合作成果、拓展合作领域。在双方科学家及专业人员的共同努力下,不断提高癌症防控水平,推动全球肿瘤事业的发展,为造福肿瘤患者、攻克癌症做出应有的贡献。

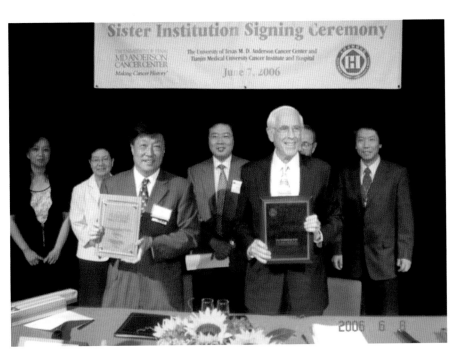

2006 年与美国 M.D.安德森癌症中心签署姊妹医院协议。

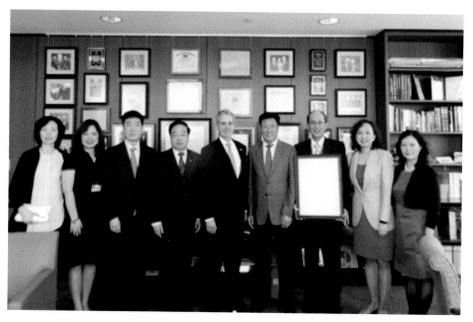

2015年4月天津医科大学肿瘤医院代表团访问美国M.D.安德森癌症中心,并与Ronald Depinho院长会谈。

骨与软组织肿瘤领域的合作是天津医科大学肿瘤医院与M.D.安德森癌症中心合作最成功的领域之一。自缔结姊妹医院后的第一个春节即2007年春节开始,由骨与软组织肿瘤科方志伟主任,也是我的校友,到M.D.安德森癌症中心访问,我们的合作即开始。合作的科室包括遗传组学中心实验室(Genomics Core Lab)、病理科、肉瘤中心、骨科、肿瘤外科等,参加的人员包括我自己、遗传组学中心实验室的工作人员、Lazar AJ、Pollock R、Hunt K、Trent J等。自2008年开始进行骨肉瘤比较基因组杂交(aCGH)研究,合作的领域涉及骨肉瘤、平滑肌肉瘤、恶性神经鞘膜瘤、胃肠道间质瘤等,运用了全基因组测序(WGS)、转录组测序、外显子测序、基因表达谱芯片检测、微阵列-蛋白裂解液芯片检测等高通路方法,获得了肉瘤遗传学异常的大数据,在骨肉瘤融合基因、平滑肌肉瘤间叶-上皮转化等领域处于国际领先地位。精诚的合作有巨大的产出,目前我们共合作申请到包括教育部"创新团队发展计划"、国家自然科学基金委-重大国际合作项目、国际自然科学基金面上项目、姊妹医院研究发展基金(SINF)在内的6项课题。共合作发表文章16篇,SCI文章14篇,最高影响因子8.791。研究成果获得克萨斯大学M.D.安德森癌症中心Connie & Jim Walter肉瘤研究奖一次;获美中抗癌协会"癌症研究学者奖"一次。近5年来共有3人次人才交流、培养博士后一名,访问学者两名,合作培养研究生7名,培养天津医科大学"新世纪人才"一名、"全国卫生系统青年岗位能手"一名、天津市"131"创新型人才第二层次人才一名、天津市高校"中青年骨干创新人才培养计划"人选一人等。

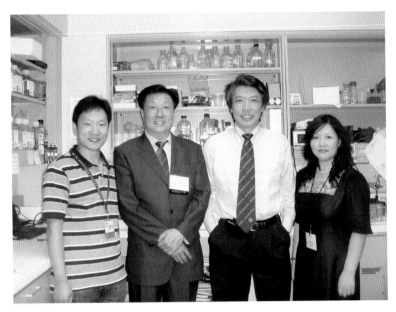

2010 年 4 月郝希山院长去 M.D.安德森癌症中心参加 GAP 会议，到实验室看望杨吉龙医生。

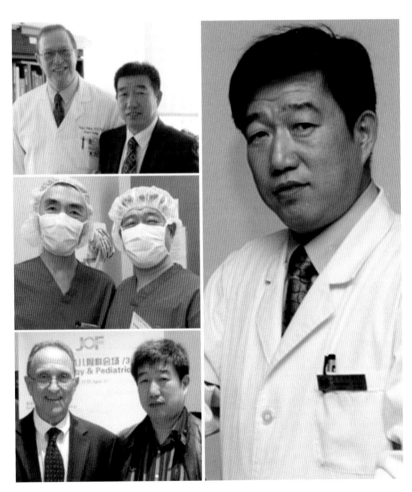

2012 年王国文主任在 M.D.安德森癌症中心合作交流。

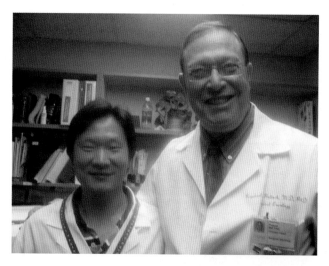
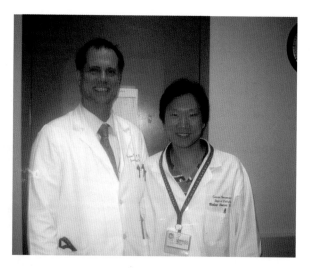

杨吉龙与美国著名的肉瘤专家 Dr Pollock 在 M.D.安德森癌症中心的 Sarcoma Center(2010 年)。

杨吉龙与美国著名的肉瘤化疗专家 Dr Trent 在 M.D.安德森癌症中心的 Sarcoma Center(2010 年)。

与陈可欣、杨吉龙等合作的过程以及取得的显著成果,一方面是对姊妹医院交流合作模式的充分肯定,这种国际间联合协作模式对少见肿瘤尤其是肉瘤尤为适合。另一方面,这些合作和交流在培养人才、增加国际影响力方面也是卓有成效的方法。最重要的是,通过这些合作以及联合各种抗击癌症的力量如 Liddy Shriver 肉瘤倡导组织等,普及肉瘤相关知识,寻找肉瘤诊疗新思路,增强肉瘤防治诊疗力量,造福肉瘤患者。

值此书出版之际,向支持肉瘤防治工作的美国 M.D.安德森癌症中心的同事、天津医科大学肿瘤医院、中国抗癌协会、Liddy Shriver 肉瘤倡导组织、Dr Bruce Shriver 及支持参与肉瘤基础和临床研究的患者及其亲友表示感谢!

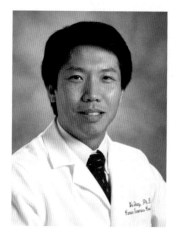

美国 M.D.安德森癌症中心病理学系终身教授
美国 M.D.安德森癌症中心遗传组学中心实验室主任

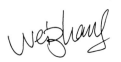

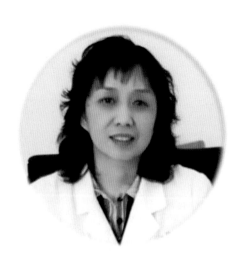

天津医科大学肿瘤医院副院长

陈可欣

A Brief Acknowledgement and Thank you

The inaugural issue of ESUN, a periodical for the Sarcoma Community, appeared in February 2004. Since then, several hundred peer-reviewed articles and scores of opinion pieces have appeared in this electronic journal. They have been written by and for sarcoma oncologists and researchers and have addressed a wide variety of issues in soft tissue and bone sarcomas. We are deeply grateful to Dr. Jilong Yang from the Department of Bone and Soft Tissue Tumor at Tianjin Cancer Hospital, Tianjin, China who has arranged for a selection of this material to be translated into Chinese and published in this book. This has been a large undertaking which we believe will be extremely useful to the Chinese-speaking sarcoma community and we are in his debt. We are also in the debt of Prof. Wei Zhang, Director of the Cancer Genomics Core Lab at the University of Texas M.D. Anderson Cancer Center in Houston, Texas who first introduced us to Dr. Yang and who encouraged the publication of this book. We believe the readers will benefit from the efforts of Dr. Yang and Dr. Zhang.

Sincerely,

Bruce Shriver, PhD

Editor-in-Chief, ESUN

致　谢

肉瘤知识更新电子版通讯 ESUN 首先在 2004 年 2 月出版,自此以后有数百篇关于肉瘤的文章出现在该期刊上,很多作者是肉瘤诊疗和研究领域的专家。我们非常感谢来自天津医科大学肿瘤医院骨与软组织肿瘤科的杨吉龙医生,他选择其中非常有用的部分翻译成中文并出版此书。我们相信这个艰巨的任务会对中国肉瘤相关人员非常有用。我们也非常感谢美国得克萨斯大学 M.D.安德森癌症中心基因组学中心实验室主任张微教授,他首先把我们介绍给杨吉龙医生,也鼓励出版这本书。我们相信,读者会从张微教授和杨吉龙医生的努力中获益。

ESUN 主编

Bruce Shriver

我们的经验

我们在 2003 年 11 月组成 Liddy Shriver 肉瘤倡导组织 (Liddy Shriver Sarcoma Initiative)，那时我们的女儿 Liddy 在两个月前去世了。从那时起的 11 年里，我们已经与数百个肉瘤家庭一起走过了充满未知的肉瘤诊疗之路，经历了战胜疾病的喜悦，也体验到了失去心爱之人的悲痛。

通过 The Electronic Sarcoma Update Newsletter (ESUN) 的出版，我们已经学到了很多东西，包括个人肉瘤诊疗经过、别人分享的诊疗经验、肉瘤研究成果及资助肉瘤研究。由于 2014 年 7 月的 ESUN 是最后一期，在这里我们想总结并分享下我们所学到的内容，包括我们的预测和建议。

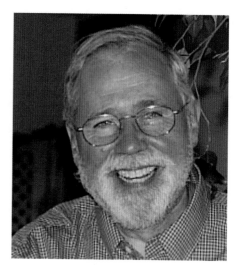

ESUN 主编
Bruce Shriver

- 作为一个专门从事肿瘤特别是罕见癌症工作的医生或护士，他们所从事的是一个对身体和情感苛刻得令人难以置信的职业。许多肉瘤的侵袭性是很强的，且许多人在诊断时是局部晚期或是转移的，这令治疗起来非常困难。考虑到肉瘤专家面对的肉瘤患者数目，我们不断地惊叹有没有更多的医生和护士能在这样的压力下"锻造"出。正如我们每个人都有我们的好日子和坏日子，医护人员也一样有好日子和坏日子。这不是为某些人所谓的"坏态度"和"麻木不仁"辩解，这是每个人都可能有的行为。有些人可以比一般人更好地感受别人的感知和情感，他们能看到、听到及感知到焦虑、失望、恐惧，就像他们能同样感受到自豪、敬佩和喜悦一样。每个人都有不同的能力来帮助别人或自己。有时候你给他们最好的帮助和支持可能只是听听，而不是给予有渲染的判断或建议。

- 对于罕见癌症的诊断往往是一个艰巨的考题。被确诊的人马上就要面临很多问题，如附近缺乏有经验的肿瘤学家、家庭中的地位及经济负担、种种复杂的保险问题、频繁往返于医院与治疗单元及缺乏特定类型罕见癌症支持团体。单亲家庭和家庭中父母都需要工作的患者则要面对和处理额外的困难。肉瘤的诊断会影响整个家庭，我们已经看到它可以使家庭团结在一起，也可以使家庭四分五裂。

- 许多肉瘤患者在他们的治疗过程中从未与其他肉瘤患者交谈，也没有交流过那些体验，如极度的孤独沮丧感。没有人能强大到自己决定所有的时间或全部。我们敦促肉瘤中心提供能使肉瘤患者彼此交流的机制或者设施(方法)。

一个基础科学的发现从实验室到动物研究及人体临床试验，最终成为认可的治疗方案的一部分需要很多年。我们也心知肚明，目前肉瘤研究进展是令人沮丧的缓慢，而且许多肉瘤目前面临着非常有限的治疗选择。我们知道，确诊为肉瘤的多为年轻人，往往面临着巨大的潜在危险及长期并发症。我们也知道,联邦资金支持的肉瘤研究是远远不够的。肉瘤倡导组织必须支持肉瘤研究直到这个困境发生变化,他们也需要肉瘤患者的帮助来做到这一点。

- 有超过60个不同的骨与软组织肉瘤的亚型。如我们所知,不存在一种非侵入性的方法来明确诊断,也就是说没有可用于明确肉瘤诊断的尿、粪便或血液检查。组织样品从活检或切除肿瘤中获得,必须由熟练的和有经验的病理学家进行诊断分析。虽然患者呈现的症状、相关的病史以及身体检查和各种影像学检查(X 线、CT、MRI、PET 和超声)结果可能得到肉瘤的诊断,但它只能通过组织样本的病理学分析来证实。由于肉瘤是罕见癌症,许多医生在他们的一生会遇到一个或两个肉瘤,一个肉瘤的诊断可能不是制订治疗计划的第一件事,有时需要会诊或者再次活检,因此肉瘤常被误诊或确诊太晚等。在某些情况下,外科手术切除一个被认为是良性的病变,结果发现是肉瘤。迫切需要开发用于肉瘤非侵入性诊断试验方法来确定特定的骨与软组织肉瘤亚型,这样的方法将减少肉瘤的误诊和"糟糕"手术的数量,并帮助肿瘤团队制订适当的治疗方案。

- "个性化医疗"和"精准医疗"的发展有望为特定患者制订更有效且副作用少但能有效控制肿瘤生长的靶向疗法,并可能治愈患者的癌症。然而目前的测试具有局限性,如突变分析常因为出现新的突变导致分子药物靶向治疗失效或脱节。许多肉瘤肿瘤专家认为目前这些测试是不成熟的,并且结果也不能在临床上使用。他们指出,已经研究了20年以上的体外药敏试验并没有可靠地预测治疗的反应。由于肉瘤的异质性较大,建议建立生物样本库,并加强合作,尤其对肉瘤这种罕见癌症,单个肿瘤中心或者个人不可能获得足够的样本来进行深入的研究。国际间生物样本的合作为肉瘤研究带来了更多的便利。

- 我们相信,像我们组织最开始倡导的那样,可以通过以下方面加速开发新的更有效治疗肉瘤的方法:①资助高品质的基础和转化研究国际项目;②鼓励合作研究;③开放科学原则;④建立和维护高质量的学科同行评审机制。我们的研究资助计划中关于这些和其他细节的内容可以在文章《倡导资助罕见癌症研究的模型》中找到。

当我们结束 ESUN 出版时,我们应该感谢那些多年来无私提供时间、专业知识、经验和经费的医学顾问成员、编委会及捐助人。已经有超过175位肉瘤肿瘤学家和研究人员一直在参与这些文章的同行评议过程。他们的工作成果是显而易见的,发表在 ESUN 的文章和研究结果是高质量的。我们一直也是受益者,因为有成千上万的慷慨的人为肉瘤研究基金进行捐助。我们为我们团体的透明度、问责制及这些捐助者和社会各界创造肉瘤新纪录而感到骄傲。我们感谢所有志愿者,我们团体取得的一切成果是基于他人的慷慨相助。

非常感谢美国 M.D.安德森癌症中心、天津医科大学肿瘤医院等单位及张微教授、杨吉龙医生在肉瘤宣传活动及肉瘤研究中做出的卓越贡献。自 2007 年开始,我们即在肉瘤知识宣传及研究方面合作,并且在 2007 年创造了参加肉瘤宣传活动人数最多的纪录。也感谢他们多年来把很多 ESUN 的内容翻译成中文,向全世界展示中国的肉瘤研究力量和声音,并与国际肉瘤专家及患者团结协作。

非常高兴杨吉龙医生能把 ESUN 的主要内容翻译成中文并整理出版,这不但符合 Liddy Shriver 肉瘤倡导组织的宗旨,也使中国的肉瘤患者及其亲友和肉瘤专业人员获益。

祝贺你们!

编译者前言

　　骨与软组织肿瘤是严重危害人类健康及生命的疾病,由于发病率低,大多数人甚至一些医务工作者对此类疾病的认识严重不足。常见的原发恶性骨肿瘤包括骨肉瘤、软骨肉瘤、尤文肉瘤、脊索瘤等,常见的软组织肉瘤包括脂肪肉瘤、滑膜肉瘤、纤维肉瘤、平滑肌肉瘤、横纹肌肉瘤、血管肉瘤、恶性周围神经鞘膜瘤及未分化多形性肉瘤(恶性纤维组织细胞瘤)等。作为一类罕见的恶性肿瘤,我们有必要对其相关知识进行解释、宣传,提高公众的认识,从而做到早期预防、早期诊断及治疗,提高肉瘤的治愈率。

　　自 2007 年起,天津医科大学肿瘤医院骨与软组织肿瘤科即开始与美国 M.D.安德森癌症中心、中国抗癌协会、Liddy Shriver 肉瘤倡导组织、Dr Bruce Shriver 等合作,开展肉瘤宣传活动,并取得良好的效果。2008 年再次举办类似的活动,加强对肉瘤知识的宣传和认识。为配合肉瘤知识宣传活动,我们受 Dr Bruce Shriver 邀请,翻译了多篇在 ESUN 出版的肉瘤方面的文章,放在 ESUN 及 Liddy Shriver 肉瘤倡导组织的网站上,供国内外的读者阅读和下载,并收到很好的反响。我们也得到过 Liddy Shriver 肉瘤倡导组织的研究资助两项,进行骨肉瘤、恶性周围神经鞘膜瘤的基础研究,在 Clin Cancer Research、Cancer、Cancer Letters 等杂志发表过多篇论著,研究成果也在 ESUN 上出版。

　　考虑到目前国内出版的关于骨与软组织肉瘤科普方面的资料非常有限,我们在中国抗癌协会、美国 M.D.安德森癌症中心、Liddy Shriver 肉瘤倡导组织及 Dr Bruce Shriver 的建议和授权下,将所有 ESUN 出版的有关肉瘤方面的内容进行翻译。恰逢天津医科大学肿瘤医院与美国 M.D.安德森癌症中心缔结姊妹医院 10 周年纪念,本书的出版是对天津医科大学肿瘤医院、中国抗癌协会、美国 M.D.安德森癌症中心、Liddy Shriver 肉瘤倡导组织及 Dr Bruce Shriver 多年来精诚合作的见证和献礼!

　　需要指出的是,ESUN 出版的大部分内容均来自世界各地的肉瘤专家,并经过 ESUN 的医学专家咨询委员会评审,在内容上代表了肉瘤诊疗的专家意见或某种程度上的诊疗规范。但由于出版时间自 2003 年开始,到现在已 12 年的跨度,肉瘤的临床及基础研究有了很大的进展,比如 2013 年 WHO 出版了新的骨与软组织肿瘤分类方法。因此,文章中的有些内容可能是有争议的。我们尽最大的努力,一方面尊重作者的劳动成果,另一方面对个别内容根据目前研究的新进展做了调整。由于知识水平有限,而肉瘤知识内容又涉及广泛,书中编译内容及文字难免有误,恳望读者不吝赐教,以期更完善和准确,为提高肉瘤诊疗水平和治愈率做出努力!

杨吉龙　杨　蕴　王国文

目　录

第 **1** 部分

总　论

第 **1** 章

骨与软组织肿瘤分类(WHO 2013年版)综述

Ghadah Al Saanna, MD

Judith Bovée, MD, PhD

Jason Hornick, MD, PhD

Alexander Lazar, MD, PhD

引言

在美国,美国癌症联合委员会(AJCC)已经采用了肉瘤的分期,美国病理学家学会(CAP)也采用了骨与软组织肉瘤的分期。这种常见的词汇对越来越多的国际化规模的临床试验及让转化研究具有可比性都是至关重要的。在这种情况下,WHO系统确保了医生和研究人员处于具有同一个诊断标准的层次上。

第4版WHO骨与软组织肿瘤分类蓝皮书在2013年2月出版,它超过了既往第3版的总页数(468p vs. 427p)、描述(illustration)及作者(图1－1和图1－2)。有24个不同国家的159位作者对此书做出了贡献,11位是IARC/WHO ICD-O(the International Classification of Diseases for Oncology, ICD-O)委员会的成员。

软组织肿瘤部分的编者为 Christopher D. M. Fletcher,骨肿瘤部分的编者为 Pancras C. W. Hogen-doorn,遗传学部分的编者为 Fredrik Mertens 和 Julia A. Bridge。

最大的变化是加入了三章:胃肠道间质瘤、神经鞘膜瘤和未分化/未分类肉瘤(undifferentiated/unclassified sarcomas)[而不是分化不确定肿瘤(tumors of uncertain differentiation)]。

与新近快速发展的遗传学研究相一致,新版中增加了大量细胞遗传学和分子方面的研究成果。

软组织肉瘤的级别总是争论的焦点。尽管WHO没有严格申明偏向哪一个分级系统,而根据中间性病变(intermediate malignancy)的生物潜能(biological potential)分为局部侵袭性及偶有转移性两大类。

WHO承认(认为)对恶性纤维组织细胞瘤(MFH/UPS,未分化多形性肉瘤)及血管周细胞瘤(haemangiopericytoma,目前被归为孤立性纤维性肿瘤solitary fibrous tumor)的性质未能明确。

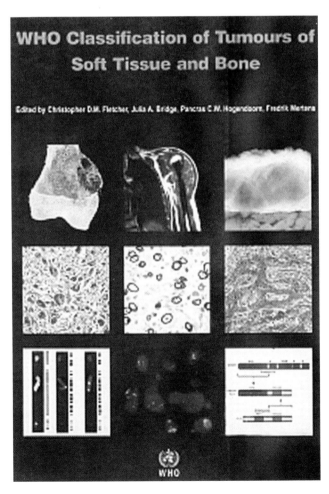

图1－1 2013年WHO出版的骨与软组织肿瘤分类(封面)。

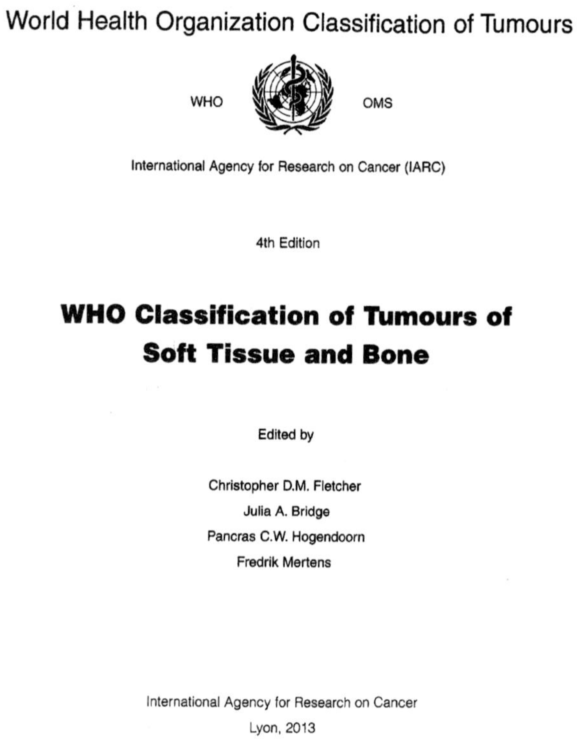

World Health Organization Classification of Tumours

WHO　OMS

International Agency for Research on Cancer (IARC)

4th Edition

WHO Classification of Tumours of Soft Tissue and Bone

Edited by

Christopher D.M. Fletcher

Julia A. Bridge

Pancras C.W. Hogendoorn

Fredrik Mertens

International Agency for Research on Cancer

Lyon, 2013

图1-2　2013年WHO出版的骨与软组织肿瘤分类(扉页)。

随着分子遗传学研究的进展,一部分肿瘤的分类进行了重新调整:血管瘤样纤维组织细胞瘤(angiomatoid fibrous histiocytoma)及骨外黏液样软骨肉瘤(extraskeletal myxoid chondrosarcoma)归为分化不确定肿瘤。

原来的部分病变类型目前发现是其他肿瘤的形态变异,故从目前的分类中删去而归入其他章节。

接下来是来自WHO对骨及软组织每个部分进行分类的简要介绍(注意:没有变化的内容没有列入此书)。

软组织肿瘤(没有变化的内容没有列入此书)

脂肪细胞肿瘤(adipocyte tumors)

良性

- 脂肪瘤(lipoma)
- 脂肪瘤病(lipomatosis)
- 神经脂肪瘤病(lipomatosis of nerve)
- 脂肪母细胞瘤(lipoblastoma)/脂肪母细胞瘤病(lipoblastomatosis)
- 血管脂肪瘤(angiolipoma)
- 平滑肌脂肪瘤(myolipoma)
- 软骨样脂肪瘤(chondroid lipoma)
- 肾外血管平滑肌脂肪瘤(extrarenal angiomyolipoma)
- 肾上腺外髓性脂肪瘤(extra-adrenal myelolipoma)
- 梭形细胞/多形性脂肪瘤(spindle cell/pleomorphic lipoma)
- 冬眠瘤(hibernoma)

中间性(局部侵袭性)

- 非典型脂肪性肿瘤(atypical lipomatous tumor)/高分化脂肪肉瘤(well differentiated liposarcoma)

恶性

- 去分化脂肪肉瘤(dedifferentiated liposarcoma)
- 黏液样脂肪肉瘤(myxoid liposarcoma)
- 多形性脂肪肉瘤(pleomorphic liposarcoma)
- 脂肪肉瘤,无其他特异性(liposarcoma, not otherwise specified)

变化

- 新分类中不再包含混合性脂肪肉瘤,以前诊断为混合性脂肪肉瘤的病变通过分子及遗传学检测都可以归为某一特定的脂肪肉瘤。
- 删去圆细胞脂肪肉瘤。
- 非典型脂肪性肿瘤(ALT)在新版中分为3个亚型(而不是先前的4个亚型):脂肪瘤样、结节性、炎症型。

成纤维细胞/肌纤维母细胞肿瘤(fibroblastic/myofibroblastic tumors)

良性

- 结节性筋膜炎(nodular fasciitis)
- 增生性筋膜炎(proliferative fasciitis)
- 增生性肌炎(proliferative myositis)
- 骨化性肌炎(myositis ossificans)
- 指(趾)纤维骨性假瘤(fibro-osseous pseudotumor of digits)
- 缺血性筋膜炎(ischaemic fasciitis)
- 弹力纤维瘤(elastofibroma)

- 婴儿纤维性错构瘤(fibrous hamartoma of infancy)
- 颈部纤维瘤病(fibromatosis colli)
- 幼年性透明性纤维瘤病(juvenile hyalinizing fibromatosis)
- 包涵体纤维瘤病(inclusion body fibromatosis)
- 腱鞘纤维瘤(fibroma of tendon sheath)
- 纤维组织增生性成纤维细胞瘤(desmoplastic fibroblastoma)
- 乳腺型肌成纤维细胞瘤(mammary-type myofibroblastoma)
- 钙化性腱膜纤维瘤(calcifying aponeurotic fibroma)
- 血管肌成纤维细胞瘤(angiomyofibroblastoma)
- 细胞性血管纤维瘤(cellular angiofibroma)
- 项型纤维瘤(nuchal-type fibroma)
- Gardner 纤维瘤(Gardner fibroma)
- 钙化性纤维性肿瘤(calcifying fibrous tumor)

中间性(局部侵袭性)

- 掌/跖纤维瘤病(palmar/plantar fibromatosis)
- 韧带样型纤维瘤病(desmoid-type fibromatosis)
- 脂肪纤维瘤病(lipofibromatosis)
- 巨细胞成纤维细胞瘤(giant cell fibroblastoma)

中间性(偶见转移性)

- 隆突性皮肤纤维肉瘤
  ○纤维肉瘤样隆突性皮肤纤维肉瘤
  ○色素性隆突性皮肤纤维肉瘤
- 孤立性纤维性肿瘤(solitary fibrous tumor)
  ○恶性孤立性纤维性肿瘤(solitary fibrous tumor, malignant)
- 炎性肌成纤维细胞性肿瘤(inflammatory myofibroblastic tumor)
- 低级别肌成纤维细胞肉瘤(low grade myofibroblastic sarcoma)
- 黏液样炎性成纤维细胞肉瘤(myxoinflammatory fibroblastic sarcoma)
  ○非典型黏液样炎性成纤维细胞肿瘤(atypical myxoinflammatory fibroblastic tumor)
- 婴儿纤维肉瘤(infantile fibrosarcoma)

恶性

- 成人纤维肉瘤(adult fibrosarcoma)
- 黏液纤维肉瘤(myxofibrosarcoma)

- 低级别纤维黏液样肉瘤(low grade fibromyxoma sarcoma)
  ○透明性梭形细胞肿瘤(hyalinizing spindle cell tumor)
- 硬化性上皮样纤维肉瘤(sclerosing epithelioid fibrosarcoma)

变化

- 巨细胞成纤维细胞瘤归为中间性病变(局部侵袭性)。
- 透明性梭形细胞肿瘤(玻璃样变梭形细胞肿瘤)是一种特殊类型的低级别恶性纤维黏液样肉瘤。
- 在结节性筋膜炎中,MYH9-USP6 融合基因的发现证实了以前存在争议的结节性筋膜炎的肿瘤特性。
- 胸膜外孤立性纤维瘤(extrapleural solitary fibrous tumor)。
  ○血管周细胞瘤的说法被抛弃,目前孤立性纤维瘤、血管周细胞瘤、脂肪瘤性血管周细胞瘤及巨细胞血管纤维瘤(giant cell angiofibroma)均放在这一类中。巨细胞血管纤维瘤目前认为是胸膜外孤立性纤维瘤的一种同义词,而不是以前版本中认为的一类独立的肿瘤。以前被称为"巨细胞血管纤维瘤"的肿瘤具有多核巨细胞及假血管腔,现在知道这种病变与频发的 NAB2-STAT6 融合基因有关。
- 低级别纤维黏液样肉瘤(LGFMS):MUC4 在 LGFMS 中具有高度敏感性及特异性,LGFMS 存在 FUS-CREB3L2 或者 FUS-CREB3L1 融合基因。

所谓的纤维组织细胞性肿瘤(so-called fibrohistiocytic tumors)

良性

- 腱鞘巨细胞肿瘤(giant cell tumor of tendon sheath)
  ○局限型(localized type)
  ○弥漫型(diffuse type)
  ○恶性(malignant):恶性腱鞘巨细胞瘤
- 深部良性纤维组织细胞瘤(deep benign fibrous histiocytoma)

中间性(偶见转移性)

- 丛状纤维组织细胞肿瘤(plexiform fibrohistiocytic tumor)

- 软组织巨细胞肿瘤(giant cell tumor of soft tissue)

变化

- 恶性纤维组织细胞瘤更名为未分化肉瘤(undifferentiated sarcoma),从而归于未分化/未分类肉瘤(undifferentiated/unclassified sarcoma)。

平滑肌肿瘤(smooth muscle tumors)

良性

- 深部平滑肌瘤(leiomyoma of deep soft tissue)

恶性

- 平滑肌肉瘤(leiomyosarcoma)(不包括皮肤)

变化

- 血管平滑肌瘤归于(血管)周细胞肿瘤

周细胞(血管周细胞)肿瘤[pericytic (perivascular) tumors]

- 血管球瘤(和变型)(glomus tumor and variants)
  - 血管球血管瘤病(glomangiomatosis)
  - 恶性血管球瘤(malignant glomus tumor)
- 肌周细胞瘤(myopericytoma)
  - 肌纤维瘤(myofibroma)
  - 肌纤维瘤病(myofibromatosis)
- 血管平滑肌瘤(angioleiomyoma)

变化

- 肌纤维瘤及肌纤维瘤病目前归于肌周细胞瘤。

骨骼肌肿瘤(skeletal muscle tumors)

良性

- 横纹肌瘤(rhabdomyoma)
  - 成人型(adult type)
  - 胎儿型(fetal type)
  - 生殖道型(genital type)

恶性

- 胚胎性横纹肌肉瘤(embryonal rhabdomyosarcoma)(包括葡萄簇状、间变性)
- 腺泡状横纹肌肉瘤(alveolar rhabdomyosarcoma)(包括实性、间变性)
- 多形性横纹肌肉瘤(pleomorphic rhabdomyosarcoma)
- 梭形细胞/硬化性横纹肌肉瘤(spindle cell/sclerosing rhabdomyosarcoma)

变化

- 增加了梭形细胞/硬化性横纹肌肉瘤。

脉管肿瘤(vascular tumors)

良性

- 血管瘤(haemangiomas)
  - 滑膜(synovial)
  - 静脉性(venous)
  - 动静脉性(arteriovenous)
  - 肌内(intramuscular)
- 上皮样血管瘤(epithelioid haemangioma)
- 血管瘤病(angiomatosis)
- 淋巴管瘤(lymphangioma)

中间性(局部侵袭性)

- 卡波西样血管内皮瘤(Kaposi form haemangioendothelioma)

中间性(偶见转移性)

- 网状血管内皮细胞瘤(retiform haemangioendothelioma)
- 乳头状淋巴管内血管内皮瘤(papillary intralymphatic angioendothelioma)
- 混合性血管内皮细胞瘤(composite haemangioendothelioma)
- 假肌源性(上皮样肉瘤样)血管内皮瘤[pseudomyogenic (epithelioid sarcoma-like) haemangioendothelioma]
- 卡波西肉瘤(Kaposi sarcoma)

恶性

- 上皮样血管内皮瘤(epithelioid haemangioendothelioma)
- 软组织血管肉瘤(angiosarcoma of soft tissue)

变化

- 偶有转移的中间性肿瘤里加入假肌源性(上皮样肉

瘤样）血管内皮瘤。

软骨 - 骨肿瘤（chondro-osseous tumors）

良性

- 软组织软骨瘤（soft tissue chondroma）

恶性

- 骨外间叶性软骨肉瘤（extraskeletal mesenchymal chondrosarcoma）
- 骨外骨肉瘤（extraskeletal osteosarcoma）

胃肠道间质肿瘤（gastrointestinal stromal tumors）

- 良性胃肠道间质瘤（gastrointestinal stromal tumor, benign）
- 胃肠道间质瘤，不能确定恶性潜能（gastrointestinal stromal tumor, uncertain malignant potential）
- 恶性胃肠间质瘤（gastrointestinal stromal tumor, malignant）

变化

- 新加入的内容。
- 在目前的分类中，良性病变相当于 AFIP［the Armed Forces Institute of Pathology（AFIP）criteria］预后组的 1、2 及 3a。
- 恶性潜能不能确定的 GIST 相当于组 4。
- 恶性的相当于 3b、5、6a 及 6b。

神经鞘膜肿瘤（nerve sheath tumors）

良性

- 神经鞘瘤（及其变型）［Schwannoma（including variants）］
- 色素性神经鞘瘤（melanotic Schwannoma）
- 神经纤维瘤（及其变型）［neurofibroma（including variants）］
  - 丛状神经纤维瘤（plexiform neurofibroma）
- 神经束膜瘤（perineurioma）
  - 恶性神经束膜瘤（malignant perineurioma）
- 颗粒细胞瘤（granular cell tumor）
- 皮肤神经鞘膜黏液瘤（dermal nerve sheath myxoma）
- 孤立性局限性神经瘤（solitary circumscribed neuro-

ma）
- 异位脑膜瘤（ectopic meningioma）
- 鼻神经胶质异位（nasal glial heterotopia）
- 良性蝾螈瘤（benign Triton tumor）
- 混合性神经鞘膜瘤（hybrid nerve sheath tumor）

恶性

- 恶性周围神经鞘膜瘤（malignant peripheral nerve sheath tumor）
- 上皮样恶性周围神经鞘膜瘤（epithelioid malignant peripheral nerve sheath tumor）
- 恶性蝾螈瘤（malignant Triton tumor）
- 恶性颗粒细胞瘤（malignant granular cell tumor）
- 间叶瘤（mesenchymoma）

变化

- 原来是归于 2007 年版本的 WHO 中枢神经系统肿瘤并加入了多种病变如神经鞘膜肿瘤中，神经鞘膜瘤少见的变型，如微囊/网状变型（microcystic/reticular variant）、混合性神经鞘膜瘤（hybrid nerve sheath tumor）、肢端纤维黏液瘤（acral fibromyxoma）及含铁血黄素沉着性纤维组织细胞脂肪瘤样肿瘤、良性蝾螈瘤、恶性蝾螈瘤、恶性颗粒细胞瘤、间叶瘤。

分化不确定肿瘤（tumors of uncertain differentiation）

良性

- 肢端纤维黏液瘤
- 肌内黏液瘤（包括细胞性变型）（intramuscular myxoma, including cellular variant）
- 关节旁黏液瘤（juxta-articular myxoma）
- 深部（"侵袭性"）血管黏液瘤［deep（"aggressive"）angiomyxoma］
- 多形性透明性血管扩张性肿瘤（pleomorphic hyalinizing angiectatic tumor）
- 异位错构瘤性胸腺瘤（ectopic haemartomatous thymoma）

中间性（局部侵袭性）

- 含铁血黄素沉着性纤维组织细胞脂肪瘤样肿瘤（hemosiderotic fibrohistiocytic lipomatous tumor）

中间性 (偶见转移性)

- 非典型纤维黄色瘤 (atypical fibroxanthoma)
- 血管瘤样纤维组织细胞瘤 (angiomatoid fibrous histiocytoma)
- 骨化性纤维黏液样肿瘤 (ossifying fibromyxoid tumor)
  ○ 恶性骨化性纤维黏液样肿瘤 (ossifying fibromyxoid tumor, malignant)
- 混合瘤, 非特殊性 (mixed tumor, NOS)
  ○ 恶性混合瘤, 非特殊性 (mixed tumor, NOS, malignant)
- 肌上皮瘤 (myoepithelioma)
- 高磷酸盐尿性间叶组织肿瘤
  ○ 良性 (phosphaturic mesenchymal tumor, benign)
  ○ 恶性 (phosphaturic mesenchymal tumor, malignant)

恶性

- 滑膜肉瘤, 非特殊性 (synovial sarcoma, NOS)
- 滑膜肉瘤, 梭形细胞型 (synovial sarcoma, spindle cell)
- 滑膜肉瘤, 双相分化 (synovial sarcoma, biphasic)
- 上皮样肉瘤 (epithelioid sarcoma)
- 腺泡状软组织肉瘤 (alveolar soft-part sarcoma)
- 软组织透明细胞肉瘤 (clear cell sarcoma of soft tissue)
- 骨外黏液样软骨肉瘤 (extraskeletal myxoid chondrosarcoma)
- 骨外尤文肉瘤 (extraskeletal Ewing sarcoma)
- 促纤维增生性小圆细胞肿瘤 (desmoplastic small round cell tumor)
- 肾外横纹样肿瘤 (extra-renal rhabdoid tumor)
- 恶性间叶瘤 (malignant mesenchymoma)
- 具有血管周上皮样细胞分化的肿瘤 (neoplasms with perivascular epithelioid cell differentiation, PEComa)
  ○ 良性具有血管周上皮样细胞分化的肿瘤 (PEComa NOS, benign)
  ○ 恶性具有血管周上皮样细胞分化的肿瘤 (PEComa NOS, malignant)
- 血管内膜肉瘤 (intimal sarcoma)

未分化/未分类的肉瘤 (undifferentiated/unclassified sarcomas)

- 未分化梭形细胞肉瘤 (undifferentiated spindle cell sarcoma)
- 未分化多形性肉瘤 (undifferentiated pleomorphic sarcoma)
- 未分化圆形细胞肉瘤 (undifferentiated round cell sarcoma)
- 未分化上皮细胞样肉瘤 (undifferentiated epithelioid cell sarcoma)
- 未分化肉瘤, 非特殊性 (undifferentiated sarcoma, NOS)

变化

- 这一类肿瘤包括了既往的恶性纤维组织细胞瘤。这些肿瘤缺乏根据现有技术手段明确的分化方向。这一类肿瘤约占所有肉瘤的20%, 且1/4为放射相关性肉瘤。这类肿瘤没有明确的临床及形态学特征, 不然就会归于某一特定的肉瘤类型。遗传学的亚类正在进行中。
- 未分化圆形细胞肉瘤及未分化梭形细胞肉瘤中, EWSR1 基因与其他非 ETS 基因融合, 如 PATZ1、POU5F1、SMARCA5、NFATC2 或者 SP3。另外一个频发性基因重组包括 CIC-DUX4 融合基因(融合基因产生嵌合性 CIC-DUX4 蛋白可以上调 ETS 家族的 PEA3 亚类基因)。接下来需要明确这些病例是独立的疾病或者是否最好归于尤文肉瘤。
- 未分化多形性肉瘤 (UPS): 这一类肿瘤即为以往的恶性纤维组织细胞瘤 (MFH)。组织学上, 很多人相信这类肿瘤很难去评估, 因为其诊断标准总在变化。70 例 MFH 的分析显示非常复杂的核型但没有特异的频发性异常。
- 未分化肉瘤有包含 MDM2 及 CDK4 的 12q13-15 扩增应该归于去分化脂肪肉瘤。

骨肿瘤(没有变化的内容没有列入此书)

软骨性肿瘤(chondrogenic tumors)

良性

- 骨软骨瘤 (osteochondroma)
- 软骨瘤 (chondroma)
  ○ 内生软骨瘤 (enchondroma)
  ○ 骨膜软骨瘤 (periosteal chondroma)

　　○骨软骨黏液瘤(osteochondromyxoma)(新增病种)
　　○甲下外生骨疣(新增病种)
　　○奇异性骨旁骨软骨瘤样增生(bizarre parosteal os-
teochondromatous proliferation，BPOP)(新增病种)
　　○滑膜软骨瘤病

中间性(局部侵袭性)

● 软骨黏液样纤维瘤
　　○非典型软骨样肿瘤/软骨肉瘤Ⅰ级

中间性(很少转移性)

● 软骨母细胞瘤

恶性

● 软骨肉瘤Ⅱ级、Ⅲ级
● 去分化软骨肉瘤
● 间质性软骨肉瘤
● 透明细胞肉瘤

变化

　　软骨性肿瘤现在分为良性、中间性(局部侵袭性/很少转移性)和恶性肿瘤。骨软骨黏液瘤、甲下外生骨疣、奇异性骨旁骨软骨瘤样增生和滑膜软骨瘤病添加到了骨的良性软骨瘤中。软骨黏液样纤维瘤和非典型软骨样肿瘤/软骨肉瘤Ⅰ级组合在一起作为中间性(局部侵袭性)肿瘤。软骨母细胞瘤则被列为中间性(很少转移性)肿瘤。

　　骨软骨黏液瘤:骨软骨黏液瘤是新增加的极为罕见的良性肿瘤,部分有局部侵袭性,肿瘤产生软骨及骨样基质并伴有明显黏液样变,被认为是 Carney 综合征骨的黏液瘤。好发部位为筛骨、鼻甲及胫骨。临床为无痛性肿块,X 线表现为缓慢生长的骨质破坏,具有完整的硬化边,但一些侵袭性的并不突向软组织,症状及预后因涉及部位而异。

　　软骨肉瘤(Ⅰ～Ⅲ级):包括原发性和继发性变型及骨膜软骨肉瘤,取消了骨膜软骨肉瘤作为单独病种,而将之调整到非特殊类型的软骨肉瘤中,作为一种变异型或者分型。这种变化增加了软骨肉瘤Ⅰ级与Ⅱ级间的鉴别诊断难度。肿瘤变异型被定义为具有确定组织学形态且与临床预后相关,但仍属于之前已经确定的病种,如骨膜软骨肉瘤并入普通型软骨肉瘤的亚型,表明不同分化组织学构型具有组织学形态上可识别的差异,但并无显著的临床或者病理学意义。

　　软骨肉瘤Ⅰ级(现在正式称为非典型软骨样肿瘤)被重新归类为中间性(局部侵袭性)肿瘤,更好地反映在其临床表现上。

　　IDH1 和 IDH2 突变发生在初期、中期和骨膜软骨肉瘤以及 50% 的未分化软骨肉瘤。间质性软骨肉瘤携带再发易位的特点导致 HEY1-NCOA2 的基因融合。

骨源性肿瘤(osteogenic tumors)

良性

● 骨瘤
● 骨样骨瘤

中间性(局部侵袭性)

● 骨母细胞瘤

恶性

● 低级别中心型骨肉瘤(low grade central osteosarco-
ma)
● 普通型骨肉瘤(conventional osteosarcoma)
　　○软骨母细胞型骨肉瘤(成软骨型)(chondroblastic
osteosarcoma)
　　○成纤维细胞骨肉瘤(成纤维型)(fibroblastic osteo-
sarcoma)
　　○骨母细胞型骨肉瘤(成骨型)(osteoblastic osteosar-
coma)
● 毛细血管扩张型骨肉瘤(telangiectatic osteosarcoma)
● 小细胞骨肉瘤(small cell osteosarcoma)
● 继发性骨肉瘤(secondary osteosarcoma)
● 骨旁骨肉瘤(parosteal osteosarcoma)
● 骨膜骨肉瘤(periosteal osteosarcoma)
● 高级别表面骨肉瘤(high grade surface osteosarco-
ma)

富于骨巨细胞肿瘤

良性

● 小骨的巨细胞病变

中间性(局部侵袭性,很少转移性)

● 骨巨细胞瘤

恶性

● 恶性骨巨细胞瘤

注释:目前认为骨巨细胞瘤是一种局部侵袭、很少转移的病变。

纤维组织细胞性肿瘤

良性

- 良性纤维组织细胞瘤/非骨化性纤维瘤

变化

- 从当前分级中将骨恶性纤维组织细胞瘤去掉了。骨 MFH 更名为骨未分化的高级多形性肉瘤。

脊索瘤

良性

- 良性脊索肿瘤

恶性

- 脊索瘤

注释:最近的研究表明,IDH1 和 IDH2 的突变在脊索瘤中没有检测到,这些发现有助于从软骨肉瘤中区别脊索瘤。

血管瘤

良性

- 血管瘤

中间性(局部侵袭性,很少转移性)

- 上皮样血管瘤

恶性

- 上皮样血管内皮瘤
- 血管肉瘤

肿瘤综合征

- Beckwith-Wiedemann 症候群
- 家族性颌骨肥大
- 内生软骨瘤:Ollier 病和 Maffucci 综合征
- Li-Fraumeni 综合征
- McCune-Albright 综合征
- 多骨软骨瘤
- 神经纤维瘤病 1 型
- 视网膜母细胞瘤综合征
- Rothmund-Thomson 综合征
- Werner 综合征

注释:将家族性颌骨肥大、Li-Fraumeni 综合征和神经纤维瘤病 1 型加入到了这一章,后两者此前已在 WHO 神经系统肿瘤分类中描述。

（常方圆　译）

第 **2** 章

癌症与生育

Lindsay Nohr Beck

Kutluk Oktay, MD

Peter Schlegel, MD

引言

在过去的数十年里,包括肉瘤在内的癌症患者预后有了很大改善。然而,随着生存时间的延长,远期不良反应日益突出,不育就是其中之一。让人欣慰的是,保留生育功能方法和患癌后生育方法较之前有了明显进步,无论是男性还是女性,在癌症治疗之前均对生育有了多种选择。

每年大约有 13 万人在生育期被诊断为癌症,将近 90% 的男女患者有可能因为化疗、放疗和手术治疗而导致永久性不育,不到 10% 的肿瘤医生会告知患者有关生育风险及保留生育功能方面的选择。

与癌症的几个大的风险相比,生育问题是可以解决的,而且是相对容易的。即使有风险,也有解决的方法。这篇文章的目的是指导你如何解决因癌症而导致不育的相关问题,这些影响将是深远的,在某种程度上说我们改变了癌症患者不能生育这个事实。对于普通个体而言,癌症患者可以生育下一代。

一个癌症幸存者 Lindsay Nohr Beck 的观点

- 对于一位 24 岁患者第二次被诊断为舌癌是令人害怕的。对我来说,癌症是能面对的,因为我之前战胜过一次癌症,我将会再次战胜癌症,但是癌症的远期副作用如丧失生育能力是无法挽回的。

- 和大多数癌症医生一样,我的医生没有告知我癌症治疗引起不孕不育的相关风险。后来我经过询问才震惊地发现,指导我的治疗方案很可能让我不育,而且早早地进入绝经期。此后,我寻求种种办法去恢复我的生育能力。

- 作为一名年轻女性,胚胎冻存不是一个好的选择,因为我们没有配偶,而且不想去使用捐献的精子。

我向生育门诊咨询,并且在网上查阅且咨询癌症与生育的组织机构,希望他们能够冻存我的卵子(卵子深低温保存),但是均未成功。

- 为了生育,许多地方我都去过很多次,但被拒绝多次,我几乎要放弃了。当我第三次到斯坦福医学中心时,我被告知卵子冷冻的方案是可以实施的,但是仅仅适用于年轻癌症患者。在我的人生中,我第一次因为我是年轻的癌症患者而高兴,因为终于有了生育的一线希望。

- 时间对我来说是非常重要的,在两周之内我必须开始化疗,然而卵子冻存的实施需要 12 ~ 14 天。我马上进行检查,而且被告知成本和风险,并了解了相关程序,带着一大包药物回家。经过 2 周的药物注射后,我在门诊进行了手术,然后我的卵子被安全存储。

- 我现在充满了希望——为了一些事情而存在、而奋斗。我开始按时化疗和放疗,对未来生活满怀着兴奋完成了治疗。我感到幸运,在正确的时间碰到正确的人提供了正确的信息。所有的治疗都存在相关风险,化疗能够引起患者不育,但每一位年轻的癌症患者都有生育的权利,而且生育不需要运气就可以去获得。多年后我和我的爱人组建了一个家庭,我们都很感激有成为父母的机会。

一些常用词语的定义

不育

一对夫妇经过一年性生活而不能怀孕叫作不育。一旦被怀疑不育,在计划怀孕之前就应该进行检查并接受治疗。男性不育是指不能够产生精子或者精子数量少,精子也可能被之前的化疗药物杀死。不育不同于性无能。对于女性,不孕主要是因为女性无法排卵或者因为其他原因不能受精或流产。卵巢产生一定数量的卵子,在癌症治疗过程中,一些卵子会被损害或者杀死。因为卵子是不可再生的,癌症治疗后可受精卵子数量减少会导致不孕,甚至卵巢功能早衰。

卵巢功能早衰

40 岁之前卵巢功能早衰(或过早绝经)会导致不孕,一些女性患者经过治疗后立刻绝经,这也就意味着她们将会不孕。一些女性患者有正常的月经周期,她们是可以怀孕的。即使有的女性月经恢复正常,但她们的卵子已经受到损伤,因此她们不孕或者过早进入绝经期。如果女性过早进入绝经期,她可能需要补钙或者激素代替治疗。一些癌症对激素敏感如乳腺癌和子宫肿瘤,年轻患者有必要咨询肿瘤科医生如何治疗卵巢功能早衰。

生育风险

癌症治疗能够通过不同的途径影响人体。化疗、放疗和外科手术能够影响生育系统,生育的影响因素如下:
- 患者年龄
- 药物种类
- 药物剂量
- 放疗的位置和剂量
- 手术的位置和范围

癌症

癌症本身可以导致不孕,比如患有睾丸癌症和霍奇金病的男性患者在治疗之前精子数量较少。无证据显示未接受治疗的男性肉瘤患者会影响生育,除非肉瘤直接影响睾丸或者引起输精管堵塞(如前列腺肿瘤、腹膜后肿瘤或者膀胱肿瘤)。

化疗

化疗药物能够影响精子和卵子的发育。烷化剂化疗药物最具有破坏性。个体治疗因素如患者年龄、药物类型、药物联合和药物剂量都可能导致不育或者卵巢功能早衰。

放疗

放疗能够影响生殖系统。如果对脑部进行放疗,可能会损伤控制激素分泌的区域,从而导致不育。放疗靶区位于或毗邻骨盆,能直接损伤睾丸或卵巢导致不育。个体化治疗的位置和剂量与不育可能相关。

外科手术

外科手术切除部分或者全部生殖系统可导致不育。如果癌症位于睾丸、卵巢、子宫、子宫颈或者腹盆腔内的神经或者淋巴结,需要咨询医生,以明确手术对生育的影响以及术后是否具有生育能力。其他治疗方式也可能影响生育能力,如骨髓干细胞移植、大剂量放疗和化疗等都会增加不育的风险。因此,让相关人员和医生共同了解患者的生育能力与癌症治疗间的潜在风险是非常必要的。

男性生育的选择

男性癌症治疗前的选择

精子库

精子库方法非常简单,已被证明能够保留生育能力。精子被冷冻储存起来以备将来使用,尽可能多次或定时收集精子标本,并进行冷藏保存(冷冻)。即使精子数量非常低或仅仅进行了一次精子库储存,精子库的存在仍然是非常有价值的,因为随着技术的更新,即使非常少量的精子也能受孕。一旦精子被冷冻,冷藏时间没有限制,直到精子被使用。

睾丸组织冻存

对于一些男性因无法射精或者一些青春期前的男童,睾丸组织冻存是一种选择,精子没有储存在精液里,而是在睾丸中。通过外科手段从睾丸中切取含有精子的组织,并冻存以备将来使用。在癌症和生殖中心经常用该种方法帮助无法射精的患者保存生育能力。对于青春期前男童虽然睾丸组织中没有发育成熟的精子,但是睾丸组织冻存仍是可以考虑实施的。

放疗屏蔽

放疗屏蔽是一种特殊的防护物,用以保护单侧或双侧睾丸,以减少放疗对生育能力的影响,但是它不能阻止化疗对生育能力的影响。

男性癌症治疗后的选择

不育诊断：治疗后，医生可以通过精液分析检查男性患者是否能够产生精子，检验结果能够说明是否具有生育能力。治疗后两年患者往往可以产生精子，一些患者数年以后可以生育，对于不打算生育的患者最好节育。

癌症后生育方式选择

自然生育：如果精子分析结果正常，自然受孕是一个选择。癌症幸存者治疗后可以正常生育，许多肿瘤科医生建议一年后再考虑生育，因为癌症通过化疗或放疗，精子受到损伤，增加了婴儿缺陷的风险。另外，癌症治疗对精子的遗传物质也有损害，能够降低精子的数量，癌症治疗对精子产生的影响需要 1 ~ 6 年时间去恢复，在此期间，可以通过精液分析检测精子产生的恢复情况。

辅助生育：癌症治疗后通过精液分析精子数量低或无精子产生，辅助生育可以作为一种选择。如果一位患者有精子库，可以通过宫内人工授精（IUI）、体外受精（IVF）等方式进行生育。如果没有进行精子库储存，可以通过睾丸精子提取技术在睾丸组织中找到能够受精的精子，9 ~ 11 个睾丸精子提取技术成功率大约为 40%，但是不同的化疗药物或其他肿瘤治疗方式导致该种方法的成功率均不相同。

精子捐赠：对于一些经过癌症治疗后的男性患者，在精液中或者睾丸组织中均未找到存活的精子，精子捐赠可以作为一种选择。患者可以选择与自己特征或特点类似的匿名捐赠者实施精子捐赠计划。

领养：对于一个想成为父亲的患者，领养是一个非常好的选择。在癌症幸存者决定领养前，领养部门需要了解患者的病史或者需要肿瘤科医生关于患者健康的说明信，因为是癌症患者，所以需要一定的时间。因此，需要一个相关领养部门专门对癌症幸存者开放。

女性生育的选择

女性癌症治疗前的选择

胚胎冻存：胚胎冻存被证明能够成功保留女性生育能力，但是胚胎需要精子，对于已婚女性是一个很好的选择，对于有男朋友或者愿意接受精子捐赠的同样适用。在进行胚胎冻存之前，需要大约 2 周的激素治疗，并且需要全身麻醉获得卵子，卵子将会在试管内受精并冷冻以备将来使用。这个进程需要 2 ~ 6 周时间，主要取决于患者的月经周期。每次迁移（每次迁移会有 2 ~ 4 个胚胎）怀孕的概率为 20% ~ 40%，成功概率与不同医院及患者年龄相关。全世界已经有数百万个胚胎冻存婴儿诞生。

卵子冻存*：卵子冻存仍然在试验中，但是卵子冻存对于单身女性是一个很好的选择，但是妊娠率低于胚胎冻存（未受精卵非常脆弱，在低温保存过程中容易受到损害）。由于冻存技术在不断改善，除了卵子未经过受精以外，其他的过程与胚胎冻存一致，每个冻存卵子怀孕的概率为 1% ~ 3%，全世界已经有 150 例采用该技术成功生育。

卵巢组织冻存：卵巢组织冻存是第三个试验性选择。对于一些治疗之前没有太多时间或者对激素刺激敏感或青春期前的患者，该方式是一个很好的选择。卵巢组织切除后，切成小的扇形标本并冻存以备将来使用（图 2-1 和图 2-2），以后这些组织能够再次种植到人体（通常在手臂或者骨盆）（图 2-1 和图 2-2），分泌激素的功能能够再次恢复并排卵，卵子被取出并受精，种植到患者的子宫内（或者代孕者子宫内），从而达到生育的目的。卵巢组织冻存在门诊手术就能够完成，目前为止，全世界已经有一个婴儿成功诞生。

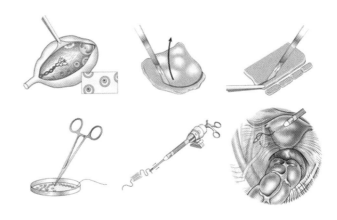

图 2-1　卵巢组织的切取及冻存。

---

* 如果癌症对激素敏感，卵子和胚胎冻存是可选择的治疗方案。例如，来曲唑代替了标准的生育用药，它能够刺激卵巢产生多个成熟卵子，但是这些治疗方案正在试验中，是否可以实施，需要肿瘤科医生和生殖内分泌科医生共同讨论该种方法对患者是否安全。

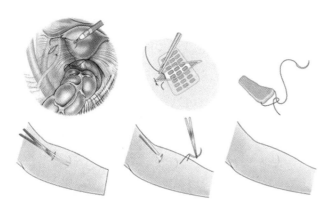

图2-2 卵巢组织的再次种植(皮下及骨盆壁)。

卵巢屏蔽和卵巢移位:卵巢屏蔽和卵巢移位等方法都能够减少对卵巢的放疗剂量,相应地,能够减少放疗对卵巢和卵子的损伤。然而,这些方法不能减少化疗的损害。而且卵巢屏蔽和卵巢移位也有相关的风险,比如卵巢移位过程中损伤卵巢供应血管,从而导致卵巢丧失功能。

保留生育功能的外科手术治疗

肿瘤生长在生殖器官,有几种外科手术可以保留生育功能。过去子宫的肉瘤或者其他癌症通常采用全子宫切除术,现在几种手术方式可使妇科肿瘤患者保留生育功能。位于生殖器官的妇科肿瘤患者,如果想要生育,可以通过保留生育功能的手术方式进行治疗。

女性癌症治疗后的选择

不育诊断:女性患者在癌症治疗期间如果没有服用过避孕药等激素类药物,她们在癌症治疗后一般都能够怀孕。有月经不代表能够怀孕,因此生殖内分泌医生进行激素测定和通过盆腔超声检测卵巢内卵子的数量非常重要,这些检测才能够说明哪些女性患者能够怀孕。而且大多数女性没有意识到即使她们已经绝经,但她们仍然可能怀孕。

癌症后生育方式选择

自然受孕:癌症治疗后自然受孕是一个可能的选择,很多女性患者癌症治疗后能够自然怀孕。

辅助生殖:像胚胎冻存、卵子冻存和卵巢组织冻存往往被认为是治疗前的选择,但是癌症治疗后也可采用这些生殖技术。如果一位女性患者癌症治疗后恢复月经,但是她非常担心在开始准备生育之前很快绝经,这些生殖技术能够使该类患者保留生育能力。

当女性患者癌症治疗后恢复月经或者有生育能力的指征,这些辅助生殖技术是可以实施的,但是通过自然怀孕非常困难,一般认为通过一年努力不能怀孕即可称为不孕。经过半年多的尝试后,癌症幸存者最好与生殖内分泌科医生共同努力找到不孕原因,并采取积极措施,争取早日生育。

卵子或胚胎捐赠:通过癌症治疗后,患者没有健康的卵子,可以通过卵子或胚胎捐赠进行生育。癌症治疗后患者可以选择一位匿名捐赠者,并且可以选择与自己样貌和特征相似的捐赠者。捐赠者的卵子与患者配偶的精子结合并生长成胚胎,胚胎植入患者子宫(或代孕者的子宫),从而达到生育的目的。胚胎捐赠是指一对夫妻通过受孕产生胚胎,并将胚胎供其他夫妻使用,胚胎捐赠不像卵子捐赠那么普遍,但是这两种方式比领养相对好调节,而且癌症治愈者更容易接受。

代孕:代孕是指另外一位女性代替患者生育,如果肿瘤科医生认为患者怀孕不安全或患者不能够生育,该种选择是比较适合的。如果患者没有绝经,她的卵子能够受精,然后植入到代孕者的子宫内,代孕者将会替患者产出生物学意义上的子女;如果患者没有自己的卵子,卵子或者胚胎捐赠可以作为选择。不同的国家代孕法是存在差异(在一些国家是违法的),所以充分了解你所在国家代孕法规非常重要。

领养:与男性患者所述部分类似,对于希望成为父母的任何人,领养都是一个比较好的选择。在癌症治愈者决定领养前,领养部门需要了解患者的病史或肿瘤科医生关于患者健康的说明信,因为是癌症患者,所以需要一定的时间。因此,需要一个相关领养部门专门对癌症幸存者开放。

癌症后生育及孩子的安全性

目前相关研究建议如下:

- 怀孕不能减少患者的生存时间(可以触发癌症复发),尤其是乳腺癌;
- 放疗对子宫的损伤,能够增加流产和早产的风险;
- 怀孕有时能够加重患者的心肺功能损害,这些心肺功能损害在癌症治疗期间就可能产生,但是未被发现;
- 化疗及放疗能够使精子细胞在遗传学上受到损伤,在治疗后一年,这些损伤才能被修复;
- 化疗及放疗能够使生长中的卵子在遗传学上受到

损伤,在治疗后半年,这些损伤才能够被修复;

- 普通人群中发生婴儿缺陷的概率为 2% ~ 3%,在癌症患者治疗后生育发生婴儿缺陷的概率与普通人群的类似,不会高于 6% 或者可能要更低一些;
- 癌症治愈者生育的后代没有非常高的癌症风险(除了一些癌症具有明确的家族遗传性,比如遗传性视网膜母细胞瘤)。

目前的研究成果是令人鼓舞的,但是癌症治疗后的怀孕与生殖研究项目仍然较少,更大的研究项目能够揭示更多的健康风险,癌症患者考虑怀孕之前一定要向医院咨询相关问题。

关于生育,患者向医生咨询时可以考虑的问题

1. 采取的治疗措施对我的生殖系统是否有短期或远期的副作用?

2. 我的治疗是否有不育的副作用?

3. 选择其他治疗方式治疗癌症,是否会减轻对生殖系统的损伤?

4. 在治疗期间或治疗后,我的生育功能如何进行保留?

5. 选择生育功能保留的方式是否会影响癌症的治疗效果?

6. 癌症治疗后,我如何知道我是否能够生育?

7. 癌症治疗后,我是否会过早进入绝经期(仅供女性患者)?

8. 癌症治疗后,我进入绝经期,这种改变是暂时的还是永久的(仅供女性患者)?

9. 癌症治疗后,如果我不能怀孕,我如何才能成为父母?

10. 癌症治疗后,我需要等待多长时间才能够怀孕?

(张超 译)

参考文献

1. Male Health Issues after Treatment for Childhood Cancer. Children's Oncology Group,2003.
2. Loredana Gandini,et al. Testicular cancer and Hodgkin's disease: evaluation of semen quality. Human Reproduction. April 2003;18(4):796 – 801.
3. Female Health Issues after Treatment for Childhood Cancer. Children's Oncology Group,2003.
4. S. Postovsky,et al. Sperm cryopreservation in adolescents with newly diagnosed cancer. Medical and Pediatric Oncology. 2003;40:355 – 359.
5. Angela B. Thomson,et al. Late reproductive sequalae following treatment of childhood cancer and options for fertility preservation. Best Practice & Research Clinical Endocrinology and Metabolism. 2002;16(2):311 – 334.
6. Recommendation for the use of specific area gonad shielding on the patient. FDA Center for Devices and Radiological Health.
7. What tests are used to diagnose male infertility? University of California Davis Health System.
8. Samantha M. Pfeifer and Christos Coutifaris. Reproductive Technologies:Options Available for the Cancer Patient. Medical and Pediatric Oncology. 1998;33;34 – 40.
9. Mark F. H. Brougham,et al. Male fertility following childhood cancer: current concepts and future therapies. Asian Journal of Andrology. 2003;5;325 – 337.
10. Fertility After Cancer…Options for Starting a Family. Virtual Hospital,The University of Iowa Hospitals and Clinics.
11. What Is Ovarian Reserve,And How Does It Impact My Fertility? by Fady I. Sharara,Healthology Press Website.

第 3 章

肉瘤流行病学统计的不同观点

Joan Darling, PhD

引言

这篇文章的灵感来自于网友对儿童癌症包括肉瘤发病率提问的帖子。绝大多数的网帖中,网友们似乎明白某些单独因素可导致肿瘤,但是并不明白多种因素在日常生活中的累积效应可引起肿瘤。本文不同于以往的地方在于力图通过不同的方法进行肉瘤的统计,这样可以激发其他人对于肉瘤统计的兴趣而不仅是直观地进行肿瘤的统计和应用。

肉瘤的发病率

人们对于肉瘤的认识停留在"肉瘤是一种罕见的癌症"的层面上。例如,当我的女儿艾利被确诊罹患一种儿童最常见的软组织肉瘤——横纹肌肉瘤时,我们被告知患该病的发生率为6/100万。这个统计结果是从美国国家癌症研究所(NCI)的 SEER 获得的。表3-1显示在20岁以下的儿童中,平均每年每100万儿童中有5人确诊为横纹肌肉瘤。再加上一半未能确诊的病例,其发病率接近6/100万。的确,这不是一个常见的疾病。

SEER 和 NCI

美国国家癌症研究所的癌症监测(surveillance)、流行病学(epidemiology)及预后(end results)(SEER)项目所公布的数据是美国癌症发生率、癌症患者生存率最权威的消息来源。SEER 收集并发布的癌症发病率和生存率数据是来自于覆盖美国部分人口并以人口为基础的癌症统计。通过链接可以学习 SEER 的统计学术语和 NCI 规定的癌症术语词汇。

表3-1 2001—2004 年,年龄校正后的特定年龄癌症发病率(每百万人)

癌症类型	确诊年龄(岁)	
	0~14	0~19
所有恶性肿瘤	150.6	166.4
所有恶性骨肿瘤	6.6	8.9
骨肉瘤	4.0	5.2
软骨肉瘤	–	0.4
尤文及相关肉瘤	2.1	2.6
其他恶性骨肿瘤	0.3	0.5
非特异性骨肿瘤	–	–
所有软组织肉瘤	10.7	12.0
横纹肌肉瘤	5.2	4.8
纤维肉瘤	1.3	1.5
卡波西肉瘤	–	–
其他特定的软组织肉瘤	3.4	4.7
非特异性软组织肉瘤	0.9	1.0

注:年龄校正后,按美国标准人口,癌症发生率是每百万人口2000人。来源:1975—2004 年,美国国家癌症研究所 SEER 癌症数据综述。对于卡波西肉瘤,因病例数太少而难以统计其发病率。

肉瘤在任何一个年龄段均罕见。在成人中,肉瘤大约占所有恶性肿瘤的1%。在美国,每年大约有12 000人被确诊罹患肉瘤(美国国家癌症研究所肉瘤进展回顾小组,2004 年1月,第1页)。

肉瘤在儿童中发病率较高。美国每年有1500~1700名儿童被确诊为骨与软组织肉瘤,约占20岁以下儿童癌症的15%,但是儿童癌症患者较少,约占所有癌症患者的1%(1975—2004 年 SEER 癌症统计回顾,表Ⅰ-10:癌症诊断和死亡的年龄分布)。

表3-2显示在美国2006 年新发的骨与软组织癌症(肉瘤)患者约12 290 例(按照成人癌症分类的方法统计,与肉瘤相当),约占所有恶性肿瘤的1%。

表 3 -2 预估的 2006 年癌症新发病例数和死亡数

原发病部位	预估的新发病例数			预估的死亡病例数		
	总计	男	女	总计	男	女
所有部位	1 399 790	720 280	679 510	564 830	291 270	273 560
骨关节	2760	1500	1260	1260	730	530
软组织	9530	5720	3810	3500	1830	1670

来源:美国国家癌症研究所 SEER 癌症数据综述,1975—2004 年,引自表 I -1。

世界范围内的统计数据:虽然本文关注的是美国肉瘤的发生情况，除外与 HIV 相关的卡波西(Kaposi)肉瘤，似乎可以发现全球范围内发达国家的儿童和成人肉瘤发生率及治疗预后并无差异。SEER 的主页(SEER homepage)可以链接到国际癌症注册中心。可以看到更多的信息。

Pastore G, Peris-Bonet R, Carli M, Martínez-García C, Sánchez de Toledo J, Steliarova-Foucher E Childhood soft tissue sarcomas incidence and survival in European children (1978–1997): report from the Automated Childhood Cancer Information System project. Eur J Cancer. 2006 Sep;42(13):2136–2149.

Verdecchia A, Francisci S, Brenner H, Gatta G, Micheli A, Mangone L, Kunkler I. EUROCARE-4 Working Group. Recent cancer survival in Europe: a 2000–2002 period analysis of EUROCARE-4 data. Lancet Oncol. 2007 Sep;8(9):784–796.

像"6/100 万"这样的数字很多人难以理解。而横纹肌肉瘤发生率这样的数字似乎可以看作是一个在全国所占的比重极少。对于大多数人来说，用一个不同的方法展现癌症的发病率可能更易于理解。

美国有多少人患有肉瘤

人的一生中都有患某些癌症的风险。一个经常被提及的事实是，1/6 的男性在其一生的任何时候均可能患前列腺癌。同样，1/8 的女性在其一生中都会罹患乳腺癌。

找到终生患肉瘤的相关危险因素极其困难。1700 名儿童或所有的 12 000 名肉瘤患者和 6/100 万的横纹肌肉瘤患者，这些数字代表的是某一年发病的风险。因此，在理解癌症的发病率方面，采用终生患病风险而非某一年的发病风险具有两方面的意义。

首先，它代表的是某个人在一生中的某个时候患某种肿瘤的真实概率;其次，可能更为重要的是，这样利于理解患病的危险因素。

终生的患病风险可能是累积性的，即在某一年被确诊为癌症的风险累加到下一年被确诊为癌症的风险之中等等。例如，儿童每年患横纹肌肉瘤的概率是 6/100 万，乘以 20 年的儿童时期，所以儿童患横纹肌肉瘤的风险约为 120/100 万或 1/8500。因此，横纹肌肉瘤患者在儿童肉瘤患者所占比例略多于 1/4。在美国 20 岁以下的儿童中，大约每 2300 人中有 1 人被确诊患有肉瘤。这些数字代表了儿童在其 20 岁内被诊断为肉瘤的风险——患横纹肌肉瘤的风险是 1/8500，患所有肉瘤的风险是 1/2300。这些数字使人们更便于理解肿瘤发生的风险，因为人们通常更容易理解用百或千而不是百万表达的风险。

同样的累积性原则适用于成人肉瘤的统计。大约 3 亿美国人口中每年新发肉瘤患者约 12 000 例，因此得出成人每年患肉瘤的比率是 40/100 万。虽然成人每年患肉瘤的风险是有变化的，但是为粗略估计终身患病风险，可以假设每一年的年患病风险是相同的(见于"双重检验")。如果按照 70 岁寿命，70 乘以年度风险，70 岁时被诊断为肉瘤的风险是 2800/100 万或是 1/350。

双重检验:确定终生患癌风险的最好方法是使用一个年龄校正公式。不幸的是，SEER 提供的是其他癌症的终身患癌风险，而不是肉瘤的。1/350 应该是一个非常粗略的估计，但是我认为这是一个合理而保守的估计。

为了检验这个数字是否大致准确，我做了另外两个快速计算。

1. SEER 宣称罹患任何一种癌症的终身风险是 40%。因此，每 10 人中有 4 人在一生当中的某一时候会患癌。如果肉瘤占癌症 1% 的话，那么罹患一种肉瘤的终身风险是 0.4%，或是 4‰，或是 1/250。

2. 1/2300 的儿童会患肉瘤,而儿童肉瘤占所有癌症的 15%。用这个数字,大约每 340 名儿童当中会有 1 人一生中患肉瘤。

"什么时间"多于"多少数量"

另一个重要的肉瘤统计是强调其对社会的影响而不仅仅是考虑其发病率。这个肉瘤统计是老年人容易得哪种肉瘤。癌症对年轻人有巨大的影响,因为越年轻的患者,他对社会潜在的贡献越大。虽然儿童癌症患者相对较少,但是孩子若不幸存的话,其所丧失的年龄数却是很多的。图 3-1 源自 SEER,反映了这样的结果。

图 3-1 的左图说明,虽然儿童癌症较为罕见,但是每年因儿童癌症损失寿命为 105 200 人,这仅仅是到儿童 14 岁时的数。图 3-1 中的右图说明每一名死于癌症的儿童,寿命平均丧失约 70 年。与之相比,前列腺癌寿命平均丧失 7 年,乳腺癌为 19 年。任何人生命缩短对社会都是损伤,患癌儿童的死亡对社会的潜在贡献来说,会造成一种无法比拟的巨大损失。

对于成人肉瘤进行类似的统计是困难的,因为成人癌症的统计是根据发病部位而不是根据癌症类型,结果是肉瘤并未按照简单的方法进行分组分析。如果成人肉瘤单独暴发的话,非常有可能也表现为不成比例的巨大的人-年寿命损失。原因是不像其他许多癌症,肉瘤是老少都会得的一种疾病。

美国国家癌症研究所 SEER 项目编撰的数据显示,患癌的风险发生于特定的年龄。SEER 的数据表明 1/3 的软组织肿瘤在 45 岁以下的人群中被诊断出来。相比较而言,不到 1/10 的癌症会发生于这个年龄段(表 3-3)。更进一步,该表显示接近一半(45%)的骨肉瘤和超过 1/5(21%)的软组织肿瘤在 35 岁以下被诊断。相对而言,4 种最为常见的癌症中在 35 岁以下人群中被诊断的概率,前列腺癌是 0,肺癌低于 1%,结肠癌 1%,乳腺癌 2%。

注意到 SEER 有关软组织肿瘤的信息是否包括卡波西肉瘤并不十分清楚,卡波西肉瘤是与患 AIDS 年轻男性高度相关的一种疾病,该病的发生率近年因 HIV 获得了更好的治疗而出现急剧下降。如果将卡波西肉瘤包括在内,软组织肿瘤诊断的年龄在接下来的几年会增加。

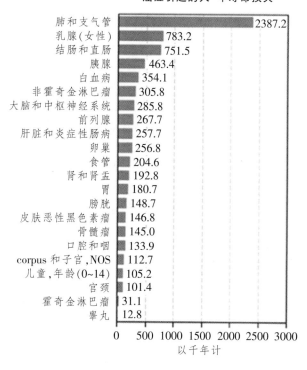

2004 年所有种族和性别中,癌症引起的人-年寿命损失

癌症类型	千年
肺和支气管	2387.2
乳腺(女性)	783.2
结肠和直肠	751.5
胰腺	463.4
白血病	354.1
非霍奇金淋巴瘤	305.8
大脑和中枢神经系统	285.8
前列腺	267.7
肝脏和炎症性肠病	257.7
卵巢	256.8
食管	204.6
肾和肾盂	192.8
胃	180.7
膀胱	148.7
皮肤恶性黑色素瘤	146.8
骨髓瘤	145.0
口腔和咽	133.9
corpus 和子宫,NOS	112.7
儿童,年龄(0~14)	105.2
宫颈	101.4
霍奇金淋巴瘤	31.1
睾丸	12.8

以千年计

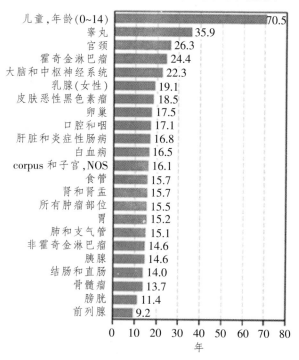

2004 年所有种族和性别中,每人死于癌症的平均年龄损失

癌症类型	年
儿童,年龄(0~14)	70.5
睾丸	35.9
宫颈	26.3
霍奇金淋巴瘤	24.4
大脑和中枢神经系统	22.3
乳腺(女性)	19.1
皮肤恶性黑色素瘤	18.5
卵巢	17.5
口腔和咽	17.1
肝脏和炎症性肠病	16.8
白血病	16.5
corpus 和子宫,NOS	16.1
食管	15.7
肾和肾盂	15.7
所有肿瘤部位	15.5
胃	15.2
肺和支气管	15.1
非霍奇金淋巴瘤	14.6
胰腺	14.6
结肠和直肠	14.0
骨髓瘤	13.7
膀胱	11.4
前列腺	9.2

年

图 3-1 因不同癌症而丧失的寿命数。

表 3 - 3　2000—2004 年,按部位统计的发病病例的年龄分布(%)

部位	年龄								全部年龄组	病例数
	< 20	20 ~ 34	35 ~ 44	45 ~ 54	55 ~ 64	65 ~ 74	75 ~ 84	85 +		
所有癌症	1.1	2.7	5.9	13.6	20.9	25.8	22.6	7.4	100	1 671 579
骨关节	28.7	16.5	11.5	13.0	10.1	8.6	7.8	3.8	100	3368
软组织	10.4	10.8	11.5	15.1	15.1	18.4	15.8	5.9	100	11 229

来源:美国国家癌症研究所 SEER 癌症数据综述,1975—2004 年,引自表 I - 10。

不幸的是,在年轻人中,肉瘤的发生率和死亡率是有关联的。正如表 3 - 4 所示,45 岁以下患癌的人群中,总的死亡率小于 5%,与之相比,骨癌(骨的恶性肿瘤)死亡率超过 1/3(36%),软组织肉瘤死亡率约为 1/5(19%)。

癌症统计的另一种方法是考虑某一种癌症确诊的中位年龄。中位数是平均数的一种类型,它代表在确诊时的年龄一半是年轻人一半是老年人。下面是所有癌症、4 种最常见的癌症、骨肉瘤和软组织肉瘤在确诊时的中位年龄(中位年龄数据来源:美国国家癌症研究所 SEER 癌症数据综述,1975—2004,引自表 I - 12)。

- 所有癌症:中位年龄 67 岁
- 肺癌:中位年龄 70 岁
- 乳腺癌:中位年龄 61 岁
- 结肠癌:中位年龄 71 岁
- 前列腺癌:中位年龄 72 岁
- 骨肉瘤:中位年龄 39 岁
- 软组织肉瘤:中位年龄 56 岁

假如绝大部分骨和软组织肉瘤是肉瘤,似乎一位患者诊断为肉瘤时的平均年龄特别是骨肉瘤,要比绝大多数癌症的小。

低龄时被确诊患肉瘤有重要的影响。确诊时的年龄越小,担心死亡或处理治疗引发副作用的时间就越长。一位被确诊时中位年龄是 39 岁的骨肉瘤患者将用 38 年多的时间去找寻他是否可以活到美国的平均寿命 77 岁。一位被确诊时中位年龄是 71 岁的结肠癌患者平均有 6 年多的生命。如果按照存活年龄的平均数计算获得成功的话,那么有关肉瘤存活率提高的研究结果将不成比例地扩大。

另外一种计算这种对社会有影响的方法是癌症流行病,它是患者确诊后存活某一特定年数的人群数量。SEER 为骨和软组织肉瘤提供了有限的数据,大约 10 700 例被确诊为癌症存活的美国人中,其存活时间少于 18 年(见于 2004 年 1 月 1 日美国 SEER 估计在骨关节恶性肿瘤以及包括心脏恶性肿瘤的软组织肉瘤的流行数量)。不幸的是,SEER 并未提供这些恶性肿瘤患者完整的流行病学数据,换句话说,就是所有患者无论何时被确诊均会存活。幸存者的健康问题尤其如此,特别是儿童肉瘤患者往往需要综合治疗,包括大剂量的化疗和放疗。儿童肿瘤协作组制定的"儿童、青年、成人癌症存活者长期随访指南"就是基于以上考虑的。

研究更好的治疗方法

那些患肉瘤的年轻人与疾病的斗争使研究更好的治疗方法显得尤为重要,至少有以下三方面的原因。

1. 肉瘤幸存者面对的是必须处理多年治疗引起的迟发性副作用。总之,对于年轻的癌症幸存者,治疗的花费对个人和社会来说要远多于正确的预防保健。很显然,年轻的肉瘤患者强烈希望能研发毒副作用小的疗法。

表 3 - 4　2000—2004 年,按部位统计的死亡病例的年龄分布(%)

部位	年龄								全部年龄组	病例数
	< 20	20 ~ 34	35 ~ 44	45 ~ 54	55 ~ 64	65 ~ 74	75 ~ 84	85 +		
所有癌症	0.4	0.9	2.9	8.9	16.8	26.0	30.0	14.2	100	2 774 874
骨关节	14.7	14.0	7.2	9.0	11.6	13.9	18.5	11.1	100	6267
软组织	4.1	6.7	7.9	13.4	16.9	19.7	21.5	9.8	100	18 263

来源:美国国家癌症研究所 SEER 癌症数据综述,1975—2004 年,引自表 I - 12。

2. 研究认为,如果生存率按照存活人数计算的话,在全部癌症的生存统计数据中增加肉瘤的生存统计数据不会是昙花一现;如果生存按照人-年生命存活数和每个人生命存活年数计算的话,结果会不成比例地大幅度提高。

3. 此外,年轻的癌症患者是相对健康的,不会患其他许多疾病,而这些疾病会造成检测新疗法的临床试验复杂化。因此,他们应该是纳入临床试验首选的志愿者(见"任何临床试验不以年龄为入选标准的原则")。

生存数据统计也很重要,儿童肉瘤比儿童期癌症总生存率要低。表 3 - 5 总结了 1996—2003 年儿童肉瘤的相对 5 年生存率。儿童癌症的 5 年生存率是 78%,但是儿童肉瘤要低得多。

生存率较低的一个可能原因是许多肉瘤在青少年和中青年时期确诊,在治疗成功的年龄容易陷入所谓的"青少年差距"(见"青少年和中青年癌症护理")。

儿童和成人癌症治疗方面的进步不如青少年和中青年。有许多可能的原因导致这样的结果,包括漏诊增加和缺乏保险,这个年龄段特殊的疾病特点和临床试验参与率低也是一个可能的原因,减少了提高疗效的机会。过去几年集中努力让这个年龄组患者参与临床试验。下表反映的是 1975—1997 年所有癌症和软组织肉瘤确诊后生存率的年百分比变化情况。15 ~ 44 岁所有组别的生存率似乎都下降了,然而,更年轻和更老的组别生存率提高了。

表 3 - 5　儿童生存率,1996—2003 年

儿童癌症类型	生存百分数(0 ~ 19 岁)(%)
所有癌症	78.2
所有恶性骨肿瘤	65.6
骨肉瘤	66.2
尤文及相关肉瘤	59.8
所有软组织肉瘤	68.5
横纹肌肉瘤	59.2

来源:美国国家癌症研究所 SEER 癌症数据统计综述,1975—2004 年,引自表 ⅩⅩⅨ - 6,请注意这些统计数据忽略了许多危险因素,也没反映更新的治疗方法,因此它们不应该被用于评估个体的生存潜力。

SEER 有关成人肉瘤的存活数据没有显示出同样的生存率下降。事实上,存活数似乎比所有癌症稍高(表 3 - 6)。部分原因是因为肉瘤幸存者更年轻、健康状况更好,但是出现这样的结果可能有另一种解释。

在 SEER 生存表中提出的"相对存活率"可以看作是相对于其他死因死于癌症的概率。上表中的幸存者被认为是一直与癌症斗争的人们。

对于一些低级别和生长相对缓慢的成人肉瘤的一些亚型似乎特别明显。这些肉瘤看似被认为是等同于慢性疾病(与急性白血病更多见于儿童类似,慢性白血病在成人中更为典型),一些人从确诊后与肉瘤一直斗争 5 年或更久的时间。

美国国家癌症研究所于 2007 年 9 月 17 日发表的新一期 SEER 生存专著,第 11 章讨论除骨肉瘤外所有成人肉瘤患者的生存率。表 3 - 7 列出了 1988—2001 年成人(大于 20 岁)患不同阶段和不同组织类型肉瘤的 5 年和 10 年相对生存率。

表 3 - 7 的数据包括 20 年前治疗的患者,因此患者的生存率似乎提高了数倍。可是这个表反映 5 ~ 10 年的相对生存率持续下降,表明那些 5 年幸存者不可能是无瘤患者。

表 3 - 6　年龄校正的相对 5 年生存率,1996—2003 年

癌症类型	存活率(所有年龄)(%)
所有癌症	78.2
所有癌症	64.9
骨和关节肿瘤	67.9
软组织肿瘤	66.3

来源:美国国家癌症研究所 SEER 癌症数据综述,1975—2004 年,引自表 Ⅰ - 4。

关于统计的一个警告

SEER 的数据对于癌症研究者及倡导者而言是极其重要的。可是其样本是美国人口的一部分,而且由于肉瘤是一种罕见的癌症,其样本量少而容易造成统计的偏差,因此需要进一步调查。例如,统计这些数据源自 1975—2004 年 SEER 癌症统计回顾,表 ⅩⅩⅩⅧ-7。

1975—2004 年,年龄校正后美国癌症死亡率趋势

部位	0~14 岁	
	变化百分比(%)	年度变化百分比(%)
所有部位	−49.7	−2.6
骨及关节	−44.9	−1.8
大脑及神经系统	−26.0	−1.0
霍奇金淋巴瘤	−	−
肾脏	−52.5	−2.9
白血病	−65.0	−3.8
所有	−71.1	−4.6
非霍奇金淋巴瘤	−79.5	−5.0
软组织	20.5	−1.2

在"变化百分比"这一栏的数字似乎表明,软组织肉瘤的死亡率在这 30 年期间增加了 20%。但在"年度变化百分比(APC)"一栏反映了一个不同的情况,软组织肉瘤每年平均下降 1.2 个百分点。

很显然,软组织肉瘤的死亡率在同一个时期不可能既上升又下降。出现这种情况的解释是"变化百分比"是通过比较同一时期前两年和后两年死亡率来计算的。APC 的计算方法是不同的,由所有的死亡率数据拟合一条线并确定该线的斜率。这个自相矛盾结果的发生可能是因为"变化百分比"使用了一个相对小的样本量,因此结果很容易发生偏倚,例如前两年大多纳入的是低风险癌症,而后两年大多数是高风险癌。APC 死亡率下降是基于更多的数据,必然可以出现更准确的结果。

结论

什么是肉瘤统计的现实意义和社会意义

- 在美国,大约每 350 人中有 1 人在一生中的某个时候可能被诊断患肉瘤。
- 大约每 2300 名年龄低于 20 岁的儿童中有 1 人被诊断罹患肉瘤。
- 大约 1/2 的骨肉瘤和 1/4 的软组织肉瘤确诊时的年龄低于 35 岁。
- 人群中约 1/3 的人,包括儿童,诊断为肉瘤后死于肉瘤。
- 从 1975—1997 年的这段时间里,许多类型的癌症及不同年龄段的癌症患者的生存率均提高了,青少年及中青年软组织肉瘤的生存率没有提高。

为什么要关注统计

癌症研究者和倡导者对发病率、生存率和发展趋势良好的理解是重要的。但是 SEER 的肉瘤数据并不是很容易得到的,因为大多数成人癌症是按部位分类而非组织学类型分类。

表 3-7 1988—2001 年,20 岁以上成人在 12 个 SEER 地区,按照肉瘤组织学分组和分期的相对生存率

| 组织学类型 | 相对生存率(%,按分期) | | | | | | | | | |
| | 总的 | | 当地 | | 区域性 | | 边远地区 | | 未分级 | |
	5 年	10 年	5 年	10 年	5 年	10 年	5 年	10 年	5 年	10 年
所有软组织肉瘤	50.3	43.9	83.1	78.1	54.0	46.1	16.2	11.1	28.8	22.2
血管周细胞瘤	63.3	47.5	82.1	59.3	82.6	73.5	43.0	21.0	37.3	21.0
脂肪肉瘤	82.8	74.4	90.0	81.5	74.4	65.4	30.8	15.4	70.1	66.9
隆突性皮肤纤维肉瘤	99.9	99.3	99.9	99.3	100	100	−	−	99.4	97.3
其他纤维肉瘤	72.4	65.4	88.3	83.0	54.3	44.4	24.2	19.5	67.3	56.0
纤维组织细胞肉瘤	67.0	64.0	81.4	79.1	55.2	49.8	11.8	9.3	53.8	43.7
平滑肌肉瘤	51.9	43.1	71.8	61.4	44.4	35.3	13.6	8.9	45.4	32.4
横纹肌肉瘤	35.0	30.5	58.6	52.6	40.2	34.5	6.3	6.3	34.8	27.1
卡波西肉瘤	24.7	18.8	*	*	*	*	*	*	24.7	18.8
其他血管肉瘤	36.3	29.5	57.6	52.2	31.7	24.2	12.9	7.3	25.4	15.5
软骨－骨肉瘤	54.7	48.0	62.3	53.5	65.5	57.1	−	−	−	−
不能明确分类	55.6	50.5	80.3	76.0	48.5	39.5	17.1	13.4	41.0	31.8

注:未显示统计结果是因为病例数少于 25 例。*代表间隔不够,无法计算。成人癌症生存率来源:美国 SEER 项目,1988—2001 年,第 4 页,第 11 章:患者及肿瘤类型,表 XI－6。

本文中,我已经使用"软组织肉瘤"和"骨癌"作为最接近肉瘤的类型,但是这些癌症中的一部分并不是肉瘤。相反,包括肉瘤在内的其他类型的癌症未被计算到这两类里。例如,3%的子宫颈癌是肉瘤,但是它们被划入子宫颈癌中而非软组织肉瘤中,因为每年有约 39 000 名女性被确诊患宫颈癌(SEER 癌症汇编及宫颈癌数据),按上述比例计算,这意味着有 1170 例肉瘤病例。SEER 的确提供了组织学类型为乳腺浸润性癌的数据,大约 0.6% 为肉瘤(SEER 表 IV – 22)。虽然肉瘤所占的百分比很小,但是因为每年有如此多的女性被诊断患乳腺癌,所以大约有 1070 例肉瘤未被计算入软组织肿瘤。

此外,对于一些统计数据来说,卡波西肉瘤是独立于其他软组织肿瘤进行分析的,而对于另一些统计来说,卡波西肉瘤与其他软组织肿瘤一并分析。

SEER 已经改变了以往癌症分析的分类方法。例如,1996 年,SEER 开始增加一些儿童肿瘤的统计学数据,这些数据应用了更标准的 ICCC 分类系统,但不包括癌症发生部位,而在 2002 年,SEER 将间皮瘤的详细统计数据剔除出去。

(魏俊强 译)

参考文献

1. Bleyer A,O' Leary M,Barr R,Ries LAG (eds). Cancer Epidemiology in Older Adolescents and Young Adults 15 to 29 Years of Age,Including SEER Incidence and Survival:1975 – 2000. National Cancer Institute,NIH Pub. No. 06 – 5767. Bethesda, MD 2006.

2. Chapter 7,Soft Tissue Sarcomas. by Jacqueline Casillas,MD, MSHS,Julie Ross,PhD,Mary Louise Keohan,MD,Archie Bleyer,MD,Marcio Malogolowkin,MD.

3. Chapter 8,Malignant Bone Tumors. by Leo Mascarenhas,MD, Stuart Siegel,MD,Logan Spector,PhD,Carola Arndt,MD,Dominic Femino,MD,Marcio Malogolowkin,MD.

4. Ries LAG,Harkins D,Krapcho M,Mariotto A,Miller BA,Feuer EJ,Clegg L,Eisner MP,Horner MJ,Howlader N,Hayat M,Hankey BF,Edwards BK (eds). SEER Cancer Statistics Review, 1975 – 2003,National Cancer Institute. Bethesda,MD,http:// seer. cancer. gov/csr/1975 _2003/, based on November 2005 SEER data submission,posted to the SEER web site,2006.

5. Ries LAG,Melbert D,Krapcho M,Mariotto A,Miller BA,Feuer EJ,Clegg L,Horner MJ,Howlader N,Eisner MP,Reichman M, Edwards BK (eds). SEER Cancer Statistics Review,1975 – 2004,National Cancer Institute. Bethesda,MD,http://seer. cancer. gov/csr/1975 _2004/, based on November 2006 SEER data submission,posted to the SEER web site,2007.

6. Ries LAG,Smith MA,Gurney JG,Linet M,Tamra T,Young JL, Bunin GR (eds). Cancer Incidence and Survival among Children and Adolescents:United States SEER Program 1975 – 1995,National Cancer Institute,SEER Program. NIH Pub. No. 99 – 4649. Bethesda,1999. Chapters:SOFT TISSUE SARCOMAS James G. Gurney,John L. Young,Jr. ,Steven D. Roffers, Malcolm A. Smith,Greta R. Bunin D. ; MALIGNANT BONE TUMORS,James G. Gurney,Andrine R. Swensen,Marc Bulterys http://seer. cancer. gov/publications/childhood/

7. Ries LAG,Young JL,Keel GE,Eisner MP,Lin YD,Horner M – J (editors). SEER Survival Monograph:Cancer Survival Among Adults:U. S. SEER Program,1988 – 2001,Patient and Tumor Characteristics. National Cancer Institute,SEER Program,NIH Pub. No. 07 – 6215,Bethesda,MD,2007. Chapter 11:Sarcomas,by Lynn A. Gloeckler Ries,Kevin C. Ward,and John L. Young,Jr.

8. U. S. Department of Health,National Institutes of Health,National Cancer Institute,Report of the Sarcoma Progress Review Group,A Roadmap for Sarcoma Research,January,2004.

第 4 章

表观遗传学和肉瘤

Bruce Shriver, PhD

去年的某个时候,我有机会看到 2005 年 BBC 的精彩视频"基因的幽灵"和 2007 美国公共广播节目 NOVA 播出的升级版。对于普通人来说,这两个作品有关于科学家就表观遗传学精彩的和互补的理解——基因控制和表达的一种形式。英国 BBC 和 NOVA 举例说明了自古以来压力和其他环境因素("基因印记")是怎样影响体内基因开启或关闭和表观遗传学可能参与癌症等疾病的发展。

看了这些节目后,我花了几个月的时间来寻找表观遗传学和癌症或特别是表观遗传学和肉瘤相关的描述调查文章。你可能会怀疑,我发现几乎所有这样的资料都是科学文献,因此对于普通人(学过大多数生物学入门课程)很难理解,除非花费大量时间来获得所需的背景知识。即使拥有这些背景知识,在理解恶性肿瘤发生时,表观遗传学日益增加的重要性仍需要通过以下 3 个引证来说明。

1. 表观遗传学:是与 DNA 序列无关的遗传学,处于现代医学的中心,因为它可以有助于解释个体的遗传背景、环境、年龄以及疾病之间的关系。之所以有这些作用是因为组织之间的表观遗传状态一生都在变化,而 DNA 序列基本上保持不变。由于细胞适应内外环境的变化,表观遗传的机制可以在正常编码以及重新编码基因活动中记住这些变化。

2. 表观遗传基因沉默对于基因功能的丧失及人类肿瘤的启动和基因突变间协调是一项重要的机制。

3. 最后,我们需要从分子水平上更好地对人类发展和疾病的表观遗传现象进行理解。此外,在疾病情况下,特别是癌症中,DNA 甲基化系统和染色质机制可以记录、翻译组织蛋白的改变。尽管有这些不确定因素,抑制组蛋白脱乙酰作用和 DNA 甲基化的治疗已在癌症的临床试验中被证实有效。

我建议表观遗传学及肉瘤方面的研究人员会晤,以制订肉瘤相关的表观遗传学研究的战略路径。识别关键领域的研究以及它们之间的关系是开拓表观遗传学诊断、治疗、治愈肉瘤的关键一步。我还建议组织提出一个合作框架(实验室标准、协议、基础设施、数据和报告结构、年度研讨会、资金需求等),以支持研究和结果的传播。这个合作框架应该鼓励多机构聚焦研究项目协作,并应该鼓励创造一个共享、开放式的访问环境。政府机构、肉瘤研究团体、私人基金会和个人慈善将就研究资金、研究共识及战略达成一致。

(李跃　译)

参考文献

1. Andrew P. Epigenetics at the Epicenter of Modern Medicine. Feinberg,JAM. 2008;299(11):1345 – 1350.

2. Anke Sparmann, Maarten van Lohuizen. Polycomb silencers control cell fate, development and cancer. Nature Reviews Cancer. 2006;6:846 – 856.

3. Aaron D. Goldberg, C. Epigenetics:A Landscape Takes Shape, David Allis,and Emily Bernstein. 2007;(128):635 – 638.

第 5 章

肉瘤的几点争议

German Marulanda, MD

G. Douglas Letson, MD

肉瘤是一组恶性肿瘤的异质群体,起源于结缔组织(脂肪、肌肉、神经、关节、血管、骨骼和皮肤深层组织)。它们在器官中被发现时很难与其他恶性肿瘤区分,因此肉瘤常被误诊且恶性度被低估。

根据美国国家癌症研究所(NCI)的数据,2008 年大约有 13 000 美国人诊断为肉瘤,5200 人将死于这种疾病。此外,由于肉瘤通常影响年轻患者,尽管发病率相对较低,在任何单一中心内,可用于后续随访的病例数量很有限,也反映缺乏用于肉瘤患者管理的明确指导方针。在过去的 30 年间,诊断技术和治疗选择上巨大的进步有效地改善了肉瘤患者的生存和生活质量。尽管这些新发现、新技术和材料有很大发展,全球综合癌症机构之间有限的合作一直是个问题。

专业机构如结缔组织肿瘤学协会(CTOS)、肌肉骨骼肿瘤研究协会(MSTS)、软组织和骨骼肉瘤治疗研究欧洲组织(EORTC)等提出并组织了关于肉瘤管理的多学科和多中心讨论。尽管通过这些常识试图建立关于病理生理学共识,但肉瘤的诊断、分期和治疗几个问题仍有争议并值得讨论。这篇短文简要描述肉瘤患者评价体系存在的许多争议,以便在这些方面取得更多进步。

非典型脂肪性肿瘤与脂肪肉瘤

当一个异常增殖的成熟脂肪细胞表现出至少有一些细胞异型性,磁共振成像显示了一个大型异构的脂肪组织肿块伴有突出的纤维条带和(或)脂肪组织坏死,则诊断为"非典型脂肪性肿瘤/高分化脂肪瘤"。这种特殊类型的肉瘤在过去几年里被描述为多个名称,包括分化成熟的脂肪肉瘤、脂肪瘤样脂肪肉瘤、多形性脂肪瘤、硬化性脂肪肉瘤、炎症性脂肪肉瘤、淋巴细胞丰富的脂肪肉瘤、梭形细胞脂肪肉瘤及许多其他名称。"分化成熟的脂肪肉瘤或高分化脂肪肉瘤"和"非典型脂肪性肿瘤"是目前最常用来描述这种类型肉瘤的名称。"分化成熟的脂肪肉瘤"出现在深部,肿瘤的复发可能难以控制。在某些情况下,这些肿瘤可能去分化和转移。另一方面,"非典型脂肪性肿瘤"在没有去分化的情况下不转移。同时,提到的"无法控制的复发"是少见的,在肿瘤位于非中轴/中心位置时很少出现。我们所表达的另一个问题是,给非中心/中轴位置的病变命名为"肉瘤",可能导致过于激进的外科干预。

近距离放疗与辅助体外放疗

根治性手术如截肢或巨大软组织肿瘤切除术以牺牲功能和美观为代价,这是 20 世纪 80 年代初之前的标准治疗。自那时以来,多个前瞻性随机试验表明,保肢手术结合辅助体外放疗(EBRT)与单纯截肢手术相比,可能不影响生存期。术后放疗最常见的是近距离放疗(BT)或辅助体外放疗或两者的组合。BT 的潜在好处包括减少治疗时间、瘤床高剂量照射以及保护上覆的皮肤。

一些作者提出,手术切缘阳性时在 BT 基础上添加 EBRT。基本原理是使用 BT 控制瘤床,结合 EBRT 广泛覆盖边缘,将边缘失败的可能性降到最低。另一个相关的有争议的话题是关于放疗的时机(术前或术后)以及化疗的补充。在许多中心,在术前 EBRT 之后紧接着就应用新辅助化疗。

低级别恶性软骨肉瘤的手术治疗

外科手术是软骨肉瘤的首选治疗方法,这是由于放疗和化疗对它是无效的。软骨肉瘤 I 级的局部复发和转移的可能很低,基于这些原因,冷冻手术、苯

酚 - 乙醇疗法等辅助治疗常被用于有低度侵袭性表现的病变。然而，一些研究发现，当实施病灶内手术时预后与局部复发和随后的疾病进展有关。一般来说，不破坏皮质的相关肿瘤或伴有与软组织相连的肿块接受有限的肿块内手术治疗时，预后较好。一些辅助治疗如酚、液氮、乙醇、水泥等是外科医生和治疗中心所依赖的。

低级别恶性软骨肉瘤与内生软骨瘤

软骨病变的诊断需要 3 个关键元素。首先是临床和影像学特征，如患者的年龄、症状、肿瘤所在骨骼的部位及骨破坏或矿化的模式，应该记录在案。其次，低倍镜下组织学特性必须仔细调查，准确描述病变的生长模式。第三，细胞结构和核异型性的程度必须进行分析。低级别恶性软骨肉瘤与内生软骨瘤间做出正确的诊断的一个关键因素是外科医生、病理学家及放射科医生之间的密切沟通。

低级别恶性软骨肉瘤与内生软骨瘤因为它们的生物学表现而进行区分，单独组织学特点不能预测临床预后。判断软骨病变性质的临床和影像学特征应该在使用活检前评估，然后病变的组织学特性应根据临床资料进行解释。一系列的影像学检查和密切的随访可为病变的发展提供宝贵的信息，这是用于区分两者基本因素的条件。这种方法也有例外，包括 Ollier 病的软骨病变、手的软骨病变或在儿童中发生的疾病。在这些情况下，缓慢的增长并不总是显示恶性肿瘤（即低级别恶性软骨肉瘤）。

肉瘤的免疫治疗

几十年来，医生一直在研究一个概念，就是肿瘤细胞对于本体宿主是外来的，免疫系统有可能识别肿瘤的关键差异，通过排斥肿瘤细胞起到免疫反应的作用。肉瘤细胞的细胞膜表面有特殊标记，可以作为抗原标记细胞异常，让免疫系统识别。

有两大类型的免疫疗法：主动免疫治疗（疫苗疗法）和被动免疫治疗（抗体疗法）。主动免疫疗法刺激患者的免疫系统，理想的"检测"和"影响"癌细胞。被动免疫疗法不依赖免疫系统攻击疾病，它们使用外部/合成免疫系统成分（如抗体）来对抗这种疾病。争论的要点之一是，描述并寻找理想的抗原使免疫系统可以定位并且此抗原只能出现在肉瘤细胞中。其他有争议的问题包括对于每一个癌症来说，创造新的独特型疫苗的科学研究成本很高，但癌症细胞的突变可能导致疫苗变得没有那么有效，其他问题如在原发和转移肿瘤间巨大的抗原变化使免疫治疗的效率大大降低。

干细胞在尤文肉瘤发病机制中的作用

在癌症研究中一个基本问题是肿瘤细胞的分离和鉴定。在常见的上皮肿瘤如乳腺癌和结肠癌中，研究可以定位到表现出疾病的靶器官的细胞类型，但罕见的肿瘤如肉瘤可能发生在各种各样的解剖位置，而不会从一个特定的组织出现。

尤文肉瘤是一种罕见肿瘤，有很高的转移率，对相当一部分患者是致命的。肿瘤常常发生在骨骼，但也有报道一些骨外位置。尤文肉瘤在教科书中常被描述是由可以表达神经标记的小圆蓝细胞构成，然而这些细胞并不能被清晰地定位于任何发育谱系。

特定染色体易位 [t (11；22)（ q24；q12)] 和致瘤蛋白质 [EWS (EWSR1)] 使多个多样化的肿瘤归类为尤文肉瘤肿瘤家族（ESFT）。然而，这些突破性的进步仍然无法回答是不是干细胞的问题。最近的动物研究支持尤文肉瘤来源于间充质干细胞的可能性。这些细胞可以来源于骨髓或软组织（肌肉或脂肪组织），保留分化为结缔组织的能力（脂肪细胞、肌肉、肌腱、骨或软骨）。

尤文肉瘤可能来源于间充质干细胞这一假设仍然是一个有争议的问题。首先，间充质干细胞因其多能性而被定义，但是与造血干细胞和胚胎干细胞不同，没有被认可的间充质干细胞标记。争论的另一个来源是，胶质母细胞瘤和其他神经外胚层肿瘤培养后也被诱导分化为脂肪细胞或其他间充质成分。另外，更加重要的是，在人类中的尤文肉瘤中没有发现癌变前的前体。

PET 在肉瘤治疗中的作用

在过去的 20 年中，一些作者支持肉瘤患者葡萄糖吸收和肿瘤分级之间的关系。众所周知，高级别恶性肿瘤的糖酵解代谢活动是高于低级别恶性或良性肿瘤的,PET 获得的代谢数据可能有助于准确分级,并且在管理肉瘤方面具有预测预后的价值。但是目前在被认可的治疗指南中均没有提出肉瘤患者使用 PET 的适应证。

有争议的问题包括使用 PET 区分良性和肉瘤、放射性浓集的吸收、具有潜在的预后价值可作为无复发生存的预测工具,并且它作为一种有价值的诊断和分期方式被广泛使用。引发争议的是一些研究结果并不一致,利用代谢率作为参数来区分良性和肉瘤具有高错误率(如巨细胞瘤通常表现出相对较高的代谢活动)。因此 PET 在评估肉瘤中的作用存在争议,必须强调需要机构间的合作(建立同质成像协议和评估算法)。

结论

保肢治疗、放疗和化疗可显著提高肉瘤生存率、减少复发的发生。目前手术对于大多数类型的肉瘤是主要的治疗选择。通过当前的治疗方案,大多数死于肉瘤的患者存在化疗耐药的转移性疾病。管理肉瘤患者的陷阱之一就是仅仅有少数化疗药物是有效的,并且相对较少的发病率和肉瘤的异质性使测试新药物充满挑战性。

正如前面简要讨论的,肉瘤的治疗没有统一标准,诊断困难,并且缺乏新的治疗方法及缺乏研究中心间的协作指南等因素使肉瘤发病机制仍然是一个缺乏有系统的医学研究。我们坚信努力协作,由专业协会监督的多学科讨论,会为肉瘤患者提供先进的治疗方法。

(田蔚 李跃 译)

参考文献

1. NCI. National Cancer Institute: Snapshot of Sarcoma. 2008.

2. Oda Y, Tsuneyoshi M. Recent advances in the molecular pathology of soft tissue sarcoma: Implications for diagnosis, patient prognosis, and molecular target therapy in the future. Cancer Sci. 2008 Dec 14.

3. Jaffe N. The classic: recent advances in chemotherapy of metastatic osteogenic sarcoma. 1972. Clin Orthop Relat Res. 2005 Sep;438:19 - 21.

4. Lewis VO. What's new in musculoskeletal oncology. J Bone Joint Surg Am. 2007 Jun;89(6):1399 - 1407.

5. Weber KL. What's new in musculoskeletal oncology. J Bone Joint Surg Am. 2005 Jun;87(6):1400 - 1410.

6. McMasters KM. What's new in surgical oncology. J Am Coll Surg. 2005 Jun;200(6):937 - 945.

7. Weber KL. What's new in musculoskeletal oncology. J Bone Joint Surg Am. 2004 May;86 - A(5):1104 - 1109.

8. Doyle AJ, Pang AK, Miller MV, French JG. Magnetic resonance imaging of lipoma and atypical lipomatous tumor/well-differentiated liposarcoma: observer performance using T1-weighted and fluid-sensitive MRI. J Med Imaging Radiat Oncol. 2008 Feb;52(1):44 - 48.

9. Skubitz KM, Cheng EY, Clohisy DR, Thompson RC, Skubitz AP. Differential gene expression in liposarcoma, lipoma, and adipose tissue. Cancer Invest. 2005;23(2):105 - 118.

10. Futani H, Yamagiwa T, Yasojimat H, Natsuaki M, Stugaard M, Maruo S. Distinction between well-differentiated liposarcoma and intramuscular lipoma by power Doppler ultrasonography. Anticancer Res. 2003 Mar-Apr;23(2C):1713 - 1718.

11. Kransdorf MJ, Bancroft LW, Peterson JJ, Murphey MD, Foster WC, Temple HT. Imaging of fatty tumors: distinction of lipoma and well-differentiated liposarcoma. Radiology. 2002 Jul; 224(1):99 - 104.

12. Stinson SF, DeLaney TF, Greenberg J, Yang JC, Lampert MH, Hicks JE, et al. Acute and long-term effects on limb function of combined modality limb sparing therapy for extremity soft tissue sarcoma. Int J Radiat Oncol Biol Phys. 1991 Nov;21(6):1493 - 1499.

13. Lampert MH, Gerber LH, Glatstein E, Rosenberg SA, Danoff JV. Soft tissue sarcoma: functional outcome after wide local excision and radiation therapy. Arch Phys Med Rehabil. 1984 Aug;65(8):477 - 480.

14. Putnam JB, Jr., Roth JA, Wesley MN, Johnston MR, Rosenberg SA. Survival following aggressive resection of pulmonary metastases from osteogenic sarcoma: analysis of prognostic factors. Ann Thorac Surg. 1983 Nov;36(5):516 - 523.

15. Sugarbaker PH, Barofsky I, Rosenberg SA, Gianola FJ. Quality of life assessment of patients in extremity sarcoma clinical trials. Surgery. 1982 Jan;91(1):17 - 23.

16. Shamberger RC, Sherins RJ, Ziegler JL, Glatstein E, Rosenberg SA. Effects of postoperative adjuvant chemotherapy and radiotherapy on ovarian function in women undergoing treatment for soft tissue sarcoma. J Natl Cancer Inst. 1981 Dec;67(6):1213 - 1218.

17. Rosenberg SA, Tepper J, Glatstein E, Costa J, Baker A, Brennan M, et al. The treatment of soft-tissue sarcomas of the extremities: prospective randomized evaluations of (1) limb-sparing surgery plus radiation therapy compared with amputation and (2) the role of adjuvant chemotherapy. Ann Surg. 1982 Sep;196(3):305 - 315.

18. Yang JC, Chang AE, Baker AR, Sindelar WF, Danforth DN,

Topalian SL, et al. Randomized prospective study of the bene-fit of adjuvant radiation therapy in the treatment of soft tissue sarcomas of the extremity. J Clin Oncol. 1998 Jan;16(1): 197 – 203.

19. Ahlmann ER, Menendez LR, Fedenko AN, Learch T. Influ-ence of cryosurgery on treatment outcome of low-grade chon-drosarcoma. Clin Orthop Relat Res. 2006 Oct;451: 201 – 207.

20. Marcove RC, Stovell PB, Huvos AG, Bullough PG. The use of cryosurgery in the treatment of low and medium grade chon-drosarcoma. A preliminary report. Clin Orthop Relat Res. 1977 Jan-Feb(122): 147 – 156.

21. Verdegaal SH, Corver WE, Hogendoorn PC, Taminiau AH. The cytotoxic effect of phenol and ethanol on the chondrosar-coma – derived cell line OUMS – 27: an in vitro experiment. J Bone Joint Surg Br. 2008 Nov;90(11): 1528 – 1532.

22. Azzarelli A, Gennari L, Quagliuolo V, Bonfanti G, Cerasoli S, Bufalino R. Chondrosarcoma – 55 unreported cases: epidemi-ology, surgical treatment and prognostic factors. Eur J Surg Oncol. 1986 Jun;12(2): 165 – 168.

23. Gajewski DA, Burnette JB, Murphey MD, Temple HT. Differ-entiating clinical and radiographic features of enchondroma and secondary chondrosarcoma in the foot. Foot Ankle Int. 2006 Apr;27(4): 240 – 244.

24. Weiner SD. Enchondroma and chondrosarcoma of bone: clini-cal, radiologic, and histologic differentiation. Instr Course Lect. 2004;53: 645 – 649.

25. Wang XL, De Beuckeleer LH, De Schepper AM, Van Marck E. Low-grade chondrosarcoma vs enchondroma: challenges in diagnosis and management. Eur Radiol. 2001;11(6): 1054 – 1057.

26. Flemming DJ, Murphey MD. Enchondroma and chondrosarco-ma. Semin Musculoskelet Radiol. 2000;4(1): 59 – 71.

27. D'Angelo L, Massimi L, Narducci A, Di Rocco C. Ollier dis-ease. Childs Nerv Syst. 2009 Mar 27.

28. Choh SA, Choh NA. Multiple enchondromatosis (Ollier dis-ease). Ann Saudi Med. 2009 Jan-Feb;29(1): 65 – 67.

29. Silve C, Juppner H. Ollier disease. Orphanet J Rare Dis. 2006;1: 37.

30. Matsuzaki A, Suminoe A, Hattori H, Hoshina T, Hara T. Im-munotherapy with autologous dendritic cells and tumor-specific synthetic peptides for synovial sarcoma. J Pediatr Hematol Oncol. 2002 Mar – Apr;24(3): 220 – 223.

31. Maki RG. Soft tissue sarcoma as a model disease to examine cancer immunotherapy. Curr Opin Oncol. 2001 Jul;13(4): 270 – 274.

32. Geehan DM, Fabian DF, Lefor AT. Immunotherapy and whole-body hyperthermia as combined modality treatment of a subcu-taneous murine sarcoma. J Surg Oncol. 1993 Jul;53(3): 180 – 183.

33. Roupe G, Hakansson C, Lowhagen GB. Immunotherapy in a case of AIDS with Kaposi's sarcoma-an unsuccessful attempt with recombinant alpha – 2 interferon followed by isopri-nosine. Int Arch Allergy Appl Immunol. 1987;82(1): 17 – 19.

34. Deng H, Kowalczyk D, O I, Blaszczyk – Thurin M, Quan Xiang Z, Giles – Davis W, et al. A modified DNA vaccine to p53 in-duces protective immunity to challenge with a chemically in-duced sarcoma cell line. Cell Immunol. 2002 Jan;215(1): 20 – 31.

35. Segal NH, Blachere NE, Shiu HY, Leejee S, Antonescu CR, Lewis JJ, et al. Antigens recognized by autologous antibodies of patients with soft tissue sarcoma. Cancer Immun. 2005 Mar 4;5:4.

36. Gilman AL, Oesterheld J. Myeloablative chemotherapy with autologous stem cell rescue for Ewing sarcoma. Bone Marrow Transplant. 2008 Dec;42(11): 761; author reply 3.

37. Rosenthal J, Bolotin E, Shakhnovits M, Pawlowska A, Falk P, Qian D, et al. High-dose therapy with hematopoietic stem cell rescue in patients with poor prognosis Ewing family tumors. Bone Marrow Transplant. 2008 Sep;42(5): 311 – 318.

38. Tirode F, Laud-Duval K, Prieur A, Delorme B, Charbord P, Delattre O. Mesenchymal stem cell features of Ewing tumors. Cancer Cell. 2007 May;11(5): 421 – 429.

39. Yaniv I, Stein J, Luria D, Cohen IJ, Liberzon E, Manor S, et al. Ewing Sarcoma tumor cells express CD34: implications for autologous stem cell transplantation. Bone Marrow Trans-plant. 2007 May;39(10): 589 – 594.

40. Liu RS, Chou TK, Chang CH, Wu CY, Chang CW, Chang TJ, et al. Biodistribution, pharmacokinetics and PET Imaging of [(18)F]FMISO, [(18)F]FDG and [(18)F]FAc in a sar-coma – and inflammation – bearing mouse model. Nucl Med Biol. 2009 Apr;36(3): 305 – 312.

41. Lisle JW, Eary JF, O'Sullivan J, Conrad EU. Risk Assess-ment Based on FDG-PET Imaging in Patients with Synovial Sarcoma. Clin Orthop Relat Res. 2008 Dec 2.

42. Ye Z, Zhu J, Tian M, Zhang H, Zhan H, Zhao C, et al. Response of osteogenic sarcoma to neoadjuvant therapy: evaluated by 18F-FDG-PET. Ann Nucl Med. 2008 Jul;22(6): 475 – 480.

43. Park JY, Kim EN, Kim DY, Suh DS, Kim JH, Kim YM, et al. Role of PET or PET/CT in the post-therapy surveillance of uterine sarcoma. Gynecol Oncol. 2008 May;109(2): 255 – 262.

44. Tateishi U, Yamaguchi U, Seki K, Terauchi T, Arai Y, Kim EE. Bone and soft-tissue sarcoma: preoperative staging with fluorine 18 fluorodeoxyglucose PET/CT and conventional ima-ging. Radiology. 2007 Dec;245(3): 839 – 847.

第 6 章

肉瘤中的肿瘤干细胞

C. Parker Gibbs, MD

根据以往的观点,所有肿瘤癌症细胞被认为是平等地来自一个癌细胞,一遍又一遍地产生完全相同的子细胞并组合在一起形成了肿瘤。考虑到肿瘤的所有细胞都来自于同一个母细胞克隆,所以让人感觉每个细胞都会有同样的特点,包括相同的增殖和转移的能力。然而,众所周知,在许多肿瘤中细胞彼此之间的外观和行为表现不同。对这些矛盾理论化的解释是:原始的肿瘤细胞不但拥有分化成相同后代的能力,而且拥有分化成为不同外观和功能细胞的能力,这一点与干细胞十分相似。

肿瘤干细胞理论就是肿瘤中有一小部分细胞如同普通的干细胞拥有自我更新的能力。这些细胞可以不平衡地分裂,分裂成相同的子代干细胞样细胞;还有一些分化更好的细胞,这些细胞在接下来的分裂中形成肿瘤主要部分,这部分本质上是良性的。干细胞样细胞启动和维持肿瘤的生长,如果没有被根治性手术或化疗根除,就会导致肿瘤的局部复发或远处转移。沿着这些线索,Weismann 指出肿瘤干细胞和正常干细胞间的相似之处,表明肿瘤的发生可以被看作是异常的器官生成。这两种类型的细胞都可以自我更新、广泛扩散、生长成为多样化的组织。然而,正常干细胞处于严格调控下而肿瘤干细胞处于一种失控的情况。癌症被认为是多克隆起源的,肿瘤干细胞有无限和有限的增殖能力的潜力。许多肿瘤表现出与原发组织相似的功能和物理特性,暗示干细胞样细胞参与肿瘤的发生。骨肉瘤就是一个典型的例子,骨肉瘤产生的肿瘤性骨质可以在显微镜下和放射科检查中很清晰地辨认出来。然而,同时也很清晰地看出肿瘤性骨质不论在形状和功能上都是异常的。

第一个明确描述肿瘤干细胞的项目是由 John Dick 和他的团队开展的,用于研究急性粒细胞白血病 AML-4。他们在人类严重联合免疫缺陷白血病原始细胞中发现了一个罕见的组群,这些细胞可以在免疫功能低下的小鼠模型中传播 AML。他们证明从患者样本中提纯的人类急性粒细胞白血病的干细胞是 $CD34^+CD38^-$,像是正常的造血干细胞表型。表型为 $CD34^+CD38^+$ 的细胞组群尽管有白血病细胞表型,但无法转移疾病。其他人的研究随后也提示,干细胞样细胞在脑和乳腺恶性肿瘤的发病机制中表现出一个更广泛的干细胞参与的致癌作用。最近也有人证明,在脑和乳腺恶性肿瘤中肿瘤启动细胞显示出所谓干细胞的标志物 CD44 和 CD133。

不管这些细胞是否代表"干细胞变坏",或癌细胞是否获得了一些干细胞的分子机制而且促进肿瘤的启动,这些都是值得讨论的问题。最初,人们以为癌症干细胞是来源于已经获得突变从而导致癌症的成人干细胞。这个问题来自两个观点的支持:①多数的肿瘤启动细胞通过成体干细胞表面标记物被识别;②干细胞有不同于良好分化细胞的长寿命,因此也更可能经历突变。虽然这种观点对于成人肿瘤如乳腺癌似乎是一个合理的理由,但对于肉瘤好像并不成立。在肉瘤中大多数关于肿瘤启动细胞的证据已经从骨肉瘤和最近的尤文肉瘤中得到证实。这两种肿瘤是儿童和青春期易患的肿瘤,因此削弱了长寿命的论证。虽然在尤文肉瘤中(和一些其他恶性肿瘤中)高致癌的细胞通过表达干细胞表面标志物 CD133 而被识别,但血液干细胞标记物 CD133 的分子作用在尤文肉瘤中还不为人知。不同于其他大多数肿瘤干细胞,还没有找到特定的细胞表面标志物来确定骨肉瘤干细胞。Wu 等人发现骨肉瘤中有一个细胞组群,这个组群的肿瘤细胞因在老鼠体内处理有毒染料时具有更容易主动崩出毒素的能力而被识别。最近 Levings 等人通过骨肉瘤干细胞有激活 Oct-4 基因启动子的能力将其识别,而这种能力是一种通常局限于最原始的胚胎干细胞的作用。有趣的是,Oct-4 是一小组基因中的一个,最近研究表明这些基因如果被插入正常的皮肤细胞中可以使细胞转化回到原始的干细胞样细胞。他们假设骨肉瘤的致癌细胞不是由胚胎干细胞分化而来,可以通过 Oct-4 启动子激活来解释,Oct-4 启动子激活能恢复部分干细胞的分子机制,因此提供给骨肉瘤致瘤细胞干细胞样的特点。这个假设的逻辑是通过观察来支持的。

不管肿瘤干细胞是来源于一个真正的干细胞或者是因为获得了恢复成原始干细胞程序的能力,我们越来越清楚地发现肿瘤干细胞可能在肉瘤的起源、传播和维持方面起着至关重要的作用。这个亚群细胞的存在很可能是当前抗肉瘤治疗失败的原因。将来我们会进一步研究,更好地识别和理解它们发挥作用的分子基础,并针对这部分关键肿瘤细胞开展新的治疗研究。

（田蔚　李跃　译）

参考文献

1. Pardal, R. , Clarke, M. F. & Morrison, S. J. Applying the principles of stem-cell biology to cancer. Nat Rev Cancer. 2003;3: 895 – 902.

2. Reya, T. , Morrison, S. J. , Clarke, M. F. & Weissman, I. L. Stem cells, cancer, and cancer stem cells. Nature. 2001; 414: 105 – 111.

3. Fidler, I. J. & Hart, I. R. Biological diversity in metastatic neoplasms: origins and implications. Science. 1982; 217: 998 – 1003.

4. Bonnet, D. & Dick, J. E. Human acute myeloid leukemia is organized as a hierarchy that originates from a primitive hematopoietic cell. Nat Med. 1997; 3: 730 – 737.

5. Singh, S. K. et al. Identification of a cancer stem cell in human brain tumors. Cancer Res. 2003; 63: 5821 – 5828.

6. Ignatova, T. N. et al. Human cortical glial tumors contain neural stem-like cells expressing astroglial and neuronal markers in vitro. Glia. 2002; 39: 193 – 206.

7. Hemmati, H. D. et al. Cancerous stem cells can arise from pediatric brain tumors. Proc Natl Acad Sci U S A. 2003; 100: 15178 – 15183.

8. Galli, R. et al. Isolation and characterization of tumorigenic, stem-like neural precursors from human glioblastoma. Cancer Res. 2004; 64: 7011 – 7021.

9. Al-Hajj, M. , Wicha, M. S. , Benito-Hernandez, A. , Morrison, S. J. & Clarke, M. F. Prospective identification of tumorigenic breast cancer cells. Proc Natl Acad Sci U S A. 2003; 100: 3983 – 3988.

10. Gibbs, C. P. et al. Stem-like cells in bone sarcomas: implications for tumorigenesis. Neoplasia. 2005; 7: 967 – 976.

11. Levings, P. P. et al. Expression of an exogenous human Oct-4 promoter identifies tumor-initiating cells in osteosarcoma. Cancer Res. 2009; 69: 5648 – 5655.

12. Wu, C. et al. Side population cells isolated from mesenchymal neoplasms have tumor initiating potential. Cancer Res. 2007; 67: 8216 – 8222.

13. Yu, J. et al. Induced pluripotent stem cell lines derived from human somatic cells. Science. 2007; 318: 1917 – 1920.

14. Loeb, D. Identification and Characterization of the Ewing's Sarcoma Stem Cell. ESUN 2008.

15. Buchstaller, J. and Morrison, S. Do Many or a Few Cells Within Malignant Peripheral Nerve Sheath Tumors Have the Potential to Disease Progression? ESUN 2009.

第 7 章

肉瘤和肿瘤易感综合征

Abha Gupta, MD

David Malkin, MD

引言

肿瘤的遗传易感性已成为确定癌症的病因和自然史的相当有趣的主题,也为易感家庭提供预防和早期检测策略的指导与干预。研究肿瘤的人员继续高度重视询问癌症家族史,不仅在诊断时探究这段历史,而且也贯穿于患者积极和长期随访护理中。通过使用这种方式,任何变化的癌症患者或他们的家庭成员可以被记录。本文的目的是描述常见的与肉瘤相关的基因或遗传条件,以提醒那些家庭和卫生保健提供者,在有这样遗传背景的情况下,应该考虑到每一位患者。

通常认为癌症是在一个特定细胞的基因突变中开始启动的,然后这个基因突变被发送到每个形成癌症的子细胞中。体细胞基因突变是从一个减数分裂后的细胞分裂中所获得并且仅限于癌细胞,而种系突变可以发生在宿主生物体的所有细胞中。当集群的癌症以一种可重复的模式发生在家庭中时,这些家庭被定义存在一个家族性癌症易感综合征。然而,所有肿瘤易感综合征与肿瘤发病年龄较早有关,这是同它们散发的同类相比。同类中主要是成人易感发病的癌症风险增加(如家族性乳腺癌或卵巢癌、遗传性非息肉病性大肠癌),而其他人主要是易感儿童癌症(如遗传性视网膜母细胞瘤或 Beckwith-Wiedemann 综合征)和早发性儿童及成人的癌症(如 Von Hippel-Lindau 病、多发性内分泌肿瘤或 Li-Fraumeni 综合征)。

在 15~29 岁的青少年和年轻的成年人中,骨与软组织肉瘤(包括卡波西肉瘤)的发生率占所有癌症的 11%。软组织肉瘤(STS)约占儿童恶性肿瘤的 8%,横纹肌肉瘤(RMS)大约占所有病例的一半。最常见的骨肿瘤包括骨肉瘤、尤文肉瘤。非随机分子或染色体的改变在各种类型的肉瘤中常见,如胃肠道间质瘤中 c-kit 基因突变,PAX3/7-FKHR 易位见于腺泡状横纹肌肉瘤,或 EWS-FLI 易位见于尤文肉瘤。此外,虽然大多数肉瘤患者没有显著的肿瘤家族史,但是肉瘤是肿瘤易感综合征的常见表现,从而明确显示出与遗传或生殖细胞的遗传异常有关。大部分肉瘤是散发的,然而,一组患有软组织或骨肿瘤的儿童被确定为具有恶性肿瘤的遗传倾向。我们可能低估了这一发病频率,因为最近肿瘤学家才认可了家族史的影响力,并开始关注肿瘤引起的基因表现。因为新的基因和新的肿瘤集群被发现,所以更多的基因型－肉瘤患者相关性表型可能会被发现。

大多数肿瘤易感综合征与儿童肉瘤发展相关。在某些情况下,如 Li-Fraumeni 综合征,恶性肿瘤是肿瘤易感综合征的定义表型。在其他情况下,恶性肿瘤风险的增加是该综合征的许多特征之一,这也可能是其他先天性异常的特征。在本文中,我们描述与肿瘤易感综合征相关的表型特征和遗传基因改变。在肿瘤易感综合征中,突变基因携带者发展为肉瘤的风险增加。

因癌症风险增加而定义的遗传性倾向

视网膜母细胞瘤

肉瘤最显著的遗传相关之一是视网膜母细胞瘤(RB)基因突变,如 RB1 与骨肉瘤。RB1 抑癌基因是第一个在人类被发现的遗传性肿瘤易感基因。在 693 例双侧视网膜母细胞瘤患者的纵向调查中,15% 的病例发生第二原发肿瘤,其中大部分是骨肉瘤。这些肿瘤的 1/3 发生于 RB 放疗区域以外,甚至在没有接受放疗的 113 例患者中有 10 例发生第二肿瘤(2 例骨肉瘤,1 例软组织肉瘤)的额外风险为 3.1%。遗传性

RB 患者在先前放疗区域发生第二肿瘤的累计发病率已超过 50%，并且发病率依赖于放疗剂量。除了发生骨肉瘤的风险之外，最近的一个研究强调，遗传性 RB 的幸存者患放疗区域软组织肉瘤的风险率增加，尤其是平滑肌肉瘤。

为什么骨肉瘤存在于视网膜母细胞瘤患者中

肿瘤的组织特异性发展，特别是在 RB 患者的骨肉瘤中，表明 RB1 基因可能参与视网膜母细胞瘤和骨肉瘤的发病机制，并且 RB1 蛋白在骨发育中具有一个特定的功能。汉森的里程碑式的研究第一次证明了 13 号染色体上的位点 RB1 杂合性缺失（LOH），在有或无遗传性 RB 的骨肉瘤患者中发生。RB1 在重要的成骨细胞增殖蛋白抑制和刺激蛋白质的终末分化中具有重要作用。在 RB 的背景下，RB1 基因杂合性缺失是骨肉瘤最常见的遗传改变，并在几乎一半的散发性肿瘤中被发现。在多变量分析中，一些报道表明，RB1 的杂合性缺失可能与骨肉瘤的预后不良相关。

> 在一个细胞中杂合性缺失（LOH）代表一个等位基因（或复制体）的丢失，且其他等位基因已被灭活。如果一个细胞携带一个正常的复制体和肿瘤抑制基因突变的复制体，然后通常一个正常复制体的存在足够维持细胞的完整性。然而，如果正常的复制体丢失（在体细胞中），然后杂合性缺失（两种不同复制体），而细胞留下一个正常的基因复制体。这导致只有在细胞中异常编码的肿瘤抑制蛋白表达，这将最终导致正常细胞转变为癌细胞。

TP53 和 Li-Fraumeni 综合征

在 1969 年，Frederick Li 和 Josepth 发现对癌症的易感性增加的 4 个家庭，他们中至少有 2 例横纹肌肉瘤（RMS）发生在婴幼儿时期。连同其他 20 人一起，回顾这些家庭 20 年的演变，对于什么是现在所谓的 Li-Fraumeni 综合征（LFS）给出了更加深刻的概念。LFS 是一种以个体在早期诊断（<45 岁）为骨或软组织肉瘤为特征的常染色体显性遗传疾病，在这个个体的家庭中存在其他包括乳腺癌、脑肿瘤和肾上腺皮质癌的多种原发肿瘤，但它们存在于一个共同的种系。到 20 岁时患癌症的概率接近 40%，到 70 岁时超过 90%，50% 以上的患者会发展出任何类型的第二肿瘤。1990 年，在 TP53 肿瘤抑制基因的种系突变被确定需要对大多数 LFS 家庭癌症易感性负责的分子事件。初步观察已被许多后来的研究所证实，这些研究表明 60%~85% 的典型 LFS 家庭和大约 10% 的 LFS 家庭（他们的特点是比典型的 LFS 具有较少限制的癌症表型）包含可检测的生殖细胞的 TP53 突变，是常见的错义突变。TP53 基因携带者 60 岁之前患癌症的风险极高，男性患癌概率为 75%，女性为 100%。其他各种遗传和表观遗传因素正在被调查，以确定其在修改潜在的 TP53 突变遗传外显率中的作用，这可以解释患者的发病年龄和不同的 LFS 家族间的特定肿瘤类型存在的变异。

Miller 和 Fraumeni 的贡献

Dr Robert Miller 从宾夕法尼亚大学获得医学博士学位并且获得了密歇根大学的流行病学专业博士学位。1954 年，他去日本担任原子弹受害者委员会儿科的主席。因为在这方面的能力，他研究了辐射对原子弹幸存者的影响。他表示，出生前暴露在放射中会增加精神发育迟滞和头围小的后代出生，而且距离辐射中心越近的胎儿发病风险越大。Dr Miller 曾在 1961—1976 年间，作为贝塞斯达国家癌症研究所流行病学部门的主席，并且从 1976—1994 年作为临床学院流行病学分支的主席。他用惊人的临床观察技能来识别大量的癌症和先天性畸形的集群，其中很多后来证明是与特定的基因改变有关。

Dr Frederick Li 在 1965 年从罗切斯特大学获得了医学博士学位。在美国公共卫生服务了二十几年后，他被任命为 DFCI 癌症流行病学和控制部门的主管，他目前是美国癌症协会哈利和埃尔莎临床研究所的教授。Dr Frederick Li 和 Dr Fraumeni 共事，他们首次描述在一些家庭中儿童横纹肌肉瘤与乳腺癌或其他早期发病肿瘤之间的显著关系。这些结果随后证实了 p53 肿瘤抑制基因的遗传性突变是大多数家庭患有 Li-Fraumeni 综合征的原因，而这一观察作为人类癌症的遗传基础频繁被引用。

Dr Fraumeni 在杜克大学获得了医学博士学位，并在哈佛公共卫生学院获得流行病学专业学位。完成约翰·霍普金斯医院和纪念斯隆-凯特琳癌症中心的住院医师培训后，他在 20 世纪 60 年代早期加入 NCI 癌症流行病学分会。1995 年，Dr Fraumeni 成为新创建的癌症流行病学和遗传学分部主任。他对家族性癌症的经典研究导致了一些因果相儿童肉瘤患者中胚系 TP53 突变的发生率已出现在一些研究中。在 151 个具有儿童期发生肉瘤的家庭中，5 例被确定为具有典型 LFS 的纯种系谱。另一项研究从 33 所机构中筛选了 235 例儿童骨肉瘤患者，并发现约 3% 携带生殖细胞 TP53 突变基因。在儿童横纹肌肉瘤患者中，胚系 TP53 突变率在 3 岁以下的儿童中较高。大部分 TP53 测序研究定义了特定人群的频率发生在使用高通量自动测序技术之前，并且无法跨越整个编码（和干预非编码）的基因区域，因此可能低估了真实的突变频率。尽管如此，基于这些结果，人们提出，不管癌症家族史，较早发生横纹肌肉瘤或骨肉瘤的儿童应当被考虑进行 TP53 基因测试，这将有助于确定继发癌症发展的风险以及定义还未受影响的家庭成员的潜在风险。有极少数的报道描述在成年肉瘤患者（除外具有 LFS 家族史）中胚系 TP53 突变率，虽然它们可能会发生在一小部分患者（1% ~ 2%）中，但是我们需要进一步全面的研究来更好地定义这个人口比率。

获得的 TP53 突变在 25% ~ 42% 的骨肉瘤和 20% 的非骨肉瘤骨和软组织肉瘤中被检测到。尽管 TP53 突变通常会出现编码变化的蛋白质结构，如基因中错义碱基的改变产生的蛋白质结构，骨肉瘤和其他骨肿瘤中的突变通常导致蛋白质截断和蛋白质表达缺失。骨肿瘤中 TP53 功能障碍的独特性机制尚不清楚，有趣的是，TP53 突变状态与骨肉瘤患者的转归没有呈现出相关性。

肉瘤除了发生在 LFS 的背景下，似乎与乳腺癌有另一个关系，这可能会或不会依赖 TP53。例如，乳腺癌已经在儿童和青少年肉瘤患者的母亲中发现。当从成人的角度被确认，一个类似的模式被观察到。Bennett 研究了 402 名女性乳腺癌患者，并报道在她们的直系亲属中软组织和骨肉瘤的发病率增加。同样，另一项研究中观察到患有乳腺癌或黑色素瘤的母亲所生的孩子早期发生骨肉瘤的风险增加。然而，在 21 个患有乳腺癌或肉瘤的家庭中只有 1 个家庭有

TP53 胚系基因突变。因此其他基因包括 BRCA2（与发生乳腺癌、卵巢癌相关）也可以解释乳腺癌和肉瘤的家族性集聚，并且需要进一步调查研究。

硬纤维瘤和家族性腺瘤性息肉病

家族性腺瘤性息肉病（FAP）是一种常染色体显性遗传性结肠癌易感综合征。它是通过由 APC 肿瘤抑制基因发生胚系突变引起的。FAP 患病率估计在 1/10 000 ~ 1/5000，虽然许多 APC 基因突变已确定，但是只有 50% 的具有 FAP 表型患者存在 APC 基因突变。

FAP 的一种最常见的结肠外表现是侵袭性纤维瘤病（AF）。AF，也称为硬纤维瘤，是一种良性的由单克隆增殖的主轴（成纤维细胞）组成的局部侵袭性软组织病变。10% ~ 20% 的 FAP 患者发展成硬纤维瘤，频率约为普通人口的 850 倍。虽然不是真正的恶性肿瘤，但纤维瘤是 FAP 发生和死亡的一个主要原因。预防性结肠切除术后 FAP 患者中硬纤维瘤较常见，虽然它们跟随 APC 等位基因突变的发生而出现，但它们是胚系 APC 突变的独特类型。因此，在 FAP 中发展为硬纤维瘤的额外风险没有被定义，并且其他遗传因素可能在决定硬纤维瘤形成的风险中具有重要作用。

失活的 APC 基因突变导致 β 连环蛋白具有稳定性而不被降解，随后中断了一套复杂基因的常规转录，这有助于间充质细胞分化/增生，并最终促进这些肿瘤细胞的生长。有趣的是，侵袭性纤维瘤病的散发病例也包含突变的 APC 基因，或者更常见的是 β 连环蛋白基因突变。

肿瘤易感性相关综合征

RecQ 家族 DNA 解旋酶是解开 DNA 的酶，因此对于保持基因组整体性具有重要作用。编码 RecQ 酶 BLM、WRN、RTS 的基因突变分别引起遗传疾病 Bloom 综合征（BS）、Werner 综合征（WS）和 Rothmund-Thomson 综合征（RTS），它们都是与肿瘤易感性相关的疾病。与 RecQ 缺陷综合征相关的恶性肿瘤种类是可变的，但在 WS 和 RTS 的非上皮性癌症多为肉瘤，尤其是骨肉瘤。

基因组不稳定性：Rothmund-Thomson 综合征

RTS 是一种罕见的常染色体隐性遗传疾病，具有

多种特征,包括早期皮肤异色症(往往是做出诊断的根据)、骨骼发育不良、身材矮小、头部和面部头发稀疏、幼年白内障、胃肠功能紊乱和患骨肉瘤倾向。英文文献报道的 7%(17/260)的 RTS 患者发生了骨肉瘤,但一个最近报道显示 41 个病例中有 13 名患有骨肉瘤(32%)。一个具有里程碑意义的研究描述了基于 RECQL4 基因突变的 RTS 中患有骨肉瘤的风险。在这个研究中 23/33 的 RTS 检查患者具有突变的 RECQL4,包括所有的 11 例骨肉瘤患者。缺乏突变基因的患者不发生骨肉瘤。RTS 患者的临床特征和针对骨肉瘤治疗的反应与散发骨肉瘤患者表现类似。虽然是研究的重点,但是在散发骨肉瘤中,RECQL4 基因突变的作用是未知的。

RAS 家族

RAS 基因编码小的鸟苷酸三磷酸酶(GTP 酶),包括 H-RAS、N-RAS 和 k-RAS。RAS 蛋白是连接受体细胞信号和介导一般细胞增殖和分化的下游核通路的开关。编码"癌基因 RAS"激活的 RAS 突变在 30% 以上的恶性肿瘤中被发现,主要是上皮细胞癌和黑色素瘤,并且目前已经发现其突变也与发育障碍有关(表 7 - 1)。

神经纤维瘤病 1 型

神经纤维瘤病(Von Recklinghausen)1 型(NF1)是最常见的遗传性疾病之一,发病率为 1/3000,它是由 NF1 肿瘤抑制基因发生突变从而导致 RAS 通路异常所导致的神经纤维瘤。病变的特征是学习障碍、多种 CAFé 金斑、腋窝或腹股沟雀斑、神经纤维瘤、Lisch 结节(虹膜错构瘤)和独特的骨性损害。NF1 和癌症之间的最佳关联是中枢神经系统肿瘤的风险增加(即视神经通路的毛细胞型星形细胞瘤)和软组织肉瘤(STS)风险增加,特别是恶性周围神经鞘膜瘤(MPNST)。

MPNST 是一种出现在靠近周围神经或显示神经鞘分化的梭形细胞肉瘤。虽然它们是最常见的一种儿童非横纹肌软组织肉瘤,但是超过 80% 的肿瘤发生于成年人。所有 MPNST 具体出现在 NF1 患者的比例范围为 17% ~ 67%,NF1 中发生 MPNST 的终身风险估计为 8% ~ 13%。

神经纤维瘤病 1 型(NF1)本身已被证明是 MPNST 整体生存的不良预后因素。然而一系列证据表明,虽然 NF1 患者往往出现较大的肿瘤,但是对总体生存基本没有影响。在非神经源性肉瘤之中,横纹

表 7 - 1　儿童期的癌症易感综合征

综合征	基因	肉瘤	其他癌症	非癌特征
视网膜母细胞瘤	RB1	骨肉瘤	乳腺癌	
Li-Fraumeni 综合征	TP53	骨肉瘤、横纹肌肉瘤、非横纹肌软组织肉瘤	乳腺癌、脑肿瘤、肾上腺皮质癌、白血病、CPC 及其他	
家族性腺瘤性息肉病	APC	硬纤维瘤	结肠癌、肝母细胞瘤骨样骨瘤	
Rothmund-Thomson 综合征	RECQL4	骨肉瘤	皮肤癌	幼年白内障、身材矮小、头发稀疏、骨骼发育不良
神经纤维瘤 1 型	NF1	恶性周围神经鞘膜瘤	视神经胶质瘤、神经纤维瘤	学习障碍、Lisch 结节、腋窝斑点、咖啡牛奶斑
Costello	HRAS	横纹肌肉瘤	皮肤乳头状瘤、神经母细胞瘤、膀胱癌	畸形的颅面特征、心脏畸形、生长迟缓、骨骼畸形、发育迟缓
Beckwith-Wiede-mann	CDKN1C/NSD1 P57kip	横纹肌肉瘤	肝母细胞瘤、肾母细胞瘤	巨大儿、巨舌症、腹壁缺损、偏侧增生、耳朵畸形、内脏肥大、肾功能异常、新生儿低血糖
HLRCC	FH	平滑肌肉瘤、淋巴瘤	肾细胞癌	

肌肉瘤（RMS）和胃肠道间质瘤（GIST）是值得一提的。同一般人群相比，在 NF1 患者中 RMS 出现的频率更大。最近的一项来自于组间横纹肌肉瘤研究组（伦敦）的病例回顾报道了在从 IRS-Ⅳ 选出的 1025 例患者中存在 5 例具有 NF1 的 RMS 患者。迄今为止，NF1 基因突变的亚型和目前已确定的肿瘤类型之间没有特定关系。

　　胃肠道间质瘤越来越被认识到与 NF1 相关。虽然在 KIT 和 PDGFRA 的突变激活大多数散发性胃肠道间质瘤的致癌影响力，但是 NF1 相关的胃肠道间质瘤没有 KIT 或 PDGFRA 突变，相反它是由交替机制所驱动的。重要的是，胃肠道间质瘤是 Carney 三联征的一部分，Carney 三联征是一种病因不明的包括肺软骨瘤和副神经节瘤的综合征。Carney 三联征中具有胃肠道间质瘤的患者也有野生型 KIT 和 PDGFRA。

Costello 综合征

　　Costello 综合征（CS）是一种罕见的综合征，其特点是多种先天性异常，包括畸形的颅面特征、心脏缺陷、外胚层和肌肉骨骼畸形、生长和发育迟缓。最近激活的胚系 H-RAS 突变已在多数的 CS 患者和全部具有恶性肿瘤的患者中被确定。虽然 CS 本身不被认为是癌症综合征，但超过一半的 CS 患者会发展为良性皮肤乳头状瘤，20% 的患者将发生常见的胚胎型横纹肌肉瘤。1998 年首次报道了在 CS 患者中存在横纹肌肉瘤，100 例 CS 患者中发现有 10 例横纹肌肉瘤。与许多其他的肿瘤易感综合征一样，癌症的诊断往往先于 CS 的诊断。在 CS 中 RMS 的出现频率被认为是类似 Beckwith-Wiedemann 综合征一样足以作为临床检测筛查。然而，因为胚系 H-RAS 基因的突变是很少发生于散发的 RMS，所以在这些患者中要想有效地进行常规基因检测是不可能的。此外，也有其他分子事件能够确定 CS 患者精确的肿瘤表型且在该综合征的肿瘤发生过程中发挥重要的作用。

Beckwith-Wiedemann 综合征

　　Beckwith-Wiedemann 综合征（BWS）最初是由存在的巨大儿而定义，包括巨舌症、腹壁缺损（脐膨出、脐疝、腹直肌）。然而，BWS 临床特征的外显率是变化的，除偏侧增生、胚胎性肿瘤、肾上腺瘤、耳朵畸形、内脏肥大、肾功能异常、新生儿低血糖或有阳性家族史之外，包括上述至少 3 个诊断结果就能建立诊断。BWS 的分子基础是复杂的，包括常染色体显性遗传、

单亲遗传、染色体 11p15 位点的遗传性印记。BWS 患儿发展为肿瘤的总体风险大约是 7.5%，但也有许多因素影响这一概率。5 ~ 8 岁的 BWS 患儿胚胎性肿瘤的风险增加。在 BWS 肿瘤中最常发现的是肾母细胞瘤（WT）、肾上腺皮质癌（ACC）、横纹肌肉瘤（RMS）和肝母细胞瘤（HB）。

　　患有如肉瘤、肝母细胞瘤等胚胎性肿瘤的 BWS 患儿更可能在 11p15 的 2 区域有表观遗传学改变，而 WT1 区域的表观遗传学改变和单亲的二体性有较强的关系。基因组印记是遗传的一种形式，"印记"的基因表达的唯一一个代表各自的父母等位基因。这种失去管理的印迹基因的表达被称为印迹丢失（LOI），并且已经在 11/14 例的胚胎和肺泡的 IGF2 基因中发现。虽然在 BWS 中只有 7 例 RMS 病例在文献中报道，但是 RMS 常被作为一个 BWS 发生肿瘤的风险。BWS 的遗传基础是与胚胎性 RMS（ERMS）紧密相连的，11p15 的杂合性缺失常见（72%）散发性 ERMS，该位点包含一个 BWS 候选基因的靶点。

　　在特定基因印记缺失的 BWS 患者中，肿瘤发展的绝对风险范围为 3% ~ 43%。由于整体患恶性肿瘤的风险增加，尤其是肾母细胞瘤、肝母细胞瘤等，因此每 3 个月定期筛查儿童腹部超声和血清甲胎蛋白直到 9 岁，被认为是标准的做法。

子宫平滑肌瘤和肾乳头状细胞癌

　　新的遗传性癌症综合征仍然被确定。子宫肌瘤是从子宫壁的平滑肌产生的良性肿瘤。它们是非常普遍的，超过 50% 的女性可能发生，是发病率的重要来源。由于这一重要负担，调查人员试图确定其分子基础，并确定子宫平滑肌瘤和肾乳头状细胞癌（HL-RCC）是定位在 1 号染色体上的常染色体显性遗传。

肿瘤易感综合征的筛查

　　肿瘤易感性的筛查鉴定这一主题是笼罩在文学和辩论下的，其范围超出了本文。基因检测不仅可为患者提供癌症风险信息，而且迄今为止可为包括儿童和成人的健康家庭成员提供患癌风险信息。但相对于肉瘤，必须考虑具体问题。

　　1. 肉瘤可发生在任何部位，所以与乳腺癌、卵巢癌和结肠癌不同，降低肉瘤风险的手术没有作用。

　　2. 遗传易感性的继发性肉瘤可表现在童年，因此，当父母作为替代决策者的时候，患者或家属往往

会在这个年龄出现测试。

美国临床肿瘤学会认为，父母权力的范围包括有权决定或反对对孩子进行测试，但父母应该在做决定之前意识到针对此测试的强有力的论据。然而，因为一些肉瘤相关 CPS 的患癌风险在儿童特别高（即BWS 和 LFS），基因测试和相关的肿瘤早期临床检测被认为是适当的。筛查肿瘤易感综合征这一主题已经在儿童问题中展开审查，并且测试的方法仍然依赖于具体机构和癌症遗传学团队的特定的伦理考量。

LFS 的产前检测已被报道可以降低心理压力，并介绍了早期筛查程序的选择。目前的研究进展主要是探讨这些项目能否改变临床结果。针对肿瘤易感综合征的产前早期基因检测已在很多情况下被报道，并引发了重要的伦理和法律考量。基于在其他 CPS 中（包括 BWS、多发性内分泌肿瘤、Von Hippel-Lindau综合征）的早期检测经验，早期基因检测作为更有效的筛选程序被开发处理是可能的，小肿瘤的早期检测将证明能减少这些高危患者的长期发病率和死亡率。尽管作为一种广泛的筛选工具还需要进一步的评估，但是在 LFS 的肿瘤检测中使用 FDG-PET 已有报道。

随着对肿瘤易感性的遗传测试适当作用的讨论，测试前后的咨询内容应该由受过训练的专家提供。家庭应该意识到遗传测试的所有益处和风险且应对参与测试的儿童提供额外的照顾。

随着癌症遗传学领域的不断发展，肿瘤学家也在不断认识到癌症家族史，不仅在诊断时而且在他们的活动和长期护理中探索患者的癌症家族史，以确保在其他家庭成员发生癌症时有记录可查询。经常更新的系谱可使识别患者及家属的潜在风险状况成为可能，并且可以认为，肉瘤明显的散发性的发生实际上可能代表一个更复杂的肿瘤易感综合征的家庭。这些罕见的家庭研究提高了我们对于人类癌症遗传基础的认识。

（邢培培　译）

参考文献

1. Casillas J. Cancer Epidemiology in Older Adolescents and Young Adults 15 to 29 Years of Age, including SEER Incidence and Survival: 1975 – 2000. National Cancer Institute,. Bethesda, MD: NIH Pub. No. 06 – 5767. ; 2006.

2. B O Sullivan, R Bell, VHC Bramwell. Oxford Textbook of Oncology, 2nd edition. Oxford: Oxford University Press; 2001.

3. Vincent T. J, Md. Devita, Samuel, MD Hellman, Steven A. , MD Rosenberg editor. DeVita, Hellman, and Rosenberg's Cancer: Principles Practice of Oncology. Lippincott Williams & Wilkins; 2008.

4. Friend SH, Bernards R, Rogelj S, et al. A human DNA segment with properties of the gene that predisposes to retinoblastoma and osteosarcoma. Nature. 1986;323(6089):643 – 646.

5. Abramson DH, Ellsworth RM, Kitchin FD, et al. Second nonocular tumors in retinoblastoma survivors. Are they radiation-induced? Ophthalmology. 1984;91(11):1351 – 1355.

6. Wong FL, Boice JD, Jr. , Abramson DH, et al. Cancer incidence after retinoblastoma. Radiation dose and sarcoma risk. Jama. 1997;278(15):1262 – 1267.

7. Kleinerman RA, Tucker MA, Abramson DH, et al. Risk of soft tissue sarcomas by individual subtype in survivors of hereditary retinoblastoma. J Natl Cancer Inst. 2007;99(1):24 – 31.

8. Hansen MF, Koufos A, Gallie BL, et al. Osteosarcoma and retinoblastoma: a shared chromosomal mechanism revealing recessive predisposition. Proc Natl Acad Sci U S A. 1985; 82(18):6216 – 6220.

9. Thomas DM, Carty SA, Piscopo DM, et al. The retinoblastoma protein acts as a transcriptional coactivator required for osteogenic differentiation. Mol Cell. 2001;8(2):303 – 316.

10. Feugeas O, Guriec N, Babin-Boilletot A, et al. Loss of heterozygosity of the RB gene is a poor prognostic factor in patients with osteosarcoma. J Clin Oncol. 1996;14(2):467 – 472.

11. Li FP, Fraumeni JF, Jr. Soft-tissue sarcomas, breast cancer, and other neoplasms. A familial syndrome? Ann Intern Med. 1969;71(4):747 – 752.

12. Li FP, Fraumeni JF, Jr. , Mulvihill JJ, et al. A cancer family syndrome in twenty-four kindreds. Cancer Res. 1988; 48(18):5358 – 5362.

13. Malkin D, Li FP, Strong LC, et al. Germ line p53 mutations in a familial syndrome of breast cancer, sarcomas, and other neoplasms. Science. 1990;250(4985):1233 – 1238.

14. Birch JM, Hartley AL, Tricker KJ, et al. Prevalence and diversity of constitutional mutations in the p53 gene among 21 Li-Fraumeni families. Cancer Res. 1994;54(5):1298 – 1304.

15. Frebourg T, Barbier N, Yan YX, et al. Germ-line p53 mutations in 15 families with Li-Fraumeni syndrome. Am J Hum Genet. 1995;56(3):608 – 615.

16. Kleihues P, Schauble B, zur Hausen A, et al. Tumors associated with p53 germline mutations: a synopsis of 91 families. Am J Pathol. 1997;150(1):1 – 13.

17. Varley JM, McGown G, Thorncroft M, et al. Germ-line mutations of TP53 in Li-Fraumeni families: an extended study of 39 families. Cancer Res. 1997;57(15):3245 – 3252.

18. Hartley AL, Birch JM, Blair V, et al. Patterns of cancer in the families of children with soft tissue sarcoma. Cancer. 1993; 72(3):923 – 930.

19. McIntyre JF, Smith-Sorensen B, Friend SH, et al. Germline mutations of the p53 tumor suppressor gene in children with osteosarcoma. J Clin Oncol. 1994;12(5):925 – 930.

20. Diller L, Sexsmith E, Gottlieb A, et al. Germline p53 mutations are frequently detected in young children with rhabdomyosarcoma. J Clin Invest. 1995;95(4):1606 – 1611.

21. Toguchida J, Yamaguchi T, Dayton SH, et al. Prevalence and spectrum of germline mutations of the p53 gene among patients with sarcoma. N Engl J Med. 1992;326(20):1301 – 1308.

22. Wunder JS, Gokgoz N, Parkes R, et al. TP53 mutations and outcome in osteosarcoma: a prospective, multicenter study. J Clin Oncol. 2005;23(7):1483 – 1490.

23. Toguchida J, Yamaguchi T, Ritchie B, et al. Mutation spectrum of the p53 gene in bone and soft tissue sarcomas. Cancer Res. 1992;52(22):6194 – 6199.

24. Wadayama B, Toguchida J, Yamaguchi T, et al. p53 expression and its relationship to DNA alterations in bone and soft tissue sarcomas. Br J Cancer. 1993;68(6):1134 – 1139.

25. Hartley AL, Birch JM, Blair V. Malignant disease in the mothers of a population-based series of young adults with bone and soft tissue sarcomas. Br J Cancer. 1991;63(3):416 – 419.

26. Hartley AL, Birch JM, Marsden HB, et al. Breast cancer risk in mothers of children with osteosarcoma and chondrosarcoma. Br J Cancer. 1986;54(5):819 – 823.

27. Bennett KE, Howell A, Evans DG, et al. A follow-up study of breast and other cancers in families of an unselected series of breast cancer patients. Br J Cancer. 2002; 86(5):718 – 722.

28. Ji J, Hemminki K. Familial risk for histology-specific bone cancers: an updated study in Sweden. Eur J Cancer. 2006; 42(14):2343 – 2349.

29. Evans DG, Birch JM, Thorneycroft M, et al. Low rate of TP53 germline mutations in breast cancer/sarcoma families not fulfilling classical criteria for Li-Fraumeni syndrome. J Med Genet. 2002;39(12):941 – 944.

30. Manoukian S, Peissel B, Pensotti V, et al. Germline mutations of TP53 and BRCA2 genes in breast cancer/sarcoma families. Eur J Cancer. 2007;43(3):601 – 606.

31. Groden J, Thliveris A, Samowitz W, et al. Identification and characterization of the familial adenomatous polyposis coli gene. Cell. 1991;66(3):589 – 600.

32. Kinzler KW, Nilbert MC, Su LK, et al. Identification of FAP locus genes from chromosome 5q21. Science. 1991; 253

(5020):661 – 665.

33. Kinzler KW, Nilbert MC, Vogelstein B, et al. Identification of a gene located at chromosome 5q21 that is mutated in colorectal cancers. Science. 1991;251(4999):1366 – 1370.

34. Nishisho I, Nakamura Y, Miyoshi Y, et al. Mutations of chromosome 5q21 genes in FAP and colorectal cancer patients. Science. 1991;253(5020):665 – 669.

35. Nieuwenhuis MH, Mathus-Vliegen LM, Slors FJ, et al. Genotype-phenotype correlations as a guide in the management of familial adenomatous polyposis. Clin Gastroenterol Hepatol. 2007;5(3):374 – 378.

36. Nieuwenhuis MH, Vasen HF. Correlations between mutation site in APC and phenotype of familial adenomatous polyposis (FAP): a review of the literature. Crit Rev Oncol Hematol. 2007;61(2):153 – 161.

37. Alman BA, Pajerski ME, Diaz-Cano S, et al. Aggressive fibromatosis (desmoid tumor) is a monoclonal disorder. Diagn Mol Pathol. 1997;6(2):98 – 101.

38. Gurbuz AK, Giardiello FM, Petersen GM, et al. Desmoid tumors in familial adenomatous polyposis. Gut. 1994;35(3): 377 – 381.

39. Bertario L, Presciuttini S, Sala P, et al. Causes of death and postsurgical survival in familial adenomatous polyposis: results from the Italian Registry. Italian Registry of Familial Polyposis Writing Committee. Semin Surg Oncol. 1994; 10 (3):225 – 234.

40. Sturt NJ, Gallagher MC, Bassett P, et al. Evidence for genetic predisposition to desmoid tumors in familial adenomatous polyposis independent of the germline APC mutation. Gut. 2004;53(12):1832 – 1836.

41. Morin PJ, Sparks AB, Korinek V, et al. Activation of beta-catenin-Tcf signaling in colon cancer by mutations in beta-catenin or APC. Science. 1997;275(5307):1787 – 1790.

42. Fen Li C, Kandel C, Baliko F, et al. Plasminogen activator inhibitor-1 (PAI-1) modifies the formation of aggressive fibromatosis (desmoid tumor). Oncogene. 2005;24(9):1615 – 1624.

43. Tejpar S, Nollet F, Li C, et al. Predominance of beta-catenin mutations and beta-catenin dysregulation in sporadic aggressive fibromatosis (desmoid tumor). Oncogene. 1999; 18 (47):6615 – 6620.

44. Hickson ID. RecQ helicases: caretakers of the genome. Nat Rev Cancer. 2003;3(3):169 – 178.

45. Nakayama H. RecQ family helicases: roles as tumor suppressor proteins. Oncogene. 2002;21(58):9008 – 9021.

46. Lindor NM, Furuichi Y, Kitao S, et al. Rothmund-Thomson syndrome due to RECQ4 helicase mutations: report and clini-

cal and molecular comparisons with Bloom syndrome and Werner syndrome. Am J Med Genet. 2000;90(3):223 – 228.

47. Wang LL, Levy ML, Lewis RA, et al. Clinical manifestations in a cohort of 41 Rothmund-Thomson syndrome patients. Am J Med Genet. 2001;102(1):11 – 17.

48. Wang LL, Gannavarapu A, Kozinetz CA, et al. Association between osteosarcoma and deleterious mutations in the RECQL4 gene in Rothmund-Thomson syndrome. J Natl Cancer Inst. 2003;95(9):669 – 674.

49. Hicks MJ, Roth JR, Kozinetz CA, et al. Clinicopathologic features of osteosarcoma in patients with Rothmund-Thomson syndrome. J Clin Oncol. 2007;25(4):370 – 375.

50. Midgley RS, Kerr DJ. Ras as a target in cancer therapy. Crit Rev Oncol Hematol. 2002;44(2):109 – 120.

51. Sorensen SA, Mulvihill JJ, Nielsen A. Long-term follow-up of von Recklinghausen neurofibromatosis. Survival and malignant neoplasms. N Engl J Med. 1986;314(16):1010 – 1015.

52. Friedman JM. Neurofibromatosis 1: clinical manifestations and diagnostic criteria. J Child Neurol. 2002;17(8):548 – 554; discussion 571 – 542,646 – 551.

53. Ferrari A, Bisogno G, Macaluso A, et al. Soft-tissue sarcomas in children and adolescents with neurofibromatosis type 1. Cancer. 2007;109(7):1406 – 1412.

54. Spunt SL, Hill DA, Motosue AM, et al. Clinical features and outcome of initially unresected nonmetastatic pediatric nonrhabdomyosarcoma soft tissue sarcoma. J Clin Oncol. 2002; 20(15):3225 – 3235.

55. Spunt SL, Poquette CA, Hurt YS, et al. Prognostic factors for children and adolescents with surgically resected nonrhabdomyosarcoma soft tissue sarcoma: an analysis of 121 patients treated at St Jude Children's Research Hospital. J Clin Oncol. 1999;17(12):3697 – 3705.

56. Ducatman BS, Scheithauer BW, Piepgras DG, et al. Malignant peripheral nerve sheath tumors. A clinicopathologic study of 120 cases. Cancer. 1986;57(10):2006 – 2021.

57. Carli M, Ferrari A, Mattke A, et al. Pediatric malignant peripheral nerve sheath tumor: the Italian and German soft tissue sarcoma cooperative group. J Clin Oncol. 2005; 23(33): 8422 – 8430.

58. Glover TW, Stein CK, Legius E, et al. Molecular and cytogenetic analysis of tumors in von Recklinghausen neurofibromatosis. Genes Chromosomes Cancer. 1991;3(1):62 – 70.

59. Doorn PF, Molenaar WM, Buter J, et al. Malignant peripheral nerve sheath tumors in patients with and without neurofibromatosis. Eur J Surg Oncol. 1995;21(1):78 – 82.

60. Evans DG, Baser ME, McGaughran J, et al. Malignant peripheral nerve sheath tumors in neurofibromatosis 1. J Med Genet. 2002;39(5):311 – 314.

61. Hagel C, Zils U, Peiper M, et al. Histopathology and clinical outcome of NF1-associated vs. sporadic malignant peripheral nerve sheath tumors. J Neurooncol. 2007;82(2):187 – 192.

62. Anghileri M, Miceli R, Fiore M, et al. Malignant peripheral nerve sheath tumors: prognostic factors and survival in a series of patients treated at a single institution. Cancer. 2006; 107(5):1065 – 1074.

63. Sung L, Anderson JR, Arndt C, et al. Neurofibromatosis in children with Rhabdomyosarcoma: a report from the Intergroup Rhabdomyosarcoma study IV. J Pediatr. 2004; 144 (5):666 – 668.

64. Miettinen M, Fetsch JF, Sobin LH, et al. Gastrointestinal stromal tumors in patients with neurofibromatosis 1: a clinicopathologic and molecular genetic study of 45 cases. Am J Surg Pathol. 2006;30(1):90 – 96.

65. Maertens O, Prenen H, Debiec-Rychter M, et al. Molecular pathogenesis of multiple gastrointestinal stromal tumors in NF1 patients. Hum Mol Genet. 2006;15(6):1015 – 1023.

66. Diment J, Tamborini E, Casali P, et al. Carney triad: case report and molecular analysis of gastric tumor. Hum Pathol. 2005;36(1):112 – 116.

67. van Eeghen AM, van Gelderen I, Hennekam RC. Costello syndrome: report and review. Am J Med Genet. 1999;82(2): 187 – 193.

68. Aoki Y, Niihori T, Kawame H, et al. Germline mutations in HRAS proto-oncogene cause Costello syndrome. Nat Genet. 2005;37(10):1038 – 1040.

69. Kerr B, Delrue MA, Sigaudy S, et al. Genotype-phenotype correlation in Costello syndrome: HRAS mutation analysis in 43 cases. J Med Genet. 2006;43(5):401 – 405.

70. Gripp KW. Tumor predisposition in Costello syndrome. Am J Med Genet C Semin Med Genet. 2005;137(1):72 – 77.

71. Kerr B, Eden OB, Dandamudi R, et al. Costello syndrome: two cases with embryonal rhabdomyosarcoma. J Med Genet. 1998;35(12):1036 – 1039.

72. Gripp KW, Scott CI, Jr., Nicholson L, et al. Five additional Costello syndrome patients with rhabdomyosarcoma: proposal for a tumor screening protocol. Am J Med Genet. 2002;108 (1):80 – 87.

73. Rauen KA. HRAS and the Costello syndrome. Clin Genet. 2007;71(2):101 – 108.

74. Weksberg R, Shuman C, Smith AC. Beckwith-Wiedemann syndrome. Am J Med Genet C Semin Med Genet. 2005;137 (1):12 – 23.

75. Weksberg R, Smith AC, Squire J, et al. Beckwith-Wiedemann

syndrome demonstrates a role for epigenetic control of normal development. Hum Mol Genet. 2003;12(1):61 –68.

76. Steenman M, Westerveld A, Mannens M. Genetics of Beckwith-Wiedemann syndrome-associated tumors: common genetic pathways. Genes Chromosomes Cancer. 2000;28(1):1 – 13.

77. Weksberg R, Nishikawa J, Caluseriu O, et al. Tumor development in the Beckwith-Wiedemann syndrome is associated with a variety of constitutional molecular 11p15 alterations including imprinting defects of KCNQ1OT1. Hum Mol Genet. 2001;10(26):2989 –3000.

78. Engel JR, Smallwood A, Harper A, et al. Epigenotype-phenotype correlations in Beckwith-Wiedemann syndrome. J Med Genet. 2000;37(12):921 –926.

79. Zhan S, Shapiro DN, Helman LJ. Activation of an imprinted allele of the insulin-like growth factor II gene implicated in rhabdomyosarcoma. J Clin Invest. 1994;94(1):445 –448.

80. Pedone PV, Tirabosco R, Cavazzana AO, et al. Mono- and bi-allelic expression of insulin-like growth factor II gene in human muscle tumors. Hum Mol Genet. 1994;3(7):1117 – 1121.

81. Smith AC, Squire JA, Thorner P, et al. Association of alveolar rhabdomyosarcoma with the Beckwith-Wiedemann syndrome. Pediatr Dev Pathol. 2001;4(6):550 –558.

82. Visser M, Sijmons C, Bras J, et al. Allelotype of pediatric rhabdomyosarcoma. Oncogene. 1997;15(11):1309 –1314.

83. Rump P, Zeegers MP, van Essen AJ. Tumor risk in Beckwith-Wiedemann syndrome: A review and meta-analysis. Am J Med Genet A. 2005;136(1):95 –104.

84. Scott RH, Walker L, Olsen OE, et al. Surveillance for Wilms tumor in at-risk children: pragmatic recommendations for best practice. Arch Dis Child. 2006;91(12):995 –999.

85. Tan TY, Amor DJ. tumor surveillance in Beckwith-Wiedemann syndrome and hemihyperplasia: a critical review of the evidence and suggested guidelines for local practice. J Paediatr Child Health. 2006;42(9):486 –490.

86. Stewart EA. Uterine fibroids. Lancet. 2001;357(9252):293 – 298.

87. Launonen V, Vierimaa O, Kiuru M, et al. Inherited susceptibility to uterine leiomyomas and renal cell cancer. Proc Natl Acad Sci U S A. 2001;98(6):3387 –3392.

88. Tomlinson IP, Alam NA, Rowan AJ, et al. Germline mutations in FH predispose to dominantly inherited uterine fibroids, skin leiomyomata and papillary renal cell cancer. Nat Genet. 2002;30(4):406 –410.

89. King A, Selak MA, Gottlieb E. Succinate dehydrogenase and fumarate hydratase: linking mitochondrial dysfunction and cancer. Oncogene. 2006;25(34):4675 –4682.

90. Lehtonen HJ, Kiuru M, Ylisaukko-Oja SK, et al. Increased risk of cancer in patients with fumarate hydratase germline mutation. J Med Genet. 2006;43(6):523 –526.

91. Barker KT, Bevan S, Wang R, et al. Low frequency of somatic mutations in the FH/multiple cutaneous leiomyomatosis gene in sporadic leiomyosarcomas and uterine leiomyomas. Br J Cancer. 2002;87(4):446 –448.

92. Ylisaukko-oja SK, Kiuru M, Lehtonen HJ, et al. Analysis of fumarate hydratase mutations in a population-based series of early onset uterine leiomyosarcoma patients. Int J Cancer. 2006;119(2):283 –287.

93. American Society of Clinical Oncology policy statement update: genetic testing for cancer susceptibility. J Clin Oncol. 2003;21(12):2397 –2406.

94. Tischkowitz M, Rosser E. Inherited cancer in children: practical/ethical problems and challenges. Eur J Cancer. 2004; 40(16):2459 –2470.

95. Avigad S, Peleg D, Barel D, et al. Prenatal diagnosis in Li-Fraumeni syndrome. J Pediatr Hematol Oncol. 2004;26(9): 541 –545.

96. Offit K, Kohut K, Clagett B, et al. Cancer genetic testing and assisted reproduction. J Clin Oncol. 2006;24(29):4775 – 4782.

97. Masciari S, Van den Abellee AD, Diller LR, et al. F18-Fluorodeoxyglucose-positron emission tomography/computed tomography screening in Li-Fraumeni syndrome. J Amer Med Assoc. 2008;299(11): 1315 –1319.

第 8 章

国际肉瘤研究

David M. Thomas, FRACP, PhD

Mandy L. Ballinger, PhD

肉瘤是发生在身体各部位结缔组织的恶性肿瘤。因为肉瘤影响了年轻人的健康,故给社会带来很大负担。虽然对成人肉瘤患病人群的研究还不完善,但遗传因素在肉瘤的发病中有重要作用,识别这些不断增加的危险因素有助于肉瘤的早期发现、更有效的治疗并更好地生存。

国际肉瘤研究

国际肉瘤研究(the International Sarcoma Kindred Study, ISKS)为研究人员调查与肉瘤遗传特征相关的重要问题,并提供全球性的遗传、生物、流行病学及临床资源。

ISKS 的成立

ISKS 是由多个不同国家组成的。ISKS 于 2008 年在澳大利亚成立,并得到了彩虹凯特基金会的支持。Kate Boyson 在 2007 年 5 月份被确诊患有尤文肉瘤,5 个月后死于此病,留下两个女婴。为了纪念 Kate,她的丈夫 Marcus Boyson 成立了彩虹凯特基金会。A/Prof David Thomas 与彩虹凯特基因会的联盟让 ISKS 成为了现实。该基金会慷慨支持澳大利亚 ISKS 的成立,并提供链接且服务所有国际网站的全球研究数据库。

彩虹凯特基金会慷慨资助其在澳大利亚的招募阶段,并通过成立 ISKS 的专门数据库来支持国际基础设施的建设。到目前为止,其他资金来源包括国家健康与医学研究委员会、维多利亚州癌症研究所和英国肉瘤研究所。

谁有资格参加 ISKS

患有成人肉瘤(>15 岁)的任何人都有资格成为研究对象。如果患者年龄在 45 岁以下或有癌症家族史,那么其家人也可被邀请参加。

参加 ISKS 需要什么

1. 完成一个调查表。

调查护士将询问你的职业、健康状况、生活方式、家族史及你对基因组学和基因组研究的态度等问题。这需要 45 分钟来完成。可以面对面或者打电话。如果有必要,可以随时安排翻译人员。

2. 提供一份血样。研究人员会准备采血,关于如何进行病理学服务他会给你书面指导,你不会有任何花费。血液将存储在中央实验室,提取遗传物质(DNA 和 RNA)并可能建立存活的细胞系。

3. 允许 ISKS 获得一小部分已在过去切除或者可以在以后切除的癌症组织。

这个组织超过了病理学家诊断的所需。

4. 可以从癌症登记和类似的卫生机构收集自己和已故亲属的医疗信息。

5. 如果他们想通过 ISKS 参与这项研究的话,可以确定相关的家庭成员或朋友。

你的个人信息不会泄露给其他家庭成员。

6. 你的标本(血液和组织)和信息可以用于与癌症相关的研究。

ISKS 招募地点

ISKS 坐落在彼得·麦卡勒姆癌症中心。ISKS 在 2009 年开始在澳大利亚各地开始招募。目前,在法国有里昂莱昂·贝拉尔的联合研究中心、美国犹他州的 Huntsman 癌症研究所、新西兰基督城医院及印度孟买的塔塔纪念医院。网站设在英国和加拿大,目前正在建立。其计划招募世界 3000 个家庭来参与研究。

ISKS 招募总结

到了 2011 年年底,ISKS 在澳大利亚招募了超过最初计划的 600 个家庭。法国、新西兰、印度和美国的网站显示招募者现在正稳步地增加。目前有超过 850 个家庭参与验证详细系谱资料和癌症发病率。已收集到 1500 多例血样并且完成大约 1700 个问卷调查。已经收集了每一个参与家庭的大量临床和流行病学资料。

在 ISKS 中,肉瘤的平均发病年龄是 46.6 岁(在 3 ~ 95 岁范围内)。虽然骨肉瘤占据大部分,但软组织肉瘤类型正在逐渐增多。家庭成员间已报道出其他 2079 类癌症,ISKS 中这些其他类型癌症的平均诊断年龄是 57.9 岁,而普通人群是 65.6 岁,说明在 ISKS 家庭中存在遗传风险因素。

ISKS 资源可供研究人员使用

ISKS 数据和生物样本可供研究人员使用。ISKS 参与者在每个有处理并存储血样能力的地点捐献血样。从这些捐献中保存 DNA 和 WBC 等成分并集中在彼得·麦卡勒姆癌症中心。此外,这些家庭成员所有癌症的确认来自于癌症登记、死亡证明和病理报告。另外,还有肿瘤资料的幻灯片。

家族史、临床、流行病、病理及突变信息储存在 ISKS 数据库。ISKS 数据可供经批准的研究项目的研究人员使用。

申请获得 ISKS 资源

获取生物样本或数据的请求需发送电子邮件至 Mandy Ballinger(mandy. ballinger@ petermac. org)。这个步骤值得推荐但不是必需的,不超过 1 页纸的申请中申请简要概括背景、假设、目的及研究方案,并要列出主要研究者及他们的所属机构。与普通的补充材料一起,提交一份研究提议。生物资料和(或)数据由相关的 ISKS 委员会来审核。若提议尚未批准或者提交到认证机构,ISKS 将会咨询外部审核人员的意见,他们的报告将由相关的 ISKS 委员会来审核。在外部审核人员与各种委员会成员意见不一致的问题上,最终由 Thomas 来决定。在任何情况下,最终的审批将受到相应伦理审核。

目前使用 ISKS 资源的项目

见表 8 - 1。

表 8 - 1　目前使用 ISKS 资源的项目

项目	主要研究者	地点
ALT 阳性的癌症血液学试验	Dr Jeremy Henson	澳大利亚悉尼儿童医学研究院
骨肉瘤全基因组关联扫描	Dr Sharon Savage	美国马里兰州罗克维尔美国国家癌症研究所
肉瘤患者 p53 途径的遗传修饰因子等位基因的映射	Dr Gareth Bond	英国牛津大学的路德维希癌症研究所
试点监测研究多器官易发生癌症综合征——SMOC	Dr Gillian Mitchell	澳大利亚墨尔本彼得·麦卡勒姆癌症中心
家族肉瘤的端粒长度	Prof Joanne Dickinson	澳大利亚塔斯马尼亚大学孟席斯研究所
参与 ISKS 研究的参与者和医疗专业人士对基因测试信息的反馈	Dr Nina Hallowell	英国健康与社会学院

(待续)

（续表）

项目	主要研究者	地点
尤文肉瘤中 MYUTH 种系的突变	A/Prof Josh Schiffman	美国犹他州盐湖城 Huntsman 癌症研究所
高风险肉瘤家系的全基因组测序	A/Prof David Thomas	澳大利亚墨尔本彼得·麦卡勒姆癌症中心
家庭 Li-Fraumeni 综合征的个体化风险评估	Prof Wenyi Wang	美国得克萨斯州休斯敦 M. D. 安德森癌症中心
转座子编码的蛋白质 LINE-1 ORF1p 的免疫组织化学	Prof Kathleen Burns	美国约翰·霍普金斯大学
多因素模型的发展来定义携带 TP53 种系突变的患者患癌症的风险	Prof Paul James	澳大利亚墨尔本彼得·麦卡勒姆癌症中心
肉瘤遗传风险的检测	A/Prof David Thomas	澳大利亚墨尔本彼得·麦卡勒姆癌症中心

ISKS 的管理

该 ISKS 中心资源由全球指导委员会与各参与国的代表管辖。

ISKS 全球指导委员会

主要研究者

A/Prof David Thomas，澳大利亚墨尔本彼得·麦卡勒姆癌症中心

指导委员会成员

Dr Isabelle Ray-Coquard，法国里昂莱昂·贝拉尔联合研究中心

A/Prof Josh Schiffman，美国犹他州盐湖城 Huntsman 癌症研究所

Prof Ajay Puri，印度孟买的塔塔纪念医院

Dr Iain Ward，新西兰基督城医院

Prof Ian Judson，英国皇家马斯登医院

Dr Beatrice Seddon，英国伦敦大学学院医院

Dr Paul Clarkson，加拿大温哥华不列颠哥伦比亚癌症研究所

ISKS 管理者

Dr Mandy Ballinger，澳大利亚墨尔本彼得·麦卡勒姆癌症中心

ISKS 数据管理者

Ms Eveline Niedermayr，澳大利亚墨尔本彼得·麦卡勒姆癌症中心

ISKS 地方性研究中心（LSC）

LSC 的资源和操作由本地调查和指导委员会成员监督（表 8-2）。

表 8-2　ISKS 地方性研究中心

地方性研究中心	调查和监督委员会成员
澳大利亚	A/Prof David Thomas, PI
	Dr Gillian Mitchell
	Ms Heather Thorne
	Prof Loane Skene
	Dr Kathy Tucker
	Dr Craig Lewis
	Prof Martin Tattersall
	A/Prof Sandro Porceddu
	Dr Michael Gattas
	A/Prof Susan Neuhaus
	Dr Richard Carey-Smith
	Ms Mary-Anne Young
	Dr Gillian Dite
	Prof Graeme Suthers
	Dr Paul James
加拿大	Dr Paul Clarkson, PI
法国	Dr Isabelle Ray-Coquard, PI
新西兰	Dr Iain Ward, PI
美国, Huntsman	A/Prof Josh Schiffman, PI
	Prof Lor Randall
印度	Prof Ajay Puri, PI
	Prof Rajiv Sarin
英国, 马斯登	Prof Ian Judson, PI
	Dr Charlotte Benson
英国, UCLT	Dr Beatrice Seddon, PI

（常方圆　译）

参考文献

1. International Sarcoma Kindred Study. 2012; http://www. australiansarcomagroup. org/sarcomakindredstudy/index. html.

2. Malkin D, Jolly KW, Barbier N, et al. Germline mutations of the p53 tumor-suppressor gene in children and young adults with second malignant neoplasms. N Engl J Med. May 14 1992; 326 (20): 1309 – 1315.

3. Knudson AG, Jr. Mutation and cancer: statistical study of retinoblastoma. Proc Natl Acad Sci U S A. Apr 1971; 68(4): 820 – 823.

4. Miki Y, Swensen J, Shattuck-Eidens D, et al. A strong candidate for the breast and ovarian cancer susceptibility gene BRCA1. Science. Oct 7 1994; 266(5182): 66 – 71.

5. Wooster R, Neuhausen SL, Mangion J, et al. Localization of a breast cancer susceptibility gene, BRCA2, to chromosome 13q12 – 13. Science. Sep 30 1994; 265(5181): 2088 – 2090.

6. Lacroix M, Leclercq G. The "portrait" of hereditary breast cancer. Breast Cancer Res Treat. Feb 2005; 89(3): 297 – 304.

7. Thorlacius S, Olafsdottir G, Tryggvadottir L, et al. A single BRCA2 mutation in male and female breast cancer families from Iceland with varied cancer phenotypes. Nat Genet. May 1996; 13(1): 117 – 119.

8. Classon M, Harlow E. The retinoblastoma tumor suppressor in development and cancer. Nat Rev Cancer. Dec 2002; 2(12): 910 – 917.

9. Balmain A. Cancer as a complex genetic trait: tumor susceptibility in humans and mouse models. Cell. Jan 25 2002; 108 (2): 145 – 152.

10. Li FP, Fraumeni JF, Jr., Mulvihill JJ, et al. A cancer family syndrome in twenty-four kindreds. Cancer Res. Sep 15 1988; 48(18): 5358 – 5362.

11. The Rainbows for Kate Foundation. 2013; www. rainbowsforkate. com. au.

12. Li FP, Fraumeni JF, Jr. Soft-tissue sarcomas, breast cancer, and other neoplasms. A familial syndrome? Ann Intern Med. Oct 1969; 71(4): 747 – 752.

13. Masciari S, Dewanwala A, Stoffel EM, et al. Gastric cancer in individuals with Li-Fraumeni syndrome. Genet Med. Jul 2011; 13(7): 651 – 657.

14. Ruijs MW, Verhoef S, Rookus MA, et al. TP53 germline mutation testing in 180 families suspected of Li-Fraumeni syndrome: mutation detection rate and relative frequency of cancers in different familial phenotypes. J Med Genet. Jun 2010; 47(6): 421 – 428.

15. Chompret A, Brugieres L, Ronsin M, et al. P53 germline mutations in childhood cancers and cancer risk for carrier individuals. Br J Cancer. Jun 2000; 82(12): 1932 – 1937.

16. Hwang SJ, Lozano G, Amos CI, Strong LC. Germline p53 mutations in a cohort with childhood sarcoma: sex differences in cancer risk. Am J Hum Genet. Apr 2003; 72(4): 975 – 983.

17. Chompret A, Abel A, Stoppa-Lyonnet D, et al. Sensitivity and predictive value of criteria for p53 germline mutation screening. J Med Genet. Jan 2001; 38(1): 43 – 47.

18. Tinat J, Bougeard G, Baert-Desurmont S, et al. 2009 version of the Chompret criteria for Li Fraumeni syndrome. J Clin Oncol. Sep 10 2009; 27(26): e108 – 109; author reply e110.

19. Birch JM, Hartley AL, Tricker KJ, et al. Prevalence and diversity of constitutional mutations in the p53 gene among 21 Li-Fraumeni families. Cancer Res. Mar 1 1994; 54(5): 1298 – 1304.

20. Eeles RA. Germline mutations in the TP53 gene. Cancer Surv. 1995; 25: 101 – 124.

21. Gupta A and Malkin D. Sarcomas and Cancer Predisposition Syndromes. ESUN. 2008; V5N2. http://sarcomahelp. org/articles/sarcoma-predisposition-syndromes. html.

22. Downing ME, Dite, G. S., Ballinger, M. L., International Sarcoma Kindred Study Consortium. An increased incidence of Hodgkin's lymphoma in patients with adult-onset sarcoma. Clinical Sarcoma Research. 2012; 2(1).

第 9 章

参与医学及网络患者

Gilles Frydman

Bruce Shriver, PhD

我们相信"网络患者:如何帮助我们治愈疾病"这一报道非常重要。所有想要了解美国(很可能是世界各地的许多国家)医疗保健领域中的重要变革及新兴的可能性的人都应该看看这篇报道。这篇报道是由医学博士 Tom Ferguson 开始的,他是具有开创意义的医生、著作者及研究者,2006 年他去世后由他同事中的一组人继续并于近期完成。该小组被称为"网络患者学者编辑小组",组员有 Meredith Dreiss、Susannah Fox、Gilles Frydman、Joe、Terry Graedon、Alan、Cheryl Greene、John Grohol、Dan Hoch、Charlie 和 Connie Smith。越来越多的患者、护理人员及幸存者正不断地增加自身的知识储备。报道讨论了参与医学某些潜在的好处,并识别妨碍获得这些好处的阻碍。

"网络患者:如何帮助我们治愈疾病"这一报道在网上可见到 PDF 及维基格式。根据知识共享协议,网络患者学者编辑小组已经允许我们再次发行 Ferguson 博士对该报道所做的序言。我们之所以选择序言是因为我们认为它将会激起读者的兴趣去阅读整篇报道。

什么是网络患者?

网络患者学者编辑小组支持维基百科对网络患者的定义。在此复述以方便读者知晓。

网络患者指的是一种新的类型的医疗消费者,他们用互联网来获得关于他们感兴趣的医疗信息。该术语包括那些为自身疾病上网寻求指导的人及代表他们上网的朋友或家人。网络患者反映了他们对在线健康研究的两个作用:更好的健康信息及服务、与医生们之间不同的(并不总是更好的)关系。根据当前网络患者对医疗系统及护理质量的影响的状况可以得出:

- 自互联网出现以来,很多临床医生低估了网上健康资源对患者的好处而又高估了它的风险;

- 在线医疗支持小组已经成为一项重要的医疗资源;

- 临床医生及其组织者的网络亲和性(由他们服务的网络患者评估)正逐渐成为医疗质量的一个新的重要的方面;

- 在过去的一个世纪中,这是一个由技术进步引起并推动的重要的医疗文化变革;

- 在互联网之前的医疗结构中,网络患者的影响不能被完全理解、赏识;

- 研究必须结合来自不经常合作的不同专业专家的意见。

一个"参与医学"的相关定义可以在智慧博客的七字真言中见到:"网络患者的出现已经引起传统的家长式的医患关系向新的方向(被描述为参与式)的转变。在此基础上,我们提出了一种新的被称为参与医学的医疗模式。参与医学是基于在一种相互尊重的合作关系中包括患者、患者群体、整个医疗团队以及临床研究者在内的整个团队发展的基础上的。基于所收集到的数据、信息及集体智慧的结晶,它要求大家拥有对所有数据的相等权限以及在决策制订过程中的相等权利。提供给每一位患者最佳的照顾通常不是一个个体可以做到的。这其中的所有人必须严肃对待自己的角色并履行该角色的义务。患者必须大大提高他们的健康素养水平并要求医生们的尊重相待,作为医疗照顾的接受者,他们应该理解足够的医疗信息来描述他们的日常经历。"

引言

Thomas Kuhn 在其开创性的工作中,确认了科学研究的两个不同类型:常规科学和颠覆式科学。

常规科学,包括一个仍具有时效性及效应性的主导专业领域知识的逐渐积累。DNA 结构的发现是常规科学的一个例子:研究者知道他们在寻找什么,知道他们需要运用的方法,对他们基本范式有信心,并且在他们发现答案之后立即就知道那就是最终答案。

但是专业范例同时也可能有不利的一面。由于不符合主导范例的公认原则的观察、方法,以及策略通常被忽略、否认或含糊而过,旧时的范例将一个专业团体从新的脱离惯性思维的发展中隔离出来。专业优势可以捍卫并保护仍存在价值的范例,并能诱导专业人员拥护旧时做法、压制所需的改变及其在创新方面做出努力。

因此过去的专业范例有时本不应该存留那么长时间。在科技、文化迅速变革的时代中,当传统形式的主导专业范例越来越明显不能满足更大群体需要的时候,就需要另一种形式的科学工作。

颠覆式科学试图确定旧时范例的内在局限性并促进更兼容、可持续的新的科学世界观的发展。常规科学的实践者或许会私自坚持他们的方法并隐藏结果,直到达到其服务目的的最大限度。而颠覆式科学的实践者在工作中通常更加开放、合作,形成一个志同道合的调查团队,会寻求前者的意见并邀请他们合作。库因描述的太阳系的托勒密模式向哥白尼模式的转变就是颠覆式科学的一个有价值例证。

接下来许多章节中的见解直接来自成千上万的网络患者,我和我的同事有幸在过去的十多年中与这些患者交流。这包含成千上万网络患者的文本格式的调查,由皮尤网络与美国生活项目(Pew Internet & American Life Project)共同进行。其他网络患者的观点通过我的特别顾问小组——网络患者学者工作小组传递。这些同事一起合作、集思广益、相互辩论,并审查了很多早期的草稿。我们各自都浏览过网络患者的博客和网页,特别是网络患者工作小组,都订阅网络患者邮寄列表并隐身在网络患者的聊天室和论坛里。所以为了总结最博学的专家和研究人员的某些观点,我一有机会就试图让读者听到当代网络患者的声音。

当我和同事们进入这一迅速发展且很大程度上是一个未知领域的时候,我们试着想象未来的医疗保健体系,在这种体系中,我们见到的很多积极有利的趋势和发展可以被接受、得到公认、获得支持,并将其与我们现今的医疗实践相结合。我非常感谢所有曾支持过这个项目的人,以下所述都有赖于他们的智慧和指导。

我在这个项目中扮演着晚宴主人的角色,我邀请著名的专家来分享他们的简介、描述他们的愿景。我认真地倾听并提出了很多问题。我尽最大努力总结了我听到的和我发现的,结论如下。

网络患者正在推动大范围的医疗保健改革

卫生专业人员被认为是医学知识及智慧的唯一来源的旧的工业时代正逐渐被新的信息时代的世界观所取代,在新时代,患者、家属以及他们所构建的系统和网络逐渐被当作重要的医疗保健资源。

20世纪的医学观没有意识到行医资格和医疗自主的合法性。因此那时的标准、研究方法及文化语言并不适合研究这一新兴领域。在我们的脑海中,类似于系统升级的事情是:医疗保健需要一个新的文化操作体系,在这一体制下,网络患者被公认为是一个有价值的可再生资源的新形式,管理着他们自身健康的大部分情况、照顾别人、帮助专家们提高服务质量,并参与完全新型的医患合作、患者发起的研究及自身管理中。

这一新的资源开放的文化管理体系的发展、升华及实施将会是21世纪初的几十年中医疗保健面临的主要挑战之一。但是由于这一任务确实存在困难,所以将会付出巨大的代价。为了得到人们的认可和支持,这些新的医学同事能够帮助我们找到许多看似棘手、为整个现代医疗保健体系所苦恼问题的可持续解决方案。

(单露玲 译)

参考文献

1. Thomas S. Kuhn. The Structure of Scientific Revolutions. Chicago: University of Chicago Press,1962.
2. A medical paradigm is a predetermined professional framework that specifies the appropriate role of the members of the profession,the role of those they care for, the type of work to be done,the types of problems to be studied, and the appropriate methods to be used.
3. Thomas S. Kuhn. The Road Since Structure. Chicago: University of Chicago Press,2000:165 – 177.
4. Ibid. 165 – 177.

第 10 章

肉瘤患者及其支持者的在线体验

Mary Sorens

Bruce Shriver, PhD

差不多在 10 年前,英国医学杂志的一项研究报道说,互联网正在"改变人们了解健康和疾病的方式"。研究表明,癌症患者使用互联网来寻求癌症各个阶段的信息,包括从诊断到后续的护理。其中一项研究中最有趣的发现是,癌症患者似乎是利用互联网来"获得专业知识并且在大病面前展示其能力"。

自从 2004 年的研究以后,与互联网接入的人数和网上公布的医疗信息量急剧增加。很多美国人和欧洲人以及越来越多的来自世界各地的人们都拥有了高速或无线互联网连接,大约 10% 的人们可以随时随地在移动设备上搜索肉瘤信息。这意味着,短短的几秒钟,大多数癌症患者和医护人员可以进入 12 万多个包含健康信息的网站。事实上,有大约 80% 的美国人和 50% 的欧洲人在互联网上搜寻健康信息,并且这个数字很可能在未来几年呈上升趋势。

尽管医疗界很关注患者可能通过网络信息而误入歧途,然而,大多数人在面对严重的健康问题时仍然首先咨询他们的医生来寻求帮助。那么,互联网在如今的癌症患者(更具体地说是肉瘤患者)中起到什么作用呢?为什么要医疗队和肉瘤倡导者来关注呢?

对其调查及其参与者

在这篇文章中,我们报道了由 Liddy Shriver 肉瘤倡导组织进行的一项在线调查的结果。我们讨论了如下问题:提供给人们有关肉瘤的互联网资源后他们如何使用这些资源,以及倡导者和医疗队如何帮助这些正在积极搜索网上信息的患者和他们的支持者。

在 2013 年的 5 月和 6 月,Liddy Shriver 肉瘤倡导组织对肉瘤患者、幸存者和他们的亲人进行了一项在线调查。共 5 页的调查包含 25 个关于互联网在肉瘤分期中的作用问题。共有 30 个国家提交了 668 份完整的答复(图 10-1)。

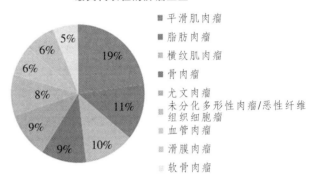

最具代表性的肿瘤亚型

- 平滑肌肉瘤
- 脂肪肉瘤
- 横纹肌肉瘤
- 骨肉瘤
- 尤文肉瘤
- 未分化多形性肉瘤/恶性纤维组织细胞瘤
- 血管肉瘤
- 滑膜肉瘤
- 软骨肉瘤

图 10-1 接受肉瘤在线调查的患者种类。(见彩图)

有一半以上的参与者(57%)是肉瘤患者和幸存者,41% 是护理人员和家属,2% 是朋友和其他支持者。自 2008 年以来,已完成了约 74% 的诊断,自 2010 年以前完成了额外的 20%,2010 年之后完成了最后的 6%。

大部分(82%)的答复来自女性。大多数(61%)年龄在 41~60 岁,41 岁以下的占 21%,60 岁以上的占 16%。

超过 80% 的参与者无论是在家里还是在工作中都拥有高速的互联网,他们用它来访问肉瘤资源。10% 以上的受调查者在使用移动手机或设备。只有约 6% 的一小部分用户,通过慢速连接或公共电脑访问在线信息(图 10-2)。

从医生办公室到搜索引擎

每个月都有成千上万的人通过在线搜索引擎研究肉瘤。通过癌症中心、专业医疗机构、非营利组织等,将搜索结果发送到各种各样的网站。信息在这些网站的质量良莠不齐,从同行评议的文章到各种评价模块、个人博客和宣传页面。链接到维基百科页面,此页面可以通过任何在线的人来促成和编辑,常出现在搜索结果的顶部。令人意外的是,关于癌症的维基

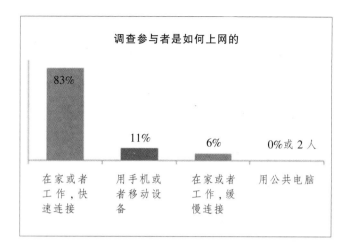

图10-2　参与肉瘤调查的人连接互联网的不同方式。

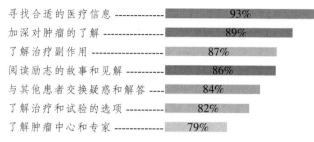

图10-3　非常有效的互联网活动。

百科网页往往是准确的,但它们可能很难阅读并且缺乏患者期望搜索的深度。

要通过数百个搜索引擎的结果找到适用于他们的详细信息,患者和他们的支持者可能会剔除些信息。有些人会通过反复试验(使用更具体的查询,例如肉瘤的最新诊断、肉瘤的治疗或骨肉瘤的诊断)学习如何更有效地为用户带来最相关的信息并将它们放到搜索结果的顶部。一位纤维肉瘤幸存者说:"通过搜索引擎的海量信息来搜索所需要的肉瘤信息是一个挑战,而在现实中,往往很少有肉瘤的具体研究或数据,我猜不是'互联网'的错!"这些结果会使需要信息的人们经常返回到互联网以了解更多信息。在我们的调查中,约60%的患者和支持者访问癌或肉瘤相关网站一周超过一次,而且1/3的人每天都访问这些网站。

找到什么最重要

毫不奇怪,参加该调查的参与者报道说,他们最看重的是找到他们的具体情况或肉瘤亚型信息的能力(图10-3)。这些发现与SarcomaHelp.org的统计数据相匹配,其中关于肉瘤类型的综合性文章,到目前为止,是在网站上最常访问的网页。

当人们在网上搜索肉瘤亚型时,他们很可能会发现,一些相关的结果提供了详细、可靠的信息。他们也将遇到很多不是最新的、不够准确或不够详细的结果。不幸的是,患有罕见肉瘤亚型的患者可能会发现关于它们的资料很少。

授权并且起到教育作用的在线资源

这些参与调查的人很重视互联网资源,这些资源可以帮助他们了解自己的医疗选择(了解肉瘤中心、治疗和临床试验)和应对治疗的副作用。此外,89%的患者和支持者很重视不断增长的肉瘤在线查询,86%的人很重视阅读鼓舞人心的故事,84%的人希望在同样的情况下来交流问题和答案。

检查网上信息的有效性

我们的调查显示,约78%使用互联网的患者和支持者知道检查网上文章的有效性是非常重要的。他们报道了许多智能化的方式,包括寻找作者的凭证、在文章结尾检查其合法来源、询问知识渊博的同行对这些可疑信息的见解以及进一步搜索类似发现的研究和文章。

对于过期信息的注解

对网上文章的出版日期有很多有趣的评论。许多参与者认为,肉瘤的文章很快就会过时。一个护理人员写道:"癌症的治疗随时都在进步,不要给我们过时的信息。"尽管这是一个共同的观点,但是大部分关于肉瘤亚型的评论文章保持了很多年的正确性,因为治疗这些罕见疾病取得的进展比较缓慢。

与在线同行者保持联系

患癌的患者相信医疗团队会给他们提供诊断和治疗,但他们还是得依靠自己的同伴和亲人,以帮助他们应对由疾病及其治疗带来的日常困难。研究显示,至少有20%的患者和支持者选择去网上寻找可以与他们努力的相关人员。那些患有罕见癌症的人更可能在网上寻求支持,一是因为他们的本地同行没有肉瘤的经验,二是因为当地的肉瘤支持团体很少。事实上,84%的参与者重视在线与其他人联系,说明其他的患者和支持者的提问及接收答案是很重要的。

一名幸存者解释说："在每家医院或癌症中心，你可以找到乳腺癌的支持群体。但是当你患有罕见的癌症，你就没有这种便利。在 2009 年我被确诊的那一周，我在线发现了软骨肉瘤的支持群体。我曾经与世界各地的软骨肉瘤患者联系并且建立友谊。我们相互支持并且填补了当地的空缺。"

分享难得的经验

尽管每个肉瘤亚型都很罕见，位置、治疗方法和结果具有多样性，但全球性的互联网使人们能够迅速连接并且商讨有关肉瘤的具体挑战。一位害怕外科手术的脂肪肉瘤患者就是一个很好的例子，他说："通过去除肌腱或者只是去掉之前手术后残余的肿瘤来去除不干净的边缘组织。每个在线的人告诉我要有一个清晰的边缘组织，并且给了我很多他们无肌腱也做得很好的例子！"

鼓励患者（及其家人）

互联网支持团体的患者和护理人员在他们加入另一个组织时发现了更多的医疗信息。他们还发现，有爱心的人肯花时间去了解他们，并对他们提出的问题做出回应。焦虑的患者和护理人员常常提醒，要自己照顾自己，寻求咨询或询问有关的药物来缓解焦虑、失眠、抑郁以及在危机中经常被忽视的其他困难，这些都是非常重要的。一名护理人员写道："我感到欣慰的是与其他患病的人保持联系。可以理解的是，仅仅一句鼓励的话语或是共患难中的欢笑，就是对压力的一种缓解。"

获得专业知识

大约 20% 的调查参与者更多地使用在线资源，以至于他们感觉这些资源就像是治疗疾病的专家。大约一半有丰富知识的患者及护理人员，或者说 11% 的调查都一直与在线的博学人员交流。

根据我们的经验，在过去的十年中，在线的患者和护理人员甚至占更小的比例（约 5%），他们使在线肉瘤团体保持活跃已有数年了，而往往是在他们自己的医疗危机结束后的很长时间内。他们通过经常咨询同行评审的文献、与临床医生和研究人员讨论问题并且帮助数百名在线患者和他们的家属。这个特殊群体中的 5% 成为特定疾病的微专家，提供给别人治疗方案、临床试验、不良反应、心理和社会斗争、控制疼痛、悲伤和临终护理的宝贵见解。有的还成为善于识别他人的需要并帮助他们满足这些需求的人。一个平滑肌肉瘤幸存者写道："作为患者，没有互联网，我是不可能达到这样的'专业水平'的。我是一个善良的人，互联网让我有机会帮助那些喜欢我的人。当这种情况发生时我感觉很好。"

知名的在线讨论网址

ACOR.org：一个用于在线讨论肉瘤的最古老、最有用的资源，是网上在线癌症资源协会（ACOR）。其中超过 4000 人通过电子邮件交流，讲述他们与多种肉瘤的经历。不幸的是，很多人都不知道这个有用的资源，直到他们在其他网站上看到。当他们加入了 ACOR，大部分成员根据肉瘤亚型使用单独的板块，这样他们就可以跳过不同的肉瘤和癌症相关的信息和经验。

ACOR 近日宣称将其地址移到更新的界面，即目前正处于发展阶段的 SmartPatients.com。虽然 ACOR 的网址根据人们的诊断与其相链接，然而，新的网站根据标记的讨论系统用更多的途径来与人们相链接。讨论部分将成为任何成员都可以做出贡献的信息池。我们可以想象用这种技术创建的资源，例如数百名患者和支持者写出了他们的具体治疗方案或临床试验的经验。ACOR 的创始人 Gilles Frydman 解释说："我们非常高兴有能力来支持这种跨越传统疾病界限的谈话，就像当患有不同癌症的患者都在谈论同样的药物或分子路径。"而 ACOR 是一个非营利实体，SmartPatients.com 新的服务是营利性公司，将"通过制药和生物技术公司、科学家、研究人员和那些想要更好地了解患者的体验及需求的教育者来赚钱"。

Facebook.com：在 Facebook 上快速搜索肉瘤或肉瘤的特定类型会出现几十个成员的肉瘤支持团体和数以千计的成员组成的快速链接。这些团体已开始通过组织和个人来处理肉瘤，其中一些是由志愿者或组织的工作人员处理。小组成员可以制作文本帖子、分享照片和对彼此的帖子发表评论。在此相见的患者和支持者就可以成为 Facebook 的"好友"，可以分享自己丰富的个人资料，通常包括日常的思想、生活事件和照片。Facebook 包括血管肉瘤、软骨肉瘤、脊索瘤、隆突性皮肤纤维肉瘤、尤文肉瘤、脂肪肉瘤、骨肉瘤、横纹肌肉瘤、滑膜肉瘤，以及肉瘤联盟和肉瘤团队。

在线健康期刊和博客：支持如 CaringBridge 和

MyLifeLine 这种提供出版服务的网站来帮助满足人们处理医疗危机的需要。在这些网站以及传统的博客网站上,患者和医护人员可以创建在线期刊来总结关于他们的肉瘤故事。然后他们会发布更新,如新的健康活动,接收来自家人、朋友及那些正在处理类似挑战事件的在线链接的支持性见解。

　　网站论坛:组织机构和提倡群体通常包括在其网站上进行讨论的论坛及成千上万的有用信息。大多数团体都集中在普通的肉瘤或肉瘤亚型。不幸的是,因为每个团体是一个独立的网站,并且只呼吁一定的人群,所以这种信息可能无法让能够从中受益的所有人知道。同样的问题存在于 Facebook 上,在那里一直是以肉瘤亚型来建立多种团体。这意味着,同龄的两个人在相同地点接受同样的治疗可能永远不会实现,因为他们根据自己的肉瘤亚型加入了不同的网上团体。

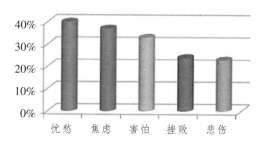

图 10-4　互联网肉瘤资源造成的负面情绪问题。

在线肉瘤研究面临的挑战及风险

　　约75%的人处理肉瘤会体会到一些负面情绪,包括悲伤、焦虑、恐惧和沮丧,改变了在线研究肉瘤的预期结果。一个脂肪肉瘤的幸存者写道:"当有人去世时,我会很悲伤;我所想到的就是,很快就会轮到我了。我需要花费很长时间把自己从悲伤中拉出来而继续过我有规律的生活。"

　　约31%的受访者的调查报告显示,在应对肉瘤时,使用互联网资源会造成很多困难。他们说,与遭受痛苦和死亡的人保持联系、阅读(常反复)可怕的统计数据、遇到悲伤的故事、发现海量的信息或没有找到足够的有用信息,这是非常困难的事情(图10-4)。一个黏液纤维肉瘤幸存者写出了关于她面临的挑战之一:"你在互联网上阅读的信息使你很清楚地认识到肉瘤是不确定的癌症,有些时候是很难处理的。"

在线遇到的典型的困难

- 与其他患者保持联系是很好的,但当你知道将会以个人化的肉瘤方式死亡时,是很沮丧的。如果我没能与这么多的患者联系,我就会被我所知道的死亡现实所保护,而不是肉瘤导致的死亡。

　　　　　　　　　　　　　　——脂肪肉瘤幸存者

- 知道太多的信息是一件坏事。了解太多的复发和临终患者的信息让我郁闷了一阵子。

　　　　　　　　　　　　　　——骨肉瘤幸存者

- 了解科学论文是非常困难的,关于肉瘤亚型的信息也很少。

　　　　　　　　　　　　　　——MPNST 的护理人员

- 信息的缺乏是令人沮丧的。

　　　　　　　　　　　　　　——血管肉瘤的护理人员

- 有时寻找治疗方案时显示有所谓的整体和自然疗法,但那不是我们正在寻找的,因为我们不相信他们的工作。

　　　　　　　　　　　　　　——RMS 的护理人员

- 医生有时不理会你获得的在线阅读的信息。

　　　　　　　　　　　　　　——脂肪肉瘤患者

- 如果你觉得医生会对你的病、治疗或测试方案提供不正确的信息的话,那就会很恐惧。但无论我们多么欣赏或尊重医生,我们必须在必要时提出自己的主张。

　　　　　　　　　　　　　　——MFH 幸存者

在线体验受到的伤害

　　一小部分肉瘤患者及其支持者会特别关注医生和倡导者。2%的网上调查参与者表明,互联网已经对他们的病程产生了不利影响。这个数字可能比一般人群要高,因为网上调查受到选择偏倚的限制(对互联网感觉沮丧的人是不太可能知道或参与在线调查的)。患者的这种"伤害"比其他在线研究肉瘤者更加绝望、痛苦、悲伤、愤怒和抑郁。他们说阅读那些矛盾的、过时的、严酷的、不充分的信息造成了恐惧和混乱。大部分患者和支持者感觉唯一积极的影响就是知情。

考虑到可能受到伤害的患者和支持者

　　我们的调查表明,将近一半经历过在线有害体验的人要么不知道如何判断网上的文章是否可信,或观看在线内容时他们没有想到其可信度。很可能这些人在使用互联网之前正在应对抑郁或不良预后。在这种情况下，访问互联网就不是他们痛苦的唯一原因了。不过，意识到这些人的存在是很重要的。

隐私问题

虽然我们的调查并未涉及隐私问题，但在有效区域关注任何在线活动以及讨论人的健康问题时，隐私问题却存在。患者和他们的支持者可能没有意识到他们网上活动的潜在后果。这些公开谈论自己的健康问题的人可能会发现自己被同行和同事区别对待。招聘经理、贷款人、房东和保险公司可以快速在线搜索申请人的名字并且找到所有他们已经公开发布的生活信息，包括健康史和残疾状态。出于这个原因，许多健康讨论网址在外部搜索引擎是找不到的，大部分论坛和社交网站都提供定制的隐私设置。然而，还是有可能用一种意想不到的方式来发现并使用患者的在线健康信息，因此必须要考虑隐私问题。

在线肉瘤研究的好处

尽管参与研究一种危险疾病存在隐患，但93%的参与者表明，互联网已经给他们的肉瘤病程带来了有益的影响（图10-5）。骨肉瘤患者的护理人员解释说："虽然有的信息是困难的、可怕的，但没有互联网我们就不能告知自己并且做出选择。优点已经远远超过了缺点。"一位黏液纤维肉瘤患者补充说："我觉得赋予得更多，我知道得就越多，即使可能是不好的信息。"

最近的研究表明，患者使用互联网可以更加了解

互联网资源对肿瘤患者历程的总体影响

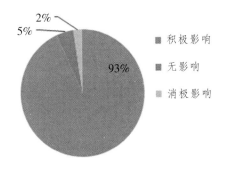

图 10-5　互联网上肉瘤杂志对多数患者有积极影响。（见彩图）

自己的健康，而不是质疑或改变医生的建议。在互联网上研究自己病情的癌症患者更多地参与到医生的抉择、治疗和随访。一项报告总结，健康教育者推荐将互联网信息用于他们的癌症患者。另一项报告称互联网为"秘密武器"，并认为"增加了分享他们所知道的并向他们的同龄人学习的可能性。患者发现了有价值的信息，他们参与网上讨论，并且他们一直在这样做"。

我们的调查显示，肉瘤患者和支持者参与在线研究的三大好处：提高医疗认知；了解、获得专家的指点和选择治疗方案；能应对改善心理和身体的挑战。

医疗队的建议

10 年前，医生往往建议患者不要在互联网上咨询有关如肉瘤一样的危险疾病。而今天，医疗团队意识到多数能够访问互联网的患者会用互联网来研究他们的疾病，这是很重要的。这对医生和护士是有益的，可以让患者知道他们应该对其疾病进行研究，他们可以写下或打印出任何他们想讨论的信息，包括鼓励性的、恐慌的或困惑性的信息。

为在线研究提供指导

由于网上资源的质量良莠不齐，每个肉瘤治疗团队能为他们的患者提供有信誉的网站及能在线找到的有用医疗信息将是很美好的。事实上，100 多个肉瘤调查参与者花时间写出这个要求，许多人声称他们希望医生们能提供书面指导。肉瘤患者和护理人员经常讨论他们所需要的局部和全身的治疗方法，并联系与其他处于类似情况下的人，他们从这些信息中获益最多。用于患者诊断的专门网站是很有用的。

考虑更多的在线参与者

最后，肉瘤患者和支持者要求医生不仅通过个人电子邮件，还要通过网上的支持团体与他们进行在线交流。一些肉瘤专家已经按他们的日程安排加入了网上支持团队。通常他们的回复只有几句，但这些简短的交流，可以说对全世界那些面临困难的人有很大的帮助。一些医生也开始写博客来分享自己的有关肉瘤实践和研究的经验和想法。

对于网上组织提出建议

全球许多的癌症中心、企业、组织和支持团体提供肉瘤支持、信息和科研经费。这些组织使用各种技

术,包括论坛、电子邮件、网站、博客和社交网站,来满足在线患者和其支持者的需求。

努力工作来满足未被满足的需求

受访者描述了网络组织应考虑的几个未满足的需求。这些包括:

- 关于肉瘤亚型更具体的、最新的信息,其中包括原发肿瘤部位、复发等的统计数据,以经历和机遇的方式与同类患者联系;
- 关于肉瘤临床试验的一个易于使用的数据库,允许个人写下自己的经验;
- 更加积极和令人鼓舞的故事;
- 在治疗过程中满足财务需求的计划(交通、就餐、医疗费);
- 对医生和公众进行有关肉瘤的教育;
- 对肉瘤研究提供更多的资金;
- 涉及不同国家人们的需求信息。

尽最大可能共同努力

由于有很多种肉瘤,一些团体和组织参与网上宣传和支持则是必不可少的了。几位调查参与者记录下了他们为了找到他们所需要的信息而访问许多网站时遇到的困难。一名医疗人员解释说:"我希望这些信息能改进并且统一,使其更容易为患者和护理人员提供帮助。"虽然网上组织的数量减少是不可能的,但每一个组织的领导人能够考虑到他们可以提供其他团体所不能提供或者处理的具体服务。当处理一种罕见疾病时,时间及每位志愿者和每一分钱都是很重要的。避免重复的劳动将节省必要的资源,并且肉瘤患者和支持者会更容易找到他们需要的东西。

随着新的领导者和志愿者加入肉瘤团体,每个人都会面临是在现有的组织中工作还是新建一个组织的选择。但是无论哪种方式,考虑构建一个组织、创建网站的内容、进行链接、募集资金、提交报税文件、举办活动并寻找志愿者和捐助者的各种花费是很有意义的,并且能帮助现有组织做得更好。

总结未来的发展方向

十几年来,罕见的癌症患者和他们的支持者们为了同其他人在线链接,已经搜索了各种信息并创造了各种机会。初诊患者和部分专家已经在互联网上建立了几十个肉瘤团体的网站。虽然网上搜寻肉瘤信息存在风险,但有成千上万的人要面对这种疾病,并

且大多数调查的参与者反馈互联网能帮助他们应对肉瘤。

改进技术并且更好地在线服务

我们确定,全球在线肉瘤团体将能够从增强功能和提高易用性中受益。许多非营利性和营利性机构将提供专为健康相关团体设计的社交网络服务。传统的交流工具如电子邮件等将会被改进后的收集、分析和共享数据的服务所替代。许多这样的系统将不会把参与者限制在基于个人特定诊断的支持和参与中。相反,各种各样的应对肉瘤及其他多种癌症的人会把有关他们感兴趣的话题拿出来共同讨论,比如癌症的应对、处理类似的治疗及参与具体的临床试验等。这些信息会更容易找到并且参与进来,惠及更多的肉瘤患者和支持者。事实上,应对肉瘤的人将会体验到功能丰富及协同性的在线支持来满足他们的需求。

我们相信,未来的在线支持服务将得到加强。

1. 用一个安全并且匿名的方式收集患者的病历记录。

2. 在线视频群进行讨论和磋商,其中包括医生和护士。

3. 将护理人员作为在线讨论的一个组成部分(他们也可以给肉瘤中心提供反馈,例如如何改善及合理化基于患者需要的服务)。

随着技术的改进与提高,我们也希望支持性团体倡导组织能够以新的形式聚合到一起,更好地服务于肉瘤患者及医疗群体。

为了营利尝试使用健康数据

有争议的是,先进的技术将有可能使组织及团体获得来自于在线健康讨论的利润。一些帮助肉瘤患者并促进支持性讨论的组织和团体会挖掘信息并将其转化为有用的、匿名的定量和定性数据。这些数据可提供给临床医生、科研人员、慈善组织和营利性企业。

(常方圆　译)

参考文献

1. Sorens M & Shriver BD. The Role of the Internet in Sarcoma Care. In: Pollock RE, Baker LH, O'Sullivan B, Randall RL, eds. Sarcoma Oncology: A Multidisciplinary Approach.

PMPH-USA, Ltd; In press.

2. Ziebland S, Chapple A, Dumelow C, Evans J, Prinjha S, Rozmovits L. How the internet affects patients' experience of cancer: a qualitative study. BMJ. 2004;328;564.

3. Rajer M. The Benefits and Pitfalls of the Internet in Communication with Cancer Patients. In: Surbone A, Zwitter M, Rajer M, Stiefel R, eds. New Challenges in Communication with Cancer Patients. New York, NY: Springer; 2013: 469 − 478.

4. Health Information National Trends Survey. National Institutes of Health. Cycle 1 Question B4. Oct 2011 − Jan 2012.

5. World Internet Usage and Population Statistics. June 30, 2012: http://www. internetworldstats. com/stats. htm.

6. Lupiáñez-Villanueva F. Citizens and ICT for Health in 14 EU Countries: Results from an Online Panel Survey. ICTconsequences. net. 2011.

7. Fox S, Duggan M. Health Online 2013. Pew Internet & American Life Project, January 15, 2013, http://www. pewinternet. org/Reports/2013/Health-online/Part-One/Section-1. aspx, accessed on May 31, 2013.

8. Rajagopalan M, Khanna V, Leiter Y, Stott M, Showalter T, Dicker A, Lawrence Y. Patient-Oriented Cancer Information on the Internet: A Comparison of Wikipedia and a Professionally Maintained Database. JOP. September 2011; 7 (5): 319 − 323.

9. Hu X, Bell R, Kravitzc R and Orranged S. The Prepared Patient: Information Seeking of Online Support Group Members Before Their Medical Appointments. J Health Commun. 2012; 17(8):960 − 978.

10. Stanley S. Smart Patients: Groundbreaking Website Supports Conversations among Cancer Patients. Cancer Commons, April 24, 2013. http://www. cancercommons. org/2013/04/24/smart-patients-groundbreaking-website-supports-conversations-among-cancer-patients/, Accessed on May 31, 2013.

11. https://www. smartpatients. com/faq, Accessed on June 3, 2013.

12. Lee CJ, Gray SW, Lewis N. Internet use leads cancer patients to be active health care consumers. Patient Educ Couns. 2010 Dec;81 Suppl:S63 − 69.

13. Fox S. Cancer 2.0. Pew Internet & American Life Project, December 13, 2010, http://www. pewinternet. org/Reports/2010/30 − Cancer − 20/Report/Section − 5. aspx, accessed on May 31, 2013.

14. Academy of Oncology Nurse Navigators: http://aonnonline. org/about/definitions#. UaurJEC1HNE.

15. Shriver BD & Sorens M. Patient Advocacy in Sarcoma. In: Pollock RE, Baker LH, O'Sullivan B, Randall RL, eds. Sarcoma Oncology: A Multidisciplinary Approach. PMPH-USA, Ltd; In press.

第 11 章

参与医学:结束对医学的理性无知

Gilles Frydman

理性无知

理性无知是一个经常在经济学,特别是公众选择理论中见到的一个名词,但也用于研究理性和选择的其他学科,包括哲学(认识论)和博弈论。

我们学习理解某一事物直到可以做出明智决定,当这期间的付出超过我们能够从这一决定获得的任何潜在的收益时,那么浪费时间去学习就是不理智的,这时候我们可以称对这一事物的无知是"理性的"。这影响了大多数人所做出决策的质量,例如选举或者人们如何处理医疗问题。

以患者为中心的医疗保健

医疗保健必须由一个被谨慎、自觉地设计成提供安全的、有效的、以患者为中心的、及时的、高效的、公平的护理体系来执行。这种体系必须满足患者的需要,确保他们完全知情,可在任何可能的情况下让他们参与其中,并提供尊重他们价值观和喜好的照顾。

见多识广的患者不再想要被动地接受照料。相反,他们要参与到影响自身健康的医学决策中。他们要知道所有能帮助他们了解自身健康问题、管理自身护理的信息。他们要随时向医生提出问题并期待这些问题得到解答,而不用担心由于提问而得到惩罚。

以患者为中心的医疗被医学研究所作为 21 世纪健康保健体系六大目标之一所接受,它是一个医疗概念,过去 20 年来被健康专家们研究、发展来解决这一问题。现在它被美国医科大学所接受并纳入关于医疗之家的政策声明中。尽管相对于那些基于医生的绝对权威的模式来说,它是一个非常先进的医疗模式,但是仍存在大量的方方面面的缺陷。它的准则没有经过患者或其法定监护人的讨论,而是来自那些自认为能够迅速理解患者意图的健康专家。

遗憾的是,以患者为中心的医疗这一概念没有解决也没有接受在过去 15 年里发生的沟通变革。

参与医学

20 世纪 90 年代中期开始,一个新的医疗模式出现——开始是基层的运动,然后迅速地演变成一种公共卫生专业人员大感兴趣的现象,这些专业人员很早就开始研究它对医疗保健系统的潜在影响。即使在这个新的见多识广并有联系的健康消费者的世界被几乎所有医生和医生组织不断诋毁的时候,它仍然出现了。互联网公共接入和医疗知识系统免费向所有人开放(如 PubMed、OMIM 和 PDQ),二者的共同增长直接导致了这一新的模式的产生。突然之间,每个人都能够轻松自由地获得那些在以前除非直接进入最好的医学图书馆否则不能找到的信息。这一事实加上在线同伴社区的实用性,大大地改变了数以百万的患者及其家属对自身健康状况了解的水平。

在公共互联网出现以前,对医学的理性无知是绝对正常的,然后网络出现的瞬间,一切都变了。不用花钱就能获得重要的关于几乎任一健康状况的知识。同时,在很多人看来,很明显我们不能也不应该再等待医疗保健系统的任何集中设计改进。

2008 年,很多大型医院正尝试新的以患者为中心的医疗模式,而我们仍然在等待健康保健体系的任一有效的集中设计进行改进。但是现在我们已经见证了,在过去的 15 年里,得到高水平的关于某一特定条件的健康素养的非专业人士是怎样改变医疗景象的,又是怎样能够推动患者以促进对疾病的科学理解。我们称这一新模式为参与医学,在这一模式中,患者和家属要提醒医生提供更好的医疗服务,他们应当就像自己是患者一样考虑医疗体系。

参与医学是医学的一种协同驱动方法。它以患者和(或)家属积极参与临床过程各个方面为基础,帮助确认真正的共享决策,这一决策中的治疗方案的选择能够被认可且能够满足患者的需求。参与医学是网络医疗消费者(患者及家属)这一群体出现的直接后果,并接受这些消费者作为某一具体健康状况信息的一个重要资源。在某些特殊情况下,这些特别的消费者很可能是一般情况下很难发现的一些信息的主要来源。例如,罕见癌症的疾病特异性在线社区几乎是最新、最及时且最正确信息的最佳来源,这些信息包括新的临床试验、批准的治疗方案及最好的专家等。他们也确实是找到那些在其他地方不可能找到的信息的最佳来源。这些信息包括未报道的不良事件及病例、罕见的不良反应或剂量改变的作用,而很久以前这些都是在同行审阅刊物中报道的。

这些在网络社团中见多识广的患者们能够与医生进行知情谈话,我们相信他们很好地代表了以患者为中心的医疗模式的受益者。在众多的病例中,这些患者已经能够指导他们的治疗医生进行一些一般医生还未接触的新的研究、新的疗法及新的知识。通过实现(至少部分实现)知识采集者的作用,得到这些患者/家属他们接受的医疗保健模式,同时不会增加我们医疗模式的任何额外负担。通过不断地与拥有共同状况的其他人交谈并寻求反馈,这些相联系的医疗消费者避免了数不清的不必要的办公室会谈,实现了自救运动的一些原始承诺。虽然参与医学仍处于起步阶段,但我认为它的出现已经有了明显的经济影响,这是一个还没有人认真研究和挑战的事实,故需要我们投资进行这方面的研究。

(韩秀鑫　译)

参考文献

1. Crossing the Quality Chasm: A New Health System for the 21st Century, Committee on Quality of Health Care in America, Institute of Medicine, The National Academies Press, ISBN: 9780309072809.

2. Ibid, page 6.

3. Through the Patient's Eyes: Understanding and Promoting Patient-Centered Care, The Picker Institute, 1993; ISBN: 978 – 1555425449.

4. Stewart M, Weston WW, Brown JB, McWhinney IR, McWilliam CL, Freeman TR, Thousand Oaks, CA. Patient-centered Medicine: Transforming the clinical method. Sage Publications; 1995.

5. Brown J, Stewart MA, McCracken EC, McWhinney IR, Levenstein JH. The patient-centered clinical method. 2. Definition and application. Fam Pract. 1986;3:75 – 79.

6. M Stewart, JB Brown, A Donner, IR McWhinney, J. The impact of patient-centered care on outcomes. J Fam Pract,2000.

7. The Advanced Medical Home: A Patient-Centered, Physician-Guided Model of Health Care, ACP, January 22,2006.

8. The Thriving Practice: Patient-centered care. Monograph. August 2007. American Academy of Otolaryngology-Head and Neck Surgery.

9. John Abramson, MD, MSFP and Barbara Starfield, MD, MPH. The Effect of Conflict of Interest on Biomedical Research and Clinical Practice Guidelines: Can We Trust the Evidence in Evidence-Based Medicine? The Journal of the American Board of Family Practice. 2005; 18:414 – 418.

10. Vioxx Documents Offer Glimpse Into Ghostwritten Manuscripts, "Hire-A-PI," and Data Manipulation, Heartwire — a professional news service of WebMD, April 16,2008.

11. Conflict of Interest Controversy Casts Cloud Over Research Into CT Scanning for Lung Cancer, Medscape Medical News, March 28,2008.

12. Beverly Moy. Medical Integrity Up in Smoke? Conflicts of Interest and the Lung Cancer Screening Controversy, The Oncologist, May 2008;13(5):474 – 476. doi:10. 1634/theoncologist. 2008 – 0098

13. Gary Schwitzer. How Do US Journalists Cover Treatments, Tests, Products, and Procedures? An Evaluation of 500 Stories. PLoS Med 5 (5): e95 doi: 10. 1371/journal. pmed. 0050095

14. Alone together. Cancer patients and survivors find treatment and support-online. It can make all the difference. Laura Landro. Oncologist. 1999;4:59 – 63.

15. Richard T. Penson, Renee C. Benson, Karen Parles, Bruce A. Chabner, Thomas J. Lynch, Jr. Virtual Connections: Internet Health Care. Oncologist. 2002;7(6):555 – 568.

16. Running a Hospital, Blog, Paul Levy, President and CEO of Beth Israel Deaconess Medical Center in Boston; See all entries on SPIRIT BIDMC; http://runningahospital. blogspot. com.

17. Ted Eytan, MD. e-Health. Patient empowerment. Washington, DC. , Blog; See all entries on LEAN; http://www. tedeytan. com/tag/lean.

18. A Prescription to End Confusion, Lynn Nielsen-Bohlman, Allison M. Panzer, David A. Kindig, Editors, Committee on Health Literacy. Health Literacy: The National Academies Press, April 2004; ISBN: 9780309091176.

第 12 章

开放获取通道：一个参与医学的优先基础权利

Gilles Frydman

开放获取通道

开放获取是一种满足以下两个条件出版的出版方式：①作者和版权持有人向所有的使用者免费发放一个可撤销的在世界范围内永久使用的权利，并且许可证可以复制、使用、分发、传输和公开展示作品，这个许可证还可以制作和分发衍生作品。②一个作品的完整版本和所有的补充材料，如上所述包括一份许可，在最初出版于至少一个由学术机构、支持学术团体、政府机构或其他行之有效的能够免费获取通道的组织，不受限制地分布，互操作性，并长期存档于在线知识库之后，应立即保存一个合适的标准电子格式。

PubMed 中心的生物科学即是这样一个系统。在此要注意两个重点：①免费获取是个人作品的一个属性，不一定是期刊或出版商；②社区的标准，而不是著作权法，将继续提供适当的归因和在出版工作负责执法机制，就像现在一样。

参与医学

参与医学是基于患者个人的协作关系信息、软件、社区以及整个护理团队的一种医疗模式。它要求平等地访问所有患者相关的临床和科学数据及共享临床决策过程。参与医学是基于理解一个承受复杂医疗条件患者的最佳治疗方法，这个复杂医疗条件超越任何个人能力，它热烈欢迎积极参与的患者（或患者支持者）。

开放获取可能会损害你的健康（或让你相信会损害你的健康）

启用和授权的患者是能优先获得参与医学的好处。这种权力需要无限的医疗信息，因此直到开放获取出版成为生物医学的新标准，我们才能获得参与医

学的全部潜在功效。有人还认为，如果没有危险，获得医疗信息民主化的结果是破坏它们的专业性。

参与医学潜在的指数增长是至关重要的。看到数以百万计的人在自己的护理工作中承担更大的责任，作为真正的同伴，我们必须和他们的医生一起确保自由获取所有现有的知识。幸运的是，我们有越来越多的工具和技术来获得医学和科学信息。开放获取是这些技术之一，特别是如果它成为社交网络相关的功能，那么很可能最终是医疗保健系统的最强大变革。

自从在 2001 年医学部门的报告"跨越质量鸿沟：21 世纪的一种新系统"的出版，每个人都在谈论以患者为中心的医疗和共同决策的卫生系统。我认为只要患者没有办法完全访问有关他们情况的全部文献和他们的整个医疗文件，这些都是空话。

深度医疗信息的必要性

最新的研究证据及其他患者的经验对搜寻与采集关于罕见疾病的医疗信息的人们可产生深远的影响。而这些患者倡导的活跃的在线社区链接，可以成为一种强大的力量，能够将其他成千上万患同样罕见疾病的患者所接受的护理进行传播。显然，开放获取对最大化这一有效性是绝对必要的。Sharon Terry 是遗传联合会的主席并且是拥护弹性 PXE（假黄瘤，罕见的结缔组织疾病，可导致出血、皮肤损伤和失明）的患者，他提出以下引人注目的声明。

"我进入的开放获取是个人的，因为在 1994 年我的两个孩子被诊断患有一种罕见的遗传性疾病，这种病称为 PXE。我和丈夫帕特里克立即就对免费获取产生浓厚兴趣。我们想得到一些关于儿童疾病有价值的信息，但是我们是通过过滤信息的评论或医学百科全书进行获取的。开始时我们真的很想得到更多

的信息。但是当我们去寻找这些信息时，我们发现很难得到。我们住在波士顿地区的时候，很幸运能够去世界上最好的医学图书馆。我们去了哈佛大学图书馆并发现我们必须支付 25 美元才能进门，我们能够理解，因为它是一所私立大学，所以我们支付了 25 美元，但是走了大约十步之后，我们决定，我们不能继续这样了。"

像所有倡导罕见疾病的患者一样，Sharon 和她的丈夫没有经过医疗培训：她是一个学院的牧师，丈夫是一个消防工程师。但正如无数癌症在线资源协会一样，ACOR 的故事表明，医学培训的最初缺乏并没有阻止有需要的人们学习更多的关于一个特定医疗条件的知识。Sharon Terry 已经花了近 10 年的努力，获取必要的 PXE 研究能力。Sharon Terry 像许多其他患者或处理罕见疾病的支持者一样，他们都知道开放获取是程序改变的一个进步。没有它，她不会获得这些。

ACOR 是如何开始的

15 年前，当 ACOR 形成时，获得医疗和科学信息明显受到各种技术和法律上的限制，从电子控制内容到版权的限制。癌症患者经历了"柏林墙"的版本，有专业的实体阻挡他们获取那些比较深入的科学信息。那堵墙在 1995 年开始崩塌，当时美国国家癌症研究所允许在互联网上使用早期的浏览器免费访问医生数据查询（PDQ）文件。PDQ 报表自 1987 年可以获取，并且在 1995 前仅对临床医生提供数据。

美国国家癌症研究所的计算机信息系统是设计用来帮助医生通过将医学文献翻译成可用的形式以应对信息爆炸。系统是由 NCI 国际癌症信息中心开发提供的一个全面的癌症研究的目录来源（CANCERLIT 数据库）以及同行对癌症最先进的临床信息的评议（PDQ 数据库）发展而来的。

公共访问万维网在 1993 年成为现实。这一年 3 月，WWW 的通量占互联网流量的 0.1%，并且仅仅 5 个月就翻了 10 倍。在 1993 年的 11 月，Mosaic 公布可显示图像的第一个 W 网页浏览器，紧跟着导致了互联网的迅速和巨大增长。推出 PDQ 新系列声明后不久，专门为患者而写的文章也能够获取。PDQ 作用转为"为医生以及公众提供一种可靠的评估癌症的筛查、预防和治疗方法"。NCI 团队最初认为，外行人只会对患者的陈述感兴趣，而不会对更完整的科学的健康专家对同行评审的参考文献 PDF 报表感兴趣。在

与患者权益代表会上的讨论结果是患者和健康专业的报表提供给任何人，虽然最初几名医生和其他医学专业人士强烈反对。他们认为医学专业的原始内容太复杂，可能会对患者产生风险。但令人惊讶的是，很多访客对医学专业的部分设计很感兴趣。

我记得访问这些文件是在我的妻子被诊断出患有乳腺癌时。我用大约 10 分钟熟悉了本病的概述和医学术语，然后我立刻以患者的角度复述给医生，让他明白我们对于潜在治疗和副作用的了解。经过一段时间乳腺癌基本术语的阅读，我能够甄别非常了解乳腺癌的成员所告知的内容并能证实其科学性及有效性。

我之所以成为一名电子患者是因为在一个下午我才明白，我们看到的第一名医生没有提供一些关键的信息，我们需要做出一个明智治疗的决定，而在我第一次看了乳腺癌的科学文献之后，我就成了一个电子患者。

深入发现医学信息在 6 年前是令人难以置信的，在浏览器、互联网时代出现的 1989 年以前，人们必须去医学图书馆并要花很多天收集关于一个复杂的医疗情况信息。当一个家人突然遭受心脏病时，我花了一周的时间去了解心脏问题。很久以后，我意识到网站的爆炸性传播和在没有任何成本的情况下发放大量电子数据的能力是开放获取的强有力的论据。

PubMed 的影响

美国国家医学图书馆（NLM）在 1996 年 1 月首次发布 PubMed 作为全面进入 MEDLINE 的实验数据库。"实验"是来源于 1996 年 4 月的网站。在 1997 年 6 月 26 日，国会山的记者出席了由副总统戈尔宣布的通过 PubMed 正式免费访问 MEDLINE，MEDLINE 今后将向美国人民免费提供。这一发展可以更好地改革和提高医疗保健的质量。

在 1996 年 ACOR 短期推出后，志愿者开始从 PubMed 文摘上看到提示，并且两年之内 PubMed 已经成为 ACOR 在线社区的重要办公工具。这是第一次明显使用摘要，但许多意想不到的 PubMed 效果更显著。

一些针对罕见癌症 ACOR 列表的成员开始抱怨他们疾病有关的基本陈述的相关内容，他们经常抱怨有些信息可先通过 PubMed 获取，但缺少详细信息。这些负面的评论是第一次见证了我们团体的"群体智慧"。

平滑肌肉瘤的 ACOR 列表的成员正在与一个年轻而活跃的病理学家一起针对他的疾病创建一个中心组织库,在当时这是一个革命性的想法(每百万肿瘤患者中只有 4 名平滑肌肉瘤患者,并且这类患者非常稀少且分散在世界各地,这使得学习平滑肌肉瘤非常困难)。他决定利用 PubMed 找一位专家和发表平滑肌肉瘤文章最多的病理学家。目前组织库已经收集了超过 300 多个的组织样本。采用先进的技术,病理学家 Van de Rijn 进行了广泛的 DNA 和组织微阵列分析。这项研究是迄今为止最广泛、最有前途的平滑肌肉瘤研究,许多人都在焦急地等待这项工作的结果。

其他组的专家、患者专门使用 PubMed 高级搜索功能,成为针对所有社区成员的高质量信息过滤器。

几年后,使用这几个在线工具对旧的医学模式形成改变。对于成千上万的患有罕见癌症的患者,他们的经验已经演变成一个控制及治疗的高水平方法。遗憾的是,这种现象是发生在没有被注意到的网上社区。任何 ACOR 在线社区用户潜在的信任都有赖于隐私的保护,因此所有社区的内容都是隐藏于搜索引擎的,这成为 ACOR 通知所有人参与到伟大创新群体的一个阻碍。

摘要是好的,文章更是好的

随着 ACOR 列表成为 PubMed 摘要的常规中转站,一个新的现象开始出现在一些群体中。当人们习惯了 PubMed 搜索,他们也理解到摘要的局限性,就开始寻找全文。我们开始在列表中看到更多的关于版权问题的对话。几乎在每一个活跃的在线社区,一个数量非常小的用户成为了事实上的馆员小组并开始收集和归档他们愿意分享或私下与其他组成员交流文章的全文。在我们的在线社区,很少有人听说过开放获取。在注意到越来越多呼吁 ACOR 获得文章全文后,我开始打开开放获取这个网站,当时有个朋友提到 arXiv,它是一个在物理学、数学、计算机科学、定量生物学和统计领域的前印刷服务,成为一种我们应该效仿的模式。如 arXiv 的创始人 Ginsparg 在2001 年写到的一样:"'科学的电子出版'问题的本质是我们的科学研究通信基础设施应如何最大优势地配置成为新的电子资源,而不是'电子出版','电子出版'指的是一个很简单的克隆电子网络的研究方法。许多研究人员都希望看到新技术导致某种形式的全球'知识网络',这宜早不宜迟。"

开放获取:一个清楚的基本权利

2000 年的活动促进了开放获取的加速。在不到两年的时间里,PubMed 中心可以获取,维基百科开始使用,布达佩斯的开放获取机构被发起。PubMed 中心(PMC)是美国国家卫生研究院(NIH)免费数字数据库的生物医学和生命科学全文文献。布达佩斯倡议是一个有原则的、战略性的多学科多国家的声明,但都有一个目的:在所有的学术领域促进在互联网上进行文章的研究并努力进步。Creative Commons 是一个非营利组织,具有定义正式版权 – 版权所有 – 范围和公共领域不保留任何权利之间可能性的使命。它们的各种许可帮助任何人创造知识产权工作保留它们的版权,邀请它们在工作中使用"保留部分权利"的版权。

免费获取的道路还没有完全建成。2002 年,在出版商和信息产业成员的强力游说下,能源部(DOE)终止了 PubScience,它相当于 PubMed 的各种科学领域。值得注意的是,虽然几乎所有的公众意见强烈支持开放,但是美国还是终止了 PubScience。

科学、技术和医学(STM)最大的基金来源于美国国家卫生研究院。因此美国国家卫生研究院是第一个支持公共介入关键生物医学研究基金政策的联邦机构,这一点也不例外,它是通过提高从 NIH 资助的研究中产生的公众访问存档的出版物政策,这在 2005 年得以实现。美国国家卫生研究院的政策最初要求合格的人员存档最后一份手稿,同行评议进入 PubMed 中心,以便它们在出版后 12 个月公开获取。(尽管世界各地的机构,包括英国研究理事会和加拿大健康研究,支持 6 个月的禁令,但是美国国家卫生研究院采取一个 12 个月的窗口作为对担心收入减少的杂志出版商的妥协。)美国国家卫生研究院负责任地采用这一自愿存储政策,但是参与率极低,因为 STM 出版商反对,而且作者不了解它。所以在 2008 年劳动卫生拨款账单上,国会指示美国国家卫生研究院采取强制性的存储政策。2008 年 4 月,美国国家卫生研究院公共获取政策进行了修订,为确保其成功,现在是进行强制性的研究。在发布修订政策后,NIH 开始了正式的过程以促使利益相关者提高政策的有效性,并进行了从 2008 年 3 月 31 日到 5 月 31 日的信息请求。很大一部分评论者是应对癌症或罕见疾病的电子患者或其照顾者。大多数人对免费获取通道有绝对的需求。

修订后的政策现在美国在国会中受到攻击。新推出的"研究作品行为的版权"旨在修改现行美国版权法和永久禁用，对我们所有人来说都是非常重要的纳税人资助的研究。

国会在最近的一个关于 hr6845 表明，NIH 院长 Zerhouni 关于"研究是可访问和可搜索的"展示了巨大进步。

观看 NIH PubMed 和 PubMed Central 数据库报告时，只要触摸一个按钮可以链接到相关文件以及被引用的论文。我们还可以链接到相关的化学结构、蛋白质、病毒和其他数据，我们发现，这些知识能够推动科学的发展，甚至阻止死亡。

例如，大约 3 年前，一个孩子在明尼苏达州因不明疾病住院。国家卫生实验室已经分离出一种未知的病毒。在确定病毒的 DNA 代码之后，实验室工作人员使用互联网在 NCBI 访问 55 000 000 的 DNA 序列并立即找到了一个匹配的对象。自 1999 年，这个病毒被证明是美国的第一个小儿麻痹症病例。

每一周，科学家和公众会从美国国家卫生研究院的数据库和国会图书馆的网络档案出版物中下载更多的信息。科学家们不是公开访问信息的唯一受益人。

据调查显示，超过 60% 的美国患者在就医之前会咨询互联网上的医疗网站，他们将受益于最完整和无偏见的信息。

第二次革命提高了我们管理和整合这些大量数据的能力，这使得我们可以快速获取资料，这在 10 年前甚至不存在。我们现在能够以个人的发现和整合他人的所有其他研究成果——出版物和数据。科学家能瞬间链接发现之间的点，这类似于移动搜索指纹在一瞬间完成数以百万计数据库的匹配打印。

让我们改变 1995 年 NCI 所有生物医学领域的决策：任何为科学家或医生写的信息应无条件地提供给公众。总结和重写的内容肯定是非常受欢迎的和非常有用的，当然原文也是如此。没有人知道一个特定的个人信息最好的形式是什么，因为情况可能会随时间而改变。因此，任何科学出版物的免费获取通道都应规范。

结论

总的来讲，开放获取促进参与医学的必要性是显而易见的。

1. 科学探索的步伐是耀眼的。

2. 科学数据是由无数不同背景的人访问的。

3. 我们不知道谁在什么时候会有重大发现。

我们有足够的例子在 ACOR 展现真实的"群体智慧"和意外的能量。多年来，很多重大的信息已被这些成员通过 PubMed 和 PubMed 中心发现。

现在，开放获取通道的材料可大规模获取，有自己的专家网络和患者品牌的社交网络开始建立先进的科学网站，并成为科学数据的集中库，它包括文章、临床试验信息及其他用途的测试和报告专家分析。这些私人网站至少有一个已经提供我们通常不会通过中心临床试验网页发现的临床试验的信息。我们希望看到这类网站数据增长，正如我们已经看到的与健康相关社会网络的数据增长一样。

（单露玲　译）

参考文献

1. http://www. earlham. edu/ ~ peters/fos/bethesda. htm；"Bethesda Statement on Open Access Publishing"；Released June 20,2003.

2. http://is. gd/3tom；"When the Patient is a Googler"；Scott Haig；Nov. 08,2007.

3. http://www. publications. parliament. uk/pa/cm200304/cmselect/cmsctech/399/4030102. htm；Oral evidence to inquiry, 03/01/2004；Select Committee on Science and Technology, UK Parliament；Examination of witnesses；John Jarvis（Managing Director,Wiley Europe）.

4. http://www. earlham. edu/ ~ peters/fos/overview. htm；Open Access Overview；Peter Suber；06/19/2007 and http://www. earlham. edu/ ~ peters/fos/brief. htm；A Very Brief Introduction to Open Access；Peter Suber；12/29/2004.

5. http://www. acor. org/epatientswiki/index. php/Hunters_and_Gatherers_of_Medical_Information.

6. http://www. biomedcentral. com/openaccess/archive/? page = features&issue = 21；Interview：Sharon Terry；Oct 4,2004；Patient advocate calls for Open Access.

7. http://acor. org.

8. http://www. cancernetwork. com/display/article/10165/87773? pageNumber = 2；Oncology. Vol. 9 No. 4；Apr. 1,1995；NCI's Cancer Information Systems-Bringing Medical Knowledge to Clinicians；Susan M. Hubbard,RN,MPA,Nicholas B. Martin,and Anne L. Thurn,PhD；International Cancer Information Center,National Cancer Institute.

9. http://www. freepatentsonline. com/H000958. html；Patent Office：PDQ cancer treatment information system.

10. http://www. cancernetwork. com/display/article/10165/87773?

pageNumber = 2; Oncology. Vol. 9 No. 4; Apr. 1,1995.

11. http://www. bclist. org.

12. http://en. wikipedia. org/wiki/Open_access.

13. http://arxiv. org/; ArXiv announced on Oct. 3,2008.

14. http://people. ccmr. cornell. edu/ ~ ginsparg/blurb/pg01unesco. html; Creating a global knowledge network.

15. http://www. soros. org/openaccess/.

16. http://creativecommons. org/.

17. http://en. wikipedia. org/wiki/The_Wisdom_of_Crowds.

18. http://pintopc. home. cern. ch/pintopc/www/divers/HistWeb-Cern. html; A Short History of Internet Protocols at CERN; Ben Segal / CERN PDP-NS; Apr. 1995.

19. http://clinicaltrials. gov.

第 13 章

在专业肉瘤中心治疗的重要性

Elizabeth Goldstein-Rice

我们有大量的理由要求肉瘤患者在专业肉瘤中心治疗,非常重要的一点是因为中心具有经验丰富的治疗这一罕见疾病的各学科医疗组成员。

如果被诊断为肉瘤,则会面临着将去哪里治疗的问题。可以理解的是,大部分患者愿意选择一些离家较近的地方,或者是经朋友、同事或亲人介绍的当地肿瘤治疗中心,因为他们对于当地现有的医疗服务有一定的了解。然而,对于肉瘤的治疗,专家建议患者采取行动并用自己的方式选择治疗这一罕见且威胁生命疾病的专业医疗中心。

专业肉瘤中心治疗肉瘤的成功率

在一个跨越 20 年的包括 4205 例肉瘤患者的研究中,迈阿密大学医学院的研究人员发现在专门肉瘤中心治疗的患者具有较高的治愈率。研究题目是《软组织肉瘤是否应该在专门中心治疗:针对 4205 例患者的分析》,比较患者的人口统计数据、肿瘤类型、大小、位置和在 LVC(低样本量)医疗中心或者 HVC(高样本量)医疗中心实施的治疗。在 HVC 治疗的患者比在 LVC 治疗者具有更加严重的病情,他们具有恶性程度更高的肿瘤类型及更差的预后。虽然在 LVC 治疗的患者病情较轻,但是在 HVC 治疗的患者比在 LVC 治疗者具有更好的预后。在 HVC 治疗的患者可获得广泛的治疗意见,除了外科手术外还包括放疗和化疗。这一研究表述“HVC 和 LVC 接受放疗的比例为 43% 和24.2%,接受化疗的为 14.7% 和 6.3%,可见在 HVC 有较高比例接受放疗和化疗的患者”。放疗和化疗的加入让 HVC 患者具有更好的预见。

在 HVC 治疗的患者不仅受益于联合治疗,并且四肢肉瘤患者截肢的可能性也较小。在同一时期,与 HVC 的截肢率 9.4% 相比,LVC 发生截肢的概率为 13.8%,HVC 的医生具有更多保肢的经验,对于那些不需要舍弃生命或四肢且可以完成癌症治疗的患者来说,获益是巨大的。

如何解释这一差异? 在作者看来 STS 是罕见的,发病率较小让很多具有较少病例且信息过期或缺乏的医疗机构不能对这些罕见且复杂的肿瘤提供最佳的治疗方法。

“哎哟”手术

一项英国研究发现,影响生存率的最主要因素是肿瘤分级的高低及肿瘤的深度以及治疗中心专家的经验。在这个研究中,争论的焦点是在较大的肉瘤治疗中心治疗的患者具有较好的预后是因为他们所患肉瘤的局部控制比较好。在肉瘤切除的手术过程中,切除全部肉瘤和邻近组织以得到癌细胞与正常细胞之间较宽的边缘是极其重要的。对于外科医生手术时常见的错误甚至有一个名字“哎哟”。作者认为:“当外科医生切除肿瘤时候,常不够深思熟虑且没有进行活组织检查。但是当病理学家报告肿物为肉瘤时,外科医生才感到惊讶,因此俗称为‘哎哟’”。现在大部分学者赞同肉瘤的治疗中需要进行广泛切除以获得阴性的切缘是必需的,因为30% ~60% 的病例中可能发现残余肿瘤。毫无疑问,一次性手术优于二次手术,尤其是当第二次手术完全可以避免时。手术正确时,局部复发率要低得多。

肉瘤的局部复发率和专业肉瘤中心

正如英国研究所述的“不足范围的肿瘤切除可达到40%的高局部复发率,而足够范围切除的患者局部复发率仅为26%”。这个研究结果认为,同以往研究一样,患者应当去专门的具有大量罕见癌症病例的医疗机构进行最佳的治疗,以获得最长生存期和最好的功能预后。

加利福尼亚大学洛杉矶分校的 Fritz Albert 和 Frederick Albert 进一步强调了避免由于不正确手术操作导致复发的重要性。他们在《软组织肿瘤的外科治疗:避免缺陷》一文中总结到:“局部复发性肿瘤的最佳治疗方法是阻止它的产生,这使得原发疾病的手术治疗成为最重要的一环,因为辅助性治疗不能弥补首次范围不足的手术切除。"避免罕见肿瘤(所有的肉瘤都是罕见的)手术错误的最好方法是到专门肉瘤中心由经验丰富的多学科成员进行治疗。

一些需要考虑的额外事项

除了有经验丰富医疗组这一优点外,专业肉瘤中心的其他优点包括手术风险低和较低的局部复发率。选择专业肉瘤中心还有其他的因素,如下。

1. 治疗开始前可使用准确的诊断方法。

2. 知识丰富的工作人员将会建议患者做出其他一些与癌症治疗不直接相关的决定,如治疗前的生育选择。

3. 增加了提供最新靶向治疗的可能性。

4. 有前途的临床试验可能是有效的。

评估诊疗中心的患者应该知道,即使是最好的肉瘤中心也可能不会告知有些专业外部设施仅在一些有限的地区可用。例如,质子束这种对一些肉瘤有效的治疗方法仅在美国的 5 个地区能提供。具有 IMRT(调强放疗)技术的医院可能会鼓励患者使用 IMRT,而不是为了接受质子束治疗而去其他地方。我们应该确保想获得广泛选择权的患者获得不止一个治疗机构的选择,并且患者对每个机构提供的治疗方法应提前进行调查。

鉴于一些证据表明在 HVC 治疗优于在当地医院治疗,英国研究员做了一项研究,发现为何患者没有更快地找到自己应该去的肉瘤中心治疗。《软组织肉瘤:医疗安排的延迟》一文作者的研究基于"人们认为软组织肉瘤在专门中心治疗更加有效"这一前提。他们持续记录相关患者的人口统计学分析、患者与医疗专家联系的关键日期及专家提供的初始治疗类型,发现几乎不存在患者延迟的原因,正如作者指出:"尽管一些患者能够忍受症状,但总体来说患者会比较快

地去找医生,因此患者对于延迟去专业中心治疗这件事不应该负有责任。"换句话说,患有这种威胁生命的罕见疾病的人不会忽视好的建议,他们经常在第一个地方不能接受到好的信息。研究人员认为大部分医疗专家应对延迟就诊负有责任,主要是因为他们缺乏已经发表的罕见肉瘤治疗指导策略的知识。

结论

肉瘤患者需要一些帮助来找到正确的治疗地点。肉瘤在线自助和肉瘤支持团体是用自己的方式找到肉瘤中心的两个方法。患者依赖他们周围的专家告诉他们病情的真相和他们需要做什么才能战胜肿瘤,甚至要告诉他们离开当地医院去大城市的专门中心治疗。还需要帮助他们了解到肉瘤相关临床试验不是全部为挽救生命的试验,但可能是最快的缓解方法,并且如果是肉瘤患者,确实值得参与这项试验。

(邢培培 译)

参考文献

1. Juan C. Gutierrez, MD, Eduardo A. Perez, MD, Frederick L. Moffat, MD, Alan S. Livingstone, MD, Dido Franceschi, MD, and Leonidas G. Koniaris, MD. Should Soft Tissue Sarcomas Be Treated at High-volume Centers? An Analysis of 4205 Patients, Annals of Surgery. June 2007;245(6).

2. A. A. Bhangu, J. A. S. Beard, and R. J. Grimer. Should Soft Tissue Sarcomas be Treated at a Specialist Centre? Sarcoma. 2004;8(1):1-6.

3. Fritz C. Eilber, MD, and Frederick R. Eilber, MD. Surgical Management of Soft Tissue Tumors: Avoiding the Pitfalls. American Society of Clinical Oncology Educational Book. ASCO 2005.

4. G. D. Johnson, G. Smith, A. Dramis, and R. J. Grimer. Sarcoma. Delays in Referral of Soft Tissue Sarcomas. 2008; Article ID 378574:7.

第 14 章

关于肉瘤第二次诊疗意见的重要性

Elizabeth Goldstein-Rice

因为肉瘤是一种罕见癌症,所以大部分医生可能终身只遇到过几次或者完全没遇到过。患者需要由肉瘤诊疗经验的医生和多学科成员进行诊断和治疗。如果被诊断为肉瘤,我们鼓励患者去一个专业肉瘤中心获得诊断和治疗方案的第二次诊疗意见。当患者寻求关于罕见癌症的第二次诊疗意见时,好的医生是不会恼怒的,因为这是一个正常的流程。此外,一些保险公司在支付患者治疗费用之前也需要第二次诊疗意见。

患者、家人和支持者在与癌症的斗争过程中会从很多人那里得到建议,包括关于饮食习惯的建议(如去哪儿买食物、怎样制作食物、什么食物健康及什么食物不健康等)、关于生活方式的建议(如缺乏这个、做太多那个、太危险或坐太久等)、关于处理他们身体变化的建议(尤其是他们的头发、假发等)以及如何解决自己的事情。

他们也会得到是否要寻求第二次治疗意见的建议。尽管我们大部分人认为寻求第二次诊疗意见是有用的,但是还有一个常见的错误观念:寻求第二次诊疗意见是耗时且昂贵的,并且经常得到的治疗方案和长期预后结果并没有改变。然而一些研究显示,对于肉瘤患者来说,从多位专家那里获得信息确实会有所不同,这些不同不仅表现在做出医学决定方面,而且表现在患者的最终预后方面。本文提供了一个依据,它证实了从一位肉瘤专家那里获得关于诊断和治疗的第二次诊疗意见的重要性。

首次诊断后的第二次诊疗意见

一旦病灶被确定为一个需要进一步评估的肿瘤,那么患者的诊疗就开始了。准确进行临床评估且明确肿瘤的类型是患者快速治疗所必需的。理想的第二次咨询时间是在进行任何手术之前。

2005 年,在《软组织肿瘤的手术治疗:避免陷阱》

一文中,加利福尼亚大学洛杉矶分校医学院的 Dr Fribz 和 Frederick 认为:"在任何一个可能怀疑是肉瘤的临床特征出现之前,适当的横断面成像和组织诊断是指导其他诊疗的关键。"他们继续指出:"CT 指导下的活组织检查是获得一个准确组织诊断的最佳方法"。因为活组织检查是有 CT 图像指导的,那么手术医生就能获得准确的样本,提高早期诊断的准确性。切除活组织检查优于穿刺活组织检查这一观点是最具争议的。

由英国伦敦圣托马斯医院指导的一篇研究论文的作者使用切除活组织检查(尝试切除全部切口或肿瘤)而不是使用穿刺活组织检查,因为穿刺会污染邻近组织,在软组织肉瘤的首次手术时难以确保获得足够的手术切缘。

德国的一个 600 例肉瘤相关手术的研究进一步支持第二次诊疗意见。这一调查首先指出获得一个软组织肉瘤明确诊断存在困难,因为肉瘤有很多不同的类型。研究结果显示了一位有肉瘤病理学经验的病理学家的重要作用。经有没经验的病理学家做出的二次诊断与最初诊断相比见表 14 – 1。

这些结果对于在治疗前回顾最初诊断是很惊人的。一个受欢迎的网络医学信息来源 WebMD 列出了罕见癌症寻求专家第二次诊疗意见的首要原因:关乎治疗。毕竟诊断决定哪种是最好的治疗。

另一个非常有意思的研究也支持任何治疗之前进行强制性原始组织样本的第二次诊疗意见。这个研

表14 – 1 比较最初诊断和专家的第二次诊疗意见

最初诊断医疗机构	与专家第二次诊疗意见的一致性(%)
私人临床机构	28.3%
医院	29.6%
医学学院中心	36.8%
德国 BG 大学医院病理科	70.5%

究是约翰·霍普金斯医院的 Baltimore 医生进行的"在大型医院进行强制性的外科病理学二次意见"。在这个研究中,一个改变的诊断被定义为"导致治疗和预后产生有意义的改变"。这个研究不仅发现"在 6171 个病例中手术病理学的二次会诊意见导致 86 例诊断的改变,比例占到 1.4%",而且发现"每投入 1 美元来获得第二个会诊意见,财务收益平均为 2~4 美元"。

上述研究显示在一定情况下最初诊断可能是错误的,所以应该仔细检查。接下来的问题是:如果肉瘤的诊断存在差异,具体有什么不同吗? 也许只是在亚型或等级确定上的不同,那么肉瘤的治疗方案又有什么区别吗? 这些差异显著吗? 我们现在就要解决这些问题。

诊断对治疗计划的影响

事实上,一个不正确的或不准确的诊断明显影响治疗计划,包括是否采用化疗、放疗以及是否要进行手术及要使用的手术方法。

一个特别关注的领域是在最初切除原发肿瘤中存在的手术误差风险。在"原发性软组织肉瘤的外科切除术"的研究中,来自伦敦的圣托马斯医院的研究人员研究了那些曾接受手术切除肉瘤但是必须做额外手术的患者,因为这些患者最初的手术不能够切除所有肿瘤周围区域的肉瘤细胞。在对这些患者的研究中发现,有超过 56% 的患者有残余肿瘤,33% 例肿瘤是肉眼可见的。这是如何发生的?

他们发现,第一次手术常采用的是被称为"剥除"的过程,这个过程没有首先获得一个完整的病理诊断。剥除手术是用于界限分明良性肿瘤的手术方法。他们很容易沿现有肿瘤及其周围正常组织之间的分界进行手术挖除,因为一些肉瘤看起来好像它们有明确的界限,所以经常对外科医生造成这样一种误导:肿瘤是良性的,所以我们可以安全地沿边缘进行切除,而不用进行附加周围组织的切除。研究的结论是,手术切除的充足性评估是非常不准确的,大多数局部复发是因为最初手术未达到预期效果。

国家综合癌症网(NCCN)提供了肿瘤的临床实践指南,里面有详细而简明的规划文件,这对了解如何做出肉瘤治疗管理的决定非常有用。该指南涵盖了各种与肉瘤治疗相关的活动和原则,包括最初的诊断评估、最初的治疗、之前及之后的手术治疗、放疗、化疗、进展和复发的疾病及随访。对四肢、腹膜后/腹

部、腹腔软组织肉瘤和侵袭性纤维瘤有专业的指南。对于骨相关的肉瘤也有单独的指南,针对软骨肉瘤、尤文肉瘤、骨肉瘤并加上一些变异。

第二次诊疗意见的财政援助

患者、照顾者和家人在应对残忍的肉瘤诊断和每天看护的负担时,可能不相信他们有能力或鼓励自己积极寻找最好的第二次诊疗意见。然而,这是可以获得帮助的。肉瘤支持团体是从熟悉过程的人中获得最新信息的巨大来源。他们可以帮助成员找到当地的资源以及相互联系的国家计划,他们可以提供旅途、住宿的费用以及其他保险不涵盖的费用。

一个很好的例子就是肉瘤联盟手牵手项目,这个项目"通过提供相关的旅途、话费账单、成本的评估以及相关的费用报销来帮助患者寻求第二次诊疗意见"。

一些主要肿瘤中心可以提供包括美国癌症协会希望旅馆、罗纳德·麦当劳房子和当地酒店业等组织提供的免费或有折扣的住宿信息。

当地肿瘤诊所和重大肉瘤中心之间形成一种工作关系时,费用和患者压力可以进一步减少。肉瘤中心往往愿意提供专家诊断和治疗方案,然后可以在更接近患者家乡的地方执行。对于成年人来说,也可以选择门诊治疗。

结论

在总结"强制性的第二次诊疗意见"的研究结果时,约翰·霍普金斯医院的研究人员指出,强制性的手术病理等第二次诊疗意见让患者有很好的临床和风险管理意识。

从照顾者的角度来看,新的肉瘤患者需要注意第二次诊疗意见的价值。他们总有一种巨大的紧迫感,要尽快开始治疗,所以患者和家属可能担心任何的延误,因此加快诊断设施以及与大的肉瘤诊断中心之间的通信交流将会大大减少诊断和治疗之间的间隔时间。没有哪个患者愿意为错误诊断导致的错误治疗付出代价,而且错误被公认之后不是总能找到有效的治疗方法和程序来进行修正。

（邢培培　译）

参考文献

1. Juan C. Gutierrez, MD, Eduardo A. Perez, MD, Frederick L.

Moffat, MD, Alan S. Livingstone, MD, Dido Franceschi, MD, and Leonidas G. Koniaris, MD. Should Soft Tissue Sarcomas Be Treated at High-volume Centers? An Analysis of 4205 Patients. Annals of Surgery. 2007;245(6).

2. A. A. Bhangu, J. A. S. Beard, and R. J. Grimer. Should Soft Tissue Sarcomas be Treated at a Specialist Centre? Sarcoma. 2004;8:1 – 6.

3. By Fritz C. Eilber, MD, and Frederick R. Eilber, MD. Surgical Management of Soft Tissue Tumors: Avoiding the Pitfalls. American Society of Clinical Oncology Educational Book. ASCO 2005.

4. G. D. Johnson, G. Smith, A. Dramis, and R. J. Grimer. Delays in Referral of Soft Tissue Sarcomas. Sarcoma. 2008; Article ID 378574;7.

第 15 章

PET 和肉瘤

Janet Eary, MD

Ernest Conrad, MD

在过去的 10 年中,尽管有报道显示出疗效的不同,但是对肉瘤的治疗仍强调了高级别肉瘤术前需要新辅助化疗。由于抽样误差和较大肿瘤患者的组织异质性,使得对肿瘤分级和预后的评估往往具有挑战性。相比在其他癌症中使用 FDG-PET 显像技术来进行诊断、评估和分期,PET 在肉瘤患者中的应用也相对较多。虽然肉瘤的发生率比许多其他癌症较少,但是相对缺乏对治疗的反应和高转移频率使它们成为 PET 等分子成像技术检查的恶性肿瘤候选者,对它们来说,分子成像技术可为患者更好的预后做出贡献。这些成像技术也可用来帮助鉴定新的旨在提高患者生存率的可能更有效的治疗策略。

我们和其他团体发表的临床成像试验数据表明,肉瘤的 FDG-PET 显像可为治疗计划做出重大的贡献,并且对不同肉瘤的组织学亚型的生物学行为研究也具有重要意义。FDG 是根据组织代谢的相对速率在组织中使用,恶性肿瘤的区域比周围组织的代谢率高,而这些增加的异常摄取可用来确定其恶性行为的可能性。PET 图像的分辨率高,可用于分析三维图像,而且图像摄取数据可用定量或半定量的方法确定组织区域的成像剂(在临床中通常使用 FDG)的特定吸收。已经发现这种成像技术可以可靠地判别从高到低级别的各种肉瘤。然而,肿瘤 FDG 摄取值范围在有些具体类型的软组织肉瘤中可发生变化。此外,FDG-PET 对身体其他区域恶性行为的显像能够指导外科医生选择最有可能组织活检成功的区域进行活检。由于 PET 显像与组织代谢有直接的关系,那么在肿瘤中最高的 FDG 摄取区域代表着最强的生物攻击性区域。

新的临床研究不断涌现,并且使用肿瘤 FDG 摄取作为包括肉瘤在内的许多癌症治疗反应的生物标志物。在一名肿瘤患者中,FDG 摄取变化而肿瘤尺寸没有变化的现象很常见,尺寸改变是缺少可靠的临床试验要求的影像解剖学测量方法。在肉瘤中 FDG 的摄取减少与更好的生存相关,这证明了它可作为肿瘤标志物。事实上在我们的实践中常看到增加的肿瘤体积伴随着显著的肿瘤 FDG 摄取减少,这表明肿瘤对治疗反应过程是多因素的,可能包括扩大肿瘤轮廓的过程,例如水肿或囊性积液。

肉瘤诊疗团队将 FDG-PET 显像作为制订治疗计划及评估患者具体信息的一个重要贡献者的时代已经到来。这种技术的广泛使用将迅速促进更多的针对肉瘤生物学行为的生物特异性示踪剂出现,我们将有更多的机会探索肿瘤治疗失败或成功的因素。从诊断开始,高级别软组织肉瘤患者现在有约 60% 的总体 5 年生存率,因此在临床实践和旨在提高患者生存率的临床试验中使用 PET 是发现和理解肉瘤行为的重要工具。

(邢培培 译)

参考文献

1. Eary JF, O'Sullivan F, Powitan Y, et al. Sarcoma tumor FDG uptake measured by PET and patient outcome: a retrospective analysis. Eur J Nucl Med Mol Imaging. Sep 2002;29(9):1149 – 1154.

第 16 章

肉瘤分子病理诊断现状

Elizabeth G. Demicco, MD, PhD

Alexander J. Lazar, MD, PhD

引言

软组织肉瘤(STS)和骨肉瘤是间叶来源的罕见的恶性肿瘤,在所有成人实体瘤中所占的比例不足1%。肉瘤带来了特殊的诊断困境,不仅是由于它们罕见,也是由于它们的广泛多样性,目前公认的有50多种组织学亚型。这种分类的异质性伴随着多样的生物学行为:从局部侵袭但不具转移性的肿瘤(如硬纤维瘤)到少有转移或转移相对惰性的肿瘤(如孤立性纤维性肿瘤),再到那些高级别侵袭性及转移迅速的肿瘤(如滑膜肉瘤或尤文肉瘤)。虽然很多肿瘤显示出间充质分化的特异表型,像脂肪肉瘤、平滑肌肉瘤或横纹肌肉瘤,但有高达25%的肿瘤不能分类且并不像正常组织。此外,良性软组织肿瘤比恶性肿瘤更常见,至少常见100倍,且在某些情况下可与肉瘤混淆。

病理学是一门医学专业,为医学实践奠定科学基础。病理学家是专攻诊断并通过科学实验的方法描述疾病的医师。病理学通常分为临床病理和解剖病理。一方面,临床病理学处理所有的液体测试及血液学检查,包括诊断性检测、血液存储及微生物学研究;另一方面,解剖病理学则处理基于组织的检测,包括细胞学穿刺、活检以及手术切除标本。基于现有组织做出的诊断说明最终由病理医师负责。

由于解剖病理学家对患者瘤组织的分析对于肉瘤的治疗绝对关键,所以肉瘤病理学家都接受过诊断这些罕见肿瘤的特殊训练。正确识别特定的肉瘤亚型非常重要,因为不同亚型有不同的治疗方案。

病理报告包括诊断(确定特定的肉瘤亚型)和标本大小、形状、外观的信息以及手术切除标本的完整性的相关信息。

分子病理学是包含在病理学之内的一个不断发展的领域,它用能够识别特定肿瘤亚型的基因变异来获得诊断、预后及治疗的信息。病理学家经常担当顾问医生的角色,运用并改进他们组织及实验室分析的知识来对患者进行诊断及治疗。作为医生及科学家,专攻肉瘤的病理学家从事临床研究、疾病模型和基础科学研究,从而深入了解肉瘤并改善其治疗。

从恶性肿瘤中鉴别出良性肿瘤,正确的诊断至关重要,可预测恶性肿瘤的行为模式并确定合适的治疗方式。不幸的是,由于一些良性肿瘤与恶性肿瘤及肉瘤不同亚型之间形态相似,可能使诊断面临挑战。

病理学家如何进行肿瘤的诊断及描述

组织标本通常取自病理科,小则通过细针针芯穿刺活检,大则通过外科手术切除标本。诊断的第一步是综合检测标本和(或)相关的影像学检查及临床所见。诊断信息可以从肿瘤标本的颜色、密度及生长方式获得。肿瘤被切开后取材成小片块状,浸入甲醛中固定、梯度乙醇脱水后进而用石蜡包埋。石蜡包埋的组织块接着被切成很薄的切片并放在玻片上。这些切片常规经HE染色(苏木精-伊红染色)使组织结构及细胞特点显影。病理学家接受训练来识别特定疾病及肿瘤的细胞形状、生长方式、染色特点及细胞外结缔组织特点的不同。

因为多种原因,许多肉瘤类型的相同表现,使得仅仅通过标本的HE染色不能明确诊断。这种情况下,病理学家会提出最有可能的疾病——鉴别诊断。随后用辅助检测来确定最可能的诊断并排除其他潜在的可能性。这些辅助检测首要检测的是免疫组织化学染色,它是用抗体检测组织标本特定蛋白的表达。

肿瘤的分子异常正越来越多地应用于诊断。因为没有一个绝对特异的诊断技术,所有发现都要从肿瘤 HE 染色的形态学特征及临床两个方面进行解释,大多数病例中需要所有现有资源数据整合才足以做出诊断。然而,偶尔那些分化差的肿瘤(没有任何组织或任何肿瘤类型的特点)可能免疫组织化学标志物也不能明确或缺乏特殊的分子异常。在这种病例中,可能会得出不典型肉瘤的诊断。

形态学上,肉瘤可分为多种子分类:梭形细胞肿瘤、小圆细胞肿瘤、多形性肿瘤以及上皮样肉瘤。每一种类别都有不同程度的形态学及临床特征上的重叠。例如,某种程度上,小圆细胞肿瘤的鉴别诊断可能包括尤文肉瘤、腺泡状横纹肌肉瘤、小圆细胞肿瘤(DSRCT)、淋巴瘤、转移癌,甚至是滑膜肉瘤的变异体或骨外黏液样软骨肉瘤。在这种情况下,诊断的首要工具是免疫组织化学染色。然而,这些标志物的表达可能会有相当多的重叠,如 CD99(Mic2)通常作为尤文肉瘤的标志物,但也可在淋巴瘤、滑膜肉瘤、DSRCT 及横纹肌肉瘤中表达阳性,而 desmin 是肌肉分化的常见标志物,在横纹肌肉瘤及 DSRCT 中均可见。此外,染色剂的干扰可能也会带来困难,而且可能会导致非特异性染色或混合非肿瘤细胞性染色,像肿瘤内树突状细胞或混入的退化的骨骼肌纤维。实际上,准确诊断肉瘤是有困难的,这是一个众所周知的问题。一个最新的研究显示,近 25% 的病例在指定机构的诊断与在肉瘤转诊中心的诊断有明显不同,在其中超过一半(总数的 16%)的病例中,这种差异具有重要的临床意义,影响治疗方案及预后。以往的研究结果更糟,仅显示出 61% 的临床与病理诊断的一致率。这些挑战由于应用芯针穿刺活检进行初始诊断的临床趋势而更加严重。芯针穿刺活检的应用会造成诊断困难,因为每一个肿瘤都有异质性,即恶性肿瘤可能与良性肿瘤、其他临床行为不同的肉瘤甚至是非肉瘤(如癌或黑色素瘤)相似。

幸运的是,肿瘤的分子异常受到越来越多的关注,并作为特异性诊断标志物应用于临床。事实上,估计现在有 20%～30% 的肉瘤可能有特异的染色体变异,而这些变异或许可以帮助诊断并且为将来的治疗提供潜在的靶点。本文将提供最新的已知的良性及恶性软组织间叶肿瘤的分子异常,重点是那些具有诊断意义的并且可能用于分子检测的技术。这篇文章主要关注肉瘤与局部侵袭性肿瘤(如硬纤维瘤)的

诊断技术。已知的良性肿瘤的变化仅做简单探讨,因为这些肿瘤可能需要与更具侵袭性的肿瘤相鉴别。

临床及分子病理学研究

现阶段,本文中讨论的很多技术,包括基因表达阵列、比较基因组杂交及二代测序技术与主要的研究工具,其临床应用有限(多在肉瘤领域之外)。其他技术如传统的核型分析在美国的大多数机构是标准。由于这些肿瘤罕见,FISH 与 RT-PCR 在肉瘤诊断中的应用情况依机构不同而不同。显示点突变的单核苷酸序列测定已经在一些临床许可的实验室联机,用来测定某些癌,而且适用于一些肉瘤,尽管目前它们的应用还不广泛,但是正在发展。

肉瘤的分子异常

肉瘤可以根据三种类型的分子异常粗略地进行分类:

1. 存在一个特定位点的基因的转位或扩增的相对简单的染色体核型异常;

2. 伴有一个特异的致癌基因突变的简单的或复杂的染色体核型异常;

3. 伴有多个染色体重排、复制及缺失的复杂的染色体核型异常。

大约 20% 的肉瘤属于第一种,在这一组中首先证实分子诊断是有用的。伴有简单染色体核型的肉瘤包括尤文肉瘤、黏液样脂肪肉瘤、隆突性皮肤纤维肉瘤(DFSP)、高分化脂肪肉瘤及滑膜肉瘤等。第二类肉瘤为特定突变导致的肉瘤分化异常的肿瘤,包括胃肠道间质瘤(GIST),带有肿瘤源性分化需要的 KIT 及 PDGFB 突变,以及韧带样型纤维瘤病,通常带有编码 β 连环蛋白的 CTNNB1 基因位点的特定突变。第三种分类包括大多数肉瘤,包括平滑肌肉瘤、未分化多形性肉瘤(UPS)/恶性纤维组织细胞瘤(MFH)及血管肉瘤。

携带相对简单染色体核型的肉瘤

研究发现很多携带相对简单染色体核型的肉瘤与特异的染色体转位有关,这些转位导致两种不同基

因的部分融合变成一个嵌合或融合基因(图 16-1)。肉瘤中目前公认的有几种不同的融合类型:

- 导致嵌合型转录调节者;
- 导致生长因子过表达者;
- 通过改变细胞定位或信号蛋白活性来改变信号指令者。

有观点认为,为了保证特异的重复易位的发生,必须有一定的条件。最基本的条件是相关位点的位置必须相邻且必须存在 DNA 断裂。已经表明一些基因片段较其他的更易断裂,这可能部分取决于细胞应激(包括基因毒性应激、氧化应激及折叠应激)和转录活性。基因位点的邻近可能受转录调节影响,它将染色体的特定部分带入一个调控单元。综上所述,这些发现提示,肉瘤中频繁出现的特异融合位点可能不是一个绝对的随机事件,而是受到细胞类型及肿瘤前体细胞的转录及复制活性的影响。

致使新的嵌合转录因子的易位

此类易位的原型是尤文肉瘤,它的 EWSR1-FLI1 融合基因产物将 EWSR1 的转录调节区域与 FLI1 的 DNA 结合区域连接起来,从而生成一种更具活性的转录因子,这一转录因子可能会改变参与生长或分化基因的表达。值得注意的是,肉瘤中近一半的致癌性融合基因属于转录调节"FET"基因家族,包括 FUS/TLS、EWSR1 和 TAF1168。除了尤文肉瘤,FET 融合基因同样见于 DSRCT、透明细胞肉瘤、血管瘤样纤维组织细胞瘤、骨外黏液样软骨肉瘤、黏液样脂肪肉瘤以及肌上皮瘤等。

致使基因扩增的易位

此类易位的原型是 COL1A1 启动子与隆突性皮肤纤维肉瘤的编码序列 PDGFB 的融合,在胶原质保

持恒定的基础水平的情况下导致生长因子 PDGFR-β 的表达,从而使肿瘤细胞生长失控。类似的事件可能发生在很多良性的间质性肿瘤,像腱鞘巨细胞瘤伴有 COL6A3 胶原基因启动子调控的集落刺激因子,或者结节性筋膜炎伴有由肌球蛋白重链启动子调控的 USP6(编码参与生长因子调控的因子)。

改变融合组分的信号特点的易位

这类的例子是炎性肌成纤维细胞性肿瘤,其中的嵌合基因编码了一种结合于一种细胞内或核内蛋白的功能性 ALK 酪氨酸激酶受体,从而改变细胞膜上 ALK 的亚细胞定位,导致受体二聚化失控以及随后的增殖与存活过程的激活。

据推测,肿瘤内易位发生的频率随调查例数的增加而增加。这一结论同样适用于肉瘤,过去的几年内已经识别出大量新易位(表 16-1)。

易位已于良性间质性肿瘤(如结节性筋膜炎与动脉瘤样骨囊肿)、中间型恶性肿瘤(如上皮样血管内皮瘤)以及肉瘤(如间质性软骨肉瘤与 EWSR1 阴性的未分化的小圆蓝细胞肿瘤)中发现,后三种是最新发现的。除了这些肿瘤之外,分子诊断学的潜力随着每一个新的发现而增大。然而,需要受到警示的是,高达 10%(根据组织学亚型)的具有易位型肉瘤相关组织学特点的病例没有发现特征性的易位。一些阴性结果或许是由于采用的检测方法缺乏敏感性,抑或是罕见的可变的融合组分或有待识别的变异的易位。例如,在尤文肉瘤中发现大约 85% 的病例携带 EWSR1-FLI1 融合基因,10% 则有 EWSR1-ERG 融合。其余情况为更罕见的融合组分:FEV、E1AF 及 ETV1,它们同 FLI1 与 ERG 均属于转录因子 ETS 家族,且仅在少数病例中有过报道。另外,以 FUS 为融合组分与 ERG 或 FEV 融合的变异的易位已在不足 1% 的病例中发现。FUS 和 EWSR1 一样属于 FET 转录调节家族,因此这一易位与尤文肉瘤家族性肿瘤一致。近来,一个明显与 FET 家族无关的反复出现的易位已在 68% 的 EWSR1 阴性的原始小圆蓝细胞肿瘤中发现,包括 CIC 与 DUX4 基因位点。不确定这些病例是代表拥有变异易位的尤文肉瘤还是一个完全不同的个体。因此,与易位阳性者相比,缺乏特征性重排及生物特征的病例比例尚不清楚。考虑到易位相关肉瘤在细胞分化及肿瘤生物学上的鲜明特点,似乎可以说未检测到易位的病例也隐藏着一定的分子紊乱,这种紊乱通过其他方式激活同一下游通路。

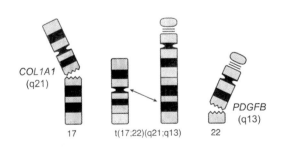

图 16-1　融合基因的发生。皮肤隆突性纤维肉瘤中位于 q21 的 COL1A1 与位于 q13 的 PDGFB 基因发生融合。

表 16 - 1   特定间质性肿瘤中的染色体易位/扩增

肿瘤类型	易位	基因
易位导致的嵌合转录因子		
尤文肉瘤:原始神经外胚层肿瘤(PNET)	t(11;12)(q24;q12)	EWSR1-FLI1
	t(21;22)(q22;q12)	EWSR1-ERG
	t(7;22)(p22;q12)	EWSR1-ETV1
	t(2;22)(q33;q12)	EWSR1-FEV
	t(17;22)(q12;q12)	EWSR1-E1AF
	inv(22)(q21;12)	EWSR1-ZSG
	t(16;21)(p11;q22)	FUS-ERG
血管瘤样纤维组织细胞瘤	t(12;22)(q12;q12)	EWSR1-ATF1
	t(2;22)(q33;q12)	EWSR1-CREB1
	t(12;16)(q13;p11)	FUS-ATF1
透明细胞肉瘤	t(12;22)(q13;q12)	EWSR1-ATF1
	t(2;22)(q33;q12)	EWSR1-CREB1
低级别恶性纤维黏液样肉瘤	t(7;16)(q33;p11)	FUS-CREB3L2
	t(11;16)(p11;p11)	FUS-CREB3L1
促纤维增生性小圆细胞肿瘤	t(11;22)(p13;q12)	EWSR1-WT1
骨外黏液样软骨肉瘤	t(9;22)(q22;q12)	EWSR1-NR4A3
	t(9;17)(q22;q11)	TAR2N-NR4A3
	t(9;15)(q22;q21)	TCF12-NR4A3
	t(3;9)(q11;q22)	TFG-NR4A3
	染色体9q22的重组	NR4A3
软组织和骨的肌上皮瘤	t(6;22)(p21;q12)	EWSR1-POU5F1
	t(19;22)(q13;q12)	EWSR1-ZNF444
	t(1;22)(q23;q12)	EWSR1-PBX1
黏液样/小圆细胞脂肪肉瘤	t(12;16)(q13;p11)	FUS-DD1T3(TLS-CHOP)
	t(12;22)(q13;q12)	EWSR1-DD1T3(EWSR1-CHOP)
肺黏液样肉瘤	t(2;22)(q34;q12)	EWSR1-CREB1
硬化性上皮样纤维肉瘤	t(7;16)(p22;q24)	FUS-CREB3L2
腺泡状横纹肌肉瘤	t(2;13)(q35;q14)	PAX3-FKHR
	t(1;13)(p36;q14)	PAX7-FKHR
	t(X;2)(q13;q35)	PAX3-AFX
腺泡状软组织肉瘤	der(17)t(X;17)(p11;q25)	ASPSCR1-TFE3
子宫内膜间质肉瘤	t(7;17)(p15;q11)	JAZF1-JJAZ1(SUZ12)
	t(6;7)(p21;p15)	JAZF1-PHF1
	t(6;10)(p21;p11)	EPC-PHF1
上皮样血管内皮瘤	t(1;3)(p36;q25)	WWTR1-CAMTA1
间质性软骨肉瘤	t(8;8)(q13;q21)	HEY1-NCOA2
滑膜肉瘤	t(X;18)(p11;q11)	SS18-SSX1、SSX2、SSX4
未分化的小圆蓝细胞肿瘤	t(4;19)(q35;q13)	CIC-DUX4
	t(10;19)(q26;q13)	
易位/扩增导致的基因表达		
肿瘤类型	**易位**	**基因**
高分化脂肪肉瘤/非典型脂肪瘤性肿瘤†/去分化脂肪肉瘤	12 q14~15(环形染色体,巨大的标记染色体)	MDM2、CDK4、HMGA2、GLI、SAS 基因扩增
骨肉瘤,低级别恶性(骨膜外的和髓内的)	12 q14~15(环形染色体,巨大的标记染色体)	CDK4、MDM2、HMGA2、GLI、SAS 基因扩增

(待续)

（续表）

肿瘤类型	易位	基因
动脉瘤样骨囊肿*	t(16;17)(q22;p13)	CDH11-USP6
	t(1;17)(p34.3;p13)	THRAP3-USP6
	t(3;17)(q21;p13)	CNBP-USP6
	t(9;17)(q22;p13)	OMD-USP6
	t(17;17)(q21;p13)	COL1A1-USP6
先天性/婴儿纤维肉瘤	t(12;15)(p13;q25)	ETV6-NTRK3
隆突性皮肤纤维肉瘤	t(17;22)(q21;q13)	COLIA1-PDGFB
巨细胞成纤维细胞瘤	t(17;22)(q21;q13)	COLIA1-PDGFB
黏液样炎性肌成纤维细胞肿瘤/含铁血黄素沉着性纤维脂肪瘤样肿瘤	t(1;10)(p22;q24)3p11~12(环形染色体)	TGFBR3-MGEA5 VGLL3、CHMP2B 基因扩增
结节性筋膜炎*	t(17;22)(p13;q13)	MYH9-USP6
放射诱发的血管肉瘤	8q24	MYC 基因扩增
腱鞘巨细胞瘤/色素沉着绒毛结节性滑膜炎†	t(1;2)(p13;q35~37)	COL6A3-CSF1
易位导致亚细胞定位改变/激活		
肿瘤类型	易位	基因
炎性肌成纤维细胞肿瘤	t(1;2)(q22;p23)	TPM3-ALK
	t(2;19)(p23;p13)	TPM4-ALK
	t(2;17)(p23;q23)	CLTC-ALK
	t(2;2)(p23;q13)	RANBP2-ALK
	t(2;11)(p23;p15)	CARS-ALK
	inv(2)(p23;q35)	ATIC-ALK

注:*,良性肿瘤;†,局部浸润,非转移。

染色体扩增

简单的染色体异常是特异染色体位点的扩增。其典型代表是高分化脂肪肉瘤/非典型脂肪瘤、去分化脂肪肉瘤,以及低级别骨内与骨旁骨肉瘤。这些肉瘤显示出 12 号染色体上 q14~15 的扩增,这一区域包含了许多潜在的致癌基因,包括 MDM2 与 CDK4。常规染色体核型分析中,这一扩增以巨大的标记染色体的形式或由 12 号染色体重复区域专门组成的环状染色体的形式出现(图 16-2)。扩增导致相应基因位点的过表达及随后的细胞增殖失调。

染色体易位在肉瘤诊断及预后中的应用

很多情况下,特定的肉瘤亚型具有独特的染色体易位。例如 FUS-DD1T3 易位仅在黏液性/小圆细胞脂肪肉瘤中有过报道。因此,分子检测 DD1T3 基因重排阳性可以确定黏液样/小圆细胞脂肪肉瘤的诊断。另一方面,已知 FUS 在很多其他肉瘤中会出现重排,因此这一位点的重排对黏液样脂肪肉瘤来说并不特异。其他情况下,同一易位可能出现在不同的肉瘤甚至癌症中,包括 EWSR1-ATF1 融合偶见于血管瘤样

纤维组织细胞瘤与透明细胞肉瘤中,以及唾液腺的透明样变的透明细胞肉瘤中。同样,ASPSCR1-TFE3 是腺泡状软组织肉瘤及易位相关肾细胞癌的特点,而 ETV6-NTRK3 可见于先天性/婴儿纤维肉瘤、先天性中胚层肾瘤及分泌性乳腺癌。此外,同一易位可同时见于肉瘤与白血病中,例如,FUS-ERG 融合在尤文肉瘤中罕见,同时约见于 1% 的急性髓系白血病中。因

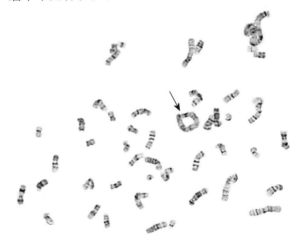

图 16-2 染色体基因扩增。核型分析显示染色体 12q14~5 区域扩增(箭头)。

此,同一融合事件可见于间质性肿瘤、上皮细胞样肿瘤及淋巴细胞肿瘤中。

由于一些易位或易位成分的相同特征,以及这些特征可能会见于治疗方式及预后完全不同的多种肿瘤中这一事实,基因重排的分子检测不能作为一个独立的诊断手段,而必须与临床、形态学及免疫组织化学所见结合起来。

除了用于诊断,特定的易位正在作为预后及治疗的指标而进行评估。早期的研究指出,相对于腺泡状横纹肌肉瘤中 PAX3-FOXO1A 融合、尤文肉瘤中的 EWSR1-FLI1 融合以及滑膜肉瘤中的 SS18-SSX1 融合,PAX7-FOXO1A 融合提示预后更好。然而新近研究还没有证实这样的关联,这或许是由于尤文肉瘤改进的治疗方案,抑或是因为受滑膜肉瘤的组织类型、分级及分期这样的因素干扰。尽管如此,众所周知在腺泡状横纹肌肉瘤中易位阴性的肿瘤行为类似于横纹肌肉瘤的胚胎亚型,无论其组织学表现怎样,其预后较易位阳性的肿瘤更好。因此,针对大多数融合变异体,都有易位阳性或易位缺失有利于预后的矛盾结果。

伴有特异致癌基因突变的肉瘤

仅在几种间质性肿瘤中识别出既可引起肿瘤发生又具有诊断用途的不同的突变(表 16 – 2)。

如上所述,这些肿瘤(包括 GIST)中 85% 激活了 KIT 生长因子受体的基因突变,10% 有 PDGFRA 基因突变。少数的韧带样型纤维瘤病(一种仅有局部侵袭性的恶性肿瘤,又名韧带样瘤、硬纤维瘤、侵袭性纤维瘤、纤维瘤病)存在 CTNNB1 基因突变,从而引起肌成纤维细胞的增生,这在 85% 的情况下会稳定蛋白质并引起活化。韧带样型纤维瘤病也可能

与家族性腺瘤性息肉病(FAP)有关,而 FAP 是由 β 连环蛋白负性调节基因——APC 基因失活性突变引起的。在这些患者中,APC 基因中 3′1444 密码子突变已被报道用来预测硬纤维瘤在腹腔外的进展。在评估肿瘤复发、边缘状况时,检测纤维瘤病中突变状态的能力尤其重要,就像反应性纤维增生如瘢痕,可以通过组织学及免疫组织化学的方法与肿瘤区别开来。然而,如果已知一个原发性肿瘤有 CTNNB1 的基因突变,那么可以通过检测一个在正常组织中不会存在的突变来确认复发。β 连环蛋白的表达也可能通过免疫组织化学染色来识别,阳性的结果表示存在纤维瘤病,然而,β 连环蛋白在很多病例中可能表达非常局灶或模糊,同时某些程度下也可能在再生瘢痕组织的活性肌成纤维细胞中见到。因此,若免疫组织化学结果有意义,这种情况下若突变分析为阳性,则能够使诊断更加明确。突变状态也可能有预后意义,以 GIST 为例,它在 KIT 基因的某些突变型对伊马替尼治疗反应更好,而在纤维瘤病中,有证据显示某些突变型具有更高的局部复发风险。因此,这些突变的检测或许同时拥有诊断意义及预后意义。

显示复杂核型的肉瘤

大多数肉瘤由高级别梭形或多形性细胞组成,以平滑肌肉瘤及未分化多形性肉瘤(UPS)/恶性纤维组织细胞瘤(MFH)为典型代表,这些肿瘤很少显示出相同的细胞遗传学异常,以高度复杂的基因组著称。复杂核型肉瘤的特点是基因组的不稳定性,带有多个染色体重复、缺失及复杂的重排,很多时候带有由多种不确定染色体的遗传物质组成的标志性染色体的产物(图 16 – 3)。

表 16 – 2　间质性肿瘤中特定的突变有助于诊断

肿瘤	基因座	基因变化	检测	免疫组织化学替代标记
胃肠道间质瘤	KIT,PDGFRA,BRAF	激活性点突变	PCR	KIT(CD117),血小板源性生长因子受体-α
韧带样型纤维瘤病[†]	CTNNB1	激活性点突变	PCR	β 连环蛋白
恶性横纹肌肉瘤	INI1	缺失,失活性突变		失去 INI1 表达
上皮样肉瘤	INI1	异质的(失活性突变,易位,基因组沉默)		失去 INI1 表达
骨纤维异常增殖症[*]	GNAS	激活性点突变	PCR	
黏液瘤[*]	GNAS	激活性点突变	PCR	

注:[*],良性肿瘤;[†],中间性(局部侵袭性)肿瘤。

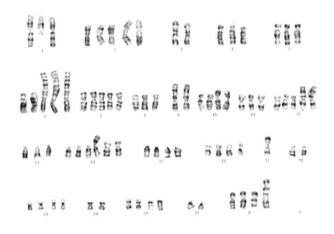

图 16－3　复杂的细胞遗传学改变,包括大量的扩增、缺失及移位,如 6;15、X;17 和 2;12 等。

据推测,这种基因组的不稳定性可能会导致端粒缺失,这会造成有丝分裂过程中频发的染色体断裂与融合,同时与 p53 基因突变有关,这一突变在核型复杂肉瘤中常见(图 16－4)。

或许存在很多其他的致癌基因突变如 RAS 或包括 RB1 在内的肿瘤抑制基因,但不具有诊断用途。这种情况下,诊断主要依靠形态学、临床及免疫组织化学。不幸的是,这类肿瘤的一个亚群没有表现出重要的分化标记物表达从而将肿瘤归入 UPS/MFH 组。利用比较基因组杂交(CGH)及基因表达阵列(GEA)这样的高通量分子技术进行的近期研究显示,实际上很多这种 UPS 病例可以重新归为已知类型肉瘤的多形性亚型里。其他人相信至少 UPS 的一个子集起源于分化前/未分化阶段的间充质干细胞而不是分化更好的肉瘤。为了更好地诊断这些肿瘤并预估对治疗的反应,这些技术仍在接受评估。

分子诊断工具

病理学家与临床医生拥有一系列不断增多的分子测试用于诊断肉瘤并评估预后。这些测试从常规核型分析的可靠方法,逐渐增加至多通路单核苷酸引物延伸分析与深外显子测序这样的前沿技术,以及目前正走向临床应用的研究技术(如 CGH 及 GEA),这曾在"肉瘤基因图谱研究"及"基因图谱:揭秘肉瘤细胞的内部运作"中讨论过。

当前,在大多数机构中,这些技术在临床诊断中

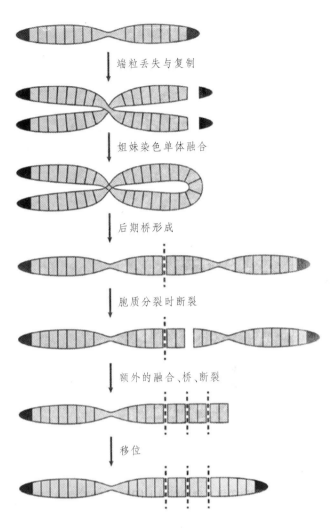

图 16－4　端粒及基因组不稳定性。

的应用仅限于常规细胞遗传学、FISH 及 PCR(包括 RT-PCR 与 Q-PCR)。基于质谱或其他检测方法的单核苷酸多重分析正在联网。在某些机构中,这些技术已经成为用于临床诊断及预后的一部分,并且在肉瘤的某些突变同样可用。序列技术包括 CGH/GEA 及二代测序,费用昂贵,并且很多情况下很难常规地用于临床。然而,由于目前作为研究工具的价值及不断显现的在临床诊断与评估预后方面的价值,它们正纳入讨论的范畴。

常规细胞遗传学:简单染色体重组旧的金标准

典型的细胞遗传学及核型分析很长一段时间被作为检测易位的金标准,所有染色体可进行可视化。

核型分析

核型分析是一种评估染色体数目(倍体)及结构的方法。通过活检或切除获得新鲜的肿瘤细胞并在培养基中培养。在有丝分裂中期收获细胞,那时为细胞分裂之前,染色体处于高度螺旋化形式。为了发现染色体之间的不同,需进行酶的消化,然后染色(最常为Giemsa染色)。消化及染色导致一种亮带与暗带(G带)模式,每一染色体的这种模式都是独一无二的,因此,可以识别染色体的数目及不同染色体间的易位。

然而,这项技术有很多不同的限制。核型分析要求新鲜的组织生长,因为染色体仅能在有丝分裂中期至有丝分裂前期的早期阶段进行分析,那时染色体处于凝聚状态。另外,需要熟练的解读结果,因为染色体的变化可能非常轻微。传统细胞遗传学有很高的失败率,部分原因是由于肿瘤细胞培养存在困难。肿瘤细胞经常不生长或者正常组织(如成纤维细胞)过度生长。此外,染色体重排的类型决定了核型分析检测异常的能力。传统的染色体核型带检测基因组变异的能力在1.5M碱基对(2000-band resolution)上最好,而且通常情况下,平均的分辨率为7~10M碱基之间。隐秘的易位与插入(一个染色体的一小部分插入另一染色体中)以及单基因缺失可能检测不到。包含多个染色体的复杂的易位也可能在确定染色体的哪一部分重排时出现困难。最后,复杂核型可能很难解释,这些核型中包含很多染色体的多拷贝,以及不能与已知正常染色体相联系的不可识别的"标记"染色体。

光谱核型分析

光谱核型分析(SKY)是更精确的可用于识别复杂核型组分的另一种方法。这种技术及基于同一原理的其他技术(荧光识别、染色体特异探针)被用于给每一对染色体"染上"一种独特的颜色。因此,因太隐秘而不能用传统核型分析检测或识别染色体源的插入或复杂重排,能得到更精确的测定。实际上,SKY很少使用,因为存在技术上的困难且它的解读会耗费时间。此外,复杂核型中,多重重排导致解读困难,基因断点总不能确定。然而,SKY或其他的发光增强核型分析技术的应用是可以被其他如荧光原位杂交(fluorescence in situ hybridization, FISH)这样的技术确定。

荧光原位杂交

由于核型分析需要新鲜组织、操作及解读技术,再加上某些肉瘤在培养基中生长不良,使得它除了在一些专科中心外很少应用。即使在那些专科中心,适用于固定组织标本的替代手段逐渐成为遗传评估的首要模式。幸运的是,检测染色体重排的其他更迅速的方法已经出现,其中最流行的一种技术是荧光原位杂交(FISH)。FISH最大的优点是它可以在甲醛固定石蜡包埋的组织切片、冰冻组织切片或细胞学标本及涂片标本中进行。由于FISH不需要中期染色体,所以它可用于中期之外的染色体,从而更好地确认断裂区域。另外,在组织切片上进行FISH时,可更清晰地确定肿瘤部位进而专门检测这些区域的细胞核,而在传统的细胞遗传学中,这一信息在组织培养的过程中丢失了。

有三种基本类型的探针用于FISH:分裂、融合以及基因位点/着丝点探针。分裂型探针中DNA探针结合于一个基因或者一个染色体区域的两端,其中一个探针进行红色/橙色的荧光标记,另一个用绿色标记。在一个正常染色体中,信号是并拢的,所得结果是并拢的探针表现出的黄点,这是由于位于一处的探针的光谱重叠,也可表现出紧密并列的红色和绿色信号。在一个重排区域,一个信号位于母染色体,而另一信号则被转到远处,通常是另一染色体上,但是偶尔也会在相同染色体上。这种异常情况下,红色与绿色信号彼此分开,以明显的分隔点的形式显示出来(图16-5)。

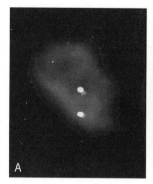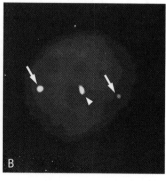

图16-5 染色体断裂易位。两个相邻的基因发生断裂导致成为独立的信号。(见彩图)

这一方法对于筛选参与肉瘤起源的更常见的易位成分尤为有用。例如,滑膜肉瘤中,SS18(SYT)位于18号染色体,可与SSX1、SSX2重组,少数情况下与X染色体上的SSX4重组。对每一个SSX家族成员行FISH不会更有效也不划算,然而,由于SS18是所有病例的共有易位成分,SS18重排的阳性FISH结果等于诊断滑膜肉瘤。分裂探针的限制是没有收集关于参与重排的第二位点的信息,而这其中可能会有额外的诊断信息。

第二种常见的FISH探针是融合探针。这种探针需要预先知道两个易位成分最可能是什么,例如,促纤维增生性小圆细胞肿瘤中,可应用分别与EWSR1及WT1对应的探针。和分裂型探针一样,通常用一个红色及一个绿色的发光体,一个与融合部分的5'端(上游)对应,另一个与3'端(下游)对应。阳性结果存在3个信号:一个融合的黄色信号,以及分别来自两个未参与的等位基因的红色和绿色信号。阴性结果是4个信号(分别有2个红色、2个绿色)。非整倍性染色体会由于染色体拷贝数的变化而将结果复杂化。这项测试与分裂探针相比,特异性更强,但敏感性较小,因为阴性结果不能排除不同融合组分的存在。临床实践中,融合探针很少用于肉瘤。

第三种FISH技术可用于量化某一染色体上的基因扩增与缺失。这里,一个探针对应于有问题的基因位点,另一探针标记着丝粒。例如,在高分化脂肪肉瘤中,一个探针以12q14~15区域为靶点,这一区域包含多个在高分化脂肪肉瘤中发现扩增的基因位点,包括MDM2、CDK4等,同时另一探针识别12号染色体的着丝点。在正常细胞中,目标探针与着丝点探针的比例是(1~2):1(取决于细胞是否进行DNA复制及有丝分裂)。而在扩增状态下,比例会大大增加。肉瘤中,这项测试主要用于确认12q15的高水平扩增的存在(图16-6),它是高分化脂肪肉瘤/不典型脂肪瘤及去分化脂肪肉瘤的特点,尽管这一探针或许也会检测低水平的复制以及非整倍体,后者可以通过与12号着丝点探针相比来区分。

另外一个应用类似探针的诊断情况是检测MYC(8q24)的高水平扩增,MYC见于放射诱发的血管肉瘤,而在放射诱发的非典型血管增生或原发性血管肉瘤中不存在,因此可以用于它们的鉴别。

FISH的限制因素包括需要适当的组织固定以及脱钙组织中由于广泛的DNA损伤导致的高失败率。此外,随着分裂型探针的广泛应用,仅有一个融合组

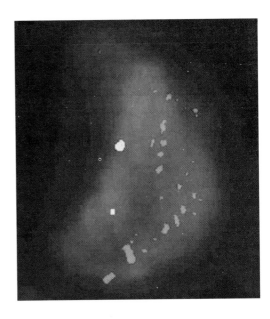

图16-6　染色体12q15区域的大量扩增。(见彩图)

分被确定。因此,检测可能对特定肉瘤没有特异性,和EWSR1重排类似,它可见于多种类型的肉瘤(图16-7)。

因此,如前所述,FISH研究必须始终在组织学特征、临床表现及免疫组织化学所见的背景下进行解读,以避开陷阱并获得正确的诊断。此外,某些情况下,每一基因位点的特异断裂对于治疗及预后或许非常重要,这一信息通过FISH很难解决。

在石蜡切片中进行的FISH需要注意的另外一点是,由于切片的原因,尽管100~200甚至更多的核的信息的量化提供了一个统计学上的补救,避免在更有限标本中可能出现误判,但它的结果是非定量的,即不能准确地量化一个单核中特定位点的拷贝数。FISH也可在厚的组织切片中的分解核上进行,然而这一方法的结果是组织结构的缺失及若未认真选择切片其被正常细胞污染(假阴性结果)的风险。然而,这一技术的一个优点是完整的核是成功的,合适的话可以量化拷贝数。例如,当基因位点探针信号与着丝点信号的比例大于2.2时,某些位点被认为是低水平扩增,但是高水平扩增要求比例为2.5(实际上,脂肪肉瘤中12q15扩增通常为10~25倍)。低水平与高水平扩增的区别可具有诊断、预后及治疗意义。

基于聚合酶链反应(PCR)的方法

基于PCR的方法是FISH与传统核型分析的替

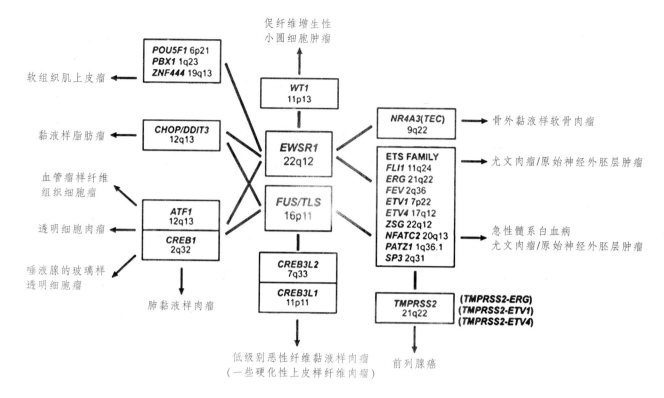

图16-7　不同肿瘤中不同的 EWSR1 和 FUS 基因融合模式。

代品。PCR 可从基因组 DNA 或 mRNA 转录（反转录,RT-RNA）中进行。PCR 是一种灵活的技术,可用于多种试验来检测特殊的易位,确认染色体断裂位点,以及评估特异的点突变、缺失甚至启动子甲基化引起的基因表观沉默。此外,基于 PCR 技术可用于多重反应,它在同一反应中进行多个不同基因变异的分析。

基于 PCR 检测方法的一个优点是 PCR 扩增靶序列,从而可以允许在标本中所含 DNA 或 RNA 极少的情况下完善检测。因此,即使标本中仅有很小比例的肿瘤细胞存在,PCR 也可检测这一肿瘤的 DNA(图16-8)。

然而,由于这一敏感性,必须防止来自其他被分析标本的交叉污染。为了丰富标本中的肿瘤细胞,临床实验室可以显微切割石蜡切片来移除非肿瘤组织或坏死及出血区域。显微切割可提高 PCR 的产量,尤其当肿瘤在组织中所占比例小于10%或切片中存在广泛出血的时候,因为血红素降解产物可能会干扰 PCR 反应。然而大多数情况下,特别是当肿瘤在组织中所占比例大于80%时,则不需要显微切割,同时当用 RT-PCR 检测类似 EWSR1-FLI1 的融合基因转录样本时,也不需要通过显微切割来丰富肿瘤,因为非肿瘤组织中不会发生也不会检测到这一事件。在基因

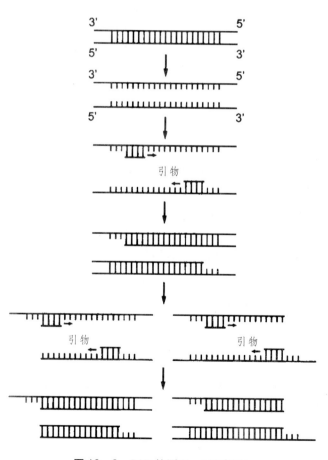

图16-8　PCR 的原理。(见彩图)

组 DNA 中寻找突变时,肿瘤纯度更加关键,因为通常在 2 个等位基因中仅有 1 个发生突变,因此任何外来非肿瘤 DNA 的混入都可以稀释样品,从而使在非突变基因的背景下更难进行检测。仔细的显微切割可缓解这一问题。

通过 RT-PCR 检测染色体易位

最终可构成功能性融合产物的染色体易位中,断点通常发生在非编码的内含子序列内。内含子可以很长,每个病例的精确断点可能都不同,然而断点两侧的编码外显子通常是一致的,因此作用于经过拼接因而缺乏内含子的 mRNA 上的 RT-PCR,是检测融合基因的一种完美的方法。选择合适的引物使所得的 PCR 产物跨越断点区域,因此一个引物对应一个融合基因成分,同时第二个引物对应另一成分。在携带多种可能的易位组分的肉瘤中,通常仅评估最常见的变异体。例如尤文肉瘤,针对 EWSR1-FLI1 与 EWSR1-ERG 的 RT-PCR 同时进行,因为这两个易位占尤文肉瘤融合基因的比例大于 95%,而其他少见的融合基因不会被检测。

经过扩增后的 PCR 产物能够进行 DNA 常规测序(Sanger 测序),其结果与人类基因组序列的数据进行对比来确定扩增产物,实际上是特定的预期融合基因转录本。

使用 RT-PCR 时一个注意事项是,RNA 在甲醛固定石蜡包埋的组织中通常会退化,必须注意选择合适的引物:预计不会超过 300 个碱基对,最好是融合基因转录本中近 150 个碱基对。在 RNA 质量较差的情况下,或许不会有足够的转录子来获得扩增产物。此外,RT-RNA 的阴性结果不能排除易位型肉瘤的诊断——它仅仅意味着分析的特定融合基因产物是不存在的,包含不同外显子的可变融合基因组分或变异断点可能仍然存在。因此,在携带多种可能的融合基因变异体的肉瘤中,RT-PCR 拥有很强的特异性,但不是一个敏感性的测试。

RT-PCR

RT-PCR 受扩增产物大小的限制,必须选择与融合转录本相对紧密结合的引物(<300 个,最好是近 150 个碱基对),这是由于在甲醛固定的组织中的 RNA 碎片。RT-RNA 也受引物对融合类型及变异的限制。通常选择那些扩增最常见类型的引物,

这些类型包括融合组分包含涉及不同内含子的可变断点的类型,如黏液样脂肪肉瘤(FUS-DD1T3),或者涉及不同融合组分的变异体,如尤文肉瘤(EWSR1-FLI1、EWSR1-ERG)。黏液样脂肪肉瘤中,涵盖最常见剪接变异体(FUS 基因外显子 5 或 7,DD1T3 基因外显子 3)的引物将不能扩增那些缺乏 FUS 外显子 5 或那些非常长的罕见变异体,尤文肉瘤中,罕见的 EWSR1 融合基因组分不能被识别,除非对应这些极其罕见事件的引物是因这一目的特殊设计的。此外,扩增效率同样取决于引物自身的设计及其特异性和形成次级结构的能力,还有待扩增区域的序列及结构等。对这些技术问题的探讨不是本文范畴,但对于实验设计和批准非常重要。

对于易位识别,FISH 与 RT-PCR 要选择哪一个

关于何时用 FISH 或何时用 RT-PCR 来说明一个特征性的易位事件,临床实践中没有绝对的指标。如上所述,两种技术都有影响其应用的优点和不足,都不具有 100% 的特异性或敏感性。运转时间理论上是相似的,但是 RT-PCR 对于一个稀释样本的易位更具敏感性,例如用骨髓活检标本评估尤文肉瘤或腺泡状横纹肌肉瘤的早期复发时。然而,应当注意在疾病不能用常规的光学显微镜或肉瘤中补充免疫组织化学来证明的情况下,这些技术未被证明其临床的有效性。用于旧的档案资料中或许 FISH 较适宜,而 RT-PCR 因为较差的 RNA 状态可能会失败。初步诊断中,FISH 与 RT-PCR 之间的选择可能简单地为方便起见,或者可能取决于鉴别诊断。例如,由于多种可能的 EWSR1 融合基因组分,作为临床上典型尤文肉瘤的确定性测试,FISH 可能更有用,但若试图从促纤维增生性小圆细胞肿瘤中区别出尤文肉瘤,针对最常见融合组分的 RT-PCR 则更加有用。其他的例子中,如骨外黏液样软骨肉瘤,NR4A3-EWSR1 融合基因的 RT-PCR 没有广泛普及,而 EWSR1 基因的 FISH 是普及的,因此即使不是最敏感的(非 EWSR1 的变异体的存在)或特异的,还是要进行这一检测。所以在确定肉瘤分子诊断检测的医嘱时,要考虑此项检测的目的并且意识到阴性结果不能排除这一诊断,这点很重要。最后,FISH 的阴性结果不能排除 RT-PCR 阳性的可能,反之

亦然。如果最初的结果模糊或是阴性的,或者对某一诊断的怀疑增大,某些实验室会进行两项检测。

PCR 用于突变分析

PCR 可能也在基因组 DNA 中进行,为了确认特定的点突变。由于 DNA 碎片及成本问题,为了检测所有可能的致癌突变,用传统技术对整个基因进行测序非常困难。因此,多数诊断实验室集中在某些已知的突变热点上。设计引物来"夹击"一个最常见突变热点所在的区域。经过扩增之后,最终产物被测序来评估突变的存在。例如,纤维瘤病中,针对 CTNNB1 基因外显子 3 中一个区域的位于 41 号密码子和 45 号密码子两端的引物可能被用来检测两处中任意一处的突变。

实时荧光定量 PCR(Real-time PCR)

Real-time PCR 是一项更新的技术,它可用于检测基因组 DNA 中的突变(Q-PCR)或检测 mRNA 反转录来的 cDNA 中的易位(QRT-PCR),或者评估某一基因转录子的表达水平(QRT-PCR)。这一技术中,PCR 通常用荧光标记的引物及一个抑制分子来进行。通过聚合酶的延长过程中,抑制剂在引物端进入,从而使荧光信号可见。每个复制周期后,PCR 机记录荧光密度,从而量化标记扩增产物的拷贝数。作为一种选择,生色团和淬灭剂标记的序列特异性探针而不是标记的引物可以使用,如同在 Taqman® 系统中一样。这些探针包含在 Q-PCR 反应中,被设计用来退火 PCR 引物扩增的区域。由于新的 DNA 是由退火的引物合成,所以结合的探针被降解,从结合的淬灭剂中释放生色团从而出现荧光。通过这种方式,例如,一个点突变特异性探针可用于 Q-PCR,以区别正常序列与突变序列的扩增,从而避免重组后的常规测序(Sanger 测序)。一种可能性是,QRT-PCR 中应用多个发光团,同一样品中的不同融合组分可能发生同一反应,这就不需要确定性的 Sanger 测序。然而,实际上,很多人会选择用测序来确定所有的扩增产物。Real-time PCR 可用对比显色进行双重(或多重),其中一个引物对应与目标序列(如 EWSR1-ERG 融合位点),另一引物对应于一种广泛表达的管家基因。通过这种方式,目标产物相比于总 DNA 含量/质量的相对丰度可进行测量。评估疾病复发(如骨髓活检标本中尤文肉瘤或横纹肌肉瘤),或者研究设计——其中 QRT-PCR 用于测定特定靶基因对某些治疗的反应时的基因表达来评估效果,这种时候肿瘤转录子的定量可能很重要。

与传统 PCR 相比,Real-time PCR 敏感性更高,得出结果更快,并且拥有量化靶序列扩增次数的能力,尽管它的准确性取决于对于分析样品中肿瘤细胞核与正常核比例的准确评估。

基于复合 PCR 的方法

尽管这些方法现在没有应用于肉瘤的诊断,但它们用于检测代表治疗靶点或预后标志的致癌突变已获得广泛的认可。目前,复合 PCR 的方法用于同时筛选肿瘤中一系列广泛的潜在治疗意义的靶向突变,并且这项技术在临床上的应用正在扩展中。由于对很多肉瘤中点突变的意义知之甚少,这一技术在肉瘤诊断中的应用将取决于该领域的进一步发展。例如,复合技术有一天可被用于识别高级别肉瘤中特异的靶向酪氨酸激酶受体突变,或者用于有效地筛选 GIST 中的耐药性突变。

单碱基延伸法是一项可在一次反应中检测多个位点的点突变技术,其中 SNaPshot® 系统就是这样一个变异体。这一方法中,一个引物或探针被设计使其对应于紧邻一个已知突变热点的序列。不像标准 PCR 中允许多个碱基延伸,这里的反应使用荧光标记的 ddNTPS,它会在延伸一个碱基后终止反应。接下来用毛细管电泳来将产物按大小进行分类,同时荧光标记的核苷酸则显示该位点是野生型还是突变型。这一方法的优点是仅仅用不同长度的在电泳过程中被分割的引物就可以同时监测多个不同的突变位点。此外,SNaPshot® 分析能够检测突变,即使是在肿瘤 DNA 占总 DNA 不足 10% 的情况下。

Sequenom® 平台是检测单核苷酸多态性或突变的另一方法。这一系统中,大量的质谱用来正确识别核苷酸的存在,而不是依靠荧光标记。与上文讨论的 SNaPshot® 系统相似,进行单核苷酸引物的延伸,之后纯化该等位基因特异性延伸片段并进行大量的质谱分析。这些技术拥有复用及寻找多种不同突变的能力,但也是相当集中,仅检测那些设计好的非常具体的突变,并且不是非常适用于检测易位或大的缺失或插入。此外,由于各反应的最佳条件差异较大,多重技术可仅限于它们同时扩增多位点的能力,因此这一方法不适用于所有目标突变。用多种可用的技术平台在小的等分试样室中进行平行扩增可以规避这些问题。

高通量二代测序

新的测序方法一般基于平行排列很多小的 DNA 片段的想法。这些方法用于整个基因组测序及外显子测序。由于绝大多数基因组 DNA 是由非编码序列及内含子(其在疾病起源中的作用仍在研究中)组成,当前大多数研究集中于已知的组成外显子的编码蛋白质的序列上。这些编码序列约占人类基因组的 1%,但估计包含了 85% 的致病突变,因此外显子测序较基因组测序更有效且更经济。当前,二代测序主要是一研究工具,但是较传统测序方法成本相对节约,意味着很多实验室都在验证这些技术,使之用于临床分子诊断过程中。这些二代测序平台技术有很大不同,且不在本文讨论范畴中。这一领域的技术障碍有确认测序结果的真实性是否适于临床应用,解读庞大数据的适当的计算能力及信息学专业知识的应用。在不久的将来,这些技术可能用于高效、多重的识别特异的相关基因突变,而不是用于检测整个基因组,但是随着这一领域相关研究的发展,后者很可能会增加临床适用性。

基于阵列的技术

基于阵列技术包括微阵列 – 比较基因组杂交(CGH)和基因表达阵列(GEA)。这两种技术均依靠由成千上万个排列在一个芯片上的寡核苷酸组成的固定的探针组。这些探针在一个分析样本中与荧光标记的核酸杂交,以量化某特异样本中的 DNA 或 mRNA 的拷贝数。目前,CGH 与 GEA 都是研究工具,主要被用于阐明肉瘤的分类及发病机制,但是有一天可以成为个性化医疗临床体系的一部分。目前在其他肿瘤中它们已应用于临床。

比较基因组杂交

CGH 的基础理论是:总体而言,具体组织学亚型的肿瘤拥有相似的基因拷贝数变化(缺失或增加)模式。这些相似性在复杂核型肉瘤中通常很难用常规的细胞遗传学来识别,这是由于传统 G 带核型的绝对复杂性及低分辨率。但是 CGH 观察基因拷贝数变化拥有更高的分辨率。CGH 也可在常规的甲醛固定石蜡包埋的组织上进行,这是较传统核型分析的另一个优点。在微阵列 CGH 中,肿瘤 DNA 与非肿瘤组织的 DNA 均用荧光标记并混在一起。然后将溶液与一个包含已设计的 DNA 探针的微阵列杂交,这些探针与目标基因组区域相对应。图像分析显示结果,DNA 是否与探针结合,提示是肿瘤 DNA(肿瘤拷贝数增加)或是正常 DNA(拷贝数减少),如果出现中等信号则提示平衡的拷贝数。据此,相同类型肉瘤间拷贝数的有限增加或缺失就可以被识别。实际上,CGH 研究显示,根据拷贝数改变模式,很多 UPS/MFH 与平滑肌肉瘤、黏液样纤维肉瘤或去分化脂肪肉瘤有关。

CGH 的局限性包括不能检测平衡的易位(因为涉及位点的总体拷贝数没有变化),不能提供信息说明倍性(因为如果 DNA 制备过程中均匀增加拷贝数表现平衡)。阵列 CGH 最适用于与中期染色体杂交的初始技术,因为阵列技术拥有更好的分辨率及通量。

基因表达阵列

基因表达阵列曾在《基因分析:揭秘肉瘤细胞内部运作》与《肉瘤中的基因分析研究》中进行描述,在此仅做简单介绍。基因表达阵列与阵列 CGH 相似:一个芯片上的固定的寡核苷酸探针用于评估相对正常组织肿瘤中核酸的数目。然而,在这种情况下,在 mRNA 水平反应蛋白表达变化的设想下,被检验的是 mRNA(cDNA)。这一测试常在被设计用来识别潜在预后或治疗标记物的研究中使用。事实上,基于预后目的的基因表达分析的一种用途最近被公布为 CIN-SARC 研究。此研究将基因组分析和基因表达一起与组织学数据联合来筛选在高级别和(或)染色体不稳定的病例中高表达的基因。这个基因面板的低表达或高表达将肿瘤相应地分为低危组与高危组。验证过程中发现,这一检测方法在风险评估方面胜过传统的 FNCLCC 肉瘤分级系统。

CGH 与 GEA 最终都可能随着二代测序的应用而被淘汰,二代测序可用于基因组 DNA、外显子 DNA 或 cDNA,从而可直接测量 DNA 或 mRNA 含量与突变状态。然而,当前鉴于它所用的成本、时间及有限的回报,全基因组测序应用受到限制。

摘要

骨和软组织肉瘤是一组多变的肿瘤,识别它们的发病机制与行为要依靠特定的遗传和表观遗传学变化。少数或某些特异性肉瘤亚型的易位与突变可以通过临床实验室中进行的现代分子检测技术被识别，从而增加我们诊断及适当治疗这些肿瘤的能力。具体参与到肉瘤起源的基因研究与拥有更深入、更准确的研究基因组的技术发展会推动分子诊断学的迅速发展。这些发展已经为肉瘤生物学的理解带来巨大的进步，并将继续改进这些罕见但具破坏力的恶性肿瘤的诊断及治疗。

术语表

扩增子（扩增产物）：以自然或人工扩增过程产物的形式存在的一部分 DNA。

扩增：指的是产生大量某一特异 DNA 序列相同的拷贝体或复制品的过程。

良性：是指不会转移或浸润周围组织的肿瘤，而且完整切除后通常不会复发。

嵌合基因：由两个不同的正常基因的蛋白表达序列的部分融合而来的异常基因。

诊断标志物：与特异组织或肿瘤类型有关的蛋白质或核酸序列。

鉴别诊断：当对一种状态多种诊断均有可能时，最有可能的诊断名单列表。随后鉴别诊断用来决定进行哪些特异的检验来排除或证实某一诊断。

DNA 复制与 DNA 合成：DNA 复制是一个生理过程，发生于所有活的有机体并拷贝它们的 DNA。DNA 复制也可以在细胞外人工进行，这称为 DNA 合成。

表观遗传学：关于基因表达变异的研究。这些变异不是由于基本 DNA 序列的变化，通常是源于 DNA 修正或 DNA 相关蛋白的修正——乙酰基或甲酰基的增加或减少。这改变了调控因子与 DNA 的相互作用方式，造成某些基因的表达沉默或其他基因的表达上调。

FISH：FISH（荧光原位杂交）是一项用于检测及定位染色体上特异 DNA 序列的存在或缺失的技术。

融合基因：由两种不同的正常基因序列的部分融合而来的异常基因。融合基因可由一个基因的非编码序列与另一基因的编码序列结合而来，或者由两个基因的蛋白编码序列的部分结合而来。

均质与异质性：这些术语用于描述食物的均质性或均质性缺乏。同质的东西其组成与性质相似，如果某种事物的组成及性质不同则它们缺乏同质性。

组织学：通过显微镜下的组织切片检查鉴定出的特点。

免疫组织化学：用对目标蛋白具有特异性的抗体来评估该蛋白表达模式的方法。由于某些蛋白的表达具有组织特异性或肿瘤类型特异性，这一技术能够用于肿瘤分类。

惰性的：一个用于描述一种进展相对缓慢的疾病或状态的名词。在肉瘤中通常指的是那些生长非常缓慢或生存时间较长的恶性肿瘤。

染色体核型：细胞核中染色体的一种图像描述；核型包括关于染色体数目及任一染色体中可观察的结构改变的信息。

间充质干细胞：组成并产生结缔组织的细胞，包括脂肪、肌肉、软骨、骨、血管、筋膜及其他纤维组织。

显微切割：指的是显微镜用于帮助切割特异组织或细胞的多种方法。在实际诊断应用中，这一名词可指一个在苏木精－伊红染色的组织切片上鉴别出肿瘤区域并标记的过程。该标记随后被用于指导未染色石蜡标本的切片，在 DNA 或 RNA 被提取之前来丰富肿瘤组织，用于分子诊断过程。

分子变异：DNA 序列或表达中任意一个非正常变异。包括点突变、扩增及易位，还有启动子沉默其他可能的改变。

分子诊断：通过分析 DNA 或（和）RNA 鉴别一种疾病或疾病易感性的诊断性检测及方法。

形态相似性：指的是在某一肿瘤中细胞的特异性表现，这可能是不同分化肿瘤的相同表现。例如，小圆蓝细胞肿瘤是很多肿瘤的形态学描述（包括某些淋巴瘤、肉瘤及癌），这些肿瘤具有趋向特定组织类型的不同分化，且行为各异，但是在 HE 切片上看非常类似。

非特异性染色模式：指的是免疫组织化学结果。一种非特异性染色可能是由于抗体结合于一个非特异性目标的蛋白，从而在错误的细胞区域内染色（如细胞质核因子），或者是指向在多种肿瘤中可见的较弱的、局灶的或片状的蛋白表达。例如，标志物 MyoD1 的免疫组织化学染色用于确定骨骼肌分化，然而，MyoD1 的表达仅在出现与细胞核时具诊断意义，胞浆染色被认为是非特异性的，因为这一模式可见于不具有肌肉分化的细胞中。另一个例子是平滑肌肌动蛋白（SMA），它在平滑肌中强烈表达（与另一特异性标志物 desmin 有关），然而，很多肉瘤 SMA 局灶表达或弱表达，而没有明确的平滑肌分化。

致癌突变：一种基因突变，其产物参与肿瘤细胞的不可控增殖及其存活。

发病机制:用于描述疾病发生的机制和疾病的起源及发展。

PCR、RT-PCR、Q-PCR:聚合酶链反应(PCR)是一项扩增某特异 DNA 片段使之较大拷贝数的技术。反转录聚合酶链反应(RT-PCR),也称为实时定量聚合酶链反应(Q-PCR),是一项基于 PCR 的实验技术,被用于扩增或积累靶 DNA 数量。

显型:通常是指可观察的特点或特征;可能指的是整个有机体或者一个特异肿瘤甚至某一细胞类型,可能包括组织学描述、发展状况、生化及生理特征。显型源于基因表达及环境因素的影响还有二者的相互作用。

引物:作为 DNA 合成起始点的短链核酸。这一名词用于讨论 PCR 时,其中引物被设计来扩增特异的 DNA。

混合的非肿瘤细胞染色:免疫组织化学解读的一个陷阱,发生于肿瘤浸润周围组织时,如肌肉或脂肪,或发生于反应性细胞,如炎性细胞及树突状细胞、浸润的肿瘤。对于分化或增殖的特异性标志物的染色来说,这些细胞可引起肿瘤的误诊,如果不与非肿瘤成分正确区分。

亚细胞定位:某因子出现于细胞内某处。细胞区间包括细胞核、细胞质和细胞膜及多种细胞器,如核糖体、高尔基体等。

转录调节因子:通过多种机制参与调节基因表达的蛋白质或蛋白质复合物。转录调节因子可通过与 DNA 或其他 DNA 相关因子的相互作用来促进基因表达增加或停止或减少基因表达。

肿瘤起源:正常细胞变为肿瘤细胞的过程,特点是导致不可控性细胞分裂的细胞水平及基因水平的改变。

(单露玲　译)

参考文献

1. Clark MA, Fisher C, Judson I, Thomas JM. Soft-tissue sarcomas in adults. N Engl J Med. 2005; 353: 701 – 711.

2. Demetri GD, Antonia S, Benjamin RS, et al. Soft tissue sarcoma. J Natl Compr Canc Netw. 2010; 8: 630 – 674.

3. Siegel R, Ward E, Brawley O, Jemal A. Cancer statistics, 2011: the impact of eliminating socioeconomic and racial disparities on premature cancer deaths. CA Cancer J Clin. 2011; 61: 212 – 236.

4. Fletcher CDM, Rydholm A, Singer S, Sundaram M, Coindre JM. Soft tissue tumors: Epidemiology, clinical features, histopathological typing and grading. In: Fletcher CDM, Unni KK, Mertens F (eds). World Health Organization classification of tumors. Pathology and genetics of tumors of soft tissue and bone, Vol. IARC Press: Lyon, 2002: 9 – 18.

5. Dorfman HD, Czerniak B, Kotz R, et al. WHO classification of tumors of bone: Introduction. In: Fletcher CDM, Unni KK, Mertens, F (ed). World Health Organization classification of tumors. Pathology and genetics of tumors of soft tissue and bone. , Vol. IARC Press Lyon, 2002: 225 – 232.

6. Coindre JM. Immunohistochemistry in the diagnosis of soft tissue tumors. Histopathology. 2003; 43: 1 – 16.

7. Fisher C. Immunohistochemistry in diagnosis of soft tissue tumors. Histopathology. 2010; 58: 1001 – 1012.

8. Raut CP, George S, Hornick JL, et al. High rates of histopathologic discordance in sarcoma with implications for clinical care. Journal of Clinical Oncology. 2011; 29: Abstract 10065.

9. Coindre JM, Trojani M, Contesso G, et al. Reproducibility of a histopathologic grading system for adult soft tissue sarcoma. Cancer. 1986; 58: 306 – 309.

10. Ducimetiere F, Lurkin A, Ranchere-Vince D, et al. Incidence of sarcoma histotypes and molecular subtypes in a prospective epidemiological study with central pathology review and molecular testing. PLoS One. 2011; 6: e20294.

11. Mitelman F. Recurrent chromosome aberrations in cancer. Mutat Res. 2000; 462: 247 – 253.

12. Fisher C. Soft tissue sarcomas with non-EWS translocations: molecular genetic features and pathologic and clinical correlations. Virchows Arch. 2010; 456: 153 – 166.

13. Romeo S, Dei Tos AP. Soft tissue tumors associated with EWSR1 translocation. Virchows Arch. 2010; 456: 219 – 234.

14. Guillou L, Aurias A. Soft tissue sarcomas with complex genomic profiles. Virchows Arch. 2010; 456: 201 – 217.

15. Rubin BP, Blanke CD, Demetri GD, et al. Protocol for the examination of specimens from patients with gastrointestinal stromal tumor. Arch Pathol Lab Med. 2010; 134: 165 – 170.

16. Lazar AJ, Tuvin D, Hajibashi S, et al. Specific mutations in the beta-catenin gene (CTNNB1) correlate with local recurrence in sporadic desmoid tumors. Am J Pathol. 2008; 173: 1518 – 1527.

17. Amary MF, Pauwels P, Meulemans E, et al. Detection of beta-catenin mutations in paraffin-embedded sporadic desmoid-type fibromatosis by mutation-specific restriction enzyme digestion (MSRED): an ancillary diagnostic tool. Am J Surg Pathol. 2007; 31: 1299 – 1309.

18. Mani RS, Chinnaiyan AM. Triggers for genomic rearrangements: insights into genomic, cellular and environmental influ-

ences. Nat Rev Genet. 2010; 11: 819 – 829.

19. Soutoglou E, Misteli T. On the contribution of spatial genome organization to cancerous chromosome translocations. J Natl Cancer Inst Monogr. 2008; 16 – 19.

20. May WA, Lessnick SL, Braun BS, et al. The Ewing's sarcoma EWS/FLI-1 fusion gene encodes a more potent transcriptional activator and is a more powerful transforming gene than FLI-1. Mol Cell Biol. 1993; 13: 7393 – 7398.

21. Riggi N, Cironi L, Suva ML, Stamenkovic I. Sarcomas: genetics, signalling, and cellular origins. Part 1: The fellowship of TET. J Pathol. 2007; 213: 4 – 20.

22. Jain S, Xu R, Prieto VG, Lee P. Molecular classification of soft tissue sarcomas and its clinical applications. Int J Clin Exp Pathol. 2010; 3: 416 – 428.

23. McArthur G. Dermatofibrosarcoma protuberans: recent clinical progress. Ann Surg Oncol. 2007; 14: 2876 – 2886.

24. Moller E, Mandahl N, Mertens F, Panagopoulos I. Molecular identification of COL6A3-CSF1 fusion transcripts in tenosynovial giant cell tumors. Genes Chromosomes Cancer. 2008; 47: 21 – 25.

25. Erickson-Johnson MR, Chou MM, Evers BR, et al. Nodular fasciitis: a novel model of transient neoplasia induced by MYH9-USP6 gene fusion. Lab Invest. 2011; 91: 1427 – 1433.

26. Butrynski JE, D'Adamo DR, Hornick JL, et al. Crizotinib in ALK-rearranged inflammatory myofibroblastic tumor. N Engl J Med. 2010; 363: 1727 – 1733.

27. Lawrence B, Perez-Atayde A, Hibbard MK, et al. TPM3-ALK and TPM4-ALK oncogenes in inflammatory myofibroblastic tumors. Am J Pathol. 2000; 157: 377 – 384.

28. Ma Z, Hill DA, Collins MH, et al. Fusion of ALK to the Ran-binding protein 2 (RANBP2) gene in inflammatory myofibroblastic tumor. Genes Chromosomes Cancer. 2003; 37: 98 – 105.

29. Mitelman F, Johansson B, Mertens F. Fusion genes and rearranged genes as a linear function of chromosome aberrations in cancer. Nat Genet. 2004; 36: 331 – 334.

30. Antonescu CR, Zhang L, Chang NE, et al. EWSR1-POU5F1 fusion in soft tissue myoepithelial tumors. A molecular analysis of sixty-six cases, including soft tissue, bone, and visceral lesions, showing common involvement of the EWSR1 gene. Genes Chromosomes Cancer. 2010; 49: 1114 – 1124.

31. Antonescu CR, Zhang L, Nielsen GP, et al. Consistent t(1; 10) with rearrangements of TGFBR3 and MGEA5 in both myxoinflammatory fibroblastic sarcoma and hemosiderotic fibrolipomatous tumor. Genes Chromosomes Cancer. 2011.

32. Errani C, Zhang L, Sung YS, et al. A novel WWTR1-CAMTA1 gene fusion is a consistent abnormality in epithelioid hemangioendothelioma of different anatomic sites. Genes Chromo-

somes Cancer. 2011; 50: 644 – 653.

33. Hallor KH, Sciot R, Staaf J, et al. Two genetic pathways, t(1; 10) and amplification of 3p11 – 12, in myxoinflammatory fibroblastic sarcoma, haemosiderotic fibrolipomatous tumor, and morphologically similar lesions. J Pathol. 2009; 217: 716 – 727.

34. Mejia-Guerrero S, Quejada M, Gokgoz N, et al. Characterization of the 12q15 MDM2 and 12q13 – 14 CDK4 amplicons and clinical correlations in osteosarcoma. Genes Chromosomes Cancer. 2010; 49: 518 – 525.

35. Mertens F, Antonescu CR, Hohenberger P, et al. Translocation-related sarcomas. Semin Oncol. 2009; 36: 312 – 323.

36. Oliveira AM, Perez-Atayde AR, Inwards CY, et al. USP6 and CDH11 oncogenes identify the neoplastic cell in primary aneurysmal bone cysts and are absent in so-called secondary aneurysmal bone cysts. Am J Pathol. 2004; 165: 1773 – 1780.

37. Mertens F, Panagopoulos I, Mandahl N. Genomic characteristics of soft tissue sarcomas. Virchows Arch. 2010; 456: 129 – 139.

38. Italiano A, Sung YS, Zhang L, et al. High prevalence of CIC fusion with double-homeobox (DUX4) transcription factors in EWSR1-negative undifferentiated small blue round cell sarcomas. Genes Chromosomes Cancer. 2011.

39. Guo T, Zhang L, Chang NE, et al. Consistent MYC and FLT4 gene amplification in radiation-induced angiosarcoma but not in other radiation-associated atypical vascular lesions. Genes Chromosomes Cancer. 2011; 50: 25 – 33.

40. Wang L, Motoi T, Khanin R, et al. Identification of a novel, recurrent HEY1-NCOA2 fusion in mesenchymal chondrosarcoma based on a genome-wide screen of exon-level expression data. Genes Chromosomes Cancer. 2011.

41. Erickson-Johnson MR, Chou MM, Evers BR, et al. Fusion of non-muscle myosin MYH9 to the USP6 oncogene in nodular fasciitis [abstract]. Modern Pathology. 2011; 24(S1): Abstract 39.

42. Thway K, Nicholson AG, Lawson K, et al. Primary pulmonary myxoid sarcoma with EWSR1-CREB1 fusion: a new tumor entity. Am J Surg Pathol. 2011; 35: 1722 – 1732.

43. Oliveira AM, Hsi BL, Weremowicz S, et al. USP6 (Tre2) fusion oncogenes in aneurysmal bone cyst. Cancer Res. 2004; 64: 1920 – 1923.

44. Sankar S, Lessnick SL. Promiscuous partnerships in Ewing's sarcoma. Cancer Genet. 2011; 204: 351 – 365.

45. Pedeutour F, Suijkerbuijk RF, Van Gaal J, et al. Chromosome 12 origin in rings and giant markers in well-differentiated liposarcoma. Cancer Genet Cytogenet. 1993; 66: 133 – 134.

46. Bovee JV, Hogendoorn PC. Molecular pathology of sarcomas:

concepts and clinical implications. Virchows Arch. 2010；
456：193 – 199.

47. Wunder JS，Eppert K，Burrow SR，et al. Co-amplification and
overexpression of CDK4，SAS and MDM2 occurs frequently in
human parosteal osteosarcomas. Oncogene. 1999；18：783 –
788.

48. Berner JM，Forus A，Elkahloun A，et al. Separate amplified re-
gions encompassing CDK4 and MDM2 in human sarcomas.
Genes Chromosomes Cancer. 1996；17：254 – 259.

49. Fujimura Y，Ohno T，Siddique H，et al. The EWS-ATF-1 gene
involved in malignant melanoma of soft parts with t（12；22）
chromosome translocation，encodes a constitutive transcription-
al activator. Oncogene. 1996；12：159 – 167.

50. Rossi S，Szuhai K，Ijszenga M，et al. EWSR1-CREB1 and
EWSR1-ATF1 fusion genes in angiomatoid fibrous histiocyto-
ma. Clin Cancer Res. 2007；13：7322 – 7328.

51. Antonescu CR，Katabi N，Zhang L，et al. EWSR1-ATF1 fusion
is a novel and consistent finding in hyalinizing clear-cell car-
cinoma of salivary gland. Genes Chromosomes Cancer. 2011；
50：559 – 570.

52. Argani P，Antonescu CR，Illei PB，et al. Primary renal neo-
plasms with the ASPL-TFE3 gene fusion of alveolar soft part
sarcoma：a distinctive tumor entity previously included among
renal cell carcinomas of children and adolescents. Am J
Pathol. 2001；159：179 – 192.

53. Lannon CL，Sorensen PH. ETV6-NTRK3：a chimeric protein
tyrosine kinase with transformation activity in multiple cell lin-
eages. Semin Cancer Biol. 2005；15：215 – 223.

54. Jekarl DW，Kim M，Lim J，et al. CD56 antigen expression and
hemophagocytosis of leukemic cells in acute myeloid leukemia
with t（16；21）（p11；q22）. Int J Hematol. 2011；92：306 –
313.

55. Kazanowska B，Reich A，Stegmaier S，et al. Pax3-fkhr and
pax7-fkhr fusion genes impact outcome of alveolar rhabdomyo-
sarcoma in children. Fetal Pediatr Pathol. 2007；26：17 – 31.

56. Sorensen PH，Lynch JC，Qualman SJ，et al. PAX3-FKHR and
PAX7-FKHR gene fusions are prognostic indicators in alveolar
rhabdomyosarcoma：a report from the children's oncology
group. J Clin Oncol. 2002；20：2672 – 2679.

57. van Doorninck JA，Ji L，Schaub B，et al. Current treatment
protocols have eliminated the prognostic advantage of type 1
fusions in Ewing sarcoma：a report from the Children's On-
cology Group. J Clin Oncol. 2010；28：1989 – 1994.

58. Ladanyi M，Antonescu CR，Leung DH，et al. Impact of SYT-
SSX fusion type on the clinical behavior of synovial sarcoma：
a multi-institutional retrospective study of 243 patients. Canc-
er Res. 2002；62：135 – 140.

59. Stegmaier S，Poremba C，Schaefer KL，et al. Prognostic value
of PAX-FKHR fusion status in alveolar rhabdomyosarcoma：a
report from the cooperative soft tissue sarcoma study group
（CWS）. Pediatr Blood Cancer. 2011；57：406 – 414.

60. Williamson D，Missiaglia E，de Reynies A，et al. Fusion gene-
negative alveolar rhabdomyosarcoma is clinically and molecu-
larly indistinguishable from embryonal rhabdomyosarcoma. J
Clin Oncol. 2010；28：2151 – 2158.

61. Nieuwenhuis MH，Lefevre JH，Bulow S，et al. Family history，
surgery，and APC mutation are risk factors for desmoid tumors
in familial adenomatous polyposis：an international cohort
study. Dis Colon Rectum. 2011；54：1229 – 1234.

62. Sinha A，Tekkis PP，Gibbons DC，Phillips RK，Clark SK. Risk
factors predicting desmoid occurrence in patients with familial
adenomatous polyposis：a meta-analysis. Colorectal Dis.
2011；13：1222 – 1229.

63. Colombo C，Bolshakov S，Hajibashi S，et al. Difficult to diag-
nose' desmoid tumors：a potential role for CTNNB1 mutational
analysis. Histopathology. 2011；59：336 – 340.

64. Heinrich MC，Corless CL，Demetri GD，et al. Kinase mutations
and imatinib response in patients with metastatic gastrointesti-
nal stromal tumor. J Clin Oncol. 2003；21：4342 – 4349.

65. de Alava E. Molecular pathology in sarcomas. Clin Transl
Oncol. 2007；9：130 – 144.

66. Murnane JP. Telomere loss as a mechanism for chromosome
instability in human cancer. Cancer Res. 2010；70：4255
– 4259.

67. Overholtzer M，Rao PH，Favis R，et al. The presence of p53
mutations in human osteosarcomas correlates with high levels
of genomic instability. Proc Natl Acad Sci USA. 2003；100：
11547 – 11552.

68. Mahalingam D，Mita A，Sankhala K，et al. Targeting sarcomas：
novel biological agents and future perspectives. Curr Drug
Targets. 2009；10：937 – 949.

69. Idbaih A，Coindre JM，Derre J，et al. Myxoid malignant fibrous
histiocytoma and pleomorphic liposarcoma share very similar
genomic imbalances. Lab Invest. 2005；85：176 – 181.

70. Gibault L，Perot G，Chibon F，et al. New insights in sarcoma
oncogenesis：a comprehensive analysis of a large series of 160
soft tissue sarcomas with complex genomics. J Pathol. 2011；
223：64 – 71.

71. Matushansky I，Charytonowicz E，Mills J，et al. MFH classifi-
cation：differentiating undifferentiated pleomorphic sarcoma in
the 21st Century. Expert Rev Anticancer Ther. 2009；9：
1135 – 1144.

72. Fritchie K，Fisher C，Coindre JM，Lazar AJ，Rubin BP. A brief
history and contemporary re-assessment of malignant fibrous

histiocytoma: "fact or fancy". Diagnostic Histopathology. 2011; 17: 340 – 347.

73. Bickmore WA. Karyotype analysis and chromosome banding. Encyclopedia of Life Sciences, Vol. 10. John Wiley & Sons: Chichester, UK, 2005, 555 – 561.

74. Imataka G, Arisaka O. Chromosome Analysis Using Spectral Karyotyping (SKY). Cell Biochem Biophys. 2011.

75. Bridge JA, Cushman-Vokoun AM. Molecular diagnostics of soft tissue tumors. Arch Pathol Lab Med. 2011; 135: 588 – 601.

76. Lazar A, Abruzzo LV, Pollock RE, Lee S, Czerniak B. Molecular diagnosis of sarcomas: chromosomal translocations in sarcomas. Arch Pathol Lab Med. 2006; 130: 1199 – 1207.

77. Weaver J, Downs-Kelly E, Goldblum JR, et al. Fluorescence in situ hybridization for MDM2 gene amplification as a diagnostic tool in lipomatous neoplasms. Mod Pathol. 2008; 21: 943 – 949.

78. Manner J, Radlwimmer B, Hohenberger P, et al. MYC high level gene amplification is a distinctive feature of angiosarcomas after irradiation or chronic lymphedema. Am J Pathol. 2010; 176: 34 – 39.

79. Kaltenboeck B, Wang C. Advances in real-time PCR: application to clinical laboratory diagnostics. Adv Clin Chem. 2005; 40: 219 – 259.

80. Lewis TB, Coffin CM, Bernard PS. Differentiating Ewing's sarcoma from other round blue cell tumors using a RT-PCR translocation panel on formalin-fixed paraffin-embedded tissues. Mod Pathol. 2007; 20: 397 – 404.

81. Su Z, Dias-Santagata D, Duke M, et al. A platform for rapid detection of multiple oncogenic mutations with relevance to targeted therapy in non-small-cell lung cancer. J Mol Diagn. 2011; 13: 74 – 84.

82. Growdon WB, Roussel BN, Scialabba VL, et al. Tissue-specific signatures of activating PIK3CA and RAS mutations in carcinosarcomas of gynecologic origin. Gynecol Oncol. 2011; 121: 212 – 217.

83. Jurinke C, van den Boom D, Cantor CR, Koster H. The use of MassARRAY technology for high throughput genotyping. Adv Biochem Eng Biotechnol. 2002; 77: 57 – 74.

84. Ng SB, Turner EH, Robertson PD, et al. Targeted capture and massively parallel sequencing of 12 human exomes. Nature. 2009; 461: 272 – 276.

85. Shinawi M, Cheung SW. The array CGH and its clinical applications. Drug Discov Today. 2008; 13: 760 – 770.

86. Larramendy ML, Gentile M, Soloneski S, Knuutila S, Bohling T. Does comparative genomic hybridization reveal distinct differences in DNA copy number sequence patterns between leiomyosarcoma and malignant fibrous histiocytoma? Cancer Genet Cytogenet. 2008; 187: 1 – 11.

87. Chibon F, Lagarde P, Salas S, et al. Validated prediction of clinical outcome in sarcomas and multiple types of cancer on the basis of a gene expression signature related to genome complexity. Nat Med. 2010; 16: 781 – 787.

88. Coindre JM, Chibon F. Grading sarcomas: histologic and molecular approaches. Diagnostic Histopathology. 2011; 17: 325 – 332.

第 17 章

四肢软组织肉瘤治疗中新辅助放化疗的进展

Kelly S. Perlewitz

Christopher W. Ryan

软组织肉瘤是一种罕见的组织学形态多样的肿瘤,约占成人肿瘤的1%。软组织肿瘤几乎可以发生在人体的任何部位,最常见于上肢和下肢,约占所有病例的50%。四肢高危软组织肉瘤包括直径大于5cm的肿瘤和中危或高危的肿瘤。传统的治疗方式为截肢手术,目前肿物广泛切除的保肢手术结合放疗的方法取得了近90%的局部控制率。尽管在大多数患者中采用了保肢手术且局部控制率良好,但仍有近50%的肢端高危软组织肉瘤患者死于肿瘤的转移。为了更好地改善患者的预后,全身化疗常用来消灭患者的微转移病灶和改善预后。但是辅助化疗试验的结果有好有坏,哪种是更好的治疗方式仍存在争议。

治疗肢端的高危软组织肉瘤的一种方法是联合使用术前(新辅助)化疗和放疗。该方案除了能治疗早期微转移病灶,术前化疗还可充当辐射增敏剂,以减少肿瘤局部复发的机会。这篇综述将讨论软组织肉瘤术前放化疗的治疗策略。

> 高危软组织肉瘤是病理分级高或者大于5cm的深部肿瘤。手术和放疗通常对患肢肉瘤是有效的,他们倾向于根除那些最终会发展为转移瘤的早期微转移病灶。

术前与术后放疗

放疗使保肢手术成为了肢端软组织肉瘤标准手术治疗中的一种常规治疗方式,但是放疗是在术前还是术后仍存在争议。术前放疗的好处包括能使放射剂量分散到供氧较好的组织而降低副作用。另外,可使用较低的放射剂量,并且放射野不必要超过手术切口的范围。

加拿大肉瘤组织(CSG)对190例下肢软组织肉瘤进行了一项随机试验,比较术前(50Gy/25次)和术后放疗(66Gy/33次)对患者的影响。观察终点是伤口并发症的发生率。经过平均3.3年的随访,术后放疗组伤口并发症均明显高于术前放疗组(35% vs. 17%,$P=0.01$),局部复发率、局部失效率、远处转移率和无进展生存期均无明显差异。术前组总生存率稍微增加(85% vs. 72%,$P=0.05$),下肢肉瘤较上肢肉瘤伤口的并发症发生率更高(43% vs. 6%)。

> 保肢手术方法通常需要增加放射剂量以减少肢端肿瘤复发的机会。放疗是在术前还是术后的区别可能是副作用不同,而二者对预防复发的效果是一样的。

本试验关于后期放射发病率的随访报告显示术后放疗的患者有2级或更大的纤维化率(48.2% vs. 31.5%,$P=0.07$)。而关节僵硬(23.2% vs. 17.8%,NS)和水肿(23.2% vs. 15.1%,NS)在术后放疗组更常见,但这些差异均无统计学意义。

总之,这些结果表明,术前放疗与围术期急性伤口愈合并发症相关,但术后放疗,因其较高的放射剂量和更大的放射范围可能增加慢性肢体并发症。不同的医疗机构对术前放疗和术后放疗的偏好不一样,放疗的选择可能与下肢伤口并发症的发病率较高及肿瘤的位置有关。

化疗

在转移性软组织肉瘤的治疗中最常用的两个化

疗药物是阿霉素和异环磷酰胺。在肿瘤早期使用化疗可以治疗微转移性病灶和降低远处转移率并提高总生存率。然而,各种研究结果表明,化疗对手术和放疗的高危肿瘤的辅助作用仍存在争议。化疗使用的最佳方案和时间仍不确定,大多数的临床随机对照试验是针对术后化疗的,针对术前化疗的临床试验较少。

Gortzak 等人对 134 例高危软组织肉瘤的患者进行的小规模随机对照试验,比较使用阿霉素和异环磷酰胺作为新辅助化疗和无术前化疗之间的差别。本研究结果表明,在术前进行化疗并不会对之后的手术切除或放疗产生影响,其 5 年无病生存率和总生存率并没有统计学差异,这表明针对这 134 例患者的临床试验还不足以得出一个明确的结论。

Grobmye 等人进行了一项多中心回顾性分析,比较了联合使用新辅助化疗包括阿霉素和异环磷酰胺与单纯手术治疗之间的差别。在肿瘤大于 10cm 的患者中,与单纯手术治疗相比,新辅助化疗提高了 3 年生存率(HR 0.45,95% CI:0.25 ~ 0.83),这表明新辅助化疗对非常高危的肿瘤可能有益。

> 化疗是否能有效提高高危软组织肉瘤的生存率仍存在争议。一些研究表明,化疗能够提高高危软组织肉瘤的生存率,而另一些研究则表明其不能提高生存率。因此,需对高危肿瘤患者进行进一步的研究,同时有必要将肉瘤的亚型考虑在内。

新辅助放化疗

新辅助化疗联合术前放疗理论上的优势包括对早期微转移病灶的治疗和放射剂量较低。新辅助放化疗可能有助于缩小肿瘤体积、增大手术切除的概率和减慢肿瘤的进展。此外,在手术切除时肿瘤的病理反应提供了其潜在的预后信息。而新辅助化疗最重要的作用是降低转移灶的进展,化疗与放疗结合可作为放疗的增敏剂,可能有助于提高肿瘤的局部控制率。没有证据表明在使用新辅助疗法几个月后会因为手术推迟而对患者产生严重影响。

新辅助放化疗治疗高危软组织肉瘤的方法在一些机构中较受欢迎。在这一人群中有关新辅助放化疗的报告包括单臂研究和回顾性分析(表 17 – 1)。与其他肉瘤的临床研究一样,其缺乏大规模的随机

对照试验以及临床 I 级证据,从而限制了对这些数据的分析。早期的治疗策略是采用阿霉素进行局部灌注化疗。Eilber 等对 1975 至 1981 年在加利福尼亚大学洛杉矶分校(UCLA)治疗的 100 例骨与软组织肉瘤患者进行了研究,采用 30mg/d 的阿霉素,超过 24 小时,连续 3 天持续动脉内滴注,随后进行一次快速分割放疗,剂量为 350cGy/d,连续 10 天(3500cGy)。随访 32 个月,局部复发率只有 3%,大小在 5 ~ 10cm 的 Ⅲ 级肿瘤的总生存率为 76%,10 ~ 15cm 肿瘤的患者总生存率为 65%。在随后的试验中,研究小组降低了放疗的放射剂量(1750cGy),导致局部复发率增加到 20%,其中只有 4% 的受试者表现为一个完整的病理反应;随后剂量又改为 2800cGy。

随后又有多个关于术前使用动脉灌注阿霉素联合高剂量短疗程的分割放疗的报告。这些研究采用了类似的放疗方案,结果显示了非常低的局部复发率和较好的无病生存率。但是动脉灌注化疗药物潜在的复杂药物毒性作用受到质疑。UCLA 的一项随机试验(n = 112)表明动脉与静脉注射阿霉素联合放疗这两者之间的局部控制率或并发症并无明显差异。该试验结果显示其病理完全缓解率为 6%,局部复发率和总生存率分别为 14% 和 70%。随后的研究过渡到采用静脉化疗的方法,与动脉内治疗的结果相似。

近期有关新辅助化疗的研究采用了多药化疗方案。在转移患者中,联合化疗比单药阿霉素具有更高的反应率,尽管没有明确的生存优势。在辅助治疗微转移灶的患者中,联合治疗的额外潜在疗效可能是其临床疗效。近来,新辅助化疗方案多采用蒽环类和异环磷酰联合治疗。

DeLaney 等人报道了一项研究,他们对 48 例来自马萨诸塞州总医院的 8cm 或更大的高危下肢软组织肉瘤患者采用新辅助化疗和放疗的"交叉"治疗的方式。术前治疗包括 3 个周期的 MAID 方案(美司钠、阿霉素、异环磷酰胺、达卡巴嗪)与穿插在其中的两次放疗总剂量为 44Gy,术后又另外给了 3 个周期的化疗。这种治疗方案的不良反应包括中性粒细胞减少性发热(25%)、皮肤湿性脱皮(29%)、3 级恶心(17%)、3 级呕吐(10%)、伤口愈合并发症(29%)和 1 例骨髓增生异常为晚期并发症。5 年的结果与历史对照组相比如下,包括远处转移率分别为 75% 和 44%(P = 0.0016),无病生存率分别为 70% 和 42%

表 17 - 1　已经发表的关于软组织肉瘤新辅助放化疗的相关报道

作者	年份	n	化疗药物	给药途径	放射剂量（cGy）	局部复发（时间点）	总生存期（时间点）
Eilber	1984	100	阿霉素	IA	3500	3%（3 年）	76%（3 年）
Denton	1984	30	阿霉素	IA	3000	3%（2 年）	68%（3 年）
Eilber	1984	95	阿霉素	IA	1750	20%（NR）	61%（NR）
Goodnight	1985	17	阿霉素	IA	3500 ~ 4000	0（2 年）	82%（2 年）
Eilber	1987	71	阿霉素	IA vs. IV	2800	14%（NR）	70%（NR）
Hoekstra	1989	9	阿霉素	IA	3500	11%（2 年）	71%（2 年）
Temple	1989	25	阿霉素	IA	3000	0（2 年）	NR
Eilber	1990	46	阿霉素、顺铂	IV	2800	12%（NR）	71%（NR）
Levine	1993	55	阿霉素	IA	2500	19%（5 年）	69%（5 年）
Eilber	1993	62	阿霉素、顺铂	IV	2800	2%（NR）	85%（NR）
Wanebo	1995	66	阿霉素	IA	3000 ~ 4600	2%（5 年）	59%（5 年）
Sauer	1999	23	阿霉素、异环磷酰胺	IV	6000 ~ 6400	NR	83%（3 年）
Edmonson	2002	39	阿霉素、顺铂、异环磷酰胺、丝裂霉素	IV	4500	10%（5 年）	80%（5 年）
Delaney	2003	48	阿霉素、异环磷酰胺、达卡巴嗪	IV	4400	8%（5 年）	87%（5 年）
Ruka	2004	100	异环磷酰胺、阿霉素、顺铂	IV	2000	7%（NR）	76%（5 年）
Pisters	2004	27	阿霉素	连续 IV	5000	NR	NR
Mack	2005	75	阿霉素	IA 或 IV	3000	3%（5 年）	63%（5 年）
Kraybill	2006	66	阿霉素、异环磷酰胺、达卡巴嗪	IV	4400	22%（5 年）	71%（5 年）
Ryan	2008	25	表柔比星、异环磷酰胺	IV	2800	13%（2 年）	84%（2 年）
MacDermed	2010	34	异环磷酰胺，各种各样的其他药物	IV	2800	11%（5 年）	42%（5 年）

（$P = 0.0002$），总生存率分别为 87% 和 58%（$P = 0.0003$）。虽然这样的回顾性研究比较需要严谨的解释，但是这些数据鼓舞和促使肿瘤学放疗协作组织（RTOG）进行了多中心的试验。RTOG 9514 试验报道显示，66 例患者的毒性反应包括 3 例治疗相关的死亡率和发生率为 83% 的 4 级毒性反应。56% 的 5 年无病生存率和 71% 的总生存率比单一机构的经验还要不可靠，这表明一个复杂的新辅助放化疗方案可以在一个多机构的中心提供，但是在单一机构中的普遍适用性仍值得怀疑。

新辅助放化疗可能的优点

- 早期治疗微转移病灶
- 低放射剂量
- 缩小肿瘤体积，以利于手术治疗

- 从手术标本获得预后信息

新辅助放化疗可能的缺点

- 增加伤口并发症
- 延迟手术

Ryan 等人使用强化化疗方案即异环磷酰胺和表柔比星联合大分割术前放疗来治疗肢端或躯干的高危软组织肉瘤。术前和术后 3 个周期的表柔比星和异环磷酰胺的化疗联合相对高剂量放疗的治疗方案与已报道的随机新辅助治疗试验类似。在术前治疗的第 2 个周期中，去掉了表柔比星的治疗，给予 8 次 28Gy 的放疗，这个方案与 Eilber 等人的报道类似。手术切除后 95% 病理性坏死率约为 40%（95% CI：0.21 ~ 0.59）。两年无病生存率和总生存率分别为 62%（95% CI：0.37 ~ 0.86）和 84%（95% CI：0.66 ~ 1）。

84% 的患者存在显著的 4 级毒性反应。最显著的毒性反应包括 3~4 级贫血(64%)、异环磷酰胺引起的脑病(24%)和中性粒细胞减少性发热(40%)。另外,术后伤口并发症的发生率为 20%。这项研究表明,强化的新辅助放化疗策略可以产生显著的病理坏死率,但毒副作用较大。

鉴于在单一机构无法有效地进行组织学特异性研究,招收了一组有人群异质性的软组织肉瘤亚型来进行新辅助化疗的试验。如某些软组织肉瘤亚型通常认为是对化疗比较敏感的(如滑膜肉瘤、黏液样小圆细胞脂肪肉瘤),新辅助治疗在这种组织的治疗结果可能是有益的,一些回顾性试验已经开始进行验证。UCLA 和纪念斯隆 - 凯特琳癌症中心对 245 例肢端高危脂肪肉瘤患者的治疗数据进行了分析,分析是基于他们是否接受了新辅助治疗或基于异环磷酰胺或阿霉素的新辅助治疗或没有进行化疗。在多因素分析中,异环磷酰胺的应用与疾病特异性生存率没有相关性(HR = 0.3,与未化疗相比,$P = 0.01$)。在 101 例高危滑膜肉瘤中也有类似的发现,使用异环磷酰胺化疗与疾病特异性生存获益没有关系(HR = 0.3,$P = 0.007$)。然而,一项 100 例滑膜肉瘤术前异环磷酰胺化疗和放疗以及术后异环磷酰胺、阿霉素和顺铂方案的回顾性报道显示 5 年无病生存率约为 50%,但这并不意味着整体软组织肉瘤预后的改善。虽然没有支持任何特定的软组织肉瘤亚型的新辅助放化疗疗效的确切数据,但是在一些中心对软组织肉瘤特别是对化疗敏感的肉瘤仍采用了新辅助放化疗。

> 联合术前放化疗的策略应主要考虑高危肉瘤(>5cm、高危、深部肿瘤)患者,其在个别肉瘤亚型的相对有效性尚未确定,但对化疗更敏感的肉瘤中可以予以考虑,如滑膜肉瘤或黏液样小圆细胞脂肪肉瘤。

对新辅助治疗的病理反应

术前治疗的一个潜在好处是能从手术切除标本中获得相关信息(图 17 - 1)。而术前化疗后的病理性坏死已成为骨肉瘤、尤文肉瘤的预后因素,已有相对较少的已经发表的关于其在软组织肉瘤中的价值。UCLA 的研究小组报道,对在他们机构进行新辅助治疗的 496 例软组织肉瘤患者中使用治疗导致的病理性坏死作为预测局部复发率和生存率的指标进行了

一项回顾性的分析。在病理性坏死率大于 95% 的患者中 10 年局部复发率较低(分别为 11% vs. 23%)和在病理坏死率 <95% 的患者中 10 年总生存率同样较高(分别为 71% vs. 55%)。

MacDermed 等人的一项新辅助快速分割放疗联合基于异环磷酰胺的化疗方案的回顾性研究证实,治疗引起病理性坏死和无远处转移之间正相关。约有50% 的肿瘤治疗后导致 90% 以上的坏死率。那些大于 90% 坏死率的患者无远处转移率也较高(84.6% vs. 19.9%,$P = 0.02$)。然而,整个群体的 5 年总生存率为 42.3%,这个结果显著低于其他类似的报道。

Ryan 等人试验的特别之处在于其使用病理反应作为研究的反应终点。未来在软组织肉瘤的术前治疗的前瞻性研究中应该考虑将验证病理坏死作为替代终点。应用影像学检查如 PET 或 DCE-MRI 作为早期检测新辅助治疗疗效的验证,也可以提供重要的预测信息,目前正在研究中。

未来的发展方向

总的来说,在下肢软组织肉瘤新辅助放化疗的 II 期临床试验已显示出该方案较高的局部控制率和组织学反应率。虽然对总体生存率是有利的,但是仍缺少随机试验的证实。另外,高危肉瘤患者因该病死亡的人数仍占一个较高比例。因此,仍需要新的方法来推进治疗方案的可选择性,并在目前的新辅助化疗方案与它们相关的显著毒性之间提供选择。

术前治疗中对放疗的细化是目前研究的一部分。RTOG 0630 是针对原发肢端软组织肉瘤影像下引导术前放疗的一个 II 期试验,旨在减少晚期放射的发病率。该研究分为两组,A 组患者接受新辅助,或者辅助化疗加上 25 天、每次 50Gy 剂量的放疗,或者平行或者交叉的化疗加上 22 天、每次 44Gy 的放疗。B 组患者未接受化疗而接受 25 天、每天 50Gy 的放疗。随后所有患者均接受术后治疗,然后对那些有阳性边缘的肿瘤患者进行术后放疗。A 组试验已于 2010 年 1 月结束,结果待定。

局部热疗结合新辅助治疗是很有意义的,其通过提高肿瘤组织的温度来增强其对放疗和化疗的反应。在最近发表的一项 III 期临床试验中,341 例患有高危肉瘤的患者(包括肢体和非肢体)被随机分为新辅助化疗(依托泊苷、异环磷酰胺、多柔比星)伴热疗组或者不伴热疗组。热疗组的局部无进展生存期(LPF)有改善(HR 0.58,95% CI:0.41 ~ 0.83;$P = 0.003$),化疗

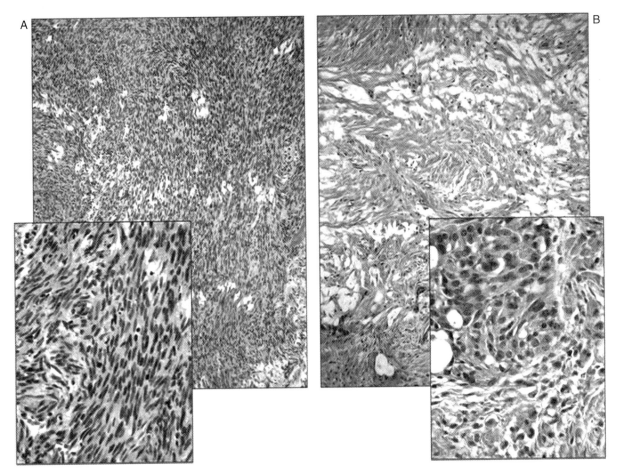

图 17 - 1　对新辅助放化疗等于95%的病理坏死反应的示例。(A)治疗前的滑膜肉瘤。(B)术前放化疗之后的肉瘤。指出较大区域的纤维化同时伴有巢状残余肉瘤细胞。(见彩图)

联合热疗组的两年无病生存率为76%,而单纯化疗组为61%。尽管热疗结合术前放化疗尚未有报道,一项正在进行的 Ⅱ 期研究使用了异环磷酰胺,放疗、热疗以及用磁共振成像进行无创热疗监测。

另一个独特的辅助治疗方式是隔离肢体灌注,即利用小型体外循环机,对肢体进行高剂量抗肿瘤药物局部灌注,如将肿瘤坏死因子-α(TNF-α,只有在欧洲上市)和化疗药物如美法仑在温热的条件下注入。但这种治疗不与放疗同用,这一部分内容不在这篇综述内详述。在较大的不能切除的肉瘤患者中,其高的有效性和潜在作用是值得一提的。

联合新的全身性药物与新辅助放化疗是正在探索的一种新的治疗策略。Okuno 等人报道在给予术前化疗如异环磷酰胺、阿霉素、丝裂霉素、cisplatin 和放疗时使用雾化吸入 GM-CSF,以试图减少肺转移性疾病的发展。但是作者认为该研究结果是阴性的,因为其两年肺无转移率为75%(95% CI:0.62~0.91)这并没有比单独使用术前放化疗要好。

抗血管生成剂已经应用在肉瘤的治疗中。RTOG研究了沙利度胺术联合术前化疗 MAID 方案以及中等强度的放疗,同时术后 12 个月辅助使用沙利度胺的疗效。不幸的是,40%的受试者有 3/4 级血管不良事件,导致研究提前结束。俄勒冈健康与科学大学研究增加了血管内皮生长因子(vascular endothelial growth factor,VEGF)受体酪氨酸激酶抑制剂、索拉非尼,联合我们先前报道的术前方案表柔比星/异环磷酰胺和大分割放疗,也正在研究 DCE-MRI 是否可以检测抗血管生成治疗期间肿瘤灌注的早期变化情况。

随着肿瘤领域调节肿瘤的生长和进展的分子通路的进一步研究,个体化肿瘤的治疗与靶向治疗药物相结合越来越重要。术前治疗阶段提供了一个通过分析活检标本来研究原理的宝贵时期。活检材料与治疗后的手术标本相比较,可以发现耐药机制的重要线索,这种方法应该纳入未来的新辅助治疗的研究当中。

结论

多学科治疗是决定软组织肉瘤预后的最佳治疗方式。广泛手术切除联合放疗是局部晚期软组织肉瘤的主要治疗方法。新辅助放化疗目前只有相对小样本的非随机对照试验研究,因此其对患者预后的影响仍值得思量。而在有专业治疗团队的中心报道显示,新辅助放化疗的效果良好,在多中心的随机对照试验中,该方案的整体获益情况和普遍适用性仍是未知的。软组织肉瘤进一步的进展将取决于新的有效治疗方式的发现以及对高风险肿瘤进行测试。

(周文雅 译)

参考文献

1. Clark MA, Fisher C, Judson I, et al. Soft-tissue sarcomas in adults. New England Journal of Medicine. 2005; 353: 701 – 711.

2. Suit HD, Russell WO, Martin RG. Sarcoma of soft tissue: clinical and histopathologic parameters and response to treatment. Cancer. 1975; 35: 1478 – 1483.

3. Lindberg RD, Martin RG, Romsdahl MM, et al. Conservative surgery and postoperative radiotherapy in 300 adults with soft-tissue sarcomas. Cancer. 1981; 47: 2391 – 2397.

4. Yang JC, Chang AE, Baker AR, et al. Randomized prospective study of the benefit of adjuvant radiation therapy in the treatment of soft tissue sarcomas of the extremity. J Clin Oncol. 1998; 16: 197 – 203.

5. Rosenberg SA, Tepper J, Glatstein E, et al. The treatment of soft-tissue sarcomas of the extremities: prospective randomized evaluations of (1) limb-sparing surgery plus radiation therapy compared with amputation and (2) the role of adjuvant chemotherapy. Ann Surg. 1982; 196: 305 – 315.

6. Weitz J, Antonescu CR, Brennan MF. Localized extremity soft tissue sarcoma: improved knowledge with unchanged survival over time. J Clin Oncol. 2003; 21: 2719 – 2725.

7. Adjuvant chemotherapy for localised resectable soft-tissue sarcoma of adults: meta-analysis of individual data. Sarcoma Meta-analysis Collaboration. Lancet. 1997; 350: 1647 – 1654.

8. O'Sullivan B, Davis AM, Turcotte R, et al. Preoperative versus postoperative radiotherapy in soft-tissue sarcoma of the limbs: a randomised trial. Lancet. 2002; 359: 2235 – 2241.

9. Davis AM, O'Sullivan B, Turcotte R, et al. Late radiation morbidity following randomization to preoperative versus postopera-tive radiotherapy in extremity soft tissue sarcoma. Radiotherapy & Oncology. 2005; 75: 48 – 53.

10. Frustaci S, Gherlinzoni F, De Paoli A, et al. Adjuvant chemotherapy for adult soft tissue sarcomas of the extremities and girdles: results of the Italian randomized cooperative trial. J Clin Oncol. 2001; 19: 1238 – 1247.

11. Woll PJ, Van Glabbeke M, Hohenberger P, et al. Adjuvant chemotherapy (CT) with doxorubicin and ifosfamide in resected soft tissue sarcoma (STS): Interim analysis of a randomised phase III trial. J Clin Oncol. 2007; Annual Meetings Proceedings Part I 25: 10008.

12. Gortzak E, Azzarelli A, Buesa J, et al. A randomised phase II study on neo-adjuvant chemotherapy for high-risk, adult soft-tissue sarcoma. Eur J Cancer. 2001; 37: 1096 – 1103.

13. Grobmyer SR, Maki RG, Demetri GD, et al. Neo-adjuvant chemotherapy for primary high-grade extremity soft tissue sarcoma. Annals of Oncology. 2004; 15: 1667 – 1672.

14. Anderson P, Aguilera D, Pearson M, et al. Outpatient chemotherapy plus radiotherapy in sarcomas: improving cancer control with radiosensitizing agents. Cancer Control. 2008; 15: 38 – 46.

15. Eilber F, Eckardt J, Rosen G, et al. Preoperative therapy for soft tissue sarcoma. Hematol Oncol Clin North Am. 1995; 9: 817 – 823.

16. Eilber FR, Morton DL, Eckardt J, et al. Limb salvage for skeletal and soft tissue sarcomas. Multidisciplinary preoperative therapy. Cancer. 1984; 53: 2579 – 2584.

17. Hoekstra HJ, Schraffordt Koops H, Molenaar WM, et al. A combination of intraarterial chemotherapy, preoperative and postoperative radiotherapy, and surgery as limb-saving treatment of primarily unresectable high-grade soft tissue sarcomas of the extremities. Cancer. 1989; 63: 59 – 62.

18. Goodnight JE, Jr., Bargar WL, Voegeli T, et al. Limb-sparing surgery for extremity sarcomas after preoperative intraarterial doxorubicin and radiation therapy. American Journal of Surgery. 1985; 150: 109 – 113.

19. Denton JW, Dunham WK, Salter M, et al. Preoperative regional chemotherapy and rapid-fraction irradiation for sarcomas of the soft tissue and bone. Surgery, gynecology & obstetrics. 1984; 158: 545 – 551.

20. Temple WJ, Russell JA, Arthur K, et al. Neoadjuvant treatment in conservative surgery of peripheral sarcomas. Canadian Journal of Surgery. 1989; 32: 361 – 365.

21. Wanebo HJ, Temple WJ, Popp MB, et al. Preoperative regional therapy for extremity sarcoma. A tricenter update. Cancer. 1995; 75: 2299 – 2306.

22. Levine EA, Trippon M, Das Gupta TK: Preoperative multimo-

dality treatment for soft tissue sarcomas. Cancer. 1993；71：3685 – 3689.

23. Eilber FR，Giuliano AE，Huth JF，et al. Intravenous（IV）vs. intraarterial（IA）Adriamycin，2800r radiation and surgical excision for extremity soft tissue sarcomas：A randomized prospective trial. Proc Am Soc Clin Oncol. 1990；9：309a.

24. Sauer R，Schuchardt U，Hohenberger W，et al. Neoadjuvant radiochemotherapy in soft tissue sarcomas. Optimization of local functional tumor control. Strahlenther Onkol. 1999；175：259 – 266.

25. Edmonson JH，Petersen IA，Shives TC，et al. Chemotherapy，irradiation，and surgery for function-preserving therapy of primary extremity soft tissue sarcomas：initial treatment with ifosfamide，mitomycin，doxorubicin，and cisplatin plus granulocyte macrophage-colony-stimulating factor. Cancer. 2002；94：786 – 792.

26. DeLaney TF，Spiro IJ，Suit HD，et al. Neoadjuvant chemotherapy and radiotherapy for large extremity soft-tissue sarcomas. Int J Radiat Oncol Biol Phys. 2003；56：1117 – 1127.

27. Kraybill WG，Harris J，Spiro IJ，et al. Phase II study of neoadjuvant chemotherapy and radiation therapy in the management of high-risk，high-grade，soft tissue sarcomas of the extremities and body wall：Radiation Therapy Oncology Group Trial 9514. Journal of Clinical Oncology. 2006；24：619 – 625.

28. Ryan CW，Montag AG，Hosenpud JR，et al. Histologic response of dose-intense chemotherapy with preoperative hypofractionated radiotherapy for patients with high-risk soft tissue sarcomas. Cancer. 2008；112：2432 – 2439.

29. MacDermed DM，Miller LL，Peabody TD，et al. Primary tumor necrosis predicts distant control in locally advanced soft-tissue sarcomas after preoperative concurrent chemoradiotherapy. International journal of radiation oncology，biology，physics. 76：1147 – 1153.

30. Ruka W，Rutkowski P，Falkowski S，et al. Aggressive combined treatment of synovial sarcoma patients（pts）without distant metastases-single-center experience. J Clin Oncol. 2004；22：14S（July 15 Supplement）：9018.

31. Antman K，Crowley J，Balcerzak SP，et al. An intergroup phase III randomized study of doxorubicin and dacarbazine with or without ifosfamide and mesna in advanced soft tissue and bone sarcomas. J Clin Oncol. 1993；11：1276 – 1285.

32. Bramwell VH，Anderson D，Charette ML. Doxorubicin-based chemotherapy for the palliative treatment of adult patients with locally advanced or metastatic soft tissue sarcoma. Cochrane Database Syst Rev：CD003293，2003.

33. Kraybill WG，Harris J，Spiro IJ，et al. Long-term results of a phase 2 study of neoadjuvant chemotherapy and radiotherapy in the management of high-risk，high-grade，soft tissue sarcomas of the extremities and body wall：radiation Therapy Oncology Group Trial 9514. Cancer.

34. Eilber FC，Eilber FR，Eckardt J，et al. The impact of chemotherapy on the survival of patients with high-grade primary extremity liposarcoma. Ann Surg. 2004；240：686 – 695；discussion 695 – 697.

35. Eilber FC，Brennan MF，Eilber FR，et al. Chemotherapy is associated with improved survival in adult patients with primary extremity synovial sarcoma. Ann Surg. 2007；246：105 – 113.

36. Picci P，Bohling T，Bacci G，et al. Chemotherapy-induced tumor necrosis as a prognostic factor in localized Ewing's sarcoma of the extremities. J Clin Oncol. 1997；15：1553 – 1559.

37. Bielack SS，Kempf-Bielack B，Delling G，et al. Prognostic factors in high-grade osteosarcoma of the extremities or trunk：an analysis of 1，702 patients treated on neoadjuvant cooperative osteosarcoma study group protocols. J Clin Oncol. 2002；20：776 – 790.

38. Eilber FC，Rosen G，Eckardt J，et al. Treatment-induced pathologic necrosis：a predictor of local recurrence and survival in patients receiving neoadjuvant therapy for high-grade extremity soft tissue sarcomas. J Clin Oncol. 2001；19：3203 – 3209.

39. Benz MR，Czernin J，Allen-Auerbach MS，et al. FDG-PET/CT imaging predicts histopathologic treatment responses after the initial cycle of neoadjuvant chemotherapy in high-grade soft-tissue sarcomas. Clin Cancer Res. 2009；15：2856 – 2863.

40. Schuetze SM，Eary JF，Griffith KA，et al. FDG PET but not RECIST agrees with hitologic response of soft tissue sarcoma to neoadjuvant chemotherapy. J Clin Oncol. 2005 ASCO Annual Meeting Proceedings. 2005；23：9005.

41. Perlewitz KS，Huang W，Hayden JB，et al. Sorafenib（S）with preoperative chemoradiotherapy for extremity soft tissue sarcomas（STS）and evaluation by dynamic contrast-enhanced magnetic resonance imaging（DCE-MRI）. J Clin Oncol. 2010；28：No 15_suppl（May 20 Supplement）：TPS335.

42. Radiation Therapy Oncology Group T. RTOG 0630：A Phase II trial of image guided preoperative radiotherapy for primary soft tissue sarcomas of the extremity.

43. Issels RD，Lindner LH，Verweij J，et al. Neo-adjuvant chemotherapy alone or with regional hyperthermia for localised high-risk soft-tissue sarcoma：a randomised phase 3 multicentre study. Lancet Oncol. 2010；11：561 – 570.

44. http://clinicaltrials. gov/ct/show/NCT00093509.

45. Eggermont AM，Schraffordt Koops H，Klausner JM，et al. Isolated limb perfusion with tumor necrosis factor and melphalan for limb salvage in 186 patients with locally advanced soft tissue extremity sarcomas. The cumulative multicenter European

experience. Ann Surg. 1996;224:756 – 764; discussion 764 – 765.

46. Verhoef C, de Wilt JH, Grunhagen DJ, et al. Isolated limb perfusion with melphalan and TNF-alpha in the treatment of extremity sarcoma. Curr Treat Options Oncol. 2007;8:417 –427.

47. Okuno SH, Mahoney MR, Kabat BF, et al. A phase II evaluation of aerosolized GM-CSF (AGM-CSF) plus standard I-MAP/ GM-CSF/MAP/ surgery / irradiation in the reduction of pulmonary metastases (P-METS) in soft tissue sarcoma (STS) patients (PTS). Journal of Clinical Oncology. 2007; 25:10058.

48. Maki RG, D'Adamo DR, Keohan ML, et al. Phase II study of sorafenib in patients with metastatic or recurrent sarcomas. J Clin Oncol. 2009;27:3133 – 3140.

49. Ryan CW, von Mehren M, Rankin CJ, et al. Phase II intergroup study of sorafenib (S) in advanced soft tissue sarcomas (STS): SWOG 0505. J Clin Oncol. (May 20 suppl; abstr 10532),2008.

50. Kane JM, Harris J, Kraybill WG, et al. RTOG 0330: A pilot phase II study of preoperative radiation therapy/thalidomide for low-grade primary soft tissue sarcoma or preoperative MAID/thalidomide/radiation therapy for high/intermediate grade primary soft tissue sarcoma of the extremity or body wall. J Clin Oncol. 2008;26:abstr 10536.

51. Pisters PW, Patel SR, Prieto VG, et al. Phase I trial of preoperative doxorubicin-based concurrent chemoradiation and surgical resection for localized extremity and body wall soft tissue sarcomas. J Clin Oncol. 2004;22:3375 – 3380.

52. Mack LA, Crowe PJ, Yang JL, et al. Preoperative chemoradiotherapy (modified Eilber protocol) provides maximum local control and minimal morbidity in patients with soft tissue sarcoma. Ann Surg Oncol. 2005;12:646 – 653.

第 18 章

肉瘤的化疗——带刺的玫瑰

Laurence H. Baker, DO

什么是化疗？为什么化疗这个词几乎总是会引起消极的看法

历史告诉我们，最初的化疗应用可追溯至秘鲁的耶稣会教士发现金鸡纳树的树皮可以有效缓解疟疾造成的发热。故而广义的化疗意味着使用一种天然产物（从自然中得来的东西）来治疗人类疾病。金鸡纳树的树皮中含有奎宁。教士不知道什么是奎宁或者也不了解其化学结构，或许他们也根本不在乎。但是这种物品能够改善患有疟疾的秘鲁人的生存质量。

几个世纪以后，Paul Ehrlich，一个德国医生科学家创造了术语"化疗"。Ehrlich 最先系统地筛选化学物质，最终找到了一种对于在他的时代还是重大疾病的梅毒的有效药物。

在现代药物开发过程中，研究人员常常汇总一大批具有类似结构或功能的化学物质，然后，他们尝试明确哪些特定化学物质具有最大疗效或最小的副作用。这些化学品将被作为药物进行进一步开发。据说，Ehrlich 曾评估 603 种含砷化合物后，试图发现具有预期效果的药物。Ehrlich 开创了这个系统化的流程，他展示了一个成功的药物开发者必须具备的 4 个基本特质：毅力、有价值的想法、充足的资源和运气。

Ehrlich 的一生被改编成电影《魔术子弹》。1908 年他被授予诺贝尔医学奖。

最终 Ehrlich 成功了，他找到了一种对他的动物模型有效的砷的衍生物。

多年来研究者们已经公认有效的临床研究依靠于前期有效的动物实验。如果将关于人类疾病的所有实验都在人体上进行，将会是非常昂贵、缓慢和不道德的。小鼠和大鼠是最常用作人类癌症模型的实验动物。这些小型哺乳动物被注射或喂服特定物质以诱发癌症，然后给予各种治疗以确定安全性疗效。Ehrlich 则是将家兔造成寄生虫感染以评估他的砷化合物。

自此，18 个月痛苦的注射疗程成为了第一种降低梅毒死亡率的有效治疗方法。当然，在 20 世纪中期，Alexander Fleming 发现了新的化疗药物——青霉素。如今，对梅毒的有效治疗仅需要一次肌内注射，而治愈率也超乎众望。令人不可思议的是，在 20 世纪另一种砷的衍生物已被证实对治疗白血病有辅助作用。

在 20 世纪中期，化疗成为首种成功治疗结核的方案。此前感染结核是致命的，对受感染的最好支持治疗是送至疗养院。随着联合化疗的出现，结核称为可治愈的疾病。被感染患者可恢复正常生活，疗养院也不必要了。传染病专家尝试将单独使用时疗效有限的多种药物联合应用，结果显示结核是可以治愈的。他们会选择那些具有不同药理作用机制的药物，但同时也会避免药物毒性的叠加。

然而，到了现在，当我们提到化疗，我们当然是指对癌症的治疗，有些专家也指出使用强效药物的序贯疗法对艾滋病也是有效的治疗方式。第一个获得广泛成功的癌症化疗是一种对霍奇金淋巴瘤患者使用的联合化疗。在 20 世纪 60 年代中期使用的病理学教科书会写道："霍奇金淋巴瘤是一种致命的癌症。"1968 年，来自美国国家癌症研究所的 Vincent Devita 报道了："MOPP 化疗可治愈 50% 患有晚期Ⅳ期霍奇金病的患者。"MOPP 从多个角度模仿了治疗结核的化疗方案。Devita 选择了作用肿瘤细胞不同靶点的抗癌化疗药物，同时将叠加的毒副作用降到最小。

如今在我们的日常生活中提到的化疗还是指使用单药或多药对癌症的治疗。很多人深信化疗仅仅意味着通过静脉输注细胞毒性药物。患者们常常惊讶地发现有些细胞毒性药物多年前已被制成了口服的药片。将药物制成药片或胶囊的副作用更小，用药时自然更方便，但不是必要的。另一些用于治疗癌症的药物被称为"靶向药物"，如伊马替尼，从各个角度来讲都应被称为"化疗"——用于系统性根治或控制威胁生命疾病的药物疗法。

接下来解答第二个问题:"为什么化疗这个词几乎总是会引起消极的看法?"一部分答案很简单。大部分细胞毒性化疗药物具有毒副作用:严重的恶心呕吐、脱发、明显的虚弱、易感染等。

既然有这样的问题,Armstrong 是否认为他接受的化疗是值得的呢? 作为一个公众人士,Armstrong 先生患有广泛转移的睾丸癌,癌症已经转移到他的肺和脑。但是他的癌症被根治了,他从破坏性副作用中恢复了过来,他继续了他的非凡运动生涯。超过90% 的睾丸癌患者是可以治愈的,但不是 100%。如果 Armstrong 死于癌症或治疗带来的副作用,他是否会被认为是化疗的受害者?

实际上大部分接受化疗的患者,特别是肉瘤患者,都经历类似的糟糕的副作用。1972 年,只有 20%诊断为骨肉瘤的患者可以幸存下来,诊断为尤文肉瘤的患者则无一幸免。如今,60% ~ 70% 的骨肉瘤和尤文肉瘤的患者可被治愈。25 年前几个重大的临床实验提示我们,如果使用化疗更多的患者将被治愈。在过去的 25 年里,我们得到了一些更好的处理化疗副作用的方法,但是没有发现可以显著改善临床预后的新药。

化疗显著改善了新确诊为骨肉瘤或尤文肉瘤的效果,但是仍不及治愈结核或梅毒那样成功及伟大,显然还有许多工作要做。所以如果我是一名死于那些肉瘤患儿的家长,我或许会认为问题出在化疗上,它没有帮到我的孩子! 也许我们需要诅咒病魔或厄运,但我们真正需要的是解决问题。要解决问题我们必须首先明确问题。化疗不是问题所在,癌症才是问题所在。

（任志午　译）

第 19 章

肉瘤的个体化用药：无计可施？

David M. Thomas, FRACP, PhD

药物治疗如今是个大热门，而癌症治疗中"个体化"用药尤为热门。如转化医学之类的术语，曾经有很多解释。根据维基百科，个体化用药意味着癌症治疗的个性化，特别是以癌症分子和遗传信息为基础的治疗。在实践中，个体化的癌症治疗是指在肿瘤的遗传特征的基础上选择癌症治疗的方法。

个体化治疗的概念是如何起作用的呢？在20世纪70年代，Peter Nowell 提出癌症是一种遗传性、克隆性疾病，是由细胞 DNA 逐渐积累的突变和化学修饰所致，它们共同作用导致癌症的病理性增殖。癌细胞在特定基因中的"成瘾"性突变得出的观点是：对这些基因的靶向治疗是一个合乎逻辑的治疗策略。由于每个肿瘤都有它自己的突变模式，检测肿瘤的突变为每位患者选择合适的药物奠定了基础。伊马替尼在胃肠道间质瘤和隆突性皮肤纤维肉瘤两种类型的肉瘤中成功运用，应用实体器官癌症突变特征来选择合适的治疗，即所谓的靶向治疗。

我们对这个观点寄予了很大的希望，其得到了数十个来自全球的代表研究人员和临床医生的巅峰机构的支持。然而，生物技术和医药行业出于各种原因，对"个体化"用药的投入不仅仅是寄予希望。

然而，虽然有旺盛的积极性，但结果是仍没有好的办法且不乐观。尽管需要有积极的态度但仍需要面对现实，而且这也变得越来越明显。在下文部分，我想提醒大家注意其中的一些现实问题。

第一种现实问题就是这些方法很少能够起到治疗的作用。它们大多数将重点放在了晚期癌症，其中许多都没有标准疗法。在许多情况下，有针对性的治疗可以控制疾病数周而不是数月。尽管被匹配到相关的突变基因，它们往往不起作用。即使识别出一个相匹配的突变，治疗也很少能够迅速接触并发挥作用。在某些情况下越来越多地将这些治疗的副作用与以往的化疗相比较，可见这些治疗非常昂贵。

而费用是如何呢？在著名的临床肿瘤杂志最近发表的一系列论文中，医疗费用日益成为关注的焦点。在公费医疗系统，费用必须在共同财产的众多优先因素中划分，包括其他健康状况；而在私人医疗系统，获得理想的保健已经成为一种特权，而不仅是权利。要根据这些制度做出明智的判断，我们需要一些我们之前根本就没有的信息。例如我们如何判断靶向治疗是否能够延长6周的生存时间，而不会对总生存率产生任何影响，这是否说明了这是比减肥更好的投资？我们通常在临床试验（反应率、无复发生存率和总生存率）中使用的指标根本不适用于其他健康状况，更不用说教育、国防等。

这很重要吗？最近的一项评估表明，在美国私人破产60%以上归因于医疗费用；如果医疗已经有了不同以往的模式，目前美国国债（或 26 500 亿美元）的20%会在过去的30年中节省下来。

回到癌症本身，对其进行集中的靶向治疗包括不同的费用。靶向治疗主要集中在癌症发展过程中的一部分即晚期阶段，包括被癌症累及的那部分，但是显然癌症此时广泛蔓延。在手术可以治愈的情况下，提高癌症生存率的最好时机是在癌症发展的早期阶段。我们需不需要提醒，在可预见的将来，治愈大多数实体器官癌症，手术仍然是至关重要的呢？在当前，公共健康、筛查和预防方面的个体化用药还不具有代表性。

但对于这种质疑有很多有说服力的理由。在卓越的欧洲和北美中心已经产生了很多关于肉瘤的有效治疗方案。在世界大部分地区应用的理论与实践的巨大差距还没有得到认可。对全世界来说承认并认可这种情况是很重要的责任。仅亚太地区就拥有近30个国家超过40亿人的地区，有可能每年有20万肉瘤病例。慢性疟疾、2型血红蛋白、人类免疫缺陷病毒、慢性肝炎、不完备的外科资源、社会不安、交通条件差和个体贫困，意味着一位25岁的骨肉瘤患者在2013年的巴布亚新几内亚仍无法治愈。此外，即使是阿片类药物来减轻她的痛苦可能都是做不到的。在发达国家,通过推荐分子检测和治疗来使生存期延长数周,而对于大多数肉瘤患者来说,提高整体生存率是更基本的方面。

和体育、艺术一样,科学是由其成就来衡量的。我们不记得是谁建造的凡尔赛宫,也不记得在沃森、克里克、富兰克林和威尔金斯鉴定 DNA 结构之前不成立的假说。但医学是不同的,在医学上我们更应该关注那些我们留下的。在所有我们花费巨大的成本对极罕见的情况所取得的成就中,在确保尽可能多的与社会同步的情况下,我们不应该忘记该做的工作,我们需要考虑国内外医疗保健的影响。更广泛的讨论是至关重要的,这包括公共卫生专家、伦理学家、卫生经济学家、癌症遗传学家、分子遗传学家和临床实验者,那些在制药业和生物技术部门及更多有限资源背景下同仁们的共同努力,期待他们研究出更简单、更直接的方法来提高生存率。

(常方圆 译)

参考文献

1. Nowell, P. C. The clonal evolution of tumor cell populations. Science. 1976; 194(4260): 23 - 28.

2. Demetri, G. D. , et al. Efficacy and safety of imatinib mesylate in advanced gastrointestinal stromal tumors. N Engl J Med. 2002; 347(7): 472 - 480.

3. McArthur, G. A. , et al. Molecular and clinical analysis of locally advanced dermatofibrosarcoma protuberans treated with imatinib: Imatinib Target Exploration Consortium Study B2225. J Clin Oncol. 2005; 23(4): 866 - 873.

4. Sullivan, R. , et al. Delivering affordable cancer care in high-income countries. Lancet Oncol. 2011; 12(10): 933 - 980.

5. Kantarjian, H. M. , et al. Cancer drugs in the United States: justum pretium—the just price. J Clin Oncol. 2013; 31(28): 3600 - 3604.

6. Hogarth, S. and R. Sullivan. Genes, genes, genes. Lancet Oncol. 2013; 14(3): e88.

评论及回复

Thomas 对最初反馈做出回应:

我很高兴收到了几封电子邮件,这是肉瘤患者对个体化治疗的反馈。我很感谢这些信件,它使我对肉瘤的研究及靶向治疗更有热情。

我想阐明我对其进行讨论的目的。我不认为分子靶向治疗对癌症不起作用,我认可并且赞成这些药物给人们带来的好处。到现在为止,可能数千人的生活质量已通过靶向治疗得到了显著改善。我的职业生涯一直致力于肉瘤的研究和治疗,包括靶向治疗和基因组学,结果是很出乎意料的。我相信我们在基因治疗的时代有很多能够影响癌症发展的各个阶段的可能性,并特别受益于那些患有像肉瘤这样罕见病的患者。

在这一部分,我想谈论的是以这些药物为重点进行治疗是否有可能更广泛、更有效地减少癌症的影响。目前针对这一点的辩论太狭隘,而且我也不想用其他方法来代替个体化治疗,至少我认为这是值得讨论的。

至于花费问题,我认为对癌症治疗方面的花费是显而易见的。最近的全球金融危机提醒我们谨慎理财的失败后果。这些后果不仅影响生活中的现实问题,还直接影响对癌症的研究。请不要用我的话来形容。越来越多的负责全球癌症的人员在高峰论坛上提出这个问题,如新英格兰医学杂志、临床肿瘤学杂志、柳叶刀肿瘤学等。

在这里单独说明,我想在更广泛的范围内说明个体化治疗。最近我刚刚前往巴布亚新几内亚,子宫颈癌是 20~40 岁女性癌症致死的首要原因,给年轻女性接种由乳头瘤病毒引起的子宫颈癌的疫苗,我被巨大的预防工作和生活在第一世界的数十亿未治疗的癌症患者所影响。另外,这不是对停止分子靶向研究的争论,但让我对西方的个体化治疗怎样适用于大多数人感到惊讶。

所有的这些都不要放弃! 因为资源是有限的,我们需要对我们的假设提出质疑,以确保病程经过的真实:减轻肉瘤带来的痛苦,提高生存期。

好了,让我再一次感谢所有与我们分享观点并且提醒我们目前成就的人们。

Rimas Orentas:

作为一名研究人员,我想说基因组学(包括下一代测序和表观遗传学研究)是非常重要的。虽然个别患者可能没有从"实时"中受益,但正是通过这些新方法,我们开始明白为什么某种类型的疾病对一种特殊的治疗有所应答而对另一种没有。我说"型"是因为我们还不知道肉瘤的亚型,我们将根据这些研究来分类。我们的免疫治疗研究结果显示,肿瘤间质(周围支持组织,血管和免疫细胞——未成熟和抑制类型)对研究结果产生巨大的影响,但我们还没有办法对不同的肉瘤间质进行亚型分类。目前以病理学方法来确定肿瘤性病变的细胞类型,使某些成人恶性肿瘤获得很大的进展。能否使这些类型的病变取得治疗进展取决于患者是否同意接受基因组分析来带给他们的希望,通常是在个体化治疗支持下进行。以下是患者们的合作期望:

(1)找到一种可以治疗的药物性的靶点。

(2)通过基因组分析对整个领域做出相应的贡献,使肉瘤的治疗保持进展状态。

最好的问候

Dr Rimas Orentas

小儿肿瘤科,美国国家癌症研究所

Dr Thomas 回复 Dr Orentas 说:

我非常赞同 Dr Orentas 说的采取基因组分析技术是癌症研究的一个至关重要的部分。我也赞同基因组技术将患者放到了癌症研究的中心位置。这一点与小鼠模型那种很多重要方法都不同于人类研究的替代实验系统相比,有了很大的进步。

存在的问题:基因组分析是还没有好的治疗标准,还是直接面对消费市场?这是当前热议的话题。美国食品药物管理局最近撤回了一个直接面向消费者的基因测试(23 and Me 公司)的上市批准,原因是该公司未能满足监管要求,尤其是在测试的准确性上。此外,很多人都担心对于进行多基因面板测试来检测患癌风险的人们来说,还没有足够有力的证据(多基因检测癌症易感性,J Clin Oncol. 2013:1267 - 1270)。

然而,我坚信不断地研究会提高健康状况,我也相信基因组学巩固了研究的领域,并且总有一天会实现。我们需要的是更多的研究,或者换一种说法,研究应等同于最佳实践。

Dr Christopher D. M. Fletcher 写道:

作为一个有思想、有爱心的肉瘤肿瘤学家和研究员,David Thomas 确实提出了一个重要问题。

我们越来越社会化,在美国就很明显,在这里现实被拒绝,并且幻想或虚假性的希望被提升,然而这通常让某些人获益,最常见的是想要找到可治疗的靶点却不够严谨的公司或其他制药行业。第一个分子

靶向治疗药物甲磺酸伊马替尼(格列卫)已被证明是迄今为止最成功的例子,GIST 患者和慢性粒细胞白血病患者生存时间明显延长,并且不可否认的是生活质量比以前更好。

后续的靶向(个体化)治疗尚未出现,尽管肺癌和恶性黑色素瘤患者最大程度上能多存活数月(有时一年或以上),但这不应该让任何社会责任医疗保健系统来承担。那些我们目前检测出的大多数"靶点"(突变)还没有有效的治疗方法。同时"靶点识别者"不少是商业性的,收了大笔资金,却没有给患者带来好处。

同时,甚至是在工业化或发达国家,由于没有医疗保健系统,我们需要花费巨资来治疗吸烟和肥胖造成的后果(这在很大程度上是可以预防的),我们扮演那种让他们能多活几个月的人,但这需要花费几十万美金。给患者虚假的希望和医生没有任何关系,而那种像在集市上的算命先生一样的人,不承担责任却可以挣走你的钱。毋庸置疑的是,当患者的生命即将结束时,医生有责任明确这一点:我们的生命是有限的。

这不是干涉,这是友好,让患者及家属来决定如何最好地度过那段时间。无论是在自己的国家还是世界其他国家,从众多的癌症专科中心寻找一个(可能不存在的)奇迹通常不会带来快乐或者安逸的死亡方式,它只是增加了不必要的痛苦和无理荒谬的(是的,确实荒谬)花费。作为同道中人,资金(和治疗)资源有限的我们需要决定是否应该让这种个人需求或更广泛的社会需求盛行起来。

作为医生,当我们帮助患者的能力有限时,需要做更诚实地工作。当然,我们应该对有效的治疗即将会出现寄予厚望。我很高兴、愿意甚至热情地花时间来帮助软组织肿瘤患者,不管其是良性的还是恶性的。但现代癌症治疗有时令我很困扰,更多充满思想的(自我批评)医学肿瘤学家如 David Thomas,只会让该领域(和患者的病情)比现在更好。

我承认我(和 David)所说的既不受欢迎也不流行,还可能带来痛苦。但是当面临身体状况的残酷现实的时候,我坚信诚实、正直是最重要的。

Christopher D. M. Fletcher, MD

皇家病理学学院成员

解剖病理学教授,副主席

Dr Thomas 回复 Dr Fletcher 道:

在这个讨论中,Dr Fletcher 提出了一些新的重要问题。一个值得考虑的问题是,是否专注于乐观、是否合理。癌症患者从积极的抗癌治疗到姑息治疗的过渡是非常困难的。根据我的经验,每个人癌症发展的最后阶段对良好生活质量的需求至关重要。生命中最后几个月的任务可能包括和解、实现重要的个人目标、花时间与心爱的家人和朋友在一起并告别。有时,不当的科学信仰可导致一个人在他生命中的关键时刻离开他们的家人和朋友,长途跋涉来到陌生的城市接受治疗和调查,其价值仍值得质疑,并且成功的概率还很小。希望的价值是什么? 当然,从以癌症为重点转变为以个体为重点只有在他的家人和医生的支持下患者才能做到。此外,希望是生活中必不可少的,存在的问题不是希望有多重要,而重点是希望什么时候能从癌症转变到个体。

Chris 写道:

我不是医生,所以我的观点可能不被认可或者说不受欢迎,但是我无论如何都要写出来。Bruce 你比其他人更懂的是,在肉瘤的研究领域少有成就或者希望。靶向治疗方法给了我们所有的希望。我们唯一的治疗方案是:切除、灼烧或者杀死癌细胞,带着那种通过治疗可以生活下去的希望。

我很抱歉,这篇文章让我想到"就让我们死了吧,治疗太昂贵了"。我理解花费的问题,但是我和我的女儿都患有癌症,是两种不同的罕见、进展性的癌症。我被确诊为子宫平滑肌肉瘤,我女儿为眼部黑色素瘤,都是对其很少研究而且还没有治疗方法的实质性器官癌症。我们现在都很好,但是如果癌细胞扩散,我们有什么办法呢? 这个新的研究至少给了我们和其他癌症患者希望,让我们有希望远离水深火热的境地。

Darla 写道:

我正在对 Dr Thomas 提出的靶向治疗进行回复。我和我的家人都已经从中获得了好多益处。格列卫真的挽救了我的生命,虽然花费比较昂贵,却让我多生活了 7 年。我争取到了生活,参加了我女儿的婚礼,看到了我外孙的出生,并且和他很亲近。并不是所有的事都是那么顺利,但好的远比坏的多。只要我能,就会和癌症战斗到底。我知道有一天我会死于癌症或者其副作用。我也知道有一天我将停止治疗,顺其自然,但那一天离我还很远。

我这样与癌症做斗争有两个原因:我的家庭和其他 GIST 患者。如果医生能够从我的经验中学习并帮助那些患癌同胞们,也许是未来的癌症患者,那么我有责任与其继续斗争。我认为好医生不会不同意的,这可能也是他想表达的。一种疾病并不比另一种疾病重要,但是对肉瘤的研究迫在眉睫,让我们继续努力!

Rich 写道:

我很抱歉,但靶向治疗确实挽救了我的生命。没有这样的治疗我不会活到今天。虽然没有治愈,但是我已经多活了好几年了。实验能够分析一个人的基因突变类型并且有药物混合剂的处方来延长你的生命,如果到了这种程度,那岂不是很美好!

Mary 写道:

我对 Dr Thomas 的信很感兴趣,主要是因为我作为一名从业护士在海地经历了地震前后,并且作为一个 GIST 患者的妻子,我知道我丈夫这种转移性疾病或者其副作用可能最终会夺走他的生命。但是世界上的一些研究者会发现新的靶向治疗方法或者找到这种癌症的发病原因,我还是抱有很大希望的。我对你关于靶向治疗再考虑或者放弃对其花费金钱治疗的观点是不赞同的。

第 20 章

一个新的起点：基因疗法和病毒疗法治疗肉瘤

Timothy P. Cripe, MD, PhD

引言

治疗肿瘤可以"以火攻火、以毒攻毒"吗？我的敌人的敌人是我的朋友吗？当涉及生物治疗癌症，有越来越多的科学家、医生和生物医学公司希望这些问题的答案是肯定的。很长一段时间以来，人们试图用感染去治疗癌症。1893 年，纽约医学院修复整形外科医院的助理医生 William B. Coley 在美国医学科学杂志发表了一篇题为《通过重复接种丹毒治疗恶性肿瘤并10 例病例报告》。Coley 在文章中这样描述他的经验：直接将细菌株注入肉瘤中。细菌是从丹毒感染患者和皮肤链球菌感染患者体内提取并培养的。有多例患者应用该法治愈了肿瘤。虽然患者并不知道肿瘤消退的确切原因，但 Coley 认为是细菌毒素引起的，因此这种疗法被称为"Coley 毒素"。

113 年后的今天，我们依然不清楚 Coley 报道的病例中肿瘤消退的确切机制。然而，我们现在知道，传染性病原体如细菌、酵母菌和病毒可直接感染并杀死肿瘤细胞。我们也知道，这些病原体可能会使免疫系统激活并活化肿瘤特异性抗原，引起抗肿瘤免疫反应。基于 Coley 所做出的早期令人鼓舞的研究结果，在过去的一个世纪中，医生们曾试图用细菌和病毒治疗各种癌症患者，事实上有一些肿瘤发生了反应。在20 世纪中叶，由于这些感染制剂具有毒性，这项工作基本被放弃。不完全了解感染的本质、缺乏对免疫系统反应机制的认识，以及感染者或宿主缺乏修复能力，阻碍了这项技术的进步。在过去的几十年里，人们对于感染性疾病和宿主免疫系统对感染反应的认识不断增加。此外，基因控制相关技术以及改变细菌和病毒基因组成技术有了显著提高，这些因素使得医生和科学家研究肿瘤生物治疗方法重新兴起。

基因和病毒疗法

基因治疗是利用核苷酸来改变细胞，这可能包括利用脱氧核糖核酸（DNA）和核糖核酸（RNA）。DNA或 RNA 可以组成病毒的整个基因组（例如，DNA 型的细菌其基因组是由 DNA 组成的，RNA 型的细菌其基因组是由 RNA 组成的；这些基因组是由 5000 ~15 000个基因单元或碱基对排列而成的），一个小的质粒 DNA（一个短的环状分子由 1000 ~ 10 000 个碱基对组成）或者是一个化学合成的一系列碱基对（寡核苷酸），可以由 DNA、RNA 或 DNA：RNA 杂合体组成（由 10 ~ 100 个碱基对排列而成）。病毒疗法是使用病毒裂解（或杀死）细胞，因为这种类型的疗法通常用于感染或杀死癌细胞。这种方法能否被称为"肿瘤消融术（Oncolysis）"？（Onco 即"肿瘤"的意思，lysis为"消融、溶解"的意思）

有几种方法可以将基因导入细胞内从而改变细胞行为，这些方法包括使用病毒、脂质体、糖蛋白或聚阳离子与 DNA 连接，直接注入尚未被脂质体或蛋白包裹连接的"裸 DNA"，这需要使用表面涂满核酸颗粒的基因枪完成。病毒介导的基因传递非常流行，因为它非常有效：病毒已经进化了数百万年，可以非常有效地将它们的基因导入细胞内。目前已经开发了许多不同类型的病毒用于基因传递，最常用的有反转录病毒、腺病毒、腺相关病毒和单纯疱疹病毒。

基因治疗的优势明显。首先，它比较容易批量生产 DNA 或病毒，因为实验室培养了数十亿的细菌、酵母或真核细胞（灵长类或人类）可以用于复制基因，而与合成小分子药物需要大量的化学原料不同。通常情况下，DNA 或病毒较之于蛋白质更容易提纯。此外，应用基因工程的方法也比较容易改变 DNA 序列,这样可以产生具有新的特性的细胞。基因转移可以使 DNA 链延长产生新的蛋白,避免频繁注射药物。

为什么用于治疗癌症

利用基因和病毒疗法在多个方面影响癌细胞已经显现出很大的潜力。首先,这些策略是通过植入细胞的新基因表达来直接改变癌细胞(在溶瘤病毒存在时直接杀死细胞)。它们能诱导细胞程序性死亡(称为凋亡),或诱导肿瘤细胞分化,使它们不再是恶性的。第二,它们可以改变受转染细胞的周围细胞。例如,基因或病毒疗法可以激活机体自身免疫或诱导抗癌免疫应答。此外,基因疗法可以保护正常细胞免受细胞毒药物的损伤,这样就可以增加药物剂量。第三,癌症基本上是属于基因疾病,因此,基因疗法可以校正基因缺陷。例如,许多癌症是由于 p53 基因缺陷所致,通过腺病毒介导的正常的 p53 基因的重新导入来进行临床试验。使用基因和病毒,利用其基因的改变,通过与正常细胞比较可以发现目标癌细胞。

如何击中每一个细胞

应用基因转染癌细胞受到的限制是能影响每一个癌细胞可能性。如果有一个癌细胞未被影响,那么肿瘤就有可能复发变为不可治愈。应用"单通"基因转染技术是很难的,唯一受影响的细胞是那些最初暴露于基因或病毒的癌细胞。这种限制可以通过两种策略克服旁观者效应和利用可复制病毒。诱发"旁观者效应"的最常用的方法是应用一段基因产生毒性产物,该产物可以从一个细胞传递到另一个细胞。例如,来自于单纯疱疹病毒的胸苷激酶基因可以激活阿昔洛韦和更昔洛韦的活性。当这段基因被植入细胞内并注射药物,药物被活化后会杀死细胞。活化的药物通过我们所熟知的缝隙连接进入邻近细胞。通过这种方式,所有在最初接受基因或病毒转染细胞(旁观者细胞)周围的其他细胞均会受到影响。还有其他的例子是通过细胞分泌代谢产物给邻近细胞,这种细胞间传递机制可以引发旁观者效应。此外,抑制所谓的旁分泌途径,例如,胰岛素样生长因子(IGF-2)可以潜在地影响很多细胞,远超过其直接受转染的细胞。另一个例子是对肿瘤抗原的免疫应答,这可以引起其

他细胞表达这种抗原。旁观者效应最后一个例子是利用基因或病毒可以抑制肿瘤新生血管的形成(血管生成)。通过减少血管形成,其他依赖该血管的细胞也会受到影响。

用于克服每一个癌细胞难题的技术方法是应用可复制的病毒。这些溶瘤病毒通过转染一个细胞传播自己,接着扩散到下一个细胞,再下一个细胞,不停地扩散下去(图 20-1)。它们已经通过工程化的手段选择性复制,在肿瘤细胞中而不是正常细胞中增殖。这些复杂的病毒将在下文中详细讨论。

用作癌症治疗的病毒

病毒已经被证明作为一种治疗癌症的制剂在多方面发挥作用。如上所述,可以作为基因传递的载体。在多种动物实验中,它可以激发抗病毒或抗癌的免疫能力。直接注入肿瘤细胞有时可以敏感化免疫系统对肿瘤特异性抗原的作用,其功能类似自体癌症疫苗。一些病毒蛋白,如腺病毒的 E1A,也显示使癌细胞对化疗敏感,因此,在化疗中联合使用应该是有益的。最后,通过病毒复制直接转染细胞似乎是病毒治疗癌症的主要用途。细胞直接溶解的优势是在大多数病例中细胞死亡的途径并不是通常的死亡机制,通常的机制已经对化疗产生耐受。病毒可以在细胞间传递,然后对癌细胞具有选择性。最后,这些细胞可以被其他治疗基因所"武装",进而抑制癌细胞生长,而不仅仅是细胞转染。这些单个病毒同时发挥基因治疗和病毒治疗的作用。

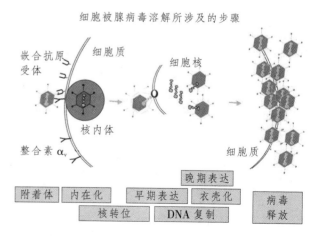

图 20-1   一种 DNA 病毒感染导致被感染细胞破坏(溶解)的一般模式。

如何使病毒对癌细胞有选择性而不是正常细胞

癌细胞选择性地被病毒转染的机制有很多。最为重要的是癌细胞的自然代谢环境，这对于病毒复制是非常有利的。尤其是大的双链 DNA 病毒，如单纯疱疹病毒（HSV）。所有这些病毒需要一个装置来一遍一遍地复制它的 DNA。所有这些装置在大多数癌细胞中是高表达和上调的，但是在正常细胞和非分裂（静止）细胞中不常见。

病毒也可以突变或变得对癌细胞更有选择性。例如，单纯疱疹病毒编码用于复制其 DNA 的蛋白质，如胸苷激酶、核糖核苷酸还原酶和 DNA 聚合酶。因为在非分裂细胞，正常情况下这些蛋白质不会上调，病毒需要将它们提供给细胞。病毒缺少这些基因，因此这些病毒不易转染正常细胞。可是当这些病毒进入癌细胞，在癌细胞中复制场所是现成的，病毒可以很好地完成复制。病毒基因表现为简单的基因缺失或突变的病毒，对癌细胞具有选择性，这种病毒称为Ⅰ型病毒，例如那些利用了癌细胞通路缺陷的基因突变。例如，腺病毒的 E1A 蛋白连接并使细胞中视网膜母细胞瘤蛋白失活，目的是使病毒可以复制。E1A 基因的缺失使病毒不具有复制性，这是因为它不再能够灭活视网膜母细胞瘤蛋白。但是在具有视网膜母细胞瘤蛋白缺失的癌症患者中，这种病毒可以轻松地进行复制。同样，腺病毒的 E1B 基因使 p53 蛋白失活，目的是使其达到最大的病毒复制。E1B 基因缺失的腺病毒可以在 p53 基因缺陷的细胞中复制，这是因为它们不必再使 p53 失活。最后，在癌细胞中，临界病毒的防御途径经常是缺失的。例如，RNA 诱导的蛋白激酶"PKR"被转染的病毒激活并使正常细胞中的蛋白质合成关闭，这可以阻止病毒复制并向下一个细胞播散（图 20-2）。单纯疱疹病毒已经设计出一种称之为 ICP34.5 的蛋白，以抵消防御途径。当编码该蛋白的基因从病毒中删除，它就不能再转染正常细胞或静止细胞。事实证明，癌细胞中的 PKR 途径频繁地发生异常。因此癌细胞中的 ICP34.5 并不需要病毒复制。ICP34.5 缺失的单纯疱疹病毒可以很好地复制并杀死癌细胞，而不是正常细胞或静止细胞。

另一种主要的病毒类型也被改造为具有癌细胞

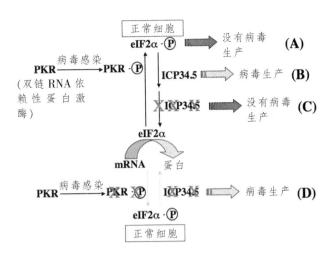

图 20-2 敲除 ICP34.5 的病毒对癌细胞的选择性机制，例如 HSV1716。

选择性的，称之为Ⅱ型病毒。这些病毒的关键病毒基因已经在癌症选择性启动子的控制下形成，例如，甲胎蛋白癌基因和其他在癌细胞中而非正常细胞中表达上调的基因。因此，当病毒进入正常细胞中时，启动子不会发生作用，因此病毒不会复制，但是当病毒进入癌细胞，启动子活化，产生临界蛋白，病毒可以复制。

溶瘤单纯疱疹病毒

对于肉瘤治疗最有希望的病毒是单纯疱疹病毒。我们的研究结果表明，腺病毒不会转染大多数肉瘤，主要是因为腺病毒很少表达启动子，除了尤文肉瘤细胞。最近的研究表明，不同的菌株和新近合成的腺病毒对于肉瘤细胞是有效的，这些"下一代"版本可能对软组织肉瘤是有用的，使人们重燃希望。与我们对腺病毒的研究结果比较，我们发现单纯疱疹病毒会很容易地侵入并溶解肉瘤细胞。更多细节参见参考文献。

单纯疱疹病毒在一系列转染哺乳动物和灵长类动物的实验中显示具有安全的临床特征。许多不同类型的癌症已被证明容易受到 HSV 转染，除了肉瘤（肝、乳腺、结肠、胰腺、前列腺、鳞状细胞癌、卵巢癌和膀胱癌）。在许多模型，直接瘤内注射似乎诱导抗肿瘤效果，而在几个模型类型已经显示作为原位疫苗的作用，从而防止肿瘤的发展。静脉内注射在远隔部位显示出抗癌效果，这表明这些试剂对于治疗转移性疾病可能是有用的。大多数人曾经暴露于单纯疱疹病毒1型,因此具有免疫力的病毒。但这种预先存在的免疫力似乎并不是给肿瘤递送病毒和发挥其抗癌效应的障碍。

已经出现的几个临床试验表明,使用这些病毒可以成为一种安全和可能有效地治疗癌症的方法(图20-3)。

研究最广泛的单纯疱疹病毒突变体是HSV1716,是由 S. Moira Brown 创建并正由英国的 Crusade 实验室的研究人员进行试验。在他们的Ⅰ期研究中,他们把增加剂量的 HSV1716 直接注入9例年龄在22~65岁的患者的脑肿瘤中,没有患者出现脑炎的临床症状和体征,也没有出现潜伏的 HSV 激活。5例Ⅳ期恶性黑色素瘤患者接受将 HSV1716 直接注入肿瘤。2例患者接受一次注射,2例患者接受了两次,1例患者接受4次注射。同样没有患者出现 HSV 感染症状或体征,也没出现潜伏的 HSV 激活症状。接受4次注射的患者,两次注射在不同的肿物上,两个肿物均变平,其中一个脱落,显示出明显的肿瘤杀伤作用。由此看来,单纯疱疹病毒是安全的,不仅可以直接注入脑肿瘤,而且还可注入皮肤外周肿瘤。在另一项研究中,年龄为38~64岁的脑瘤患者被给予单次注射。再次注射也是安全的,并在切除的组织中找到复制的 HSV病毒。最后,12例年龄为33~66岁的脑瘤患者直接接受 HSV 注射到肿瘤中,没有证据显示病毒相关的毒性。有证据表明一些患者临床症状改善,一组12例患者的报道中,5例患者当时还存活,这超过了当时的预期存活时间。这些患者的免疫受损,基于之前的治疗,并没有证据表明是来源于病毒的毒性。这些数据表明,像 HSV1716 这样的病毒注入人类肿瘤中是安全的。事实上,在欧洲,目前正在进行一项脑瘤

患者的Ⅲ期临床试验(www. crusadelabs. co. uk)。主要挑战是如何使这些新疗法与目前的标准癌症治疗方法相结合(图20-4)。最有可能的形式是"生物手术"的方法,病毒可以使那些不能手术切除或放疗的肿瘤变小。它也可能有助于治疗转移性疾病,正如在动物模型中所表现出的一样。

在我们实验室的研究中已经发现,HSV1716 可以有效地转染和溶解培养的肉瘤细胞。我们检测了起源于横纹肌肉瘤、尤文肉瘤、骨肉瘤、神经母细胞瘤和恶性神经鞘膜瘤的细胞。该病毒与其他两种单纯疱疹病毒突变体在临床试验中的灵敏度数据见表20-1。在表中,每一个" + "代表癌细胞被相应的病毒转染并杀死的易感性增加10倍。这是通过确定抑制50%细胞生长的病毒浓度与未被转染细胞株比较得出的(抑制浓度50,IC_{50})。我们希望能够测算出肉瘤患者体内病毒浓度,虽然这个目标到目前为止被证明是难以达到的。

病毒疗法从实验室到临床的转化

启动一项临床试验需要许多步骤,特别是新型的生物疗法(图20-5)。

首先,我们需要生产出符合"药品生产质量管理办法"(cGMP)标准"临床级"的产品。这种类型的产品通常需要由一个生物技术或制药公司生产,但有些学术中心已经建立 cGMP 设施。cGMP 原料的产品成本通常大约为100万美元或更多,即使是小规模的临床试验。美国国家卫生研究所将赞助两个项目,这两个项目将为调查者提供 cGMP 资助重点,这些调查者是从一系列候选人中选出的。然后,cGMP 的产品必

溶瘤细胞1型单纯疱疹病毒突变体在临床的试验

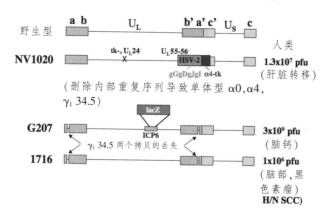

图20-3　临床试验中的溶瘤病毒载体示意图。

生物外科将来的角色

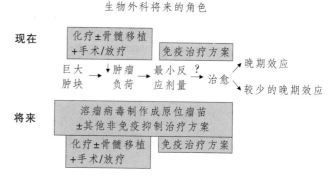

图20-4　目前癌症治疗中可能使用的病毒注射。

表20-1　不同溶瘤病毒突变体对不同肉瘤类型的相对杀伤力

肿瘤来源	细胞系	G207	NV1020	HSV1716
骨肉瘤	Osteomey	+	+ +	+ + +
神经母细胞瘤	CHLA20	+	+ + +	+
恶性神经鞘膜瘤	S462	+	+ +	+ + +
	STS26T	+ +	+ +	+ + +
横纹肌肉瘤	RD	+ +	+ +	+ + +
	RH30	+	−	+
尤文肉瘤	A673	+ + + +	+ + + +	+ + + +
	TC32	−	−	+ +

Day 6 IC$_{50}$ MOI > 1 (−),0.1 ~ 1 (+),0.01 ~ 0.1 (+ +),0.001 ~ 0.1 (+ + +),0.0001 ~ 0.001 (+ + + +)。

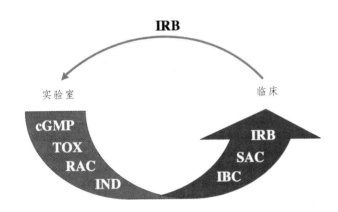

图20-5　转化研究所需步骤。cGMP,药品生产质量管理办法;TOX,毒性评估;RAC,咨询委员会;IND,研究性新药申请;IBC,生物安全委员会;IRB,机构审查委员会。

须经过毒理学试验,这包括给予不同类型的动物不同剂量的药物,测试它们对动物生长、行为和血细胞计数的影响,并在显微镜下仔细检查所有器官组织受影响的情况。毒理学试验的费用是25 000 ~ 50 000美元。第三步涉及监管部门的批准,由地方和国家委员会进行审查。地方审批部门通常包括科学审查委员会(SRC)、生物安全委员会(IBC)和机构审查委员会(IRB)。如果任意一个委员会发现争论或问题,都必须去整改,因此经常使得临床试验改变。变更必须返回其他委员会再次审批,所以这个过程非常繁杂。在联邦一级,卫生重组咨询委员会(RAC)必须审查涉及基因传递的所有协议。此外,研究性新药申请(IND)必须提交给食品与药物监督管理局(FDA),以推出一项临床试验。由FDA要求的证明药物安全性的检测在过去几十年中已经增加了,在进行人类试验之前需要广泛开展动物试验模型检测,这是由于早期临床试验的不良事件所导致的(虽然FDA的要求是基于一

个真实的愿望,以确保安全,根据我个人的看法,这些要求有时是不合理的)。如果临床中已经用尽了各种治疗方法,这时审查标准则应该大大降低。对于典型的新药,通常由一家制药公司完成所有步骤。对于治疗目标疾病具有很大市场投放潜力的药物来说,制药公司在预期将获得巨大利益的情况下会愿意承担这些费用。若没有公司支持,对于学术中心的研究人员来说,这些审批程序就是巨大的障碍。因此,将实验室研究的结果进行临床转化需要数年的时间,在缺乏足够资源支持的情况下,这些障碍即使是对于那些意志坚定的研究者来说,有时也是很艰难的。

结论

病毒和基因的应用给未来癌症的治疗提供了一个很好的前景。目前有许多不同的研究者正在应用一些令人兴奋的和新的方法在各种癌症模型和肉瘤模型中进行测试。单独使用病毒作为药物是通过众多不同的机制发挥潜在的抗癌作用。这些新疗法由试验进入临床面临着很多困难,其中一些被认为是极大地阻碍了研究进展。不过,目前有几个正在进行的试验是由药物或生物技术公司赞助的(虽然还没有针对肉瘤患者)。就我来看,测试基因和病毒的临床试验才刚刚开始,而这些新的治疗方法的历史可追溯到19世纪,并且将来会在癌症治疗中扮演着重要的角色。

(魏俊强　译)

参考文献

1. Coley, WB. The Treatment of Malignant Tumors by Repeated

Inoculations of Erysipilas: With a Report of Ten Original Cases. The American Journal of the Medical Sciences. May,1983.

2. Cripe TP and Mackall CL. Exploiting genetic alterations to design novel therapies for cancer. Hematology/Oncology Clinics of North America. 2001;15;657 – 675.

3. Cripe TP,Dunphy EJ,Holub AD,Saini A,Vasi N,Mahller Y, Collins MH,Snyder J,Krasnykh V,Curiel D,Wickham TJ,DeGregori J,Bergelson J,Currier M. Fiber Knob Modifications Overcome Low,Heterogeneous Expression of the Coxsackievirus-Adenovirus Receptor Which Limits Adenovirus Gene Transfer and Oncolysis for Human Rhabdomyosarcoma Cells. Cancer Research. Cancer Research. 2001;61;2953 – 2960.

4. Rice AM,Currier MA,Adams LC,Bharatan NS,Collins MH, Snyder JD,Khan J,and Cripe TP. Ewing sarcoma family of tumors express adenovirus receptors and are susceptible to adenovirus-mediated oncolysis. J Ped Hematology/Oncology. 2002;24;527 – 533.

5. Bharatan NS,Currier MA,Cripe TP. Differential susceptibility of pediatric sarcoma cells to oncolysis by conditionally replication-competent herpes simplex viruses. J Ped Hematology/Oncology. 2002;24;447 – 453.

6. Hoffman D,Heim A,Nettelbeck DM,Steinstraesser L,Wildner O. Evaluation of twenty human adenoviral types and one infectivity-enhanced adenovirus for the therapy of soft tissue sarcoma. Hum Gene Ther,in press.

7. Currier M,Mahller L,Adams L,Cripe T. Widespread intratumoral virus distribution with fractionated injection enables local control of large human rhabdomyosarcoma xenografts by oncolytic herpes simplex viruses. Cancer Gene Therapy. 2005;12; 407 – 416.

8. Parikh N,Currier MA,Adams LC,Mahller,YY,DiPasquale B, Collins MH,Cripe TP. Oncolytic herpes simplex virus mutants are more efficacious than wild-type adenovirus for the treatment of high-risk neuroblastomas in preclinical models. Pediatric Blood Cancer. 2005;44;469 – 478.

9. Mahller YY,Rangwala F,Ratner N,Cripe TP. Malignant Peripheral Nerve Sheath Tumors with High and Low Ras are Permissive for Oncolytic Herpes Simplex Virus Mutants. Ped

Blood Cancer. 2006;46;745 – 754.

10. Mahller YY,Vaikunth SS,Currier MA,Miller SJ,Ripberger MC,Hsu Y-H,Mehrian-Shai R,Collins MH,Crombleholme TM,Ratner N,Cripe TP. Oncolytic HSV and Erlotinib Inhibit Tumor Growth and Angiogenesis in a Novel Malignant Peripheral Nerve Sheath Tumor Xenograft Model. Molecular Therapy,in press.

11. Todo T,Rabkin SD,Sundaresan P,Wu A,Meehan KR,Herscowitz HB,Martuza RL. Systemic antitumor immunity in experimental brain tumor therapy using a multimutated,replication-competent herpes simplex virus. Hum Gene Ther. 1999; 10;2741 – 2755.

12. Walker JR,McGeagh KG,Sundaresan P,Jorgensen TJ,Rabkin SD,Martuza RL. Local and systemic therapy of human prostate adenocarcinoma with the conditionally replicating herpes simplex virus vector G207. Hum Gene Ther. 1999;10;2237 – 2243.

13. Oyama M,Ohigashi T,Hoshi M,Nakashima J,Tachibana M, Murai M,Uyemura K,Yazaki T. Intravesical and intravenous therapy of human bladder cancer by the herpes vector G207. Hum Gene Ther. 2000;11;1683 – 1693.

14. Rampling R,Cruickshank G,Papanastassiou V,Nicoll J,Hadley D,Brennan D,Petty R,MacLean A,Harland J,McKie E, Mabbs R,Brown M. Toxicity evaluation of replication-competent herpes simplex virus (ICP 34. 5 null mutant 1716) in patients with recurrent malignant glioma. Gene Ther. 2000;7; 859 – 866.

15. Papanastassiou V,Rampling R,Fraser M,Petty R,Hadley D, Nicoll J,Harland J,Mabbs R,Brown M. The potential for efficacy of the modified [ICP 34. 5(–)] herpes simplex virus HSV1716 following intratumoral injection into human malignant glioma: a proof of principle study. Gene Ther. 2002;9; 398 – 406.

16. Harrow S,Papanastassiou V,Harland J,Mabbs R,Petty R, Fraser M,Hadley D,Patterson J,Brown SM,Rampling R. HSV1716 injection into the brain adjacent to tumor following surgical resection of high-grade glioma: safety data and long-term survival. Gene Ther. 2004;11;1648 – 1658.

第 21 章

肉瘤的靶向治疗：下一代治疗方法

David M. Loeb, MD, PhD

化疗的局限性

由于认识到某些肉瘤对化疗敏感，这使得这些肉瘤患者的预后有了显著的提高。在应用化疗之前，虽然尤文肉瘤或骨肉瘤是局部性疾病，但是单纯手术的治愈率不到 20%。相比之下，无转移灶的尤文肉瘤患者的 5 年无病生存率（DFS）达到 60%～70%，这取决于现在的治疗方案（Grier 等，2003）。同样，多药联合化疗治疗未发生转移的骨肉瘤患者，其 5 年无病生存率也超过 60%（Ferrari 等，2005）。

虽然正在不断强化化疗剂量，但是患者的生存率并没有显著的提高。例如，局部的尤文肉瘤患者采用包含有长春新碱、放线菌素 D、阿霉素和环磷酰胺的 IESS-Ⅱ化疗方案治疗，其 5 年无病生存率为 73%（Burgert 等，1990），这与最近儿童肿瘤学组（COG）的研究结果不同，该论文在 13 年后发表（Grier 等，2003）。骨肉瘤的治疗中也观察到了同样的结果：在 COSS-82 的研究中（1988），对术前化疗有良好的组织学反应的骨肉瘤患者，其 4 年无病生存率是 77%（Winkler 等，1988），这优于 SFOP-OS94 的研究中 62% 的无病生存率，这些研究结果在 20 年后发表（Le Deley 等，2007）。

治疗已发生转移患者的情况也是类似的，尽管转移性尤文肉瘤患者从化疗中获益（该类患者的生存率在最近发表的 COG 中大于 20%）（Grier 等，2003），转移性骨肉瘤患者同样如此（5 年总的生存率在同一范围）（Seibel 等，2007），但是这些疾病的生存率与 20 年前报道的结果相比并没有显著的不同。虽然化疗在治疗某些肉瘤患者时起到明显的作用（骨肉瘤和尤文肉瘤患者的生存率从大约 20% 提高到大约 70%），随后的改进包括试图强化治疗，也没有明显提高这些疾病的预后。正因为如此，需要新的治疗方法。

尽管采用强化治疗，肉瘤患者的预后并没有明显提高，这反驳了未来通过改变传统化疗能极大地提高肉瘤患者生存率的可能性。此外，并非所有的肉瘤都对化疗敏感，对化疗没有反应的肉瘤患者，辅助治疗的作用仍存在争议，我们无法因较小的潜在而忽视它的副作用。这就是我们鼓足干劲开发靶向治疗的原因。

有许多类型的靶向治疗，但是它们有共同的特征，都试图捕捉到癌细胞的生物学特征以消灭肿瘤。我们的观点是，如果治疗靶点针对的是癌细胞生物学上必须存在的某些特征，这样的话肿瘤将不太可能产生耐药性，这使得这样的治疗方法比传统的化疗更加有效，也不会发生太多并发症。

靶向治疗

靶向治疗是旨在通过利用肿瘤的生物学特点达到消灭肿瘤的疗法。这是相对于传统的化疗而言的，传统的化疗不针对于特定的肿瘤类型，它是通过杀死快速分裂的细胞发挥作用，而不管它们是否是恶性的。开发靶向治疗主要有两方面的原因。

1. 通过瞄准肿瘤细胞独有的特征，癌细胞将被杀死而正常细胞幸免。因此在长期和短期治疗中，提供了一种副作用更少的有效的癌症治疗方法（Oeffinger 等，2006）。

2. 如果靶点是癌症细胞存活所必需的，癌细胞对靶向治疗轻易发生耐药将变得不可能，因此增加了这种疗法的有效性。

血管生成抑制剂

血管再生是肿瘤和周围组织的血管生长。新生血管通过供给癌细胞必要的养分和氧气使得肿瘤生长。血管生成拮抗剂或"抑制剂"是一种通过不同方式阻止或破坏血管生成过程的一种物质(例如,抑制血管内皮细胞生长和迁移,抑制血管生成,血管基底膜和细胞外基质的降解,血管生成因子的中断)。许多血管生成抑制剂在研发中,还有许多这样的制剂正在进行临床试验评估。许多抗血管生成剂通过其自身独特的方式发挥作用。

1. 血管抑素是一种(一段)蛋白质,纤溶酶,它在凝血过程中发挥作用。血管抑素由肿瘤分泌(至少在实验室小鼠中),看起来似乎可以抑制供应肿瘤生长的新生血管生成。人们希望,血管抑素可以被开发成为一组新的血管生成抑制剂。

2. 内皮抑素是一种(一段)蛋白质,胶原18的降解产物,似乎存在于所有血管中。内皮抑素由肿瘤分泌(至少在实验室小鼠中),看起来似乎可以抑制供应肿瘤生长的新生血管生成。同样人们希望,内皮抑素可以被开发成为一组新的血管生成抑制剂。

3. 血管内皮生长因子(VEGF)是一种蛋白质,这种物质通过与现有血管扩大生长出的邻近血管的特定受体结合刺激血管生成。血管内皮生长因子在血流中的含量增加与某些类型的肿瘤预后差相关。目前为止,还没有找到可以评估血管生成抑制剂的标记物。一种称之为rhuMab VEGF的单克隆抗体已经研发出来,其被设计为与VEGF结合,因此可以阻止VEGF与邻近血管的受体相结合。研究者希望这可以阻止肿瘤的生长。贝伐单抗(又名阿瓦斯汀)是一种基于VEGF的抑制剂。

4. 血小板反应素是糖蛋白家族中的一种类型,它由细胞生成,由细胞分泌,可与包括血小板在内的细胞交联。血小板反应素因可与凝血因子和抗凝血因子反应而得名。它们参与细胞黏附、血小板聚集(聚集)、细胞增殖(生长)、血管发生(血管形成)、肿瘤转移和组织修复。血小板反应素-1和血小板反应素-2在试验小鼠身上已经表现出潜在的血管生成和肿瘤生长的抑制作用。

5. 基质金属蛋白酶是酶的一种,它可以分解存在于细胞间组织的蛋白质。这些酶需要在锌和钙的参与下工作。基质金属蛋白酶参与伤口愈合、血管生成和肿瘤转移。许多种基质金属蛋白酶抑制剂正在被研究,见于BMS-275291。

肉瘤中染色体易位

遗传学改变存在于人类癌症的发展中。遗传学改变包括关键基因的点突变,它既可以导致该基因功能丧失,也可以导致其功能改变,还包括小染色体的缺失(指关键基因的正常复制丢失了)及染色体易位(指两个基因融合,形成一种新的肿瘤特异性基因)。基因突变以及癌症发展过程中的遗传学改变并不在本文讨论的范围内。

一些肉瘤就是以特异的染色体易位为特征的(表21-1)。因为每一个易位都会导致一种新的肿瘤特异性蛋白产生,因此这将成为肿瘤特异性治疗的诱人目标。伊马替尼已成功地应用于这种方法中,本文将详细讨论。这种方法应用于肉瘤却很少成功。

这种方法在肉瘤中不成功有几种可能的原因。其一,费城易位虽然在慢性髓性白血病中激活了一种新的酶,但是肉瘤相关的易位主要影响转录因子,这样抑制起来将更加困难。染色体易位的产物还可以产生新的遗传表位,这些新的遗传表位将成为患者免疫系统的靶点。在肿瘤发生过程中,免疫耐受的发展可能阻止靶向免疫。目前正在努力研究如何去打破这种免疫耐受,并允许这些遗传表位靶向免疫,但是现在这种努力并没有在临床上取得成功。

不同类型的靶向治疗

分子靶向治疗是这样一种疗法,它被设计成可以抑制癌细胞的生物学通路功能,而这种功能对癌细胞的生长和存活极为重要。这些途径的实例包括信号转导,如通过激酶(即添加磷酸盐靶蛋白,改变它们的功能酶)、程序性细胞死亡(也称为细胞凋亡)、基因转录的调控或肿瘤血管生成(激活新生长血管)。分子靶向药物是最常见的被用于治疗肉瘤的靶向药物。

伊马替尼(格列卫)

靶向治疗最知名的例子是一种称为伊马替尼的药物。最初开发是作为bcr/abl酪氨酸激酶的特异性抑制剂,bcr/abl酪氨酸激酶以慢性髓性白血病(CML)为特征。随后发现该药物可以抑制多个其他的酪氨酸激酶,包括的c-kit和血小板衍生的生长因子(PDGF)的活性受体。酪氨酸激酶可以在每一个细胞中发现,通过为蛋白质底物添加磷酸基团发挥作用。通过添加磷酸基团改变蛋白质功能,通常是激活蛋白质。

表 21-1 肉瘤相关的染色体易位

肿瘤	染色体易位	融合基因	发病率(%)
尤文肉瘤家族肿瘤	t(11;22)(q24;q12)	EWS-FLI	85
尤文肉瘤家族肿瘤	t(21;22)(q22;q12)	EWS-ERG	10
尤文肉瘤家族肿瘤	t(7;22)(p22;q12)	EWS-ETV1	稀少
尤文肉瘤家族肿瘤	t(17;22)(q12;q12)	EWS-E1AF	稀少
尤文肉瘤家族肿瘤	t(2;22)(q33;q12)	EWS-FEV	稀少
促纤维组织增生性小圆细胞肿瘤	t(11;22)(q13;q12)	EWS-WT1	95
黏液样脂肪肉瘤	t(12;16)(q13;p11)	TLS-CHOP	95
黏液样脂肪肉瘤	t(12;22)(q13;q12)	EWS-CHOP	5
滑膜肉瘤	t(X;18)(p11.23;q11)	SYT-SSX1	65
滑膜肉瘤	t(X;18)(p11.21;q11)	SYT-SSX2	35
腺泡状横纹肌肉瘤	t(2;13)(q35;q14)	PAX3-FKHR	75
腺泡状横纹肌肉瘤	t(1;13)(p36;q14)	PAX7-FKHR	10
先天性纤维肉瘤	t(12;15)(p13;q25)	ETV6-NTRK3	未知

伊马替尼通过结合于激酶分子的活性位点抑制这些激酶,当伊马替尼结合到激酶,它不能在磷酸盐转移到靶蛋白,则有效关闭激酶。一些激酶是癌细胞存活所必需的,抑制这些激酶会导致癌细胞死亡,这就是伊马替尼治疗 CML 的作用机制。伊马替尼是一种非常有效的治疗 CML 的药物,95% 的患者可以达到完全的血液学缓解(Kantarjian 等,2002)。

在发现伊马替尼可以抑制 bcr/abl 酪氨酸激酶而且是一种治疗 CML 的有效方法后不久,这种药物药物并非像当初预想的那样特异,它也能抑制其他酪氨酸激酶的活性,其中包括 c-kit。C-kit 在胃肠道间质瘤的发展中有重要作用。超过 85% 的 GIST 表达 c-kit,绝大部分这些肿瘤存在 c-kit 的变异,这导致其在任何时候都有活性。这个酶的活性对环境信号的反应本来应该是激活或抑制,但是它表现为持续激活,被认为是促进肿瘤的生长。许多已经公开发表的研究表明,伊马替尼可引起任何部位 GIST 患者 48% ~ 71% 的反应(D'Amato 等,2005)。因此,类似于 CML,许多 GIST 患者应用这个口服药治疗 GIST 非常有效,这个药物靶向作用于对肿瘤生长特别关键的酶。

基于这些结果,以及观察到在各种儿童肉瘤患者中发现 PDGF 受体和 c-kit 的高表达,COG 近期进行了伊马替尼治疗复发性和难治性实体肿瘤的 II 期临床试验,这包括 24 例尤文肉瘤、10 例骨肉瘤、10 例促纤维增生性小圆细胞肿瘤,1 例 GIST 和 4 例滑膜肉瘤。这 49 例患者中,1 例部分反应,并且没有发生完全反应(Bond 等,2007)。COG 的结论是:伊马替尼在这些肿瘤的治疗中没有作用。

这些令人失望的结果阐明了有关靶向治疗的重要观点——在肿瘤细胞中发现一个靶点并不意味着抑制这个靶点会产生细胞毒作用。在某些情况下,例如在 CML 中的 bcr/abl 途径,靶点被认为可以引发和传播癌症。抑制 CML 细胞中的 bcr/abl 途径,可以产生细胞毒作用,其结果就是一种有效的癌症治疗方法。相比较而言,COG 的实验结果表明 PDGF 受体和 c-kit 的活性对于肿瘤存活和繁殖并不是必需的。因此,抑制这些酶并不会产生临床效果。要吸取的教训是,分子靶向治疗必须针对肿瘤存活必需的部分,否则是无效的。

TRAIL

小分子不仅可用于抑制细胞酶的作用,而且还激活它们。这种现象的一个重要的例子是肿瘤坏死因子相关的凋亡诱导配体(TRAIL)的一系列受体。TRAIL 是一种细胞因子,其结合并激活称为死亡受体 4(DR4)和死亡受体 5(DR5)(Sheridan 等,1997)的两种不同的细胞表面受体。细胞因子是细胞间相互沟通的小分子。当 TRAIL 结合 DR4 或 DR5,这些受体被激活,并导致细胞内途径的活化,最终导致程序性细胞死亡(凋亡)。还有一些 TRAIL 的"诱饵受体",这些"诱饵受体"结合 TRAIL 但并不激活细胞死亡途径（Sheridan 等，1997）。一个细胞对 TRAIL 的响应，在很大程度上取决于 DR4、DR5 的相对量，以及存在于细胞表面上的诱饵受体。有趣的是，TRAIL 只诱导恶性肿瘤细胞的死亡，使其成为靶向治疗的一个有前途的系统（Pan 等，1997）。有越来越多的证据表明，这种细胞因子/受体系统在高级别肉瘤，其中特别活跃，诸如尤文肉瘤（Mitsiades 等，2001）和横纹肌肉瘤（Petak 等，2000），但是这并没有转化为临床试验。

配体靶向治疗

这种疗法是指利用抗体识别肿瘤细胞表面蛋白质的一种治疗方法。配体靶向治疗的例子包括赫赛汀治疗乳腺癌，利妥昔单抗治疗 B 细胞淋巴瘤，以及抗 GD2 治疗神经母细胞瘤。

赫赛汀

赫赛汀可以与乳腺癌细胞表面的 HER2/neu 受体结合（Simonds & Miles，2007）。这种受体是由 ErbB2 的基因编码，该基因在 25% ~ 30% 的早期乳腺癌中过度表达（在一个不适当的高级别中找到）和转移性病例中所占比例更高（Tsuda 等，2001）。赫赛汀干扰受体的功能，从而减少肿瘤细胞的增殖。赫赛汀已被证明可以有效地治疗 HER2/neu 基因过表达的乳腺癌（Piccart-Gebhart 等，2005）并于 1998 年获 FDA 批准。

赫赛汀也被用于治疗骨肉瘤的研究中。1999 年，Gorlick 等报道了 47 例骨肉瘤中 20 例 HER2/ neu 高表达，与那些不表达这类抗原的患者相比较，这些患者对该疗法的反应差、存活率低（Gorlick 等，1999）。接下来的研究根据 HER2/neu 基因是否常规发生过表达分组，无论是否过表达，对生存率均没有影响（Akatsuka 等，2002；Thomas 等，2002；Zhou 等，2003）。然而，COG 最近完成的试验是将赫赛汀用于治疗过度表达 HER2/neu 基因的转移性骨肉瘤患者。这项研究的结果尚未公布，但这是结合配体靶向治疗肉瘤患者的一个实例。

利妥昔单抗

利妥昔单抗可以与称之为 CD20 的蛋白质结合，这种蛋白质可以在成熟的 B 细胞和包括恶性淋巴细胞表面发现（Cvetkovic & Perry，2006）。当利妥昔单抗结合到它的靶点上，它诱导抗体介导的细胞毒副作用（ADCC），补体介导的细胞毒作用，并可能直接导致细胞死亡。ADCC 是指由细胞毒性 T 淋巴细胞通过抗体呈递定向攻击"外来"细胞的过程。因此，与利妥昔单抗结合的细胞由患者免疫系统的两个不同的机制进行清除：患者的细胞毒性 T 淋巴细胞直接杀死淋巴细胞，患者的体液免疫也被激活。因此，配体靶向疗法可以通过各种方法杀死细胞，包括直接毒性作用和帮助患者的免疫系统识别并清除这些有害细胞。

抗 GD2 抗体

神经母细胞瘤是儿童最常见的实体性肿瘤，以细胞表面表达 GD2 为其特征（Schengrund & Shochat，1988）。抗 GD2 的人类来源的单克隆抗体已经生产，已经用于治疗 GD2 阳性的神经母细胞瘤。这种抗体的作用机制并不明确，但是目前认为 GD2 在细胞信号传导中没有直接作用，和 HER/neu 在乳腺癌中的表现一样，ADCC 和补体介导的细胞毒作用可能参与。关于抗 GD2 抗体的随机研究并没有完成，但是一项来自于纪念斯隆 - 凯特琳癌症中心的研究报告显示，抗 GD2 抗体可以提高骨转移的神经母细胞瘤患者的生存率（Kushner 等，2001）。COG 最近完成了一项检测不同抗 GD2 抗体效果的试验研究，但是结果尚未确定。

被动靶向治疗

被动靶向治疗是指通过药物的修饰以改变其到达预期靶点的转运方式，例如，脂质体化疗药物的制成。脂质体是中央为水、外层被脂质包裹的囊泡（Gabizon 等，2006）。在过去的 10 年间，制药工业的一个重要的努力方向就是开发各种药物的脂质体制剂，目的是希望药物可以优先到达目标病变处而较少到达重要器官，以减少药物的副作用。通过将药物封装入脂质体靶向作用于肿瘤的重要机制是 EPR（渗透性和留存能力提高）效应——这与肿瘤和正常组织血管（毛细血管）的完整性差异有关。肿瘤毛细血管与正常组织相比更容易"渗漏"，肿瘤缺乏功能性淋巴引流，因此通过毛细血管渗漏入肿瘤的药物颗粒无法被清除出去。这些特点使得脂质体可以在肿瘤细胞外液中聚集，然后在这里缓慢释放药物。这可以导致局部达到很高的药物浓度，间接地保护了正常器官（Maeda，2001）。此外，通过避开从血液循环中清除药物的细胞，使得药物暴露时间增加。

脂质体阿霉素

有关女性乳腺癌的临床试验表明,脂质体阿霉素与普通阿霉素同样有效,即使不是更有效,心脏毒性也是很小的。在一项研究中,296 例发生转移的乳腺癌患者被随机分为脂质体阿霉素 + 环磷酰胺(142 例患者)或普通阿霉素 + 环磷酰胺(155 例患者)两组。这两个群体的反应率是 40%(完全反应和部分反应)。但是接受传统化疗的患者,21 例出现心脏毒性,与之相比,仅 6% 的脂质体阿霉素患者出现心脏毒性(Batist 等,2001)。

此外,有证据表明,临床上对普通阿霉素耐受的肿瘤,依然能够对脂质体阿霉素有反应。Batist 等报道,对 68 名女性首先进行前期普通阿霉素化疗,而后进行普通阿霉素或脂质体阿霉素联合环磷酰胺的治疗方案。应用脂质体阿霉素的患者中有 31% 对化疗有反应,而普通阿霉素治疗组中有 11% 的患者有反应。

基于这些和其他已发表的研究,一些其他的脂质体药物正在开发和试验中,其中包括不同的化疗药物(勒托替康)和抗血管生成药物(药物阻止血管生长和完整性,而不是直接杀死肿瘤细胞)(Park 等,2004)。基于之前提出的靶向治疗的 EPR 机制,脂质体抗血管生成药物应该是特别有效的抗肿瘤剂,这将令人振奋。

肉瘤患者的心肌病

为什么减少心脏毒性如此重要? 最近德国后期效果监控系统的研究显示,德国儿童肿瘤血液学组和血液学组应用各种方法治疗的肉瘤患者中,有 7.5% 发生了阿霉素诱导的心肌病(Paulides 等,2006)。阿霉素的平均累积量是(290 ± 90)mg/m^2。因为阿霉素总的累积量增加了,所以心肌病的发生率也增加了。虽然应用右丙亚胺的心肌保护策略有望改善这种毒性,但是研发的低毒性的阿霉素替代物将会使肉瘤患者更为受益。

生物靶向治疗

生物靶向治疗是指应用放射性标记的生物化学前体进行治疗,因为这些集中在肿瘤细胞中的生物化学前体在某些方面具有特异的生理作用。关于这种靶向治疗有两个新的例子,其中一个是应用^{131}I-间碘苄胍(MIBG)治疗神经母细胞瘤,另一个是^{153}Sm-乙二胺四甲叉膦酸(EDTMP)治疗骨肉瘤。每一种治疗方法都是利用直接细胞毒性药物优先作用于癌组织,而对大多是正常组织无反应的这一独特的生理学特性。

^{131}I - MIBG 在神经母细胞瘤中的应用

应用放射性标记的 MIBG 作为诊断方式,在神经母细胞瘤中已经应用很长时间了。神经母细胞瘤是一种交感神经元前体细胞的肿瘤,这些细胞在通常情况下可合成肾上腺素和相关的化合物,例如儿茶酚胺。因为神经母细胞瘤细胞是来自细胞合成儿茶酚胺的细胞,因此,90% 肿瘤细胞可从血液中摄取 MIBG,使它在肿瘤细胞中大量聚集。^{131}I 与 MIBG 相结合后,可以用核医学检测神经母细胞瘤。

最近,神经母细胞瘤治疗新方法研究机构(NANT)已经完成 I 期临床试验,通过该试验评估中毒剂量的^{131}I-间碘苄胍能否进入到神经母细胞瘤病变部位,同时评估^{131}I-间碘苄胍是否能够提升高危患者的生存率(Matthay 等,2006)。在这项研究中,自体外周血造血干细胞移植的患者,在进行标准的放化疗前,先给予一定剂量的^{131}I-间碘苄胍化疗。通过核素扫描,确定病变部位^{131}I-间碘苄胍的吸收情况。22 例患者中,6 例表现为完全反应或部分反应(占总数的 27%),另外 15 例表现为混合反应或无反应发生。3 年总无病生存率为 31%,3 年总生存率为 58%,这一数字显示 I 期临床试验结果是非常成功的。该试验的 II 期证实研究正在进行中,但是现有的这些结果已经表明,通过放射性药物进行靶向给药对于高危癌症患者非常有效。

^{153}Sm-依地酸盐脂酸在骨肉瘤中的应用

^{153}Sm-依地酸盐脂酸已经在高危骨肉瘤患者中应用。含有放射性同位素^{153}Sm 的复合物与位于骨转移病变(如骨转移癌)中的四磷酸盐复合物相偶联。因为^{153}Sm - 依地酸盐脂酸靶向治疗骨质病变的机制与放射性示踪剂用于骨扫描的机制是相似的,因此在骨扫描时可以看到骨质病变(包括原发性骨肉瘤和转移性癌)就有可能成为这些药物的靶点。^{153}Sm 可通过释放放射性物质杀死肿瘤细胞,除此以外,它还释放一种可以被诊断性骨扫描仪检测到的放射性微粒,这样就可以证实是否被目标肿瘤所吸收,也可以检测出运送至肿瘤组织的放射量。^{153}Sm 的半衰期很短,为 46 小时,而且它的放射距离(指放射能量在体内的运行距离)也很短,因此它的副作用相对来说很小。这种

化合物最初是在乳腺癌和前列腺癌成人患者的骨转移癌中测试到的，并且已经被 FDA 证实，它可以缓解患者的痛苦。

2002，Anderson 及其同事发表了[153]Sm-依地酸盐脂酸治疗高危骨肉瘤患者的 I 期研究结果（Anderson 等，2002）。在这项研究中，30 例患者应用[153]Sm - 依地酸盐脂酸的治疗量从 1mCi/kg 逐渐增加至 30mCi/kg。因为该药物组合可显著抑制骨髓功能，因此患者在治疗后需要通过输注自体外周血造血干细胞治疗 14 天。该药物除了降低血细胞数量以外，应用较大的治疗量时还可以引起短暂的低钙血症。所有患者在治疗初期都需要麻醉药物来缓解疼痛，治疗后可逐渐减少麻醉药的用量，或者完全脱离麻醉药。

为了提高疗效，这组患者随后应用放射增敏剂吉西他滨进行治疗［放射增敏剂是提高肿瘤对放射物质敏感性的复合物（Anderson 等，2005）］。14 例患者应用大剂量[153]Sm-依地酸盐脂酸治疗 1 天后继续使用吉西他滨。2 周后回输自体外周血造血干细胞以提高血细胞计数。通过 6 ~ 8 周的随访，其中 6 例患者达到部分缓解，2 例患者仍有各种反应，但这些反应均可以耐受。因此，[153]Sm-依地酸盐脂酸可以用于治疗骨肉瘤，但是仍需要进一步研究来确保它以最佳的状态用于治疗中。

[153]Sm

与传统的治疗观念相反，如果给予大剂量的放疗，骨肉瘤对放疗将很敏感。然而，由于需要大剂量的放射量才能杀死肿瘤细胞，放疗很少用于骨肉瘤的治疗。对于四肢的肿瘤，手术治疗对于肿瘤的局部控制具有优越性；如果有肺转移，由于周围正常肺组织对杀伤剂量的放射能量耐受力太低，所以不允许使用放疗。然而，对于不能切除的原位肿瘤，靶向放疗仍是一个很好的方法，如椎体和骨盆肿瘤及多发骨转移癌。

[153]Sm-依地酸盐磷酸作为符合这种治疗目的的药物，目前正在研发中。如上所述，因为依地酸盐磷酸在结构上与骨扫描中负责成像的同位素具有相关性，所以[153]Sm 运送至病变部位的过程均可以通过骨扫描观察到。[153]Sm 的放射性特性，既可以杀死肿瘤细胞，也可以通过用于骨扫描的设备进行成像。因此肿瘤摄取的放射量可以量化，这样就可以保证足够的放射量传递进去。

关于该药物用于治疗骨肉瘤的两项前期临床试验结果已经发表。第 1 阶段的研究显示，剂量限制性毒性可减缓骨髓功能的抑制，再结合前期的规范管理，这样可避免外周造血干细胞的输注（Anderson 等，2002）。目前尚未发现其他的显著毒性。虽然在研的每名患者疼痛感觉都有所减轻，但是没有一例能实现疾病的长期控制。为了改善上述结果，2 期临床试验将[153]Sm-依地酸盐磷酸与放射增敏剂吉西他滨联合应用。虽然在这些患者中仍有个体反应，但是这些反应都是可以忍受的（Anderson 等，2005）。很显然，接下来的工作重点是确定该药物的最佳使用状态以及它在骨肉瘤患者治疗中的作用。

目前关于[153]Sm-依地酸盐磷酸用于治疗骨肉瘤的两项临床试验正在进行中，并招募患者。这两项试验均在霍普金斯开展。第一个研究是有关量的研究，目的是确定一个目标剂量，使用该剂量可使血细胞在短时间内得到恢复，而不需要输注造血干细胞支持。第二个研究是有关[153]Sm-依地酸盐磷酸两个不同剂量的试验，一个低剂量，一个高剂量，联合自体外周造血干细胞支持，结果显示后者比单一的低剂量药物治疗更有优势。

放射性标记的奥曲肽

已经证实神经内分泌激素生长抑素受体存在于各种肉瘤中。一项研究显示，84% 的软组织肉瘤表达生长抑素受体 mRNA；8 例肿瘤患者中，有 7 例在奥曲肽扫描中可见。一项核医学研究显示，可视化肿瘤能表达这种受体（Florio 等，2003）。生长抑素受体也经常在骨肉瘤和尤文肉瘤细胞中发现。这一发现为生物靶向治疗提供了另外一个机会，且这项临床试验正在爱荷华大学进行。这个剂量递增研究旨在治疗那些年龄在 2 ~ 25 岁的患者，这些患者被诊断为晚期或难治性实体肿瘤，并且这些肿瘤在奥曲肽扫描中是可以成像的。应用剂量递增的[90]Y-标记的奥曲肽进行治疗，目的是利用奥曲肽与生长抑素受体之间的亲和性，来传递杀伤肿瘤细胞的最小系统毒性。

分子靶向治疗

达沙替尼

虽然，如上述讨论，伊马替尼治疗儿童肉瘤作用有限，但是其他的小分子激酶抑制剂可能更有效。一个正在肉瘤患者中检测的该类药物是达沙替尼。最初研发该药是为治疗对伊马替尼耐药的慢性髓性白血病(CML)患者(Shah 等,2004),这种分子也可以抑制 src 激酶家族成员(O'Hare 等,2006)。Src 激酶家族成员和酪氨酸激酶可以被达沙替尼所抑制,这在很多类型的肉瘤中都出现(Weiner 等,1994)。因此,由于达沙替尼的作用靶点更广泛,它可能具有伊马替尼所不具有的活性。儿童肿瘤学组(COG)目前正在对 1~21 岁复发或难治性颅外实体瘤患者进行达沙替尼的 I 期临床试验(以及对伊马替尼耐药的 CML 患者和费城染色体阳性的 ALL 患者,和 CML 存在同样染色体易位的急性白血病)。肉瘤研究联合协作组针对 13 岁以下的肉瘤患者进行达沙替尼的 II 期临床试验。

虽然像达沙替尼这样的小分子抑制单个细胞内存活途径是可能的,对于治疗肉瘤并不足够,但是小分子激酶抑制剂联合其他治疗方法能很好地发挥作用。为了验证这种设想的可行性,目前已经有独立的研究机构进行达沙替尼和西妥昔单抗(一种识别表皮生长因子 EGFR 的单克隆抗体)以及达沙替尼和吉西他滨的实验。匹兹堡大学的研究人员正在进行达沙替尼和西妥昔单抗的 I 期临床试验,最终目标是想确认通过抑制两个最关键的信号传导(src 和 EGFR)通路是否比抑制单个传导通路在治疗高级别实体肿瘤更有效。同样,M. D. 安德森癌症中心也在检测达沙替尼联合化疗药物吉西他滨时,靶向药物是否可以提高传统化疗药物细胞毒作用的有效性。

索拉菲尼

达沙替尼靶向作用于参与细胞存活和增殖的酪氨酸激酶,索拉菲尼作用靶点并不特异,因此可以影响多条途径,包括血管生成(新血管的生长)。在由索拉菲尼抑制的激酶中有两个主要的受体:血管内皮生长因子受体、PDGF 受体、c-kit、ret 和 raf 是细胞内丝氨酸/苏氨酸激酶,激活由索拉菲尼作用的下游其他激酶(Wilhelm 等,2006)。这种普遍存在的活性,虽然不如特异性激酶抑制剂表现得更完美,但是可能是一个更有效的药物,正如表达研究不是预测那些对细胞功能至关重要的激酶,而是失去(或抑制)对细胞功能影响不大的激酶。索拉菲尼已经被 FDA 批准用于肾癌的治疗,对其他类型肿瘤的治疗研究正在进行。针对肉瘤患者的相关试验主要有:由 Dana-Farber 癌症研究所进行的索拉菲尼治疗软组织肉瘤患者的 II 期临床试验,以及美国国家癌症研究所进行的索拉菲尼联合贝伐珠单抗(VEGF 受体抗体)治疗复发性和难治性实体肿瘤的 I 期临床试验。

鉴于伊马替尼试验的失败,现在正在进行的酪氨酸激酶抑制剂治疗肉瘤的临床试验表明,人们并没有从失败中吸取经验教训。可是对伊马替尼(虽然研发出特异性的 bcr/abl 抑制剂)和达沙替尼(虽然研制出专门针对耐受伊马替尼的 bcr/abl 突变体活性的抑制剂)是一系列激酶抑制剂的认识表明,我们最初认为这些激酶抑制剂是针对单一分子的观点是幼稚的。我们很可能会看到对这些分子试验的任何努力,将引起的不是对单个酪氨酸激酶的抑制,而是对一组激酶的抑制。因此,对肉瘤成功的治疗来自于对激酶正确控制点的抑制,对非特异激酶抑制剂(乐观地命名为"多激酶抑制剂")的检测是肉瘤靶向治疗的明智的做法。

配体靶向治疗

抗 IGF-1R

胰岛素样生长因子-1(IGF-1)是一种激素,参与了肿瘤发生发展的多个过程,包括抗细胞凋亡(程序性细胞死亡)和调节细胞增殖、血管生成(新血管的生长)、转移(Pollak,2004)。IGF-1 通过与细胞表面的酪氨酸激酶受体结合发挥作用。受体结合导致受体二聚化(指两受体结合在一起并激活的过程),激活细胞内的激酶结构域,通过多靶蛋白磷酸化产生一个信号。IGF-1 及其受体(IGF-1R)是一类分子家族的成员,这些分子包括胰岛素及其受体、IGF-2 及其受体。胰岛素受体和 IGF-1R 可激活细胞内的信号转导通路,如 MAP 激酶通路和 Akt 信号通路,最终引起细胞的增殖和抗凋亡的作用。

IGF-1R 在大多数肿瘤中表达,提示该分子靶向药物可以有效对抗多种癌症。虽然激活突变到目前为止尚未明确,并且基因扩增也是非常罕见的,癌基因合成仍然是极其困难的,但是一些证据表明 IGF-1R 参与肉瘤的发生发展。基因工程合成缺乏 IGF-1R 的成纤维细胞不能被 EWS-FLI1 癌基因转染,这个特点可以定义尤文肉瘤家族肿瘤(Toretsky 等,1997)。用单克隆抗体或反义寡核苷酸(干扰受体本身产物的小的、合成的 DNA 分子)抑制 IGF-1R 的功能,可以引起尤文肉瘤细胞系生长下降和肿瘤的退化(Toretsky 等,1997)。

由于在肉瘤中的这些发现,以及在其他更常见肿瘤类型中相似的发现,制药工业正尽最大努力在研制针对这些受体的药物。抗 IGF-1R 的人源化单克隆抗体最少由 6 家医药公司研发,由单克隆抗体开发的药物由辉瑞、默克和安进公司进行早期临床试验。这些药物治疗肉瘤患者的多中心试验正在由医药公司单独或联合 SARC9(合作研究肉瘤联盟)进行。

结论

认识到一些肉瘤对化疗敏感极大地改变了治疗的结果,例如局部骨肉瘤患者的生存率由 20% 提高到 70% 。不幸的是,过去 20 年间,我们已经看到了这个过程的尽头,化疗并不能改变转移性疾病的不良预后。未来的进步是可能出现用于靶向治疗。这种疗法通过多种机制作用于靶点,每一个都可能为肉瘤患者研发新药。这些新的治疗方法在不明显增加毒副作用的情况下对于提高肉瘤患者的预后显示出潜在的希望。

(魏俊强　译)

参考文献

1. Akatsuka T, Wada T, Kokai Y, Kawaguchi S, Isu K, Yamashiro K, et al. ErbB2 expression is correlated with increased survival of patients with osteosarcoma. Cancer. 2002;94,1397 – 1404.

2. Anderson PM, Wiseman GA, Dispenzieri A, Arndt CA, Hartmann LC, Smithson WA, et al. High-dose samarium-153 ethylene diamine tetramethylene phosphonate: low toxicity of skeletal irradiation in patients with osteosarcoma and bone metastases. J Clin Oncol. 2002;20,189 – 196.

3. Anderson PM, Wiseman GA, Erlandson L, Rodriguez V, Trotz B, Dubansky SA, et al. Gemcitabine radiosensitization after high-dose samarium for osteoblastic osteosarcoma. Clin Cancer Res. 2005;11,6895 – 6900.

4. Batist G, Harris L, Azarnia N, Lee LW and Daza-Ramirez P. Improved anti-tumor response rate with decreased cardiotoxicity of non-pegylated liposomal doxorubicin compared with conventional doxorubicin in first-line treatment of metastatic breast cancer in patients who had received prior adjuvant doxorubicin: results of a retrospective analysis. Anticancer Drugs. 2006;17: 587 – 595.

5. Batist G, Ramakrishnan G, Rao CS, Chandrasekharan A, Gutheil J, Guthrie T, et al. Reduced cardiotoxicity and preserved antitumor efficacy of liposome-encapsulated doxorubicin and cyclophosphamide compared with conventional doxorubicin and cyclophosphamide in a randomized, multicenter trial of metastatic breast cancer. J Clin Oncol. 2001;19:1444 – 1454.

6. Bond M, Bernstein ML, Pappo A, Schultz KR, Krailo M, Blaney SM, et al. A phase II study of imatinib mesylate in children with refractory or relapsed solid tumors: A Children's Oncology Group study. Pediatr Blood Cancer. 2007.

7. Burgert EO, Jr. , Nesbit ME, Garnsey LA, Gehan EA, Herrmann J, Vietti TJ, et al. (1990). Multimodal therapy for the management of nonpelvic, localized Ewing's sarcoma of bone: intergroup study IESS-II. J Clin Oncol. 1990;8:1514 – 1524.

8. Cvetkovic RS and Perry CM. Rituximab: a review of its use in non-Hodgkin's lymphoma and chronic lymphocytic leukaemia. Drugs. 2006;66:791 – 820.

9. D'Amato G, Steinert DM, McAuliffe JC and Trent JC. Update on the biology and therapy of gastrointestinal stromal tumors. Cancer Control. 2005;12:44 – 56.

10. Ferrari S, Smeland S, Mercuri M, Bertoni F, Longhi A, Ruggieri P, et al. Neoadjuvant chemotherapy with high-dose Ifosfamide, high-dose methotrexate, cisplatin, and doxorubicin for patients with localized osteosarcoma of the extremity: a joint study by the Italian and Scandinavian Sarcoma Groups. J Clin Oncol. 2005;23:8845 – 8852.

11. Florio T, Montella L, Corsaro A, De Chiara A, Apice G, Fazioli F, et al. (2003). In vitro and in vivo expression of somatostatin receptors in intermediate and malignant soft tissue tumors. Anticancer Res. 2003;23:2465 – 2471.

12. Gabizon AA, Shmeeda H and Zalipsky S. Pros and cons of the liposome platform in cancer drug targeting. J Liposome Res. 2006;16:175 – 183.

13. Gorlick R, Huvos AG, Heller G, Aledo A, Beardsley GP, Healey JH, et al. Expression of HER2/erbB – 2 correlates with survival in osteosarcoma. J Clin Oncol. 1999;17:2781 – 2788.

14. Grier HE, Krailo MD, Tarbell NJ, Link MP, Fryer CJ, Pritchard DJ, et al. Addition of ifosfamide and etoposide to standard chemotherapy for Ewing's sarcoma and primitive neuroectodermal tumor of bone. N Engl J Med. 2003;348:694 – 701.

15. Kantarjian H, Sawyers C, Hochhaus A, Guilhot F, Schiffer C, Gambacorti-Passerini C, et al. Hematologic and cytogenetic responses to imatinib mesylate in chronic myelogenous leukemia. N Engl J Med. 2002;346:645 – 652.

16. Kushner BH, Kramer K and Cheung NK. Phase II trial of the anti-G(D2) monoclonal antibody 3F8 and granulocyte-macrophage colony-stimulating factor for neuroblastoma. J Clin Oncol. 2001;19:4189 – 4194.

17. Le Deley MC, Guinebretiere JM, Gentet JC, Pacquement H, Pichon F, Marec-Berard P, et al. SFOP OS94: a randomised trial comparing preoperative high-dose methotrexate plus doxorubicin to high-dose methotrexate plus etoposide and ifosfamide in osteosarcoma patients. Eur J Cancer. 2007;43:752 – 761.

18. Maeda H. The enhanced permeability and retention (EPR) effect in tumor vasculature: the key role of tumor-selective

macromolecular drug targeting. Adv Enzyme Regul. 2001;41: 189 – 207.

19. Matthay KK, Tan JC, Villablanca JG, Yanik GA, Veatch J, Franc B, et al. Phase I dose escalation of iodine-131-metaiodo-benzylguanidine with myeloablative chemotherapy and autologous stem-cell transplantation in refractory neuroblastoma: a new approaches to Neuroblastoma Therapy Consortium Study. J Clin Oncol. 2006;24:500 – 506.

20. Mitsiades N, Poulaki V, Mitsiades C and Tsokos M. Ewing's sarcoma family tumors are sensitive to tumor necrosis factor-related apoptosis-inducing ligand and express death receptor 4 and death receptor 5. Cancer Res. 2001;61:2704 – 2712.

21. O'Hare T, Corbin AS and Druker BJ. Targeted CML therapy: controlling drug resistance, seeking cure. Curr Opin Genet Dev. 2006;16:92 – 99.

22. Oeffinger KC, Mertens AC, Sklar CA, Kawashima T, Hudson MM, Meadows AT, et al. Chronic health conditions in adult survivors of childhood cancer. N Engl J Med. 2006;355:1572 – 1582.

23. Pan G, Ni J, Wei YF, Yu G, Gentz R and Dixit VM. An antagonist decoy receptor and a death domain-containing receptor for TRAIL. Science. 1997;277:815 – 818.

24. Park JW, Benz CC and Martin FJ. Future directions of liposome- and immunoliposome-based cancer therapeutics. Semin Oncol. 2004;31:196 – 205.

25. Paulides M, Kremers A, Stohr W, Bielack S, Jurgens H, Treuner J, et al. Prospective longitudinal evaluation of doxorubicin-induced cardiomyopathy in sarcoma patients: a report of the late effects surveillance system (LESS). Pediatr Blood Cancer. 2006;46:489 – 495.

26. Petak I, Douglas L, Tillman DM, Vernes R and Houghton JA. Pediatric rhabdomyosarcoma cell lines are resistant to Fas-induced apoptosis and highly sensitive to TRAIL-induced apoptosis. Clin Cancer Res. 2000;6:4119 – 4127.

27. Piccart-Gebhart MJ, Procter M, Leyland-Jones B, Goldhirsch A, Untch M, Smith I, et al. Trastuzumab after adjuvant chemotherapy in HER2-positive breast cancer. N Engl J Med. 2005; 353:1659 – 1672.

28. Pollak MN. Insulin-like growth factors and neoplasia. Novartis Found Symp. 2004;262:84 – 98; discussion 98 – 107,265 – 268.

29. Schengrund CL and Shochat SJ. Gangliosides in neuroblastomas. Neurochem Pathol. 1988;8:189 – 202.

30. Scotlandi K, Manara MC, Nicoletti G, Lollini PL, Lukas S, Benini S, et al. Antitumor activity of the insulin-like growth factor-I receptor kinase inhibitor NVP-AEW541 in musculoskele-tal tumors. Cancer Res. 2005;65:3868 – 3876.

31. Seibel NL, Krailo M, Chen Z, Healey J, Breitfeld PP, Drachtman R, et al. Upfront window trial of topotecan in previously untreated children and adolescents with poor prognosis metastatic osteosarcoma: children's Cancer Group (CCG) 7943. Cancer. 2007.

32. Shah NP, Tran C, Lee FY, Chen P, Norris D and Sawyers CL. Overriding imatinib resistance with a novel ABL kinase inhibitor. Science. 2004;305:399 – 401.

33. Sheridan JP, Marsters SA, Pitti RM, Gurney A, Skubatch M, Baldwin D, et al. Control of TRAIL-induced apoptosis by a family of signaling and decoy receptors. Science. 1997;277: 818 – 821.

34. Simonds HM and Miles D. Adjuvant treatment of breast cancer: impact of monoclonal antibody therapy directed against the HER2 receptor. Expert Opin Biol Ther. 2007;7:487 – 481.

35. Thomas DG, Giordano TJ, Sanders D, Biermann JS and Baker L. Absence of HER2/neu gene expression in osteosarcoma and skeletal Ewing's sarcoma. Clin Cancer Res. 2002;8:788 – 793.

36. Toretsky JA, Kalebic T, Blakesley V, LeRoith D and Helman LJ. The insulin-like growth factor-I receptor is required for EWS/FLI – 1 transformation of fibroblasts. J Biol Chem. 1997;272:30822 – 30827.

37. Tsuda H, Akiyama F, Terasaki H, Hasegawa T, Kurosumi M, Shimadzu M, et al. Detection of HER2/neu (c-erb B-2) DNA amplification in primary breast carcinoma. Interobserver reproducibility and correlation with immunohistochemical HER-2 overexpression. Cancer. 2001;92:2965 – 2974.

38. Weiner TM, Liu ET, Craven RJ and Cance WG. Expression of growth factor receptors, the focal adhesion kinase, and other tyrosine kinases in human soft tissue tumors. Ann Surg Oncol. 1994;1:18 – 27.

39. Wilhelm S, Carter C, Lynch M, Lowinger T, Dumas J, Smith RA, et al. Discovery and development of sorafenib: a multikinase inhibitor for treating cancer. Nat Rev Drug Discov. 2006;5:835 – 844.

40. Winkler K, Beron G, Delling G, Heise U, Kabisch H, Purfurst C, et al. Neoadjuvant chemotherapy of osteosarcoma: results of a randomized cooperative trial (COSS-82) with salvage chemotherapy based on histological tumor response. J Clin Oncol. 1988;6:329 – 337.

41. Zhou H, Randall RL, Brothman AR, Maxwell T, Coffin CM and Goldsby RE. HER2/neu expression in osteosarcoma increases risk of lung metastasis and can be associated with gene amplification. J Pediatr Hematol Oncol. 2003;25:27 – 32.

第 22 章

肉瘤：需要耐心的诊断

Peter J. Buecker, MD

如果在人体中发现有快速生长的肿物，常常引起人们的担忧。患有肉瘤的患者，常常没有任何感觉，有些人伴随一些疼痛，有些虽然没有疼痛，然而不能就此否认肉瘤是非致命性的。如果肉瘤没有进行广泛切除，会快速进展，晚期肉瘤往往伴随着一些神经功能障碍或者剧烈的疼痛，甚至更糟糕。当肉瘤患者就诊于一个没有肉瘤诊疗经验的医生时，首诊没有考虑该肿物为肉瘤，将会延长诊断时间。在患者至肉瘤专家就诊之前，肿瘤已快速生长几个月之久，甚至生长了更长时间。

随着医学技术的发展，除了了解病史和进行体格检查外，还需要适当的化验与检查，通常需要多学科的医生（如肿瘤内科医生、放疗科医生、肿瘤外科医生、放射科医生和病理科医生）共同讨论。肿瘤在进行影像学检查（通常包括 X 线和 MRI）、肿瘤分期（需要进行胸部 CT、骨扫描、实验室检验）和活检取病理明确诊断的时候，数天甚至数周已经过去。这使得所有的人很无奈，尤其是患者及其家属，感觉到非常的焦急与无助。

患者面对肿瘤专家已经有很大压力，癌症确诊以后压力将会扩大，患者通常希望尽早切除肿瘤，这种情绪是可以理解的，但是在进行外科手术之前需要进行一段时间的新辅助化疗或者放疗。

肉瘤专家对整个治疗过程也很无奈，患者在 6 ～ 12 周后才能手术治疗，这个事实告诉患者后，患者难以接受。虽然不同的癌症中心治疗肉瘤方法存在差异，但是经典的辅助外科手术切除肿瘤的方法仍然是相同的，比如化疗和（或）放疗。

在大多数癌症中心，骨肉瘤手术治疗前需要进行 3 个月的化疗（新辅助化疗或者诱导化疗）。经过术前化疗，术后还需要恢复一段时间，即使没有任何并发症及后期问题需要进一步处理，整个治疗周期也大概需要 1 年的时间。软组织肉瘤患者术前需要进行放疗（常常需要 5 周的时间）和（或）者化疗，然而术前、术后或者术前和术后进行放疗存在争议（不同病例治疗方式不同），但是辅助放疗是整个肉瘤治疗计划的重要组成部分。对于患者而言，需要大约 5 周的治疗。因为骨与软组织肉瘤的治疗周期及治疗方案复杂，使得患者在整个治疗周期中非常沮丧和抑郁，一定要让患者和家属明白这一切都是正常的。在肉瘤患者治疗过程中，一般的癌症中心都会有办法解决患者及其家属出现的心理问题。

治疗完成后，下一步开始随访，随访主要包括影像学检查和（或）其他辅助检验（心脏检查、其他实验室检验等），一般前 2 ～ 3 年，每 3 个月随访一次，然后每半年随访一次，直到治疗后 5 年，之后每年复查一次。随访计划通常因为一些潜在的计划发生变化，最常见的是转移（疾病蔓延）。肉瘤是一生的疾病，需要终生随访。大部分患者在治疗后 2 ～ 5 年复发或发生转移，如果一名患者随访 5 年后仍然存活，复发的机会将会大大降低，但是复发的可能性仍然存在。

患者与医务工作者都应该清楚地认识到肉瘤的治疗是没有捷径，疾病的评估、诊断、治疗和随访需要很长时间，而且需要大量的精力，以及需要所有参与者的严格遵守。目前的治疗方案使更多的肉瘤患者的生存时间较之前改善，而且相关治疗研究正在进一步进行中，患者预后将会不断改善。随着医疗技术的发展和患者生存时间不断延长，肉瘤长时间的治疗和长周期的随访是非常重要的。

改善患者日常护理最大的挑战是教育，大部分人熟知常见癌症的筛查（比如乳腺癌筛查需要乳腺钼靶检查和乳腺自我查体），相反，几乎很少有人听说过肉瘤，而且不知道肉瘤如何筛查或者预防，一般的医生也很少了解肉瘤的诊断与治疗，不仅导致延长诊断时间，而且进行不规范的切除。类似事件经常发生，如发现一个包块，凭感觉认为应该是良性的或者是脂肪瘤，然后很快将其切除，但只有病理检查结果出来后才明确诊断，无计划的外科手术切除可能导致患者丧失保肢机会,甚至可能危及患者的生命。因此,需要长时间并且耐心地指导大家了解肉瘤的相关知识,包括医生、护士、患者、他们的朋友及家属在内都要了解肉瘤,要让所有的医务工作者增加对肉瘤的认识,这样才不会延误患者诊断,并且可以降低无计划手术切除肉瘤的发生率。

(张超 译)

第 **23** 章

社区医生如何诊断肿物

Ian Judson, MD, FRCP

我们都很清楚大多数皮下肿物是良性的,通常是脂肪肿物,我们称之为脂肪瘤,一些小的包块也可以是皮脂腺囊肿,还有一些是其他类型的病变,大部分是没有危害的。当偶然出现一次恶性肿瘤,而且花了很长时间才做出诊断,将会产生什么后果呢?

事实上,后果非常不好,对于一名肉瘤患者来说将关系到生死。对于肉瘤而言,肿物越大结果越糟糕,侵袭性高的恶性肿瘤,即使直径小于5cm,也有转移到全身其他部位的风险。这也就意味着每一个延误的检查,或者像血肿、淋巴结肿大或脂肪瘤这种错误的诊断,都可能使肿瘤一直在生长,甚至向全身其他部位转移,比如肺,这将是很难治愈的。

如何寻找证据进行早期诊断并改善预后

与乳腺癌等癌症不同,在早期找到肉瘤证据非常困难的。一些临床研究显示,很多因素会影响预后,每个人的肉瘤亚型就是一个主要因素,还有肿瘤的大小、分级(侵袭程度分级)等都是非常重要的因素。因此,当肿物非常小时不可能预测预后,早期诊断并切除存在困难。

社区门诊手术切除的影响

医生通过局麻将肿物切除,然而术后病理证实结果为肉瘤,由于肿物没有被彻底切除,其后果非常严重。事实上,如果切除了一个肉瘤,在切缘周围仍然可能有部分病变残存,这些没有被切干净的部分叫假包膜,肿瘤细胞会在这个基础上继续生长。如果要完整地切除一个肿瘤,必须有影像学检查评估肿瘤范围,切除肉瘤周围的正常组织,从而得到一个肿瘤阴性的切缘。在第一次手术过程中,肿瘤污染周围正常组织或者有时手术切口位置不对,都会影响下一步手术治疗,导致肿瘤术后很快复发。

在众多的肉瘤病例中举出几个典型的例子,如下:一名患者身上长一个肿物,最初考虑脓肿,先是给予抗生素治疗,后来手术切除,病理证实根本不是脓肿而是肉瘤;另一名患者具有出血倾向,大腿上长一个肿物,被医生反复告知是血肿,在确诊后肉瘤已经发生了肺转移。这些病例中不恰当的治疗或者诊断都会严重影响预后。在大多数病例中,肿瘤通常不大,二次手术能够切除残存肿瘤,并不会影响患者的生存时间,但是二次手术切除肿瘤增加了远处转移的风险。

肿物具备哪些特征应该尽快切除

如果皮下肿物有以下特征,应该引起警觉。肉瘤可以生长在任何地方,最常见的地方是大腿,如果一个肿物具备以下2个或2个以上的特征,可能存在潜在恶性并应该接受治疗:

- 深部软组织肿瘤(解剖学上在深筋膜以下,不可能轻易地推动它);
- 直径5cm以上;
- 持续生长;

对于疼痛的肿物,医生应该引起注意,但是疼痛不是一个可靠的证据,不疼痛也不代表不是肉瘤。因此如果你发现一个肿物不具备这些特征,则应该完善相关影像学检查(如磁共振成像,MRI),并应该将患者转诊到有肉瘤治疗经验的医院进行诊断治疗。

为什么要转诊到具有多学科治疗团队的癌症中心

　　诊断和治疗肉瘤,需要经验丰富的放射诊断科医生、病理科医生、外科医生、放疗科医生、肿瘤内科医生。核磁扫描可以评估肿瘤的大小及范围;病理科医生通过活检病理明确诊断罕见的肿瘤;外科医生制订手术计划,确保将肿瘤完整切除,并尽可能地保留正常功能;根据肿瘤的大小、分级及手术切除情况,必要时需要放疗治疗,有时也需要术前新辅助放疗;一些肉瘤可能需要术前、术后化疗。

结论

　　肉瘤在社区医院不能得到较好的治疗,如果肿物疑为肉瘤,应该转诊到癌症中心进一步治疗。遵循以下简单原则:固定活动度差,位置深,而且生长较快,通常不是良性肿物,早期诊断是改善肉瘤患者预后的关键。

(张超　译)

第 24 章

肉瘤患者非计划手术的挽救性治疗

Peter J. Buecker, MD

肉瘤是比较少见的肿瘤,主要来源于骨、肌肉、软骨、神经和脂肪等间叶组织,每年大约有1%的新增病例。与内脏肿瘤相比,肉瘤非常少见,肉瘤医护人员相对于庞大的人口基数非常有限,对于肉瘤患者会带来许多不幸的问题,最让人棘手的问题是非计划手术切除。非计划手术切除肉瘤主要见于以下几种情况:如病变被认为可能是良性肿物、手术之前没有进行充分诊断评估(如 MRI、分期和病理活检)、没有试图使手术切除边缘无肿瘤残留。只有在肿物切除以后确诊为肉瘤,才意识到没有达到广泛切除,肉瘤的治疗也将受到影响,复发和转移的风险增加,这样的错误会导致患者丧失保肢的机会,甚至会危及患者的生命。

确诊之前

通常位于深筋膜或者未明确病因的快速生长的肿物,在没有明确诊断之前,都应该按恶性肿瘤进行准备,需要完善相关检查,如 X 线片、增强 MRI;如果已经怀疑恶性,则需要进一步完善胸部、腹部、盆腔 CT 以及实验室检验,必要时需要活检取病理。比较理想的治疗选择是,在没有进行病理活检和切除之前,患者最好找专科肉瘤医生治疗。

进行非计划手术切除恶性肿瘤的原因是缺乏对肉瘤的认识,外科医生没有处理肉瘤的经验,简单地认为是其他良性病变。幸运的是肉瘤比较少见,总的来说,像这类错误不会经常发生。但是如果肉瘤没有完全切除,对患者会是毁灭性的,将会影响患者的下一步治疗,医护人员应该认真学习肉瘤相关知识以降低非计划手术的发生率。

临床评估与分期

肉瘤患者进行非计划手术后,需要回到肉瘤中心做进一步治疗。这时医生会详细询问病史并进行体格检查,临床医生会询问肿物相关的信息(如什么时候发现的、是否在生长)、肿物引起的临床症状及患者曾经出现过的一些症状。

应该进行全面的检查,评估原发部位,注意手术切口的位置。是否有淤血或肿胀,这些可以提示哪个部位可能有肿瘤细胞残留。原则是全身血运到达之处,肿瘤也会到达。在制订治疗计划时,要将淤血区域同时进行处理。肺和淋巴结也是非常重要的部位,大多数肉瘤最初往往转移至肺,淋巴结转移相对少见,常发生在上皮样肉瘤、滑膜肉瘤、透明细胞肉瘤和横纹肌肉瘤。

肉瘤患者的分期非常重要,增强 MRI 是肿瘤原发部位的主要检查方式(图 24 - 1)。肉瘤局部切除后进行 MRI 检查很难发现有肿瘤残留,因为肉瘤局部切除后周围软组织发生改变,肿瘤细胞只有在显微

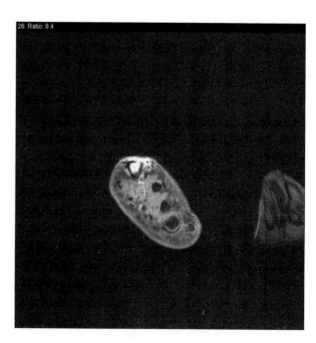

图 24 - 1 增强 MRI 提示右足肿物。

镜下才能被发现,很难通过目前的检查手段检测出来。肉瘤切除术前的影像学资料有一定的参考价值,但是因为第一次手术没有按恶性肿瘤切除,这些影像学资料也通常帮助不大。

MRI 的作用

有几个研究对肉瘤局部切除术后进行 MRI 检查的有效性进行了研究(Davies,2004;Kaste,2002),这两个研究结果显示,检测残留肿瘤细胞的敏感度分别为 64% 和 78%,特异度为 93% 和 86%。研究者认为 MRI 对肉瘤患者进行很好的评估,但是 MRI 不应该作为术前评估的唯一手段。

另外一个重要检查方法是计算机断层扫描(CT或 CAT 扫描),主要用来扫描双肺(也可以扫描腹部和盆腔)。一些研究证实,CT 能够早期发现转移灶,对预后和制订治疗计划有深远影响。同样,PET(正电子发射断层扫描)也是一种主要检查方法,经常用来检查各种肉瘤远处转移(如淋巴结或者内脏器官),尤其是上皮样肉瘤、滑膜肉瘤、横纹肌肉瘤、透明细胞肉瘤等。

肉瘤诊断最后一个检查项目是活检。非计划手术切除后病理诊断基本已经明确。局部切除对于肉瘤的治疗是不恰当的,前文我们已经论述,本质上而言相当于切除活检(在怀疑肉瘤的病例不作为推荐)。因为大多数肉瘤活检病理诊断是在非肉瘤中心进行的,让经验丰富的骨与软组织病理科医生会诊病理非常必要。Randall 等(2004)报道,一组非肉瘤中心的病理结果经过再会诊后,37% 的病理诊断事实上

是错误的,82% 的会诊病例标本切缘阳性(没有完整切除)。这些数据说明,少见的肉瘤患者最好到经过专业训练的肉瘤中心进行治疗。

治疗

肿瘤诊断分期完成以后,下一步就是制订治疗计划。治疗计划需要由多学科团队讨论制订,包括放疗科医生(放疗)、肿瘤内科医生(化疗)、放射科医生(影像解读)、病理科医生(明确病理诊断)和肿瘤外科医生。

肉瘤局部切除术后需要进行再次手术广泛切除,必要时补充放疗(图 24 - 2)。外科手术有时候不能达到广泛切除,这时放疗可以杀死残留的肿瘤细胞,达到控制局部复发的目的。是否需要全身化疗取决于很多因素,包括肿瘤的类型、肿瘤大小、是否转移、病理分级等,这些都会影响患者的生存时间。

在进行外科手术之前,必须考虑手术切口是否能够一期缝合,尤其是对放疗后的患者。与其他外科切口不同,放疗区域的切口愈合能力差,必要时候需要转皮瓣或者植皮修复创面,这些通常发生在再次肉瘤广泛切除后。考虑到肉瘤手术切除后有时需要转皮瓣或者植皮,术前医生向患者介绍病情及治疗方案非常重要。

其他治疗

研究发现再次手术切除病例标本中,31% ~ 59%有肿瘤细胞残留(Davies,2004;Peiper,2004;Chui,2002;

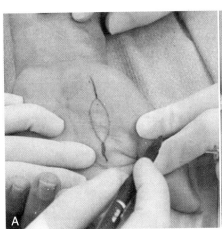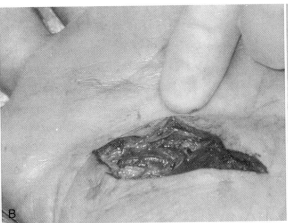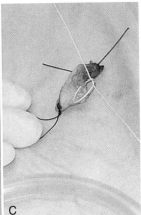

图 24 - 2 再次手术切除过程。(见彩图)

Kaste, 2002；Gibbs, 1997；Goodlad, 1996；Noria, 1996；Zornig, 1995；Hays, 1989；Giuliano, 1985）。因为没有可靠的方法证明患者有肿瘤细胞残留,对于局部切除术后的肉瘤患者建议进行广泛切除术（Noria, 1966）。对于局部切除术后患者进行广泛切除可以控制复发率（Wong, 2004；Chui, 2002；Lin, 2002；Gerrand, 2001；Gibbs, 1997；Zornig, 1995；Hays, 1989）,甚至改善生存时间（Lin, 2002；Gibbs, 1997；Giuliano, 1985）。

一些研究者发现放疗能够控制局部复发率（Alektiar, 2000）,部分研究者认为广泛切除与放疗相比对复发率的控制没有差异（Lin, 2002；Gibbs, 1997）。无论如何,肉瘤患者如果有肿瘤细胞残留,广泛切除术后局部复发率仍然较高（Peiper, 2004；Davis, 1997）。而且广泛切除术后肿瘤负荷仍然很高（Willeke, 2001）,因为在肿瘤数厘米以外仍可能有肿瘤细胞存在（White, 2005）。由于 MRI 检查不能够检测到这些肿瘤细胞（Davies, 2004；Kaste, 2002）,所以很多肉瘤中心把放疗作为控制局部复发的主要治疗方式。对于局部复发率高的病例,后装治疗也可以考虑（Alekhteyar, 1996）。

Willeke 和 Sturm（2001）已经报道了一项技术,该技术在将来能够量化残留肿瘤细胞负荷,帮助医生决定患者是否需要辅助其他治疗。可以利用反转录聚合酶链反应（RT-PCR）,该项技术能够测定最小量的肿瘤残留细胞。对于肿瘤残留患者,将来该种分子方法具有深远意义。

随访

治疗完成后,开始随访,通常要对肉瘤不同治疗方式进行随访跟踪,包括专科查体、物理检查（局部 MRI、胸部 CT 或者 X 线片）和其他实验室检查（心脏检查、实验室检验等）。前 2～3 年每 3 个月随访一次,3～5 年每 4～6 个月随访一次,5 年以后每年随访一次。对于每一个个体随访存在差异,因为在随访过程中存在诸多变化,潜在的因素包括肿瘤的类型和分级以及转移的部位等。肉瘤很难完全治愈,它是一种伴随一生的疾病,所以应该终生随访。

在诊断治疗后 2～5 年,大多数肉瘤会发生复发或者转移。无复发或者转移的时间越长,复发或者转移的概率越低,但是远期复发和转移仍然存在,因此肉瘤患者诊断治疗后需要终生随访。

在各级医院,阻止肉瘤的非计划手术切除是最好的干预手段,不幸的是,在许多基层医院非计划手术经常发生,在肿物的鉴别诊断过程中,通常没有考虑到肉瘤诊断。因此,只有提高广大医疗工作者对肉瘤的认识,才能够减少非计划手术的发生频率。

（张超 译）

参考文献

1. Alekhteyar KM, Leung DH, Brennan MF, Harrison LB. The effect of combined external beam radiotherapy and brachytherapy on local control and wound complications in patients with high-grade soft tissue sarcomas of the extremity with positive microscopic margin. Int J Radiat Oncol Biol Phys. 1996;36(2): 321 – 324.

2. Alektiar KM, Velasco J, Zelefsky MJ, et al. Adjuvant radiotherapy for margin-positive high-grade soft tissue sarcoma of the extremity. Int J Radiat Oncol Biol Phys. 2003;48(4): 1051 – 1058.

3. Chui CH, Spunt SL, Liu T, et al. Is reexcision in pediatric non-rhabdomyosarcoma soft tissue sarcoma necessary after an initial unplanned resection? J Pediatr Surg. 2002;37(10): 1424 – 1429.

4. Davies AM, Mehr A, Parsonage S, et al. MR imaging in the assessment of residual tumor following inadequate primary excision of soft tissue sarcomas. Eur Radiol. 2004;14(3): 506 – 513.

5. Davis AM, Kandel RA, Wunder JS, et al. The impact of residual disease on local recurrence in patients treated by initial unplanned resection for soft tissue sarcoma of the extremity. J Surg Oncol. 1997;66(2): 81 – 87.

6. Gerrand CH, Bell RS, Wunder JS et al. The influence of anatomic location on outcome in patients with soft tissue sarcoma of the extremity. Cancer. 2003;97(2): 485 – 492.

7. Gerrand CH, Wunder JS, Kandel RA, et al. Classification of positive margins after resection of soft-tissue sarcoma of the limb predicts the risk of local recurrence. J Bone Joint Surg. 2001; 83 – B (8): 1149 – 1155.

8. Gibbs CP, Peabody TD, Mundt AJ, Montag AG, Simon MA. Oncological outcomes of operative treatment of subcutaneous soft-tissue sarcomas of the extremities. J Bone Joint Surg. 2001; 79 – A (6): 888 – 897.

9. Giuliano AE, Eilber FR. The rationale for planned reoperation after unplanned total excision of soft-tissue sarcomas. J Clin Oncol. 1985;3: 1344 – 1348.

10. Goodlad JR, Fletcher CD, Smith MA. Surgical resection of primary soft-tissue sarcoma. Incidence of residual tumor in 95 patients needing re-excision after local resection. J Bone Joint Surg. 1996;78 – B (4): 658 – 661.

11. Hays DM, Lawrence W Jr, Wharam M et al. Primary reexcision for patients with microscopic residual tumor following initial excision of sarcoma of trunk and extremity sites. J Pediatr Surg. 1989;24: 5 - 10.

12. Kaste SC, Hill A, Conley L et al. Magnetic resonance imaging after incomplete resection of soft tissue sarcoma. Clin Orthop. 2002;397: 204 - 211.

13. Lin PP, Guzel VB, Pisters PW et al. Surgical management of soft tissue sarcomas of the hand and foot. Cancer. 2002;95 (4): 852 - 861.

14. Noria S, Davis A, Kandel R et al. Residual disease following unplanned excision of soft-tissue sarcoma of an extremity. J Bone Joint Surg. 1996;78 - A (5): 650 - 655.

15. Peiper M, Knoefel WT, Izbicki JR. The influence of residual tumor on local recurrence after unplanned resection of soft tissue sarcoma. Dtsch Med Wochenschr. 2004;129 (5): 183 - 187.

16. Randall RL, Bruckner JD, Papenhausen MD, Thurman T, Conrad EU 3rd. Errors in diagnosis and margin determination of soft-tissue sarcomas initially treated at non-tertiary centers. Orthopedics. 2004;27(2): 209 - 212.

17. White LM, Wunder JS, Bell RS et al. Histological assessment of peritumoral edema in soft tissue sarcoma. Int J Radiat Oncol Biol Phys. 2005;61(5): 1439 - 1445.

18. Willeke F, Sturm JW. Minimal residual disease in soft-tissue sarcomas. Semin Surg Oncol. 2001;20(4): 294 - 303.

19. Wong CK, Lam YL, So YC, Ngan KC, Wong KY. Management of extremity soft tissue sarcoma after unplanned incomplete resection: experience of a regional musculoskeletal tumor centre. Hong Kong Med J. 2004;10(2): 117 - 122.

20. Zornig C, Peiper M, Schroder S. Re-excision of soft tissue sarcoma after inadequate initial operation. Br J Surg. 1995;82 (2): 278 - 279.

第 25 章

分子外科的重要性

R. Lor Randall, MD, FACS

在 ESUN、CTOS 主席 Ian Judson 评论肉瘤患者在肉瘤中心专业团队治疗的重要性,他强调肉瘤是一种外科治疗疾病,每一种手术刀——从不锈钢手术刀到分子手术刀——都可以用来切除致命性的肿瘤。局部控制或者切除主要肿瘤是最重要的,但是通常不是原发部位威胁患者的生命,肉瘤是系统性疾病,肉瘤细胞可以转移到肺和其他器官,从而威胁患者生命。外科手术切除转移灶可能会延长生存时间。生物靶向分子"分子手术刀"已经试验性治疗进展期肉瘤患者转移灶,成为一种非常有潜力的治疗方式。

首位治疗肉瘤患者的外科医生起着决定性的作用,他必须十分清楚肉瘤的治疗方案及最新的物理治疗方法。患者应该向医生询问所在癌症中心正在进行的相关研究,能够促进肉瘤治疗相关合作试验。肉瘤外科医生除了能够进行复杂肉瘤切除和重建外,还能在肉瘤患者面临许多不确定性或者不安全性问题时提供治疗意见。治疗肉瘤患者时外科医生可以选择分子手术刀作为治疗手段,并且应该积极推广该项治疗技术。

因此,与 Judson 医生的评论产生共鸣,肉瘤患者应该至综合型癌症中心进行治疗,那里可以提供多种治疗方案以供选择。

（张超　译）

第 26 章

成人型软组织肉瘤患者如何抗争并适应癌症的压力

Seth Segall, PhD

Katherine N. DuHamel, PhD

Laurie Paul

编者语

这篇文章对于整个肉瘤群体来说是非常好的资源。尽管本文重点针对的是软组织肉瘤的成人患者,但我们相信无论是奋战在一线的医疗工作者,还是患者本人,甚至于其他所有对抗肉瘤的支持者们,都将受益匪浅。

摘要

患者一旦被诊断为软组织肉瘤(STS),将会给对他的生活和心理健康方面带来潜在的巨大威胁。本文将会提供一些有关癌症患者面对疾病时的心理适应和应对措施的证据,尤其是针对患有 STS 患者。虽然大多数的癌症患者或 STS 患者都能协调好对抗病魔的过程,但很多患者在抗争过程中会出现短暂的抑郁、焦虑甚至是创伤后应激的症状,少部分人的症状还可能进展为临床疾病。癌症患者和 STS 患者出现抑郁、焦虑和创伤后等临床症状的风险性和可能性在文中均会阐述。特别应注意不要否认,宗教信仰/精神支持和以问题为中心或以情感为中心的应对策略的疗效。STS 和其他罕见癌症患者生活质量的问题也将被探讨研究。文章的最后为患者、支持者和研究人员总结了一系列的概述和建议。

引言

软组织肉瘤(STS)是一种罕见的恶性间叶源性肿瘤,约占成年人所有癌症中的 1%。STS 的病变可以发生在任何年龄,平均患病的年龄为 48 岁,有 40%的肿瘤在 55 岁以后发生。STS 的病变部位广泛,可出现在全身的任何部位,最常出现的病变部位在四肢、内脏器官、躯干和腹膜后腔。病变部位广泛的手

术切除是目前最主要的治疗方式,同时辅以辅助性放疗。而辅助性化疗的作用并不明确。STS 最常发生转移的器官是肺脏。如果转移灶仅局限于肺部,肺部根治性切除是根治性治疗目的的首要治疗手段。如果发生了广泛性转移,则患者预后并不明确,治疗方式也主要采取姑息的方式。STS 有超过 70 种的组织学亚型,以上的概述适用于其中大部分的亚型,而绝非所有亚型。比如说,胃肠道间质瘤(GIST)对化疗并不敏感,但某些生物学药物则能有效控制肿瘤,而且 GIST 最常见的转移部位是肝脏,与肺脏是肉瘤常见转移部位也不同。

STS 的诊断是应引起足够的重视,因为一旦确诊为 STS,将会对患者的人身健康甚至生命安全产生巨大的威胁。患者将不得不面对,或许是第一次直面生命的脆弱和死亡的威胁。患者必须找到适合的方式去控制自己内心最初的恐慌和紧张的情绪,应对大量陌生的、复杂的、令人困惑的医学知识。有些患者会尽可能多地尝试了解学习有关他们自身疾病的知识和治疗方案,而另外一些人会把他们的全部希望寄托在医学专家身上。患者可能需要学习如何应对那些具有侵入性和令人难以忍受的治疗方式以及如何调整自己作为父母、工作者和社会成员这些角色的缺如。他们需要解决经济压力、事业冲突和医疗保险中的相关问题。同时,也需要对身体形象、身份地位、社会依赖性和社会歧视等问题进行考虑。患者还可能出现疲倦、恶心、疼痛、行动不便、脱发、神经症等其他的临床并发症。有关描述 STS 患者的病态心理的过程就像是经历了一场火的洗礼:因为他们将倾其所有去应对这些随时可能侵入他们不幸人生的一些意想不到的打乱他们人生规划的困难。

STS 的诊断依赖于多种因素的影响,其中包括:延误诊断、错诊和基于错诊所采用的无效治疗导致的并发症;肿瘤的亚型、分级、分期、大小和病变部位;是否近期确诊、是否有转移或复发;确诊时的年龄;对诊断的认知;并发症;疾病或治疗引起的不同程度的功能性缺失或损害;身体病损的程度;医源性负担和发病率;与治疗团队的协调度;治疗方案;个体人格结构;心理疾病的易感性;对疾病的预期和战胜癌症的信念;家人和朋友的支持程度。肉瘤患者不同的心理特点主要是因为每位患者的遭遇不同,承受的压力不同,上述的各种因素均可作为参考的依据。

构想一个极其美好的场景:患者 A 的肉瘤原发于肢端,不大、浅表且分化良好。同时又拥有完善的医疗保险,在专业的肉瘤中心进行诊断和治疗。治疗在手术切除完全且病理提示没有边缘的侵袭后完成。该患者没有精神疾病、抑郁症或是焦虑症的个人病史(或家族病史)。患者个性外向乐观,没有其他的临床疾病,他清楚自己的病情预后良好,并且拥有很多来自家人和朋友的支持。患者与自己的医疗团队关系融洽,而且医护工作者也能针对他的病情进行仔细的解释。因而,整个的治疗过程对其身体、社交和工作的影响降到最低的程度。

我们通过一个最坏的情况同上述的理想情况进行对比:患者 B,有一个大的、未分化的腹膜后肿物,且已经发生了复发和转移。其治疗方案包括多次广泛的肿瘤切除术、放疗和多疗程的姑息性化疗,被检测为勉强可接受的毒副作用水平。患者有复发性的抑郁症病史,同时伴发有多种并发症,如糖尿病和冠状动脉疾病。他有强烈的心理倾向去反复思考病情并沉溺于此,他的心态更悲观、失望和消极。他的主治医生并不是专业的肉瘤学专家,仅仅是当地医疗机构的肿瘤科医生,在情感层面上不能算冷淡、无法交流,但平时的沟通也很少。患者的病情致使他不得不提早退休,几乎得不到社会的残疾保障。他没有医疗保险的资格,而且也负担不起治疗费用,所以他目前没有任何的健康保险。妻子离开了,他孤身一人,没有家人的理解和支持。病情的反复、不良的预后、糟糕的财务状况和低落沮丧的心态使他的身边没有一个知心的朋友和可以依靠的伴侣,陪伴他的只有孤独寂寞,围绕他的只有被遗弃的感觉。

我们很容易就推测出患者 A 和 B 将会用完全相反的心理状态去面对他们的疾病。当然,大多数患者遇到的境况既不会像 A 那样幸运也不会像 B 那样的不幸,多数情况往往处于这两种极端之间。

这篇文章的其余部分总结了心理学家对一般情况下癌症患者尤其是 STS 患者面对疾病时的心理压力、应对和适应的研究。不幸的是,关于多发的常见癌症患者的心理适应的研究已基本完成,特别是乳腺癌,而专门针对 STS 患者的研究则相对较少,且研究的重点在于比较不同治疗方案间患者生活质量水平的差异。生活质量的评估往往能提供某些有用的信息,比如说 STS 患者的机体功能、日常行为和社会角色的职能,但却不能像人们希望的那样,为患者的心理抗争和他们心理适应或者适应不良的策略提供尽可能多的详细的信息。

以下内容结合通常所了解的癌症的心理适应,辅之以更多关于成人型 STS 适应的信息。每一节内容都先介绍一般的癌症知识,并以相关 STS 的具体内容结束。在每一个病例中均有关于一般癌症患者与 STS 患者之间的比较,数据显示 STS 患者的心理调适与其他常见癌症患者相比并无明显的不同,但大多数情况下 STS 患者纠结的心理问题与其他类型癌症患者并不是完全不同。然后,某些问题可能是罕见癌症患者所特有的,尤其是 STS 患者,我们会在得出结论和建议之前优先讨论。

癌症患者和幸存者的心理压力研究

抑郁症

抑郁症(depression)是一组在情感、认知、自主神经和行为方面有明显异常症状和体征的临床综合征。这些症状和体征包括情绪低落、精神萎靡、意志减弱、性欲减退、失眠或嗜睡、食欲不振、快感缺乏以及自我评价过低和消极悲观。在严重的案例中,自杀和(或)妄想可以同时存在。抑郁症的程度从轻度(如适应障碍与抑郁心境)至重度(如抑郁症与精神病特征)。抑郁症患者的表现可以有单一症状或多个不符合抑郁症诊断标准的症状,所以诊断抑郁症最好的标准是频谱范围包括短暂的单一症状到严重而持久的病理确诊。少数患者在确诊为成人型癌症后或是在积极治疗过程中发展为抑郁症,大部分患者仅仅会出现一些抑郁的体征,比如悲伤、疲劳或是失眠等。初步诊断和治疗阶段之后出现抑郁症状的风险会降低,并且对于长期存活者来说，只要没有出现复发或转移，发生抑郁的可能性会随着时间的推移持续降低，尽管对于头颈部癌症的长期存活者来说，有一些患者的心理功能有所下降。估计抑郁症在癌症患者中的发病率取决于抑郁症的定义、评估标准、肿瘤的类型以及疾病的研究阶段。目前公布的评估的标准为：范围从 0 ~ 38% 为主要情感障碍且在 0 ~ 58% 为更广泛定义的抑郁症状。好的消息是，大多数患者要么从未患有抑郁症，要么经过调整后接受最初的诊断和经过严格的积极治疗后逐渐平息焦虑。有研究发现，75%的乳腺癌患者在经过治疗后的 1 ~ 2 年才能调整好心理状态，43% 的乳腺癌患者则从来没有出现抑郁的相关症状，而 45% 的患者尽管在初期表现出抑郁的症状，但经过 4 年的随访发现，抑郁的症状也慢慢获得改善。另外一项研究发现，在完成乳腺癌放疗的前 6个月中，有 61% 的患者未表现出任何抑郁症的迹象。但是仍有少数的患者（约 16%），要么他们的抑郁症症状顽固不易改善，要么在治疗后症状加剧，病情恶化。

晚期癌症患者出现抑郁症的可能性增加，同时肿瘤的转移、复发或是病情恶化均可使发生抑郁的风险提高。那些年轻的、未婚的、没有保险的、受教育程度较低的和那些合并有严重并发症和机体功能严重受损的存活者们，相比较其他的存活者，出现抑郁症的可能性更大。

有证据表明，抑郁症状能小幅度增加癌症患者的死亡率。具有抑郁症状的癌症患者死亡率大于26%，符合抑郁症诊断标准的患者死亡率则高达 39%甚至更高。目前还不清楚患者死亡率的增加是否与相关的生物因素有关，如与抑郁相关的下丘脑 – 垂体 – 肾上腺轴的失调对癌症的影响，或者是否是由于抑郁症患者更有可能选择"放弃"，并且无法使用相关应对策略解决问题。抑郁症患者的死亡率增加的证据，凸显了肿瘤学专家在治疗抑郁症患者时及时发现和转诊患者的重要性。一项专门研究 STS 患者的精神状况的研究报告显示，55% 的患者术后平均需要2.5 年才能调整好自己的心态。然而，有 15% 的 STS患者符合癌症并发精神障碍的诊断标准，其中最常见的是抑郁症和酒精中毒。

焦虑

焦虑（anxiety）是一种涉及认知、躯体、觉醒和行为多个方面的复杂现象。认知能力（如担心、反刍、分心）、躯体症状（如心跳加快、大汗、紧张）、中枢神经系统兴奋（如警醒、失眠）和焦虑相关的行为（如坐立不安、肌肉紧张、回避）可以是一个方面的症状，也可以是多个方面症状的综合体现。焦虑是面对危险和威胁时的一种正常的反应，并不一定是临床的症状。癌症的确诊可能对患者的生命、幸福生活造成巨大的威胁，如果对此漠不关心，自然是不正常的。

诊断和治疗过程中的不确定性会加重由癌症引起的焦虑。我们有理由相信，与其他较为常见的肿瘤相比，肉瘤的确诊可以引发更为严重的焦虑，因为作为一种发病率较低的肿瘤，STS 在确诊和治疗过程中将会涉及更多的不确定性：较少的研究可作为参考，缺乏相关专家的支持，而且关注度也较低。

部分 STS 患者是很幸运的，一是肉瘤的早期诊断明确，二是治疗方案规范正确。在这种情况下，能极大地减少患者的焦虑。相比较而言，其他的患者则没有那么幸运了。

有些患者的 STS 诊断不明确，且不能完全手术切除肿物。因此，那些幸存者们会戏称此为"一个糟糕的过程！"最终病理确诊肿瘤后，患者则不得不进行二次手术，以确保肿瘤广泛完全的切除。这种治疗过程中的错误让我们再次强调在手术治疗之前寻求专业诊治意见的重要性。

有些患者或家属会咨询多个病理学专家的诊断意见，也常常会得到相矛盾的结论。另一些患者则会参考不同病理学专家的治疗建议，以决定进一步的治疗方案，是二次手术、化疗还是放疗。也有许多患者会在网络上查找相关疾病的信息，有些时候通过网站或在线咨询的建议与主治医生的意见相左。积极寻找有关疾病的信息和应对策略是值得肯定的，但在某些情况下却会变成一个混乱的过程，也就更加容易引起患者的不安和焦虑。由于可利用资源、信息和后援支持的相对匮乏，STS 患者比其他癌症患者更容易出现这种不安和焦虑。然而，我们并不能因为这个原因就劝阻患者及其家属参考其他专家的意见或在网络上寻求更多的帮助。不同的意见、不同的声音也可以有积极的影响：在某些情况下，讨论差异可以增进医生和病患之间的沟通和交流，同时能给予患者及家属更多的信心去战胜病痛。在其他情况下，讨论也可以敦促医生参考更多经验丰富的肉瘤学专家的意见。

焦虑在诊断初期和治疗初期容易放大，在病情好转和无持续治疗阶段会大大降低。在诊断病情的初期，患者的焦虑主要集中在肿瘤的预后和选择何种治疗方案上;在积极治疗的阶段,这种焦虑会变得很复杂,同时患者对治疗的方式要求严苛;而在治疗后期的阶段,患者往往会担心病情复发的风险。一旦肿瘤复发,患者便会纠结于是否继续目前的治疗方案,或是参加新药的临床试验,或是在缺乏科学依据的基础上寻求替代和(或)辅助疗法。

STS 的患者被要求定期到指定医院复诊,监测肿瘤是否出现局部复发或远处转移。定期复诊会使患者感到焦虑不安。研究发现,有 36% ~46% 的癌症患者会在复诊期间感到焦虑。在患者中新创造"anxie-ty"一词,用来形容患者在等待复查结果期间产生的焦虑情绪。

癌症患者常担心疾病的复发或进展,长时间的病情稳定也不能减弱患者对肿瘤复发的恐惧。在一项关于睾丸癌患者的 10 年病情研究中发现,31% 的患者曾有过"轻度"或"重度"担心肿瘤复发。而 31% ~ 81% 的乳腺癌患者或幸存者则会有明显的焦虑情绪,并不受地域的限制。一旦怀疑有肿瘤的复发、转移或进展,不管是出现新的临床症状还是检验结果证实,均会再次引起患者的焦虑不安。有些患者,尤其是被定义为"monitoring"性格特征的患者,对自己的身体状态过于敏感,一旦有任何新的可能演变为肿瘤复发或进展的感觉信号就引起他们过分的关注和忧虑。

医学的专业词汇对于患者来说是陌生的,难以理解的。这种不熟悉也会增加患者的焦虑感。因此,医护工作者在与患者及其家属沟通交流时,应尽量使用日常词汇并能充分解答他们的问题。

焦虑也可能引起睡眠障碍。在最近一项关于女性侵袭性卵巢癌的报道中,就提到了焦虑是引发失眠的一个主要因素。然而报道中还指出,有超过一半的志愿者是没有睡眠障碍的,26.8% 的患者有亚临床型失眠症,还有 16.8% 的患者才可诊断为具有临床意义的失眠症。引发失眠的因素包括以下几种:低龄化,在体力/日常生活中的较高需求得不到满足,还有就是严重的焦虑。女性患者未能获得满足的最高要求且需要给予帮助的方面包括担心病情的复发、来自周围亲友的忧虑和恐惧、病情的不确定性。

尽管在肿瘤确诊期间的焦虑是人之常情,但确实有部分患者比其他人更容易焦虑不安。年轻患者和女性患者较容易敏感恐惧。缺乏社会支持,有精神病史或是性格比较悲观消极和(或)神经质的患者也是焦虑的高发人群。

一些患者不仅有一般的焦虑,还有临床症状的焦

虑症。但如何鉴别一般焦虑和焦虑症?答案在于焦虑是否会破坏患者的身体功能和幸福感。焦虑变成不良因素干扰患者的认知能力和使执行力下降,一旦时机不适,患者的症状就需要干预,且会使患者的生活苦不堪言。

虽然有近一半的癌症患者有明显的焦虑情绪,但满足临床诊断标准(如惊恐障碍、广泛性焦虑障碍或特定恐惧症等)的却很少。这些临床症状有多普遍?参考已发表的文献资料显示,焦虑障碍的患病率在癌症患者中为 0.9% ~49%。根据采用的方法和措施建立判断标准,并使用较为严格的诊断标准,则患病率的范围会缩小到 10% ~20%。目前,更多的研究显示患病率为 11.7%、13% 和 19.2%。

Stark 及其同事们(2002)发现焦虑障碍的患病率为 18%,其中 9% 的患者符合恐惧症的标准,8% 的患者出现广泛焦虑的症状,而 13% 的患者则诊断为特定恐惧症(以上的患病率相加大于 18%,是因为有些患者的临床诊断不只是一种焦虑症,如恐慌症合并特定的恐惧症)。

焦虑症的患者也常常伴发抑郁的临床表现。在 Stark 的研究中,38% 的焦虑障碍患者同时符合抑郁症的诊断标准。Brintzenhofe-Szoc 等人发现在 8265 名癌症患者中,有 12.4% 的患者同时有焦虑和抑郁的症状,而 11.7% 仅有焦虑症状和 6% 仅并发抑郁的症状。这项研究还发现肉瘤患者症状的发生率类似总样本:混合焦虑/抑郁症状占 15.7%,仅有焦虑症状占 10.7%,单纯抑郁症状则为 5%。

Brintzenhofe-Szoc 等人带来的好消息是,68% 的肉瘤患者无焦虑或抑郁的症状。而坏消息则是混合并发焦虑和抑郁的患者,他们的生活质量严重下降,病情恢复更加缓慢,患者对治疗的依从性更差且患者的自杀风险大于单纯焦虑或抑郁的患者。治疗时需要重视混合焦虑和抑郁的患者,努力加大治疗的力度,提高患者的生活质量。不幸的是,目前尽管有治疗焦虑和抑郁癌症患者和幸存者的指南,但只有 10% 的癌症患者能接受相关的心理疗法。

创伤后应激障碍

创伤后应激障碍(posttraumatic stress disorder,PTSD)是经历或目睹创伤性事件或一系列涉及严重危害或伤害的风险事件后,引起了人的强烈的恐惧感、无助感或恐怖感,属焦虑障碍的一个亚型。这种伤害常发生在参加战斗的士兵,遭受自然灾害的幸存

者或是强奸受害者身上。

1994 年,美国精神病学协会公布的威胁生命的疾病中就包括有 PTSD。确诊 PTSD 需要满足以下条件:患者需经历三组典型的症状群(创伤性事件的再体验、对创伤性线索的回避、高唤醒症状)。创伤性事件的再体验可以采用的形式包括想法入侵,幻觉重现和(或)创伤性的梦境或噩梦。创伤回避则包括对可以引起创伤的地点、人物和事情的回避,试图忘记曾经的创伤,创伤后遗忘或者是一般情感上的麻木。高唤醒症状是指警觉过度,过于夸张的惊恐反应,多呈现失眠、易怒的形式。满足 PTSD 的诊断标准,除了PTSD 的症状必须持续超过一个月时间,还必须对当事人造成极大的伤害和身体功能的损害。顺便一提,我们已经注意到,过去关于癌症是否是 PTSD 的诱因的确存在一些争议。例如,有些人认为癌症患者并不像其他的创伤受害者一样,他们可以一定程度地参与他们病情的治疗中。

癌症患者和幸存者经历 PTSD 可以重新体验被告知肿瘤的诊断、经历具体的治疗过程、承受治疗所带来的毒副作用以及重温住院期间的感受。例如,有幸存者就曾提到,出院后只要再闻到医院的气味就好像自己又回到医院。尽管癌症的幸存者们不可能完全满足 PTSD 的诊断标准,但有很大一部分患者会出现一种或多种特定的 PTSD 症状。再比如说,有研究发现,在乳腺癌的幸存者中,有 36% 的患者至少出现创伤后再体验的一种症状,27% 的患者至少出现两种高唤醒的症状,同时有 8% 的患者出现创伤后回避的症状,36% 的幸存者有不止一种的 PTSD 症状。

关于癌症患者接受造血干细胞移植(HSCT)治疗后的 PTSD 研究已经有很多。HSCT 作为一种医疗干预手段,多用于治疗血液肿瘤和淋巴系统的肿瘤。之前也有人在乳腺癌的治疗中采用 HSCT 疗法。尽管干细胞移植对癌症有治疗的功效,但它对患者的生命也存在威胁。一些研究显示,接受自体骨髓移植的乳腺癌患者患有 PTSD 的可能性要远大于那些接受治疗并不频繁的患者。这些发现与 PTSD 症状的发展是同感知生命的威胁程度的观点是一致的。

癌症患者的幸存者接受 HSCT 治疗且伴发有PTSD 症状的比率为 5% ~ 19%。癌症患者中出现PTSD 一般的发病率基本可以认定为 0 ~ 32%。然而,为何在相关的报道中关于 PTSD 的发病率有很大的差异?一方面是由于在不同研究中用于诊断的测量方法和判断标准不同,一般来说,诊断标准越是严格越是详细,诊断率就会越低;另一方面很多患者仅仅是表现为一种或多种 PTSD 相关症状,而并不符合 PTSD 的诊断标准。比如,在一项乳腺癌患者的研究中,有 67.7% 的患者曾出现创伤性再体验的症状,却只有 3.9% 能达到完全 PTSD 的诊断标准。

PTSD 的症状与患者的身体健康、心理健康和睡眠质量相关。与获得较少的社会支持、更多地依赖于回避策略的癌症患者相比(见下文应对策略一节),接受 HSCT 治疗的患者出现 PTSD 的可能性更为普遍且会经历更多的负性生活事件。PTSD 的侵入式症状的发生率与患者的焦虑特质也是相关的(见下文的神经质一节)。曾经遭受创伤且反复暴露的癌症患者可增加肿瘤和治疗的病理反应(如 PTSD)。过去的创伤会通过消耗和负担过重的适应性社会资源产生新的创伤。一项关于乳腺癌患者的研究发现,社会支持的缺失会影响患者 PTSD 的症状与抑郁情绪之间的关系。这与人际关系在癌症患者心理健康方面起到关键作用的研究结果相一致。

我们回顾了一项仅包括软组织肉瘤患者 PTSD 的研究。研究结果来自接受初期保肢手术的局部晚期的 STS 患者。30 例完成保肢手术的患者中,有 9 例因为并发症的出现或病情的进展必须接受截肢手术。STS 患者的 PTSD 症状评分需达到 20.5% 才有临床诊断的意义。有趣的是,尽管被截肢者身体功能和社交能力都有很多的限制,但他们并无明显的 PTSD 临床症状。目前普遍接受的理由是截肢患者的 PTSD 症状要好于保肢患者。然而,如果患者认为医生只是做了治疗的选择而不是针对患者本人的处理,他们则更容易出现 PTSD 创伤性事件再体验的症状。上述的结论表明,对 STS 幸存者的 PTSD 还需要进一步的研究。

癌症幸存者和其他创伤的幸存者 PTSD 的症状极具相似性,因而用于外伤人群 PTSD 的社会支持疗法和药物疗法也可适用于癌症患者减少临床症状。然而,针对癌症患者的治疗方式也需要改进。例如,治疗方案的改良会依据患者就诊的地域以及他们的并发症。

医生同患者探讨 PTSD 的可能性也许是很有益处的。想象一下,罹患癌症,但存活下来,并且已经做好了"重新生活"的准备,却发现自己出现了PTSD 的症状。像很多创伤后的幸存者,许多癌症患者并不清楚自己出现了 PTSD 的相关症状。患者及其家属可以放心,焦虑并不常提示癌症或癌症治疗引发的 PTSD,而且出现焦虑也并不意味着患者精神崩溃。

最后,我们注意到出现急性应激障碍症状的癌症患者(症状分离、创伤性事件的再体验、对创伤性线索的回避、高唤醒症状),后期极有可能继续发展成为成熟的 PTSD。急性应激障碍的症状很有可能是高风险人群能从心理干预获益的一个标志。

创伤后成长

有些时候创伤性的危机也可以帮助塑造一个人的性格。正如弗里德里希·尼采的名言:"凡不能毁灭我的,将使我更强大。"一些癌症的抗争者曾说过,同癌症斗争,他们的性格得到改善,生活方式也发生变化,这些都使得他们更加坚强。癌症使得他们能更加珍惜生命,珍视他们身边的亲友。患者会在同癌症的抗争中重新设定自己的人生目标,疾病教会他们什么才是生活中最重要的,使他们的灵魂得到了净化。其他人会意识到他们变得比想象中更加强大,更加坚韧。这种人格积极化的改变被称为"创伤后成长"。经历创伤后成长的幸存者面对改变时能更加主动地应对、积极重塑和保持幽默诙谐的心态。确诊时,年轻且受到的社会支持较高的患者在经历创伤后更有可能会变得比较乐观。但是他们也有可能遭受更加严重的癌症,承受更大的压力,面临更为严重的复发威胁或死亡威胁。

心理因素影响癌症患者的适应

患者的某些人格特质和应对策略能帮助患者成功地适应癌症,然而有些则会阻碍这种适应。一个人的人格特质是在面对很多情况时一种特殊形式的反应,它的维度很广。人格特质往往是由遗传因素决定的,尽管在一定程度可发生改变,但在人的一生中基本维持着相对稳定的状态。人格特质包括外向性、自觉性和亲和性等因素。目前,我们发现了三个已经被证明能够影响应对癌症的人格特质:神经质、气质性和监测/钝化。

与人格特质相比,应对策略更具体化,更具选择性且较易调整适应。应对策略包括寻找相关信息,强制性行为或酗酒和(或)药物滥用的行为。人格特质与应对策略的分界线并不是硬度和速度,而更多的是一个度的问题。举个例子,维持幽默感是一种策略还是一种人格特质呢,也可能两者兼有。

人格特质

神经质

神经质(neuroticism)是一种倾向于经历不愉快的情绪,如焦虑、愤怒、痛苦和悲伤。程度比较严重的神经质者容更容易获得强烈的消极情绪,更多的时候是感受到空寂,对某些事情过于敏感。神经质是主要的人格维度之一,因人而异,并且容易受到遗传因素的影响。有大量的证据表明,高度神经质患者很难适应和应对癌症。他们也更容易出现焦虑、抑郁、痛苦;更容易感到疲倦,生活质量较差,整日忧心忡忡,担心肿瘤的复发。他们对自己的社会支持并不满足;机体的功能会受损,化疗引起的毒副作用如神经毒性会加重;这些往往会使得他们沉迷于酒类和过度依赖于药物。

高度敏感的神经质患者与低度敏感患者相比,在生物学处于不利地位,但预后却不一定不佳。如果某人处于高风险组,他可以运用策略来修改或降低风险。高度神经质的患者可以通过认知行为方式的改变消极的自主思维模式,也可以通过冥想、放松、抗焦虑和抗抑郁的药物,或者通过体育锻炼对自己的情绪产生积极的影响。患者还可以从酒类和其他令人上瘾的物质的戒断中获益,毕竟这些物质会令患者的意志薄弱、感情脆弱。

气质性乐观

气质性乐观(dispositional optimism)在广义上是指在任何情况下都能以积极乐观的心态面对结果。乐观与积极有很大的依赖关联,乐观的人更注重如何有效地解决问题,提高心理健康并倡导健康的生活方式。另一方面,悲观情绪者则多采取回避的策略,行动拖延,容易在困难面前选择放弃。有关研究发现,积极乐观的情绪可以降低患者术后的返院率,随访时患者身体健康状况也较为良好。有悲观情绪的乳腺癌幸存者的生活质量低于非悲观患者。乐观的乳腺癌患者,在接受治疗后,较少过分担心自己的健康,或者是忧心自己作为成年女性无法履行应尽的社会职责抑或是恐惧死亡。乐观的乳腺癌患者,心理健康,情绪稳定,少有苦闷的心情,更多的是积极与病魔抗争;而悲观主义者更多的感受是无助和绝望。带有乐观情绪的前列腺癌患者更容易对自己的治疗方案感到满意。乐观的头颈部癌症患者也较少担心病情的反复。至今还没有关于气质性乐观对 STS 患者影响的研究。

监测与钝化

　　监测是倾向扫描、专注、放大潜在威胁的信息；而钝化是回避、忽略和转移的趋势。监测是更加关注自己的肿瘤、体验更多的副作用，如抑郁症、焦虑症、疼痛和恶心；期望获得更多的信息，解答更多的疑问；要求更多的测试和药物治疗；他们并不满足于从主治医生那里获得的信息量，而且实际上他们对自己的病情十分了解。信息量越大，监测就做得更好；而钝化则相反。干预策略的目的是降低化疗的副作用，包括放松训练，也是分散注意力的一种策略。在某种程度上，干扰策略作用于钝化者要优于监测者，这可能是因为两者的风格不一致。

应对策略

应对策略的类型

　　Lazarus 和 Folkman 定义了两种类型的应对策略：以问题为中心的策略目的是缓解产生压力的原因，以情感为中心的策略则倾向于减轻应激的情绪。例如，选择合适的治疗团队是以问题为重的策略，而使用心理意象来放松是以情感为中心的策略（表 26 - 1）。

　　许多肉瘤患者会受益于以情感为中心和以问题为中心相平衡的治疗策略。然而，在疾病的某些特殊时期，需要侧重依赖于一种类型的策略。例如，在诊断和治疗阶段，以问题为中心帮助患者找到一个合适的专家，与医疗团队合作制订出一个适合的治疗方案，运用网络资源寻找适合的医疗信息。而在肿瘤的晚期，患者更需要精神和情感的支持，而不再过分依赖治疗的手段。

　　另外一种方法可以把应对策略分成"靠近"和"回避"策略。积极寻找自己病情的相关信息和治疗方案是"靠近"策略，而否认患病，沉溺于药物的滥用则是"回避"策略。

　　以上两种分类方法之间存在一些交叉。大多数情况下，以问题为中心的策略，往往倾向于"靠近"策略：两者均要求患者及家属积极参与。但是以情感为中心的策略，既可以是"靠近"策略（如寻求情感支持），也可以是"回避"策略（如否认病情）。

表 26 - 1　应对策略的类型

以问题为中心	以情感为中心
寻求信息	寻求支持
选择治疗的团队	祷告/冥想
为自己倡导	验收/斯多葛主义
治疗依从性	聚焦热点
生活方式的改进	幽默
重新评估优先事项	信仰
使用补充医学	情感表达
与人保持沟通	艺术创作
向朋友和家人寻求帮助	积极的自我对话
	积极换框法
	渐进式肌肉放松
	自我催眠
	思维停顿
	分心
	最小化
	保持距离
	回避问题
	剥夺了疾病
	酒类/药物
	暴饮暴食
	嗜睡

哪种策略更有效呢

　　研究表明，某些应对策略是更积极有效地促进癌症患者的心理调适。保持抗争精神、维持持续的关注和积极的心理调整、寻求支持力量，以及收集医学信息都与积极调整心态应对癌症相关。反刍、宿命论/否认的心态、回避策略、依赖于酒类和毒品的情感宣泄都与不良的情感心理调整相关。积极应对策略可能比回避策略能更有效地减少癌症患者的痛苦。

　　一些研究着眼于寻找能使患者保持抗争精神的因素，其中社会支持能使癌症患者保持更加积极的抗争状态。有研究表明，已婚男士更具有抗争精神，并且已经证实了医护工作者在女性患者抗癌过程中的作用更为重要。

　　多个研究已经证明，适时抒发一个人的情绪，而不是对其加以否认或控制对患者是很有益处的，但是不加控制或者调整的情绪宣泄往往会增加内心的抑郁而不是减少。正如生活中很多事情那样，情感的表达最好能适时适度的发泄。另一方面，可能只有那些极度抑郁的患者需要更多调节。一些研究人员认为，不同应对方式和策略是针对不同的病情和治疗阶段的。比如说,查询相关信息、抗争癌症的精神对首次诊断的患者是很有益处的,而坚忍、接受并寻求宗教的慰藉对疾病的终末期是很有用的。

幽默

关于幽默在癌症患者中扮演怎样的角色,目前研究有不同的结论。有些研究显示幽默能够减轻癌症患者的痛苦,且促进他们的创伤后成长,然而最近的一项研究却表示通过幽默抗争癌症会使患者的生活质量严重下降。造成这种结果一致的原因可能是这些研究都没有考虑到幽默的类型和在使用幽默方式上的差异。毕竟,幽默可以使人愉悦、谦虚和善良,也具有侵蚀性、贬低性和残酷性;它可以增强社会间的联系,但也可以用来保持距离感。有些类型的幽默可以使人更加健康。

尽管普遍认为"微笑是最好的良药",但幽默对一般医疗结果的影响,目前还没有一致的结论。Martin 回顾了关于幽默对内啡肽、免疫力、疼痛耐受力、抗压能力、社会支持和延长寿命的影响的研究。由于方法的不同和多种形式的结论,我们很难得出任何明确的结论。Martin 强调,目前需要更多的研究"才可以有绝对的信心证明幽默或者笑声是以一种积极的方式影响患者的身体健康"。

当然,这一切不是为了全盘否定笑声会带来短暂的轻松、快乐和美好的幸福感。在与疾病顽强的抗争中,应该鼓励患者处于愉快和放松的状态,即便目前其长期的临床意义并不明确。我们仍然建议患者能保持一种幽默的感觉,除非有充足的证据能否定它的临床意义。

否认

科学文献关于回避策略中"否认"对患者的临床意义分为两种:一种是肯定态度,另一种是否定态度。科学家经过理性分析后更倾向于认为理解并接受疾病的事实远比逃避它更有益于患者本身,因而"否认"病情,既是"错误的"也是"糟糕的"。但大量的研究证据,却否定了这一信念。例如,Vos 等最近发现,采取"否认"态度的肺癌患者很少抱怨疲惫、恶心、呕吐、食欲不振和疼痛的症状,同时 Lehto 等人也发现了"否认"病情或者是对预后期望越低的恶性黑色素瘤患者往往生存期会更长。"否定"这个词一种无定型概念的词汇,它的含义会随着时间发生变化。这个词来源于精神分析学,最初是用来形容无意识的防御机制,但目前它的具体含义更加广泛且在科学界作为精神分析领域的影响力已经减弱。

"否认"这个词,至少用于当代研究的文献,现在适用于不同的过程,不一定是无意识的,它包括的范围很广,从"否认"病情的诊断到最小化疾病的影响,"否认"消极的情绪或分散注意力和避免疾病相关的想法。

这些都是很不一样的过程。毕竟"否认"罹患癌症的状态和采取强硬的态度不允许生活中任何使自己烦躁的事情发生,是有着天壤之别的。有些过程在"否认"的保护伞下减少短期或长期的困扰,以帮助调节患者的心理;然而另一些过程在短期内可能有所裨益,但长此以往却是弊大于利的。例如,直接否认病情可以使患者的心理得到慰藉,但也可能阻碍患者为延长寿命而必须接受治疗,或在临终前处理好自己的事情。另一方面,整日忧心忡忡自己的病情也是十分不好的,有很多患者能够转移自己的注意力,避免自己总是胡思乱想。如果把这些过程都加上同样的标签,就如同加上苹果和橘子这样毫无相关的东西,只能混淆视听。一种可以清楚区分这些过程的方法是限制使用"否认"最初的神经分析理论的定义,并且参考其他进程中目前可使用的其他名称(例如,"分心""隔离""最小化""理智化"等)。

最后,我们强调的是患者直接否认自己患病的事实可能对其他人产生显著的影响。患者自己的否认会让家属不确定是否应该强制剥夺他或她唯一的薄弱的思想抗争,或是继续让患者自己做出并非首选的以否认拒绝为基础的治疗策略。如何使否认患病的肿瘤患者接受专业的医学治疗?如何帮助他们寻求更多的治疗意见?如何能帮助他们在生命的尽头能转变对待疾病的态度,从"拒绝"到"接受"?如何能使患者的亲属平静地接受患者已经病入膏肓的事实?尽管否认能使患者保持内心平静,但却会使其他人陷入情绪的困境。

宗教信仰和精神支持

宗教信仰和精神支持对癌症患者和幸存者意义的研究才刚刚开始。大多数癌症患者会使用祷告的方式,因为他们相信信仰给了他们很大的勇气去抗争癌症,并帮助他们在抗击癌症的过程中理解生命的意义。此外,同宗教社区的紧密联系是一种重要的社会支持的来源。患者也会要求家人和朋友为自己祈祷,这也是一种重要的支持性干预。然而,宗教信仰和精神支持是多维性的,毕竟宗教和精神是十分复杂的现象。他们可以给患者带来广泛的、潜在的、多样的益处,包括透彻理解生命的意义和目的,保持内心的一种和谐和平静,相信每个人都会受到"神灵"的照拂。同时还包括一些可能威胁患者身体健康的潜在因素,如说有人会坚信病痛是"上帝"对人类的惩罚甚至是一种遗弃的标志。疾病可以使人对上帝的公平、慈善或者是否存在产生怀疑,进而引起患者内心的危机感。宗教信仰还可能延缓或阻碍疾病的诊断和治疗,因为患者会把所有希望寄托于神明,拒绝进行相关的检查和治疗。此外,患者在确诊前无宗教信仰,后来当他们尝试利用宗教抗争疾病时,会体会到精神冲突的矛盾和疑惑。

考虑到宗教和精神信仰的复杂性,以及它们所包含定义的不同,那么近期关于利用宗教信仰/精神力量抗争癌症的研究结论就不奇怪了,17 篇不同的研究报告得出不同的研究结果。7 项研究发现了宗教信仰对癌症患者有益,3 项则发现有害,另外 7 项研究结果未显示有明显的差异。

一项最新的研究显示,76% 的乳腺癌患者依赖上帝或与上帝合作作为对抗癌症的策略,15% 的患者因为感到被上帝遗弃而愤怒。依赖上帝/与上帝合作似乎并没有影响到患者的情绪或者健康,但感到被上帝遗弃或是愤怒往往会产生抑郁的症状,心理状况差和对生活的满意度下降。难道是以为这消极的宗教信仰会引发负面的结果? 可能,但绝不是必然。因果关系是很难建立一个相关性研究的,并且它只是作为一种可能这些患者均具有消极的宗教信仰,会有心情沮丧和心理健康状态不佳的结果。

最近另一项研究着眼于在癌症患者中精神支持的两个重要组分:①寻找生命的意义和内心的平静;②对生活充满信心。人们发现,追求人生价值和寻求内心平静能够避免出现抑郁的症状和沮丧的心态。抗争癌症的决心越大,人生成长就越快。在 23 个项目中只有 1 个衡量了宗教信仰因素,因此这些结果同时适用于有神论和无神论。

在一般人群中,癌症研究领域以外的宗教信仰与长寿的相关性的证据是相当多的。比如说,Hummer 等发现经常去教堂的青年人,预期的寿命比不经常去的同龄人长 7 年。出现这种情况的原因是复杂的,并且很有可能与增加的社会支持、更加健康的行为或其他的一些因素相关。

考虑到宗教信仰和精神支持对患者病情的影响是有好有坏,因此进一步研究宗教和精神因素是如何影响癌症患者的身体健康和延长寿命是十分必要的。有宗教信仰和精神支持的患者之间进行沟通交流,能帮助他们更加深入理解自己的病情和治疗。当消极的宗教信仰可能影响病情的治疗进展或患者的生活时,寻求牧师的帮助是很有必要的。

是否应该鼓励患者采取更加健康的策略

我们可以从患者展现出来的性格特质和与预后不良相关的应对策略上推测出应该鼓励患者学会如何改变自己的处事策略和方法。在某种程度上这是对的,但我们想在这里介绍一种更为慎重的方法。患者的压力有些时候是来自心存善意的人,他们把真实的感情藏在心里,展现出来的只有积极乐观的情绪和人生态度。这些压力会加强患者的挫败感、孤立感和被人误解的感觉,不太可能是有帮助的。每名患者都必然经历消极的情绪,还会不时地面对死亡、残废、角色减退、财政危机、治疗并发症和疼痛。消极情绪的移情有助于患者感受到理解和支持,使他们能接受自己内心的真实感受并能增加接受的可能性。

此外,患者和幸存者能更好地学习如何选择对自己的性格特质最有帮助的策略,而不仅仅是试图去模仿别人,因为每个人的心理特征和需求都是不一样的。最成功的专业干预是那些能与患者最自然的应对方式相匹配的方式,而不是那些理想化的方式。

成人型 STS 患者的特定因素

STS 患者和其他患有罕见癌症的患者一样,会面临一些相同的问题。在确诊 STS 之前,患者可能从未听说过此病,因此会感到焦虑和不知所措。家人、朋友甚至是雇主都对 STS 十分陌生,不知道用怎样的方式回应患者才更为合适。更加困难的是搜索相关确切的信息组成互助小组或者找寻有指导建议的同龄人。

患者往往并不了解该病,甚至从没有听说过,也不知道谁曾经罹患过。相较于其他癌症,肉瘤的研究很少,而且研究经费稀缺,甚至研究者的范围也限制在少数专家,所以对于该病的了解和治疗方案并不是很完善。患者往往会纠结于自己的肉瘤是接受当地经验较少的肿瘤学专家的治疗还是前往专业的肉瘤治疗中心寻求帮助,但可能会增加医疗费用,并且要合理安排时间。

STS 的幸存者身体上会面临更加特殊的考验。大约有 50% 的 STS 患者和幸存者会遭遇某些程度的治疗后身体损害,包括疼痛、软组织纤维化、运动功能缺失及肌肉力量的缺失。接受截肢手术的 STS 患者将不得不面对残肢维护和假体使用的相关问题。肢端 STS 的患者会接受保肢手术的治疗(不论是否接受辅助放疗术),常常会伴有身体功能的损伤,引起的原因有很多,比如肌肉组织的切除、血管神经的功能障碍和淋巴结构的切除,也会因为放疗引发组织纤维化、水肿以及肢体的依赖性。接受化疗的 STS 患者也可能出现由化疗药物引起的多种医源性并发症,如脱发、疲劳、恶心、呕吐、食欲不振和外周神经病变等。

关于 STS 幸存者接受手术切除后、放疗和化疗后会引发慢性疼痛的医学文献数量少之又少。一项研究表明,36% 接受保肢手术的患者和 30% 接受截肢手术的患者在结束治疗后的一年多会出现某种程度的疼痛。我们从其他种类的癌症治疗研究中得知,某些用于治疗肉瘤的方案可导致慢性疼痛发病率显著增加。例如,关于其他癌症的研究报告显示,行开胸手术的患者出现疼痛的比例为 22% ~70% ,30% ~80% 的患者会出现而后截肢疼痛[幻肢感和(或)残肢痛]。最近的一篇评论指出,我们目前缺乏的是一些最基本的数据,如癌症幸存者出现慢性疼痛综合征的发病率、患病率及其流行病学特征。尤以 STS 幸存者为甚,并且在 STS 领域需要更多的研究。

伴有慢性疼痛的幸存者会采用多种治疗方法,以期改善自己的症状。常见的方法包括药物疗法[例如阿片类药物、消炎药、GABA 类似物(加巴喷丁、普瑞巴林)、抗抑郁药和(三环、度洛西汀)]、认知行为治疗、正念基于应力减少、催眠、针灸、生物反馈、经皮电刺激、运动疗法和物理疗法。

不同的治疗方案针对不同类型的疼痛,不同的性格特征会有不同的治疗效果。这点是非常重要的,例如,疼痛的原因是神经损伤,还是软组织挫伤,或者是淋巴系统的阻塞。再比如,催眠可以缓解患者中度甚至重度疼痛,而其他治疗方案在低度催眠的状态下会疗效加倍。只有进一步的研究才能解释清楚这些问题。

早期的一些研究发现,接受保肢手术的患者更在意的是自己的性功能而不是患肢的切除。最近的一项研究发现,尽管保肢患者会出现很多与治疗相关的并发症,但他们的躯体功能恢复较好,患者不会因为截肢术而影响生活质量或是主观幸福感,他们同样对自己的婚姻生活感到满意。目前一项关于幼儿型骨肉瘤患者的长期随访研究发现,行截肢术的患者与功能性保肢的患者在躯体功能、生活质量、自尊心或感情的亲密关系方面并无明显差别。早期研究与目前研究的差异主要体现在自 20 世纪 80 年代以来手术切除术和放射疗法的改进和提升。大多数研究一致认为,接受截肢手术的患者与保肢术的患者在生活质量方面并无显著差异。

Tijssens 等的研究却给出了相反的结论,行截肢术的患者会在今后的物质生活、社会生活和社会角色方面有更多的限制。然而,这项研究中的截肢者与在其他相关研究中的患者有所不同,最初是接受保肢治疗,后期因并发坏死、缺血或局部复发的症状而行截肢手术。当然,这些患者的心理预期和心理反应同那些最初拟定截肢治疗的患者有所不同。在骨肉瘤接受保肢治疗的患者中,这种观点是被支持的,那些首次保肢治疗失败进而行截肢术的患者同那些保肢治疗成功的患者或是初次治疗即为截肢手术的患者相比,心理承受更大的压力,更容易被躯体形象干扰。这些研究均指出,对病情的心理预期决定了患者对后期治疗的满意程度。

治疗相关的物理损伤有时候会影响日常生活的某些行为不能正常进行。有时候也会引起患者社会角色的缺如,例如充当父母、配偶甚至是雇员等。有些 STS 患者在治疗结束后,仍无法回归原来的工作,尤其是那些需要重体力的劳动或是频繁使用肢体的工作。甚至有些年龄稍长的 STS 患者可能会选择提前退休。幸运的是,有研究显示在 STS 患者中日常活动限制或社会角色缺如的发生频率远低于身体功能的损伤。这也许是个好消息,因为 STS 患者的角色缺如对生活质量的影响比身体损伤或活动受限对生活质量的影响要严重得多。有证据显示,患者是否参与治疗决策会影响到 STS 患者对治疗效果的认知。那些参与治疗方案决策的患者,他们的身体功能会增强,角色限制会减弱,也会出现更少的 PTSD 症状。

最后,我们需要强调的是 STS 患者的问题和顾虑对其他人往往是无形的。朋友和家人可能没有觉察患者残疾或患病的明显迹象,但在日常生活中,肿瘤复发和转移的风险还在不断增加。最终的结果是,患者感受不到来自朋友和家人的支持,只因为他们没有办法感受到病情恶化的风险和患者本身的焦虑。

结论和建议

我们回顾性探讨了压力和障碍的发生、人格特质和应对策略方面对一般癌症患者心理健康的影响，尤其是对 STS 患者的影响，并总结出了影响广泛的结论和建议。

1. 大多数患者能合理地与癌症抗争，并配合治疗。

很多患者都经历了焦虑、抑郁和创伤后压力等症状，尽管这些症状阻碍了癌症治疗的进展，但大多数并没有发展为严重的临床症状或临床障碍。

2. 治疗结束后，患者会在数年的时间里持续担心病情的复发。

许多患者在治疗完成的数年里，关于诊断和治疗方面的事情会短时地浮现在他们的脑海。焦虑会随着时间的推移大大地减少，但也会因为患者的复诊被重新唤起，甚至会出现某些病情进展、复发或转移的相关症状（或是确实的诊断）。

3. 癌症患者出现临床精神障碍，常常伴有与这些病症相关的危险因素。

主要危险因素包括抑郁症、焦虑或滥用药物的病史、创伤暴露史、高敏感的神经质、低水平的气质性乐观及对网络的不熟悉等。早期接受心理治疗，对伴有这些危险因素的患者可能更有益处。

4. 临床症状明显的抑郁症、焦虑症和 PTSD 需要积极治疗，以保持生活治疗，提高临床疗效。

肿瘤学家需要检测这些症状，并参考有关精神病学和（或）心理学的资源，患者也需要了解有关的迹象和相关的临床病症，并有权利要求转诊，接受更为专业的治疗。

5. 应用某些应对策略对患者的心理暗示有很强的作用。

这些策略包括有维持抗争疾病的精神和积极乐观的心态、适度情绪的宣泄，寻求相关医学信息和来自各方面的支持也是很重要的。支持和鼓励患者能将以问题为中心的策略和以情感为中心的策略平衡好，而不是单一地依赖于某种策略。一旦患者的应对策略不足以面对疾病带来的挑战时，患者可以寻求新的策略。

6. 幽默、否认的策略以及宗教信仰/精神支持对肉瘤患者的治疗是否有意义，还需要更多的研究来证明。

这些策略对患者有益还是有害，主要取决于患者个人的性格特点和身体状态，以及在什么时候、以怎样的方式或在怎样的情况下使用这些策略。

7. 有必要对病因、发病率、患病率进行更多的研究。

对于 STS 幸存者出现的慢性疼痛的病症，需要更多的研究来进一步探讨其病因、发病率、患病率以及有效的治疗方案。

8. 有相当多的研究更关注癌症幸存者的心理承受力和癌症的发病率，而不是患者在癌症确诊后的成长、对病情的顺应性和重新振作的情况。

是什么样的性格优势和品质能帮助患者不仅能适应癌症的诊断还可以在确诊后重新振作、不断成长？我们期待进一步的心理学研究和越来越多关注结果的多样性而不是痛苦和功能障碍。

在文章的最后对患者提出以下几点建议：友善的家人、朋友和身边的人总是不知道该如何去帮助患者。我们希望他们做到的往往又做不到。这个时候，你只需要直接说出你想要的或是你需要的：一个拥抱、去一趟商店或药店、帮助处理一些财务上的或文字上的工作、陪伴赴约，或者只是一个倾听者无需评判。有需要帮助的时候只需要提出就可以，事实上，家人和朋友是非常乐意帮忙的，并且能从付出中获得满足感。

（郝梦泽 译）

参考文献

1. Payne, DK and Lundberg, JC. Sarcoma. In Psycho-oncology (1998). Holland, J. C., Breitbart, W., Jacobsen, P. B., Lederberg, M. S., Loscalzo, M., Massie, M. J., and McCorkle, R. (Eds.) New York: Oxford University Press. 1998:402-405.

2. Brennan, MF and Lewis, JJ. Diagnosis and Management of Soft Tissue Sarcoma. London: Martin Dunitz, Ltd.

3. Schmitt T, and Kasper, B. (2009) New medical treatment options and strategies to assess clinical outcome in soft-tissue sarcoma. Expert Reviews in Anticancer Therapy. 9 (8): 1159-1167.

4. Medenhall, WM, Indelicato, DJ, Scarborough, MT, Zlotecki, RA, Gibbs, CP, Mendenhall, NP, Mendenhall, CM, and Enneking, WF. (2009) The management of adult soft tissue sarcomas. American Journal of Clinical Oncology. 32 (4): 436-442.

5. Blackmon, SH, Shah, N, Roth, JA, Correa, AM, Vaporcivan,

AA, Rice, DC, Hofstetter, W, Walsh, GL, Benjamin, R, Pollock, R, Swisher, SG, Mehan, R. (2009). Resection of pulmonary and extrapulmonary sarcomatous metastases in associated with long term survival. Annals of Thoracic Surgery, 88 (3), 877 – 84.

6. King, JJ, Fayssoux, RS, Lackman, RD, and Ogilvie, CM. (2009). Early outcomes of soft tissue sarcomas presenting with metastases and treated with chemotherapy. American Journal of Clinical Oncology, 32(3), 308 – 313.

7. Polsky, D, Doshi, JA, Marcus, S, Oslin, D, Rothbard, A, Thomas, N; and Thompson, CL. (2005). Long-term risk for depressive symptoms after a medical diagnosis. Archives of Internal Medicine, 165, 1260 – 1266.

8. Morasso G, Costantini M, Viterbori, P, Bonci F, Del Mastro L, Musso M, Garrone O, Venturini M. (2001). Predicting mood disorders in breast cancer patients. European Journal of Cancer, 37, 216 – 223.

9. Massie, MJ and Popkin, MK. (1998) Depressive disorders. In Psycho-oncology (1998). Holland, JC, Breitbart, W, Jacobsen, PB, Lederberg, MS, Loscalzo, M, Massie, MJ, and McCorkle, R. (Eds.) (pp. 518 – 540) New York: Oxford University Press.

10. Massie MJ. (2004). Prevalence of depression in patients with cancer. Journal of the National Cancer Institute Monographs, 32, 57 – 71.

11. Kornblith, AB, Herndon, JE, Weiss, RB, Zhang, C, Zuckerman, E, Rosenberg, S, Mertz, M, Payne, D, Massie, MJ, Holland, JF, Wingate, P, Norton, L, and Holland, J. (2003) Long-term adjustment of survivors of early-stage breast carcinoma, 20 years after adjuvant chemotherapy. Cancer, 98(4), 679 – 89.

12. Dahl, AA, Haaland, CF, Arnstein, M, Bremnes, R, Dahl, O, Klepp, EW, and Fossa, SD. (2005). Study of anxiety disorder and depression in long-term survivors of testicular cancer. Journal of Clinical Oncology, 23(10), 2389 – 2395.

13. Helgeson, VS, Snyder, P, Seltman, H. (2004). Psychological and physical adjustment to breast cancer over 4 years: Identifying distinct trajectories of change. Health Psychology, 23, 3 – 15.

14. Deshields, T, Tibbs, T, Fan, MY, and Taylor, M. (2006). Differences in patterns of depression after treatment for breast cancer, Psycho-Oncology, 15, 398 – 406.

15. Hoffman, KE, McCarthy, EP, Recklitis, CJ & Ng, AK. (2009). Psychological distress in long-term survivors of adult-onset cancer: Results from a national survey. Archives of Internal Medicine, 169(14), 1274 – 1281.

16. Menhanna, HM and Morton, RP. (2006). Deterioration in quality-of-life of late (10 – year) survivors of head and neck cancer. Clinical Otolaryngology, 31, 204 – 211.

17. Buckberg, J. Penman, D. Holland, JC. (1984). Depression in hospitalized cancer patients. Psychosomatic Medicine, 46, 199 – 212.

18. Aass, N, Fossi, SD, Dahl, AA and Moe, TJ. (1997). Prevalence of anxiety and depression in cancer patients seen at the Norwegian Radium Hospital. European Journal of Cancer, 33 (10), 1597 – 1604.

19. Satin, JR, Linden, W, and Phillips, MJ. (2009). Depression as a predictor of disease progression and mortality in cancer patients: A meta-analysis. Cancer, First Published On-Line: September 14, 2009. DOI: 10. 1002/cncr. 24561.

20. Weddington, WW, Seagraves, KB, and Simon, MA. (1985). Psychological outcome of extremity sarcoma survivors undergoing amputation or limb salvage. Journal of Clinical Oncology, 3(10), 1393 – 1399.

21. Weddington, WW, Seagraves, KB, and Simon, MA. (1986). Current and lifetime incidence of psychiatric disorders among a group of extremity sarcoma survivors. Journal of Psychosomatic Research, 30(2), 121 – 125.

22. Stark, DPH and House, A. (2000). Anxiety in cancer patients. British Journal of Cancer, 83(10), 1261 – 1267.

23. Van' t Spijker, A, Trijsburg, RW, and Duivenvoorden, HJ. (1997). Psychological Sequelae of Cancer Diagnosis: A Meta-analytical Review of 58 Studies after 1980. Psychosomatic Medicine, 59(3), 280 – 293.

24. Mehnert, A, Berg, P, Henrich, G, and Herschbach, P. (2009). Fear of cancer progression and cancer-related cognitions in breast cancer survivors. Psycho-Oncology. First Published On-Line: March 6. DOI: 10. 1002/pon. 1481.

25. Diemling, GT, Bowman, K, Sterns, S, Wagner, LJ, and Kahana, B. (2006). Cancer-related health worries and psychological distress among older adult, long-term cancer survivors. Psycho-Oncology, 15, 306 – 320.

26. van den Beuken-van Everdingen, MHJ, Peters, ML, de Rijke, JM, Schouten, HC, van Kleef, M, and Patijn, J. (2008). Concerns of former breast cancer patients about disease recurrence: a validation and prevalence study. Psycho-Oncology, 17, 1137 – 1145.

27. Skaali, T, Fossa, SD, Bremnes, R, Dahl, O, Haaland, CF, Hauge, R, Klepp, O, Oldenburg, J, Wist, E, and Dahl, AA. (2009). Fear of recurrence in long-term testicular cancer survivors. Psycho-Oncology, 18(6), 580 – 588.

28. Price MA, Zachariae R, Butow PN, DeFazio A, Chauhan D, Espie CA, Friedlander M, Webb PM. (in press). Prevalence and predictors of insomnia in women with invasive ovarian cancer: Anxiety a major factor. European Journal of Cancer.

29. Stark, D, Kiely, M, Smith, G, Velikova, A, House, A, and Selby, P. (2002). Anxiety disorders in cancer patients: Their nature, associations, and relation to quality of life. Journal of Clinical Oncology, 20(14), 3137 – 3148.

30. Matsuoka, Y, Inagaki, M, Sugawara, Y, Imoto, S, Akechi, T, and Uchitomi, Y. (2005). Biomedical and psychosocial determinants of intrusive recollections in breast cancer survivors. Psychosmomatics, 46, 203 – 211.

31. Kangas, M, Henry, JL, and Bryant, RA (2005). The course of psychological disorders in the 1st year after cancer diagnosis. Journal of Consulting and Clinical Psychology, 73 (4), 763 – 768.

32. Brintzenhofe-Szoc, KM, Levin, TT, Li, Y, Kissane, DW, and Zabora, JR. (2009). Mixed anxiety/depression symptoms in a large cancer cohort: prevalence by cancer type. Psychosomatics, 50(4), 383 – 91.

33. Jacobsen, PB, and Jim, HS (2008). Psychological interventions for anxiety and depression in adult cancer patients: Achievements and challenges. CA: A Cancer Journal for Clinicians, 58. 214 – 230.

34. Vachon, M. (2006). Psychological distress and coping after cancer treatment. American Journal of Nursing, 106 (3), 26 – 31.

35. Diagnostic and Statistical Manual of Mental Disorders, Fourth Edition. (1994). Washington, DC: American Psychiatric Association.

36. Smith, MY, Redd, WH, Peyser, C, and Vogel, D. (1998). Post-traumatic stress disorder in cancer: A review. Psycho-Oncology, 8, 521 – 537.

37. Kangas, M, Henry, JL, Bryant, RA. (2002). Posttraumatic stress disorder following cancer: A conceptual and empirical review. Clinical Psychology Review, 22, 499 – 524.

38. Green, BL, Rowland, J, Krupnick, JL, Epstein, SA, Stockton, P, Stern, NM, Spertus, IL, and Steakley, C. (1998). Prevalence of posttraumatic stress disorder in women with breast cancer. Psychosomatics, 39, 102 – 111.

39. Copelan, E. A. (2006). Hematopoietic stem-cell transplantation. New England Journal of Medicine, 354 (17), 1813 – 1826.

40. Mosher, CE, Redd, WH, Rini, CM, Burkhalter, J, DuHamel, K. (2009). Physical, psychological, and social sequelae following hematopoietic stem cell transplantation: a review of the literature. Psycho-Oncology, 18, 113 – 127.

41. Jacobsen, PB, Widows, MR, Hann, DM, Andrykowski, MA, Kronish, LE, and Fields, KK. (1998). Posttraumatic stress disorder symptoms after bone marrow transplantation for breast cancer. Psychosomatic Medicine, 60(3), 366 – 371.

42. Jacobsen, PB, Sadler, IJ, Booth-Jones, M, Soety, E, Weitzner, MA, and Fields KK. (2002). Predictors of posttraumatic stress disorder symptomatology following bone marrow transplantation for cancer. Journal of Consulting and Clinical Psychology, 70(1), 235 – 240.

43. Banou, E, Hobfoll, SE, Trochelman, RD. (2009). Loss of resources as mediators between interpersonal trauma and traumatic and depressive symptoms among women with cancer. Journal of Health Psychology, 14(2), 200 – 214.

44. DuHamel, KN, Smith, MY, Vickberg, SMJ, Papadopolous, E, Ostroff, J, Winkel, G, Manne, S, and Redd, WH. (2001). Trauma Symptoms in bone marrow transplant survivors: the role of nonmedical life events. Journal of Traumatic Stress, 14, 89 – 107.

45. Bleiker, EMA, Pouwer, F. , van der Ploeg, HM, Leer, JWH, and Ader, HJ. (2000). Psychological distress two years after diagnosis of breast cancer: Frequency and prediction. Patient Education and Counseling, 40, 209 – 217.

46. Thijssens, KMJ, Hoekstra-Weebers, JEHM, VanGinkel, RJ, and Hoekstra, HJ. (2006). Quality of life after hyperthermic isolated limb perfusion for locally advanced extremity soft tissue sarcoma. Annals of Surgical Oncology, 13(6) pp. 864 – 871.

47. Foa EB, and Meadows, EA (1997). Psychosocial treatments for posttraumatic stress disorder: a critical review. Annual Review of Psychology, 48, 449 – 480.

48. Foa, EB, Keane, TM, and Friedman, MJ. (2000). Guidelines for Treatment of PTSD. Journal of Traumatic Stress, 13(4), 539 – 588.

49. Kangas, M, Henry, JL, and Bryant, RA (2005). The relationship between acute stress disorder and posttraumatic stress disorder following cancer. Journal of Consulting and Clinical Psychology, 73(2) 360 – 364.

50. Australian Centre for Posttraumatic Mental Health (2007). Australian Guidelines for the Treatment of Adults with Acute Stress Disorder and Posttraumatic Stress Disorder, ACPMH, Melbourne, Victoria.

51. Tedeschi RG, Calhoun LG. (1995). Trauma & Transformation: Growing in the Aftermath of Suffering. Thousand Oaks, California: Sage Publications.

52. Bellizzi, KM and Blank, TO. (2006). Predicting posttraumatic growth in breast cancer survivors. Health Psychology, 25 (1), 47 – 56.

53. Schroevers, MJ, and Teo, I. (2008). The report of posttraumatic growth in Malaysian cancer patients: relationships with psychological distress and coping strategies. Psycho-Oncology, 17(12), 1239 – 1246.

54. Bozo,O,Gundogdu,E,and Buyukasic-Colak,C. (2009). The moderating role of different sources of perceived social support on the dispositional optimism-posttraumatic growth relationship in postoperative breast cancer patients. Journal of Health Psychology,14(7),1009 – 1020.

55. Jim,HS,and Jacobsen,PB (2008). Posttraumatic stress and posttraumatic growth in cancer survivorship: A review. The Cancer Journal,14(6),414 – 419.

56. Schroevers, MJ, Helgeson, VS, Sanderman, R, and Ranchor, AV. (2009). Type of social support matters for prediction of posttraumatic growth among cancer survivors. Psycho-Oncology,First Published On-line February 27,DOI: 10. 1002/pon. 1501.

57. Jenkins,FL,May,VE,and Hughes,LE. (1991). Psychological morbidity associated with local recurrence in breast cancer. International Journal of Psychiatric Medicine, 21 (2), 149 – 155.

58. Chen,CC,David,A,Thompson,K,Smith,C,Lea,S,and Fahy, T. (1996). Coping strategies and psychiatric morbidity in women attending breast assessment clinics,Journal of Psychosomatic Research,40(3),265 – 270.

59. Ranchor,AV,Sanderman,R,Steptoe,A,Wardie,J,Miedema, I,and Ormei,J. (2002). Premorbid predictors of psychological adjustment in cancer. Quality of Life Research,11(2), 101 – 113.

60. Hinnen,C,Ranchor,AV,Sanderman,R,Snijders,TA,Hagedoorn,M,and Coyne,JC. (2008). Course of distress in breast cancer patients, their families, and matched control couples. Annals of Behavioral Medicine,36(2),141 – 148.

61. Goncalves,V,Jayson,G,and Tarrier,N. (2008). A longitudinal investigation of psychological morbidity in patients with ovarian cancer. British Journal of Cancer,99(11),1794 – 1801.

62. Den Oudsten, BL, Van Heck, GL, Ven der Steeg, AF, Roukema, JA, De Vries, J. (2009a). Predictors of depressive symptoms 12 months after surgical treatment of early-stage breast cancer. Psycho-Oncology, On-Line Publication Date: January 13,DOI: 10. 1002/pon. 15.

63. Grov,EK,Fossa,SD,Bremnes,RM,Dahl,O,Klepp,O,Wist, E,and Dahl,AA. (2009). The personality trait of neuroticism is strongly associated with long-term morbidity in testicular cancer survivors. Acta Oncologica,48(6),842 – 849.

64. Michielson, HJ, Van der Steeg, AF, Roukema, JA, and De Vries,J. (2007). Personality and fatigue in patients with benign or malignant breast disease. Supportive Care in Cancer, 15(9),1067 – 1073.

65. Orre,IJ,Fossa,SD,Murison,R. ,Bremnes,R,Dahl,O,Klepp, O,Loge,JH,and Wist,E. (2008). Chronic and cancer-related fatigue in long-term survivors of testicular cancer. Journal of Psychosomatic Research,64(4),363 – 371.

66. De Vries,J,Van der Steeg, AF,and Roukema,JA. (2009). Determinants of fatigue 6 and 12 months after surgery in women with early-stage breast cancer: a comparison of women with benign breast problems. Journal of Psychosomatic Research,66(6),495 – 502.

67. Aarstad,AK,Aarstad,HJ,and Olofsson,J. (2008). Personality and choice of coping predict quality of life in head and neck cancer patients during follow-up. Acta Oncologica, 47 (5),879 – 890.

68. Hartl,K,Engel,J. ,Herschbach,P,Reinecker,H,Sommer,H, and Friese,K. (2009). Personality traits and psychological stress: Quality of life over 2 years following breast cancer diagnosis and psychological impact factors. Psycho-Oncology, On-Line Publication Date,Feb 2,DOI: 10. 1002/pon. 1536.

69. Den Oudsten, BL, Van Heck, GL, Ven der Steeg, AF, Roukema,JA,De Vries,J. (2009b). Personality predicts perceived availability of social support and satisfaction with social support in women with early stage breast cancer. Supportive Care in Cancer, Online Publication Date: August 16, DOI: 10. 107/s00520 – 009 – 0714 – 3.

70. Scheier, MF, & Carver, CS. (1992) Effects of optimism on psychological and physical well-being: Theoretical overview and empirical update. Cognitive Therapy and Research, 16, 201 – 22.

71. Rassmussen,HN,Scheier,MF,and Greenhouse,JB. (2009). Optimism and physical health: a meta-analytic review. Annals of Behavioral Medicine,37(3),239 – 256.

72. Petersen, LR, Clark, MM, Novotny, P, Kung, S, Sloan, JA, Patten, CA, Vickers, KS, Rummans, TA, Frost, MH, Colligan, RC. (2008). Relationship of optimism-pessimism and health-related quality of life in breast cancer survivors. Journal of Psychosocial Oncology,26(4),15 – 32.

73. Matthews, EE, and Cook, PF. (2009). Relationships among optimism, well-being, self-transcendence, coping, and social support in women during treatment for breast cancer. Psycho-Oncology,18(7),716 – 726.

74. Carver, CS, Pozo, C, Harris, SD, Noriega, V, Scheier, MF Robinson,DS,Ketcham,AS,Moffa,FL,and Clark,KC. (1993). How coping mediates the effect of optimism on distress: A study of women with early stage breast cancer. Journal of Personality and Social Psychology,65,375 – 390.

75. Schou,I. ,Ekeberg,O,and Ruland,CF. (2005). The mediating role of appraisal and coping in the relationship between optimism-pessimism and quality of life. Psycho-Oncology,14 (9),718 – 727.

76. Orom, H, Penner, LA, West, BT, Downs, TM, Rayford, W, and Underwood, W. (2009). Personality predicts prostate cancer treatment-decision making difficulty and satisfaction. Psycho-Oncology, 18(3), 290 – 299.

77. Llewellyn, CD, Weinman, J, McGurk, M, and Humphris, G. (2008). Can we predict which head and neck cancer survivors develop fears of recurrence? Journal of Psychosomatic Research, 65(6), 525 – 532.

78. Miller, S. (1995) Monitoring versus blunting styles of coping with cancer influence the information patients want and need about their disease. Cancer, 76, 167 – 177.

79. Lerman, C, Rimer, B, Blumberg, B, Cristinzio, S, Engstrom, PF, MacElwee, N, O'Connor, K, and Seay, J. (1990). Effects of coping style and relaxation on cancer chemotherapy side effects and emotional responses. Cancer Nursing, 13(5), 308 – 315.

80. Miller SM, and Mangan CE. (1983). Interacting effects of information and coping style in adapting to gynecologic stress: should the doctor tell all? Journal of Personality and Social Psychology, 45, 223 – 236.

81. Gard, D, Edwards PW, Harris J, and McCormack G. (1988). Sensitizing effects of pretreatment measures on cancer chemotherapy nausea and vomiting. Journal of Consulting and Clinical Psychology, 56, 80 – 84.

82. Ong, LM, Visser, MR, van Zuuren, FJ, Rietbroek, RC, Lammes, FB, and de Haes, JC. (1999). Cancer patients' coping styles and doctor-patient communication. Psycho-Oncology, 8(2), 155 – 166.

83. Miller S, Brody D, Summerton J. (1988). Styles of coping with threat: implications for health. Journal of Personality and Social Psychology, 54, 142 – 148.

84. Steptoe A, and O'Sullivan J. (1986). Monitoring and blunting coping styles in women prior to surgery. British Journal of Clinical Psychology, 25, 143 – 144.

85. Lazarus RS & Folkman S. (1984) Stress, Appraisal and Coping. New York: Springer.

86. Roth, S, and Cohen, LJ. (1986). Approach, avoidance, and coping with stress. American Psychologist, 41(7), 813 – 819.

87. Watson, M, Greer S, Rowden, L, Gorman, C, Robertson, B, Bliss, J, and Tunmore, R. (1991). Relationships between emotional control, adjustment to cancer and depression and anxiety in breast cancer patients. Psychological Medicine, 21, 51 – 57.

88. Ferrero, J, Barreto, MP, and Toledo, M. (1994). Mental adjustment to cancer and quality of life in breast cancer patients: An exploratory study. Psycho-Oncology, 3(3), 223 – 232.

89. Classen, C, Koopman, C, Angell, K, and Spiegel, D. (1996). Coping styles associated with psychological adjustment to advanced breast cancer. Health Psychology, 15(6), 434 – 437.

90. Akechi, T, Okuyama, T, Imoto, S, Yamawaki, S, and Uchitomi, Y. (2001). Biomedical and psychosocial determinants of psychiatric morbidity among postoperative ambulatory breast cancer patients. Breast Cancer Research and Treatment, 65(3), 195 – 202.

91. Cordova, MJ, Giese-Davis, J, Golant, M, Kronnenwetter, C, Chang, V, McFarlin, S, and Spiegel, D. (2003). Journal of Psychosomatic Research, 55(5), 461 – 467.

92. Dunkel-Schetter, C, Feinstein, L, Taylor, SE, and Falke, RL. (1992). Patterns of coping with cancer. Health Psychology, 11, 79 – 87.

93. Ransom, S, Jacobsen, PB, Schmidt, JE, and Andrykowski, MA. (2005). Relationship of problem-focused coping strategies to changed in quality of life following treatment for early stage breast cancer. Journal of Pain and Symptom Management, 30(3), 243 – 253.

94. Wells, KJ, Booth-Jones, M., and Jacobsen, PB. (2009). Do coping and social support predict depression and anxiety in patients undergoing hematopoetic stem cell transplantation? Psychosocial Oncology, 27(3), 297 – 315.

95. Yang, HC, Brothers, BM, and Andersen, BL. (2008). Stress and quality of life in breast cancer recurrence: moderation or mediation of coping? Annals of Behavioral Medicine, 25(2), 188 – 197.

96. Aarstad, AK, Aarstad, HJ, and Olofsson, J. (2007). Quality of life, drinking to cope, alcohol consumption, and smoking in successfully treated HNSCC patients. Acta Otolaryngologica, 127(10), 1091 – 1098.

97. Taniguchi, K, Akechi, T, Suzuki, S, Mihara, M, and Uchitomi, Y. (2003). Lack of marital support and poor psychological responses in male cancer patients. Supportive Care in Cancer, 11(9), 604 – 610.

98. Uchitomi, Y, Mikami, I, Kugaya, A, Nakano, O, Okuyama, T, Akechi, T, and Okamura, H. (2001). Physician support and patient psychologic responses after surgery for nonsmall cell lung carcinoma: a prospective observational study. Cancer, 92(7), 1926 – 1935.

99. Lehto, US, Ojanen, M, Dyba, T, Aromaa, A, and Kellokumpu-Lehtinen, P. (2007). Baseline psychosocial predictors of survival in localized melanoma. Journal of Psychosomatic Research, 63(1), 9 – 15.

100. Compas, BE, Stoll, MF, Thomsen, AH, Oppedisano, G, Epping-Jordan, JE, and Krag, DN. (1999). Adjustment to breast cancer: age-related differences in coping and emotional distress. Breast Cancer Research and Treatment, 54,

195 – 203.

101. Spencer,S. ,Carver,CS,and Price,AA. (1998). Psychological and social factors in adaptation. In Psycho-oncology (1998. Holland,JC,Breitbart,W,Jacobsen,PB,Lederberg,MS,Loscalzo,M,Massie,MJ,and McCorkle,R. (Eds.) (pp. 211 – 222). New York: Oxford University Press.

102. Brennan,J. (2001). Adjustment to cancer-Coping or personal transition? Psycho-Oncology,10,1 – 18.

103. Watson M,Greer S,Young J,Inayat C,Burgess C,Robertson B. (1988). Development of a questionnaire measure of adjustment to cancer: the MAC scale. Psychological Medicine,18,203 – 209.

104. Heim, E. , Augistiny, KF, Schaffner, L, and Valach, L. (1993). Coping with breast cancer over time and situations. Journal of Psychosomatic Research,37,523 – 542.

105. Martin,RA. (2001). Humor,laughter,and physical health: methodological issues and research findings. Psychological Bulletin,127(4),504 – 519.

106. Martin,R. A. (2002). Is laughter the best medicine? Humor, laughter, and physical health. Current Directions in Psychological Science,11(6),216 – 220.

107. Meyerowitz, BE. (1983). Postmastectomy coping mechanisms and quality of life. Health Psychology,2,117 – 132.

108. Watson,M,Greer,S,Blake S,Shrapnell,K. (1984). Reaction to a diagnosis of breast cancer: relationship between denial,delay,and rates of psychological morbidity. Cancer,53,2008 – 2012.

109. Vos,MS,Putter,H,van Houwelingen,HC,and da Haes,HC. (2009). Denial and physical outcomes in lung cancer patients,a longitudinal study. Lung Cancer,First published online May 5: DOI: 10. 1016/j. lungcan. 2009. 04. 003.

110. Freud, A. (1966). The Ego and The Mechanisms of Defense. New York: International Universities Press.

111. Vos,MS and de Haes,JC. (2007). Denial in cancer patients,an explorative review. Psycho-Oncology,16(1),12 – 25.

112. Zaza,C,Sellick,SM,and Hillier,LM. (2005). Coping with cancer: What patients do. Journal of Psychosocial Oncology,23(1),55 – 73.

113. Feher,S. and Maly,RC. (1999). Coping with breast cancer in later life: the role of religious faith. Psycho-Oncology,8(5),408 – 416.

114. Gall, TL, Krisitansson, E, Charbonneau, C, and Florack, P. (2009). A longitudinal study on the role of spirituality in response to the diagnosis and treatment of breast cancer. Journal of Behavioral Medicine,32(2),174 – 86.

115. Thune-Boyle, IC, Stygall, JA, Keshtgar, MR, and Newman, SP. (2006). Do religious/spiritual coping strategies affect illness adjustment in patients with cancer? A systematic review of the literature. Social Science Medicine,63(1) 151 – 164.

116. Herbert, R, Zdaniuk, B, Schultz, R, and Scheier, M. (2009). Positive and negative religious coping and well-being in women with breast cancer. Journal of Palliative Medicine,12(6),537 – 545.

117. Yanez, B, Edmonson, D, Stanton, AL, Park, CL, Kwan, L, Ganz,PA,and Blank,TD. (2009). Facets of spirituality as predictors of adjustment to cancer: relative contributions of having faith and finding meaning. Journal of Clinical and Consulting Psychology,77(4),730 – 741.

118. Hummer, RA, Rogers, RG, Nam, CB, and Ellison, CG. (1999). Religious involvement and U. S. adult mortality. Demography,36(2),273 – 285.

119. Davis,A. (1999). Functional outcome in extremity soft tissue sarcoma. Seminars in Radiation Oncology,9(4),360 – 368.

120. Lampert,MH,Gerber,LH,Glatstein,E. ,Rosenberg,SA,and Danoff,JV. (1984). Soft tissue sarcoma: Functional outcome after wide local excision and radiation therapy. Archives of Physical Medicine and Rehabilitation, 65, 477 – 480.

121. Arzouman,J,Dudas,S,Ferrans,CE,and Holm,K. (1991). Quality of life of patients with sarcoma postchemotherapy. Oncology Nursing Forum,18(5),889 – 894.

122. Zahiten-Hinguranage, A, Bernd, L, Ewerbeck, V, and Sabo, D. (2004). Equal quality of life after limb-sparing or ablative surgery for lower extremity sarcomas. British Journal of Cancer,91,1012 – 1014.

123. Burton, AW, Fanciullo, GJ, Beasley, RD, & Fisch, MJ. (2007). Chronic pain in cancer survivors: A new frontier. Pain Medicine,8(2),189 – 198.

124. Sugarbaker, PH, Barofsky, I, Rosenberg, SA, and Giancola, FJ. (1982). Quality of life assessment of patients in extremity sarcoma clinical trials. Surgery,91(1),17 – 23.

125. Zahiten-Hinguranage, A, Bernd, L, and Sabo, D. (2003). Amputation or limb salvage? Assessing quality of life after tumor operations of the lower extremity. Orthopade, 32(11),1030 – 1037.

126. Robert,R. ,Ottaviani,G. ,Huh,W. W. ,Palla,S. ,and Jaffe, N. (2010). Psychosoical and functional outcomes in long-term survivors of osteosarcoma: A comparison of limb-salvage surgery and amputation. Pediatric Blood and Cancer, Online Publication Date: February 4. DOI: 10. 1002/pbc. 22419.

127. Colterjohn, NR, Davis, Am, O'Sullivan, B, Catton, CN, Wunder, JS, and Bell, RS. (1997). Functional outcome in limb-salvage surgery for soft tissue sarcomas of the foot and ankle. Sarcoma, 1(2), 67 – 74.

128. Schreiber, D., Bell, BS, Wunder, JS, O'Sullivan, B, Turcotte, R, Masri, BA, and Davis, AM. (2006). Evaluating function and health related quality of life in patients treated for extremity soft tissue sarcomas. Quality of Life Research, 15(9) 1439 – 1446.

129. Seligman, MEP & Csikszentmihalyi, M. (2000). Positive psychology: An introduction. American Psychologist, 55, 5 – 14.

130. Seligman, MEP, Steen, T, Park, N, & Peterson, C. (2005). Positive psychology progress: Empirical validation of interventions. American Psychologist, 60(5), 410 – 421.

第 27 章

放射诱发性软组织肉瘤

Sana Intidhar Labidi-Galy

Louis Tassy

Jean-Yves Blay

摘要

放射诱发性软组织肉瘤（radiation-Induced soft tissue sarcomas, RIS）为少见的临床类型。随着放疗学的发展，癌症患者的生存期延长，故 RIS 的发生率也随之日益增高，且对其治疗来说是一种挑战。RIS 的中位发病时间约为 10 年，包括数种不同的病理类型。大多数 RIS 是高分化且位于深部的肿瘤。肿块巨大及术后病理证实切缘为肿瘤阳性的患者易局部复发且生存期较短。对于局限期的患者，手术仍然是首选的治疗手段，且常常需要更积极的方法。本文提供了关于 RIS 这一疾病的临床特点、预后、影像学以及治疗的回顾总结。

背景知识

约有 60% 的肿瘤患者在治疗过程中需接受放疗。不幸的是，在这种治疗之后数年内可能产生另一种新的恶性肿瘤。

英国最近一项研究显示，2007 年注册的新发癌症患者有 298 000 例，其中 1346 例（0.45%）与以往所患肿瘤的放疗相关。数量最多的放疗相关性肿瘤是肺癌（23.7%）、食管癌（13.3%）以及女性的乳腺癌（10.6%）。霍奇金淋巴瘤、口腔、咽部肿瘤及子宫颈癌的幸存者中发生放射诱发性肿瘤的比例最高。与此相似，以全体人口为基础的 SEER 数据库的回顾性研究表明，年轻霍奇金淋巴瘤患者中接受放疗者患乳腺癌、肺癌以及其他癌症的人数在不断增加。虽然放射诱发的肿瘤在成年人恶性肿瘤中不常见，但是在接受了针对乳腺癌的放疗后，患肺癌、食管癌以及肉瘤的危险却明显增加。

放疗已经在 20 世纪早期就被证实在肉瘤的发病中起到了关键作用。在 1904 年，Perthes 描述了一位患者放疗与肉瘤之间的关系，这位患者在接受针对狼疮（一种长期的自身免疫性疾病，影响皮肤、关节、肾、脑以及其他器官）的放疗后患梭形细胞肉瘤。RIS 随后被 Cahan 等人定义，它是一种不同于没有接受放疗的肉瘤的新的肉瘤组织类型，一般有超过 4 年的潜伏期，发生在曾经接受放疗的区域。从那时起，关于这种疾病的分子层面的疾病成因的进展很少。

RIS 是一种常见的治疗后并发症，占肉瘤的 3%。最为全面的数据表明，在原发肿瘤诊断后的 15 年中，异时肉瘤累积发生率可达 3.2‰。这种由医疗治疗引起的肿瘤是一种重要的亚型，此亚型的患者的原发肿瘤常常是已经得到治愈的。

RIS 的发生率已经被证明正在增长。对此合理的解释包括系统性化疗的应用及放疗应用的增加，特别是在乳腺癌患者中。保乳术联合放疗正在广泛地应用于有症状的乳腺癌中。针对乳腺癌的普查使得病变可以早期诊断，并使那些接受保乳术和放疗的患者生存期延长。如果没有普查，那些患者很有可能预后较差或者接受单纯的乳腺切除术。在一项 SEER 数据库的回顾分析中，Huang 等人发现接受放疗后的患者患恶性血管皮内细胞瘤的风险较空白对照组提高独立 16 倍，较所有接受放疗的软组织肉瘤患者的风险增加了 2 倍。

最新的放疗技术如调强放疗技术的应用使得更多正常组织暴露在低剂量放疗下。为传送特定剂量的射线到肿瘤的中心，调强放疗技术要求加速器充电更长时间，这就导致了更高的剂量。因此，据估计由于 IMRT 的应用，RIS 的发生提高了 0.5%。

RIS 的危险因子

已经明确的 RIS 危险因子有：治疗时年龄较小，以及治疗相关的因素包括高放射剂量、放疗同时给予含有烷化剂的化疗方案。患者的基因构成也可以使他们倾向于发生第二种肿瘤而与既往的放疗无关，如视网膜母细胞瘤、Li-Fraumeni 综合征。

视网膜母细胞瘤是一种罕见的眼部肿瘤，常常见于儿童，典型的出现在 5 岁之前。这种类型的癌症常常出现在视网膜上。绝大多数由于 RB1 基因的变异。这种疾病如果早期诊断可以治愈的。

Li-Fraumeni 综合征是一种罕见的综合征，可以使多种肿瘤的发生率增加，特别是在儿童和青年人多见。与 Li-Fraumeni 综合征相关的肿瘤常常包括乳腺癌、一种称为骨肉瘤的骨肿瘤以及软组织肉瘤。CHEK2 以及 TP53 基因与 Li-Fraumeni 综合征相关。

虽然放疗与相关的恶性肿瘤生成间的很明确的量效关系还没有被证实，但是被广泛接受的观点是癌常暴露于低剂量的放射中，而肉瘤常常暴露于高剂量的放射中或距放疗区域较近。

放疗剂量大于 50Gy 可导致细胞死亡，而低剂量（<30Gy）导致基因不稳定（DNA 修复基因的缺失导致 DNA 变异的增加）并且损害细胞修复机制。典型的 RIS 发生在放疗野内或者边缘上，在放疗野边缘，放射的剂量是不统一的并且可能较肿瘤杀伤剂量低。这可能使得幸存下来的含有基因突变的细胞继续进展形成肿瘤。其潜伏期可能与剂量呈负相关，但是有些报道也有相反的结果。

Gray(Gy)：Gray 是剂量放疗能量的单位。它被定义为 1kg 被辐照物质吸收 1J 的能量为 1Gy（通常指人类的组织）。

RIS 的定义

RIS 的定义还尚未被明确定义。通常采用 Cahan 所提议及 Arlen 等人修改的标准：

1. 放疗发生在肉瘤生长前至少 3 年；
2. 肉瘤必须生长在原先的放疗野内；
3. 肉瘤与需要放疗的原发肿瘤的组织学不同。

放射暴露与肉瘤生成之间的时间是被大多数研究者调整的最主要的标准。最近，一支来自纪念斯隆 - 凯特琳癌症中心（MSKCC）研究肉瘤的团队发现 6 个月的潜伏期相对于广为接受的数年的潜伏期，对于确诊 RIS 就已足够。

预后

RIS 是侵袭性肿瘤，预后较传统的软组织肉瘤差。最近 MSKCC 的一项研究表明，在经过年龄、肿瘤大小、肿瘤深度和边缘情况的校正后的多因素分析中，RIS 与传统软组织肉瘤相比，RIS 本身是一个独立预后因素，与较差的预后相关。估算的 RIS 的 5 年生存率介于 17% 与 58% 之间。大多数发表的研究认为 RIS 的 5 年生存率明显低于一般的软组织肉瘤。

RIS 的临床病理特征也可以解释这种疾病不良预后的原因，包括大多数都较深、较大（>5cm）、高度恶性的肿瘤。另外，RIS 中心性而非外周性生长的倾向导致可切除性较差而使疗效较差。

在三项大型的关于 RIS 的研究中发现，获得完全的镜下切缘阴性的手术（R0）是很困难的。数据表明获得病理层面的切缘阴性是这种疾病治疗的挑战和难题。所以局部复发率高达 45%，成为主要的死亡原因。以往给予的治疗可能降低再次治疗的可能性，如大剂量放疗往往是不可能的，而化疗常常被骨髓抑制所限制。

临床表现

从给予接受放射到发展为肉瘤的平均潜伏期估计为 11 年（3～36 年）。这个时间因不同组织学类型而不同，脂肪肉瘤中放疗后发生肉瘤的时间最短，而平滑肌肉瘤中最长。RIS 诊断时的中位年龄是 60 岁。临床表现因不同肿瘤的解剖位置和组织学而不同。躯干部位的 RIS 是最常见的。RIS 常表现为新的肿物（图 27 - 1）或放疗区域出现新的改变及疼痛。

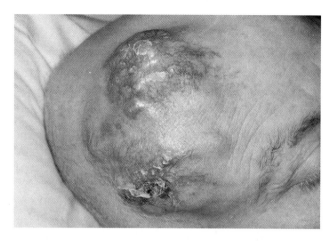

图27-1 预防性颅骨放疗后引起的肉瘤。（见彩图）

重点放在保乳治疗及放疗所诱发的乳腺血管肉瘤（breast angiosarcoma post-radiation and breast-conserving therapy，BAPBCT）的理解上，有0.5%的患者在乳腺癌接受保乳治疗方法后发生BAPBCT。BAPBCT可以表现为如同出血一样紫红色的斑块，或者是一个可以触及的肿块，紫色斑片或者是红斑狼疮样的结节。中位潜伏期为10年，短于从淋巴水肿发展至血管肉瘤（乳腺癌切除术后淋巴管肉瘤）的时间。

有一些患者发展到非典型血管增生（atypical vascular proliferation，AVP）但又不符合血管肉瘤的病理诊断标准，这时我们认为这是血管肉瘤的前兆或者是血管肉瘤的早期。这种类型的AVP，在接受放疗的皮肤通常会出现单个或多个肉色的小丘疹，有时也会见到一些红斑。现在的建议是AVP需要彻底切除，并且需要紧密随访，防止任何新的病灶。

非典型血管增生是一种放疗引起的良性血管肿瘤，与血管肉瘤的临床表现和组织学上非常相似，通常需要反复活检来清楚地区分两种组织。

诊断

影像学

在评估和发现RIS以及原发肿瘤蔓延距离时，磁共振成像（MRI）与计算机断层扫描（CT）是较好的成像设备（图27-2）。RIS的影像特点缺乏特异性，仅依靠影像学很难鉴别其与原发肿瘤，因此单纯通过影像学不能确诊RIS。

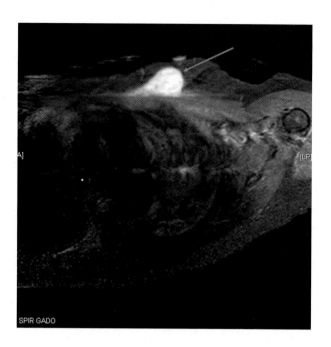

图27-2 女性患者的MRI考虑梭形细胞肉瘤。乳腺癌放疗后发生于胸肌，箭头所指其与肉瘤表现的一致性。

病理学的发现

和所有的软组织肉瘤（STS）一样，针吸活检对于RIS具有确诊意义。活检可以区分新发肉瘤、复发肿瘤和术后或放疗后的肿瘤改变，并且能显示肉瘤的组织学亚型及其分级。

在RIS中可以出现肉瘤所有的组织亚型，但其发生的频率与STS不同。在RIS中恶性纤维组织细胞瘤（MFH）似乎是最常见的亚型，这是一种由未分化的多形性肉瘤聚集产生的特异性差的肿瘤，对其产生机制仍存在争议。其他较常见的亚型包括血管肉瘤（包括大量的BAPBCT）、平滑肌肉瘤和纤维肉瘤。发生在骨组织以外的骨肉瘤是一种少见的肿瘤，仅占骨肉瘤发病的2%～4%，但是在RIS似乎更常见。尽管脂肪肉瘤是STS最常见的组织亚型，但因放疗引起的却非常少见。

约有80%的RIS肿瘤组织分级较高，但是其细胞平均大小一般不会大于其他肉瘤。在大多数RIS中利用光学显微镜不利于观察肿瘤坏死。

睾丸癌放疗后诱发的肉瘤在诊断方面是一个挑战。肉瘤病灶可能发生于睾丸初级生殖细胞肿瘤区域。如果在睾丸生殖细胞肿瘤的放疗区域产生肉瘤，那么区分是因放疗产生的新肿瘤还是包含肉瘤病变的原发肿瘤的复发至关重要。

两项研究证实了KIT在RIS中的作用。KIT是一种跨膜酪氨酸激酶受体,其参与的信号传导通路在胃肠道间质瘤形成过程中发挥着重要作用。88%的RIS表达KIT,尤其是血管肉瘤,然而在自发的软组织肉瘤里面仅仅有22%表达KIT这种蛋白。然而,作者却没有发现KIT基因的突变,更重要的是,KIT蛋白的表达不意味着可以应用酪氨酸激酶抑制剂。

分子生物学

关于放射后肉瘤形成过程的遗传学改变知之甚少,根据最近一项Merten的关于RIS细胞遗传学改变的研究,这些肿瘤有复杂的染色体组型,其中3 p21-PTEN缺失比散发的肉瘤更常见。同时,发现近二倍体染色体数的多克隆肿瘤。此外,细胞遗传学研究和探讨指出两种截然不同的模式。

1. 多克隆的染色体组型,经常有单纯易位和平衡易位,在细胞长期培养中会容易发现。

2. 单克隆染色体改变,包括高密度非整倍体和复杂的染色体组型,通常在短期细胞培养和移植中发现。RB1和TP53肿瘤抑制基因(抗癌基因)的改变很常见。根据Nakanishi的研究,RIA里TP53基因突变的频率高于散发的肉瘤。染色体7q或8q的突变与预后不良以及肿瘤面积大有关系。

最近一种基因组研究使用阵列比较基因组杂交筛选方法得出染色体8q24.21存在高水平的MYC基因扩增。这种遗传改变发生于55%的放射后引发的血管肉瘤和慢性淋巴水肿,但不见于原发的血管肉瘤。MYC基因扩增不会导致细胞向分化好的形态转化和细胞更新的加速。

治疗

手术

对于RIA,是否修改适用于软组织肉瘤传统的手术方式,这一点是不明确的。根治性切除和切缘组织学阴性(R0)是治疗局部肿瘤的首选(图27-3)。

外科手术包括广泛切除、保肢治疗或离断术。先前肿瘤位置的放疗影响了手术识别肿瘤的真正边缘,这进一步加强了广泛切除的必要性,特别是考虑到手术边缘阳性时存活率大约降低一半。

大部分手术需要整形外科重建,从分层皮片移植术到局部皮瓣和游离组织移植。有时候有必要用聚丙烯网和甲基丙烯酸甲酯夹心技术重建胸壁和腹壁。因为乳腺癌放疗后多病灶RIA发病率高的原因,特别是BAPBCT,外科医生可能会切除整个照射区域而不仅仅是肿瘤。

放疗

可以考虑运用现代技术的放疗,但需要关注放疗的毒性,由于骨髓造血功能有限,反复高剂量的放疗往往是不可能的。超分割放疗治疗BAPBCT的病例资料显示出一定的有效性。BAPBCT肿瘤有较高的生长速度,使它们更容易在常规分割放疗期间再群体化。因此,超分割放疗可能会避免这种现象的发生。

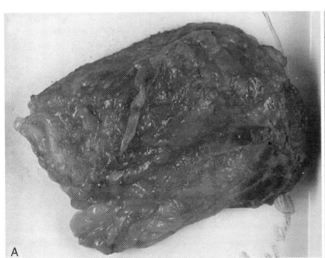
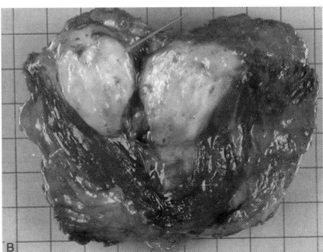

图27-3 镜下显示的梭形细胞肉瘤位于胸大肌,手术切除后切缘阴性。(A)外科切除的胸大肌。(B)横截面显示边界清楚的肿物。(见彩图)

化疗

对于转移性肿瘤患者，姑息化疗使用单药阿霉素仍然是治疗大多数 RIS 的首选。紫杉醇和抗血管生成的药物，如索拉非尼和舒尼替尼，对于血管肉瘤都有一些效果。

曲贝替定（Trabectidine，ET-743）是一种新的化合物，通过抑制细胞周期的 G2 过渡到 M 期而起作用。特别是对于原发肿瘤是淋巴瘤和乳腺癌且事先又接受过蒽环类化疗的患者，曲贝替定对于 RIA 是个有效的选择。

手术切除前实施新辅助化疗，可以改善局部症状和消除不明显的转移病灶。

监测

所有 RIS 患者应遵循同 STS（软组织肉瘤）患者一样的监督制度，即每季度访问医生，根据情况选择是否进行影像学检查。通常前两年访问是必要的。两年后，每半年访问一次，直到第 5 年。

结论

由于大多数的癌症患者接受放疗，所以临床医生要意识到 RIS 潜在可能性，即它可以发生在放疗后的几十年内，这是非常关键的。如出现任何异常情况应活检。一旦发现肉瘤，RIS 的首选治疗是根治性手术切除。将来研究分析原发肿瘤的临床和病理特征，尤其针对于乳腺癌，可以帮助接受放疗的患者确定 RIS 的易患因素。另一个问题是研究 RIS 的遗传学，可能有利于阐明肉瘤发生的机制。

（周文雅　田蔚　杨吉龙　译）

参考文献

1. Halperin EC, P. C., Brady LW Principles and practice of radiation oncology, 5th edition. Philadelphia: Lippincott Williams and Wilkins, 2008.

2. Hall, E. J. and Wuu, C. S. Radiation-induced second cancers: the impact of 3D – CRT and IMRT. Int J RadiatOncolBiolPhys, 56: 83 – 88, 2003.

3. Maddams, J., Parkin, D. M., and S, C. D. The cancer burden in the UK in 2007 due to radiotherapy. Int J Cancer.

4. Curtis RE, F. D., Ron E, Ries LAG, Hacker DG, Edwards BK, Tucker MA, and JF, F. J. New Malignancies Among Cancer Survivors: SEER Cancer Registries, 1973 – 2000, p. 502. Bethesda, MD: National Cancer Institute, 2006.

5. Perthes, G. Zurfrage der roentgentherapie des carcinomas. Archiv fur klinischechirurgie, 74: 400 – 405, 1904.

6. Cahan, W. G., Woodard, H. Q., and et al. Sarcoma arising in irradiated bone; report of 11 cases. Cancer, 1: 3 – 29, 1948.

7. Yap, J., Chuba, P. J., Thomas, R., Aref, A., Lucas, D., Severson, R. K., and Hamre, M. Sarcoma as a second malignancy after treatment for breast cancer. Int J RadiatOncolBiolPhys, 52: 1231 – 1237, 2002.

8. Thijssens, K. M., van Ginkel, R. J., Suurmeijer, A. J., Pras, E., van der Graaf, W. T., Hollander, M., and Hoekstra, H. J. Radiation-induced sarcoma: a challenge for the surgeon. Ann SurgOncol, 12: 237 – 245, 2005.

9. Neuhaus, S. J., Pinnock, N., Giblin, V., Fisher, C., Thway, K., Thomas, J. M., and Hayes, A. J. Treatment and outcome of radiation-induced soft-tissue sarcomas at a specialist institution. Eur J SurgOncol, 35: 654 – 659, 2009.

10. Karlsson, P., Holmberg, E., Samuelsson, A., Johansson, K. A., and Wallgren, A. Soft tissue sarcoma after treatment for breast cancer-a Swedish population-based study. Eur J Cancer, 34: 2068 – 2075, 1998.

11. Huang, J. and Mackillop, W. J. Increased risk of soft tissue sarcoma after radiotherapy in women with breast carcinoma. Cancer, 92: 172 – 180, 2001.

12. Hall, E. J. Intensity-modulated radiation therapy, protons, and the risk of second cancers. Int J RadiatOncolBiolPhys, 65: 1 – 7, 2006.

13. Virtanen, A., Pukkala, E., and Auvinen, A. Incidence of bone and soft tissue sarcoma after radiotherapy: a cohort study of 295, 712 Finnish cancer patients. Int J Cancer, 118: 1017 – 1021, 2006.

14. Menu-Branthomme, A., Rubino, C., Shamsaldin, A., Hawkins, M. M., Grimaud, E., Dondon, M. G., Hardiman, C., Vassal, G., Campbell, S., Panis, X., Daly-Schveitzer, N., Lagrange, J. L., Zucker, J. M., Chavaudra, J., Hartman, O., and de Vathaire, F. Radiation dose, chemotherapy and risk of soft tissue sarcoma after solid tumors during childhood. Int J Cancer, 110: 87 – 93, 2004.

15. Hawkins, M. M., Wilson, L. M., Burton, H. S., Potok, M. H., Winter, D. L., Marsden, H. B., and Stovall, M. A. Radiotherapy, alkylating agents, and risk of bone cancer after childhood cancer. J Natl Cancer Inst, 88: 270 – 278, 1996.

16. Moppett, J., Oakhill, A., and Duncan, A. W. Second malignancies in children: the usual suspects? Eur J Radiol, 37:

95 – 108,2001.

17. Kuttesch, J. F. , Jr. , Wexler, L. H. , Marcus, R. B. , Fairclough, D. , Weaver-McClure, L. , White, M. , Mao, L. , Delaney, T. F. , Pratt, C. B. , Horowitz, M. E. , and Kun, L. E. Second malignancies after Ewing's sarcoma: radiation dose-dependency of secondary sarcomas. J ClinOncol, 14: 2818 – 2825,1996.

18. Arlen, M. , Higinbotham, N. L. , Huvos, A. G. , Marcove, R. C. , Miller, T. , and Shah, I. C. Radiation-induced sarcoma of bone. Cancer, 28: 1087 – 1099,1971.

19. Gladdy, R. A. , Qin, L. X. , Moraco, N. , Edgar, M. A. , Antonescu, C. R. , Alektiar, K. M. , Brennan, M. F. , and Singer, S. Do radiation-associated soft tissue sarcomas have the same prognosis as sporadic soft tissue sarcomas? J ClinOncol, 28: 2064 – 2069.

20. Vorburger, S. A. , Xing, Y. , Hunt, K. K. , Lakin, G. E. , Benjamin, R. S. , Feig, B. W. , Pisters, P. W. , Ballo, M. T. , Chen, L. , Trent, J. , 3rd, Burgess, M. , Patel, S. , Pollock, R. E. , and Cormier, J. N. Angiosarcoma of the breast. Cancer, 104: 2682 – 2688,2005.

21. Bjerkehagen, B. , Smeland, S. , Walberg, L. , Skjeldal, S. , Hall, K. S. , Nesland, J. M. , Smastuen, M. C. , Fossa, S. D. , and Saeter, G. Radiation-induced sarcoma: 25 – year experience from the Norwegian Radium Hospital. ActaOncol, 47: 1475 – 1482,2008.

22. Abbott, R. and Palmieri, C. Angiosarcoma of the breast following surgery and radiotherapy for breast cancer. Nat ClinPractOncol, 5: 727 – 736,2008.

23. Fayette, J. , Martin, E. , Piperno-Neumann, S. , Le Cesne, A. , Robert, C. , Bonvalot, S. , Ranchere, D. , Pouillart, P. , Coindre, J. M. , and Blay, J. Y. Angiosarcomas, a heterogeneous group of sarcomas with specific behavior depending on primary site: a retrospective study of 161 cases. Ann Oncol, 18: 2030 – 2036,2007.

24. Patton, K. T. , Deyrup, A. T. , and Weiss, S. W. Atypical vascular lesions after surgery and radiation of the breast: a clinicopathologic study of 32 cases analyzing histologic heterogeneity and association with angiosarcoma. Am J SurgPathol, 32: 943 – 950,2008.

25. Gengler, C. , Coindre, J. M. , Leroux, A. , Trassard, M. , Ranchere-Vince, D. , Valo, I. , Michels, J. J. , and Guillou, L. Vascular proliferations of the skin after radiation therapy for breast cancer: clinicopathologic analysis of a series in favor of a benign process: a study from the French Sarcoma Group. Cancer, 109: 1584 – 1598,2007.

26. Sheppard, D. G. and Libshitz, H. I. Post-radiation sarcomas: a review of the clinical and imaging features in 63 cases.

ClinRadiol, 56: 22 – 29,2001.

27. Fletcher CDM, U. K. , Mertens F Pathology and genetics of tumors of soft tissue and bone. Lyon: IARC Press,2002.

28. Cha, C. , Antonescu, C. R. , Quan, M. L. , Maru, S. , and Brennan, M. F. Long-term results with resection of radiation-induced soft tissue sarcomas. Ann Surg, 239: 903 – 909; discussion 909 – 910,2004.

29. Wiklund, T. A. , Blomqvist, C. P. , Raty, J. , Elomaa, I. , Rissanen, P. , and Miettinen, M. Postirradiation sarcoma. Analysis of a nationwide cancer registry material. Cancer, 68: 524 – 531,1991.

30. Lagrange, J. L. , Ramaioli, A. , Chateau, M. C. , Marchal, C. , Resbeut, M. , Richaud, P. , Lagarde, P. , Rambert, P. , Tortechaux, J. , Seng, S. H. , de la Fontan, B. , Reme-Saumon, M. , Bof, J. , Ghnassia, J. P. , and Coindre, J. M. Sarcoma after radiation therapy: retrospective multiinstitutional study of 80 histologically confirmed cases. Radiation Therapist and Pathologist Groups of the Federation Nationale des Centres de LutteContre le Cancer. Radiology, 216: 197 – 205,2000.

31. Christohper DM Fletcher, K. K. U. , Fredrik Mertens Pathology and genetics of tumors of soft tissue and bone. Lyon: IARC Press,2002.

32. Oldenburg, J. , Alfsen, G. C. , Waehre, H. , and Fossa, S. D. Late recurrences of germ cell malignancies: a population-based experience over three decades. Br J Cancer, 94: 820 – 827,2006.

33. Miettinen, M. , Sarlomo-Rikala, M. , and Lasota, J. KIT expression in angiosarcomas and fetal endothelial cells: lack of mutations of exon 11 and exon 17 of C-kit. Mod Pathol, 13: 536 – 541,2000.

34. Komdeur, R. , Hoekstra, H. J. , Molenaar, W. M. , Van Den Berg, E. , Zwart, N. , Pras, E. , Plaza-Menacho, I. , Hofstra, R. M. , and Van Der Graaf, W. T. Clinicopathologic assessment of postradiation sarcomas: KIT as a potential treatment target. Clin Cancer Res, 9: 2926 – 2932,2003.

35. Mertens, F. , Larramendy, M. , Gustavsson, A. , Gisselsson, D. , Rydholm, A. , Brosjo, O. , Mitelman, F. , Knuutila, S. , and Mandahl, N. Radiation-associated sarcomas are characterized by complex karyotypes with frequent rearrangements of chromosome arm 3p. Cancer Genet Cytogenet, 116: 89 – 96,2000.

36. Chauveinc, L. , Dutrillaux, A. M. , Validire, P. , Padoy, E. , Sabatier, L. , Couturier, J. , and Dutrillaux, B. Cytogenetic study of eight new cases of radiation-induced solid tumors. Cancer Genet Cytogenet, 114: 1 – 8,1999.

37. Nakanishi, H. , Tomita, Y. , Myoui, A. , Yoshikawa, H. , Sakai,

K., Kato, Y., Ochi, T., and Aozasa, K. Mutation of the p53 gene in postradiation sarcoma. Lab Invest, 78: 727 – 733, 1998.

38. Brachman, D. G., Hallahan, D. E., Beckett, M. A., Yandell, D. W., and Weichselbaum, R. R. p53 gene mutations and abnormal retinoblastoma protein in radiation-induced human sarcomas. Cancer Res, 51: 6393 – 6396, 1991.

39. Tarkkanen, M., Wiklund, T. A., Virolainen, M. J., Larramendy, M. L., Mandahl, N., Mertens, F., Blomqvist, C. P., Tukiainen, E. J., Miettinen, M. M., Elomaa, A. I., and Knuutila, Y. S. Comparative genomic hybridization of postirradiation sarcomas. Cancer, 92: 1992 – 1998, 2001.

40. Manner, J., Radlwimmer, B., Hohenberger, P., Mossinger, K., Kuffer, S., Sauer, C., Belharazem, D., Zettl, A., Coindre, J. M., Hallermann, C., Hartmann, J. T., Katenkamp, D., Katenkamp, K., Schoffski, P., Sciot, R., Wozniak, A., Lichter, P., Marx, A., and Strobel, P. MYC high level gene amplification is a distinctive feature of angiosarcomas after irradiation or chronic lymphedema. Am J Pathol, 176: 34 – 39, 2010.

41. Bellon, J. M., Bujan, J., Contreras, L. A., Carrera-San Martin, A., and Jurado, F. Comparison of a new type of polytetrafluoroethylene patch (Mycro Mesh) and polypropylene prosthesis (Marlex) for repair of abdominal wall defects. J Am CollSurg, 183: 11 – 18, 1996.

42. Netscher, D. T. and Baumholtz, M. A. Chest reconstruction: I. Anterior and anterolateral chest wall and wounds affecting respiratory function. PlastReconstrSurg, 124: 240e – 252e, 2009.

43. Holt, G. E., Thomson, A. B., Griffin, A. M., Bell, R., Wunder, J., Rougraff, B., and Schwartz, H. S. Multifocality and multifocal postradiation sarcomas. ClinOrthopRelat Res, 450: 67 – 75, 2006.

44. Kasperts, N., Slotman, B. J., Leemans, C. R., de Bree, R., Doornaert, P., and Langendijk, J. A. Results of postoperative reirradiation for recurrent or second primary head and neck carcinoma. Cancer, 106: 1536 – 1547, 2006.

45. Penel, N., Marreaud, S., Robin, Y. M., and Hohenberger, P. Angiosarcoma: State of the art and perspectives. Crit Rev OncolHematol.

Shelly Slater Ryan
Mary Sorens

骨肉瘤的定义

骨肉瘤是指原发于骨髓内的高级别恶性肿瘤,其特征为增殖的肿瘤细胞直接形成瘤骨或骨样组织,其常源于骨内,最常发生在股骨远端及胫骨近端,大多数发病年龄在 25 岁以下,男性多于女性。

骨肉瘤组织学级别为从低分化到高分化,低级别恶性骨肉瘤仅仅需要手术治疗,高级别恶性骨肉瘤需要制订进一步的治疗计划,骨肉瘤患者需要一个专业的肉瘤治疗团队,并能提供专业和细心的护理。

骨肉瘤的病因

目前研究没有发现大多数骨肉瘤病例的病因,放疗可能导致骨肉瘤,其形成可能与基因突变或疾病本身有一定关系。

骨肉瘤的一般特征

大部分骨肉瘤初期并没有症状,患者往往会有患肢疼痛病史,并进一步影响行走,出现跛行。疼痛常常被认为与肌痛或"生长性疼痛"有关,休息后不会缓解。部分患者往往因局部受伤或者病理性骨折至医院就诊。

骨肉瘤的诊断

骨肉瘤患者往往最先接受 X 线检查,经验丰富的放射科医生往往通过 X 线片就能对骨肉瘤做出初步诊断,还有一些其他的检查对骨肉瘤做出进一步诊断。

- MRI 可以确定骨肉瘤的病变位置,可以检查出"跳跃转移灶"(肿瘤从原发灶转移到骨的其他部位)。
- 胸部 X 线片和 CT 扫描能够检查出肺部转移灶。
- 全身骨扫描可以检查出远处转移灶。
- 肿瘤活检,通过显微镜可以观察肿瘤组织的特点,并做出明确诊断。活检也能够确定肿瘤的恶性程度,确定其是否为高度恶性或者低度恶性。
- 有两种主要的活检方式:穿刺活检和切开活检。肿瘤生长部位、外科切口和活检技术都能够影响患者的治疗选择和预后,因此活检一定要由经验丰富的肉瘤专家制订方案并实施。
- 医生能够结合活检病理结果和影像学资料对肿瘤做出判定,大多数患者被确诊为高度恶性骨肉瘤时似乎并没有发生全身多发转移,但是 80% 高度恶性骨肉瘤患者可以肯定地说已经发生转移,只是影像学检查无法发现。

骨肉瘤的治疗

骨肉瘤需要综合治疗,包括外科手术、化疗和放疗。大多数高度恶性骨肉瘤需要 3 个月的术前化疗,即新辅助化疗,化疗后外科医生可行广泛切除,不能残留肿瘤病变。

大多数骨肉瘤能够安全切除,外科医生可行假体置换、异体骨移植、两种联合或者取自体骨对术后缺损进行重建。当对外科治疗方式进行选择时,外科医生向患者详细交代不同手术方案的术后功能恢复、术后并发症及可能风险。据报道,保肢手术和截肢手术术后具有相似的功能满意度,但是个体差异较大。

（张超　杨吉龙　译）

第 **2** 部分

分　论

Peter J. Buecker

Mark C. Gebhardt

Frederick W.

Jane M. Ilfield

Kristy Weber

Shelly Slater Ryan

Mary Sorens

第 **28** 章

骨肉瘤

引言

　　骨肉瘤是一类具有异质性的恶性梭形细胞肿瘤，其共同的特点是形成不成熟的骨样组织或类骨质(肿瘤性骨)。骨肉瘤的恶性程度及其转移/扩散的倾向，主要取决于病理学分级(通过显微镜下观察肿瘤的形态来确定)。有些骨肉瘤通过单纯手术就可以治愈，但部分病例即使采用了最积极的治疗措施还是高致命性的。随着多种综合治疗手段的应用，目前患者的治愈率达到了 65%～70%，但治疗过程一般漫长而艰巨，往往要持续一年以上。同时，随着骨肉瘤患者生存率的不断提高，在长期护理方面也提出了新的挑战。患者的护理最好由具有多学科综合治疗能力的癌症中心承担，因为它们的人员和资源的配置能给病情复杂的患者提供最好的护理。下面我们将重点讨论高级别骨肉瘤及其部分亚型的情况。需要着重说明的是这些讨论不会无所不包，这主要是一篇帮助医生和患者进行思想沟通的评述。

　　在 eMedicine 网站的骨肉瘤文章中，Dr Mehlman 和 Cripe 指出："骨肉瘤是一种古老的病种，这种疾病目前仍然没有被完全了解。1804 年，'肉瘤'首次由英国的外科医生 John Abernathy 引入，其在希腊语中是指肉样新生物(Peltier，1993)。1805 年，法国外科医生 Alexis Boyer(拿破仑的私人医生)第一次使用骨肉瘤这一术语(Rutkow，1993；Peltier，1993)。Boyer 认为，骨肉瘤是不同于其他骨组织病变如骨软骨瘤(外生性骨疣)的独特类型"。

Peltier L. F., "Tumors of bone and soft tissues" in Orthopedics: A History and Iconography. San Francisco, California, Norman Publishing. 1993:264–291.

发病率

　　骨肉瘤是最常见的骨源性实体肿瘤，约占原发性骨性肉瘤的 20%(Dahlin，1986)。在美国，按骨肉瘤约 3/100 万人口的发病率计算，在美国每年确诊400～1000 个新病例(Marina，2004；Gibbs，2001)。骨肉瘤主要是年轻人的疾病，超过 75% 的患者发病年龄小于 25岁(Mirra，1989)。发生于成年人的骨肉瘤多是继发于其他疾病，如 Paget 病、骨梗死、慢性骨髓炎或有暴露于放射病史等(Mirra，1989)。骨肉瘤稍常见于男性，可能与男性的骨骼发育时间长于女性相关(Dorfman，1998)。骨旁骨肉瘤是例外，女性略多见，发病年龄稍晚(Dahlin，1986)。骨肉瘤的发病没有任何民族或种族的偏好(Buckley，1998；Dorfman，1998；Weis，1998)。

发病机制及分子病因学

　　什么原因导致了骨肉瘤？尽管目前在某些方面已经有了一定的了解，但对大多数的骨肉瘤病例来说，其确切病因尚不知晓。Fuchs 和 Pritchard(2002)将"已知的"致瘤原因归为化学制剂、病毒、放射和多因素等。化学制剂包括铍化合物和甲基胆蒽等，能导致细胞遗传学的改变。Rous 等(1912)报道了第一个能引起肉瘤的病毒。Rous 肉瘤病毒（反转录病毒或核糖核酸病毒）包含一个称为 V-Src 的基因，其被认为是一种存在于正常细胞中的原癌基因（Pritchard，1975）。尽管许多病毒被发现能诱导肉瘤的发生（Diamondopoulas，1973；Stewart，1960），但 FBJ 是唯一从自然发生肉瘤组织中提取出的病毒（Fuchs，2002），其编码的蛋白能诱导小鼠的骨肉瘤形成（Finkel，1966）。FBJ 病毒的致癌基因被证明与机体内的原癌基因 c-Fos 有关（Fuchs，2002），而 c-Fos 基因又与骨肉瘤患者对化疗不敏感有关（Kakar，2000）。

放射被认为在许多肿瘤的形成中扮演着重要角色，并且很有可能与继发性骨肉瘤的形成有关，这些骨肉瘤一般具有相似的组织学形态，多发生于某些癌症放疗的若干年后（Enzinger，1995；Tucker，1990，1987，1985；Huvos，1985；Weatherby，1981）。

骨肉瘤也可由多种其他致瘤因素诱导而成。骨Paget 病和骨肉瘤的关系现在已非常清楚，大约1% 的骨 Paget 病可以进展为骨肉瘤。在此类肿瘤中发现了18 号染色体的杂合性缺失（Hansen，1999；McNairn，2001），但其确切的机制仍然不清楚。

Retinoblastoma（RB）基因杂合性缺失是骨肉瘤遗传学改变的重要特征之一。RB 基因编码的蛋白产物通过破坏 DNA 而抑制细胞的生长（抑癌基因）。RB 基因的功能性缺失会引起细胞无节制的生长，导致某些肿瘤发生，如骨肉瘤的形成。具有此类这遗传学改变的骨肉瘤，患者的生存期会明显缩短（Feugeas，1996）。TGF-β 是一类生长因子，在高级别骨肉瘤中较低级别骨肉瘤有更高的表达（Franchi，1998），并且通过抑制 RB 基因的功能，可促进肿瘤侵袭性生长。p53 基因也是一种抑癌基因，p53 基因突变与骨肉瘤发生相关，在许多骨肉瘤病例中，发现 p53 基因和 RB 基因同时失活（Ladanyi，2003）。

人表皮生长因子受体（HER-2 或 ERB-2）的分子改变也与骨肉瘤相关。它的高表达与骨肉瘤的高侵袭性、转移潜能增高、无复发间期缩短和生存率低等临床表现相关。具有相似功能的还有 P- 糖蛋白和 VEGF，P- 糖蛋白是一种肿瘤细胞多药耐药性的重要介质（Ferrari，2004；Pakos，2003；Park，2001；Hornicek，2000），VEGF 是一类与肿瘤新生血管形成相关的生长因子（Hoang，2004；Kaya，2002；Zhao，2001；Kaya，2000）。尽管骨肉瘤有许多细胞遗传学上的改变，但明显缺乏具有预测性的诊断指标（Sandberg，1994）。

临床表现

骨肉瘤最常见的临床主诉是疼痛和发现可触及的包块（图 28-1），占初诊患者的 1/3 以上。

在较小的儿童，跛行也许是唯一的症状。痛苦可持续数个月，开始阶段易与一些非特异性症状如肌肉疼痛、过度使用性伤害或"生长性疼痛"相混淆。通常到患者症状无法忍受后，通过影像学检查才发现骨的异常。更加不幸的是，如果脆弱的骨发生了骨折（病理性骨折），可能会增加手术后肿瘤的局部复发率，患者的总生存率也会降低（Scully，2002）。在早期，如高度怀疑骨肉瘤，应进行仔细的临床体检及相应的影像学检查，以减少诊断上的延误及其伴发的风险。

当常规的治疗不能缓解疼痛、休息时感到疼痛或从睡眠中痛醒，都提示请临床医师进一步地评估是必需的。一旦怀疑是肿瘤，要求骨骼与肌肉专业的肿瘤科医师会诊是必要的。

发烧、不适或其他全身性症状不是骨肉瘤的特异性表现，因此对大多数的肉瘤患者来说，常常没有看到或感觉到"有病"。实验室检查也许能有帮助，但目前还没发现骨肉瘤的特异性指标。血液沉降速率、C 反应蛋白、碱性磷酸盐（ALP）和乳酸盐脱氢酶（LDH）的水平可能会升高。50% 患者在治疗前 ALP 水平升高，这被认为与肿瘤率高有关（Bacci，1993）。LDH 升高时，提示预后差，表明其可能在生物学上是高侵袭性的肿瘤（Bacci，1994；Meyers，1992）。

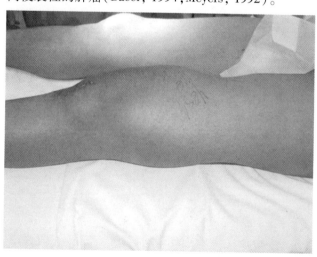

图 28-1 股骨远端（膝盖正上方）显示一巨大的肿块。图中病变区域是骨肉瘤的好发部位，但如此明显的肿块并不常见。（见彩图）

影像学特征

对于大多数骨肉瘤变型,平片就能进行确诊。经典型病变一般位于长骨干骺端(末端),近膝盖部位(图28-2)。

在X线片上,病灶常边界不清,伴有皮质骨和松质骨的破坏,并且显示软组织内成骨性改变(Gebhardt,2002;Gibbs,2001)。影像上病变区可显示放射状成骨、弥漫性成骨或两者合并的征象,这主要取决于类骨质钙化的程度。

毛细血管扩张型骨肉瘤经常显示完全透光而无明显成骨性改变。这可能与某些良性的溶骨性肿瘤相混淆,例如动脉瘤样骨囊肿。如有疑问,应该进行病理学检查。

其他的影像学技术也用于对可疑骨肉瘤的评估,特别是磁共振成像(MRI)。MRI在显示局灶病变的范围方面,要优于计算机断层扫描(CT)。

尽管CT也能很好地显示骨的破坏程度,但MRI在提供多维图像方面有优势,能显示更多的关于软组织及其与周围神经血管关系的细节,并且可以更敏感地量化骨髓腔累及的程度(图28-3)(Estrada,1995;Gillespy,1988;Sundaram,1987)。

MRI冠状面和矢状面T1加权成像被用于显示髓腔内的病变程度,而矢状面T2加权成像能更好地显示软组织组分(Gillespy,1988)。另外,动态增强MRI能清楚地显示肿瘤与周围组织的关系(如神经、血管和肌肉)。MRI不需要患者暴露在射线辐射之下,因此它能提供安全、准确的方法随访患者对治疗后的反应及监控肿瘤的复发(尽管金属义肢的重建或钉板可能会影响到MRI图像的细节)。

骨扫描(核素显像)和FDG-PET是非常有用的辅助手段,相较而言,它们更适用于指导临床分期而不是评估原发病灶的情况。骨扫描在评估骨肉瘤方面最有价值的是检测骨的转移病灶。

分期

如果临床上怀疑是骨肉瘤,就必须进行分期。在考虑临床分期时,有三个基本问题需要回答。

1. 肿瘤的恶性程度(级别)?
2. 累及范围?
3. 是否已扩散?

级别是指肿瘤的生物学恶性程度。分级依据是

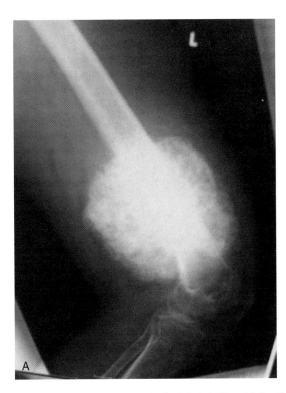
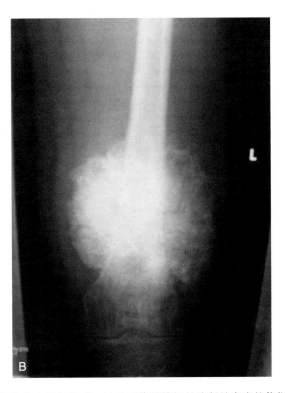

图28-2 骨肿瘤(图28-1所示)的前后位和侧位X线片,见肿块中有新骨形成。这些影像学特征是诊断骨肉瘤的依据。

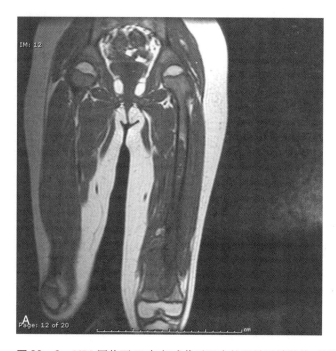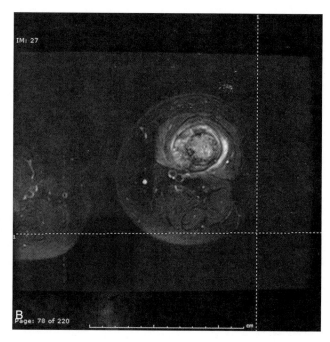

图 28-3　MRI 冠状面 T1 加权成像示巨大的股骨远端肿块,并见骨髓腔延至股骨骨干(A)。横断面显示邻近肿瘤的血管和神经(B)。能观察到周围组织与肿瘤的关系,有利于制订适当的肿瘤切除方式。

活检时观察到的组织学特征。多数骨肉瘤被认为是高级别(高度恶性)病变。范围是指肿瘤是否扩散到其起源组织之外的部位(骨肉瘤的范围,看它是否侵蚀骨而进入周围的软组织)。肿瘤从原发部位扩散到机体的另一个部位称为转移。诊断时检测到有肿瘤转移的患者比无转移患者的预后差。据估计在高级别骨肉瘤中大约有 80% 的患者存在微转移,但没有相关的血液学检查来发现这种微转移(Link,1986)。在进行分期时,只有影像学检出的病变才能被确定为转移(仅有不到 20% 的骨肉瘤)(Ferguson,2001)。分期中至关重要的是对胸部和骨的 CT 扫描。骨肉瘤扩散的两个常见部位是肺和骨,对整个骨的 MRI 扫描不仅是评估原发病灶范围的必要手段,而且可以寻找到“跳跃”的转移病灶(Van Trommel,1997),而这些转移病灶在骨扫描时可能被忽视(Bhagia,1997)。转移可发生在原发病灶的骨组织内(或至远处部位),发生率不到骨肉瘤的 5%(Campanacci,1999)。当检测出骨肉瘤转移时,不管是否做进一步的辅助治疗,都提示预后差(Wuisman,1990;Sajadi,2004)。

　　一旦初步的影像学和实验室的检测完成,就可以做组织切片检查。组织切片检查至关重要,因为它可以通过获取的活体组织而做出明确的诊断。肿瘤的组织学(显微镜下观察)可以提供肿瘤生物学行为的初步线索。组织的获取可以通过细针穿刺或通过切开活检。

　　切开活检一般在外科手术室进行。对软组织肿块的细针穿刺就能满足病理学家观察的需要,此时选择能提供大量组织的切开活检被认为是不必要的。在进行细针活检穿刺时,肌肉与骨骼专业病理学家的参与有重要的实践意义。当选择使用细针活检穿刺,一般是由放射学家在 CT 引导下执行。针的安置要经过外科医生指导,并且由外科医生执行最后的切除手术,因为错误的穿刺位置会大大地损害或延误保肢手术的成功(Mankin,1996,1982)。

　　当病理学评估以及组织学分级完成后,所有的信息被汇总以确定某个肿瘤的“个性”。肌肉与骨骼专业肿瘤学家比较常用的分期系统是由 Enneking 等提出的分期法(1986,1980),见表 28-1。

　　应用这个分期系统,骨肉瘤的大多数患者处于 ⅡB 期,即伴有周围软组织累及,但没有发现转移的高级别骨肉瘤。

表 28-1　骨肉瘤外科分期(改编自 Enneking 分期法)

分期	分级	部位
ⅠA	低	间室内(骨或肌肉原发病灶内)
ⅠB	低	间室外
ⅡA	高	间室内
ⅡB	高	间室外
Ⅲ	任意分级 + 转移	任意分级 + 转移

组织学特征

典型的骨肉瘤组织学特征是明显的成骨性恶性梭形细胞并形成类骨质(图 28 - 4 和图 28 - 5)。形态学的变异比较常见。目前 WHO 将骨肉瘤分为 8 个亚型,最常见的为普通型或经典型。而普通型骨肉瘤又可分为三个亚型:成骨型、成软骨型和成纤维型。骨肉瘤有可能会误诊为软骨肉瘤或恶性纤维组织细胞瘤。当形态表现为编织肿瘤骨伴有恶性间质样细胞,不管是否有软骨样或纤维性的基质,均应诊断为骨肉瘤。

骨肉瘤镜下特征

成骨型骨肉瘤在显微镜下由恶性的成骨样细胞及编织样骨基质组成。成软骨型骨肉瘤由软骨样基质及周围恶性梭形细胞组成。成纤维型骨肉瘤形态似恶性梭形细胞肿瘤,伴有散在分布的肿瘤性类骨质是诊断骨肉瘤的唯一指征。实际上,上述成分混杂出现是常见的。当组织学特征不明显时,各骨肉瘤亚型的特点能帮助病理学家进行诊断。

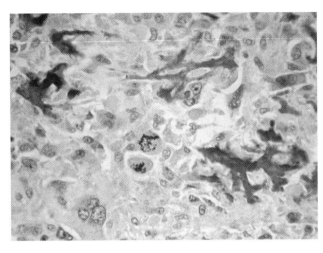

图 28 - 5 显微镜下显示异型的梭形细胞及不成熟骨质形成(类骨质),这是骨肉瘤的典型特点。(见彩图)

另外,还有一些重要的临床亚型。骨旁骨肉瘤是一种发生于骨表面的低级别骨肉瘤,在显微镜下与普通型骨肉瘤相比,间质中的梭形细胞异性小,核分裂少见(Okada,1994)。有时软骨帽的形成类似于骨软骨瘤(Wold,1990)。骨旁骨肉瘤进展为高级别肉瘤比较罕见(Sheth,1996;Wold,1984)。骨膜骨肉瘤是一种发生于骨表面的中级别骨肉瘤。骨膜骨肉瘤好发于长骨骨干,常呈现软骨样组织学形态。毛细血管扩张型骨肉瘤在影像学和组织学上与动脉瘤性骨囊肿类似。细胞有异性并伴有骨样基质的形成,有时尽管少见,也提示其为高级别恶性的骨肉瘤(Wold,1990)。

治疗

过去 30 年里,骨肉瘤的治疗已经取得了很大的进展。多模式综合治疗已应用于包括影像学确诊为高级别病变在内的骨肉瘤中,其重要性已得到了公认。目前对于大多数骨肉瘤患者来说,不仅在生存率上有了显著的提升,而且多数能安全地实施保肢手术。

普通骨肉瘤患者的标准疗法是化疗和手术的联合治疗。在手术后(辅助化疗)还是手术前进行化疗的选择上还存在争议。后者被称为"新辅助"化疗。目前达成共识的是单独手术治疗或化疗,对经典型高级别骨肉瘤的治疗都是不足的。

对于低级别骨表面骨肉瘤,单独手术治疗也许是可行的。尽管化疗适用于中级别骨表面骨肉瘤,但目前还不清楚是否所有病例都要进行化疗,最好视患者的具体情况而定。

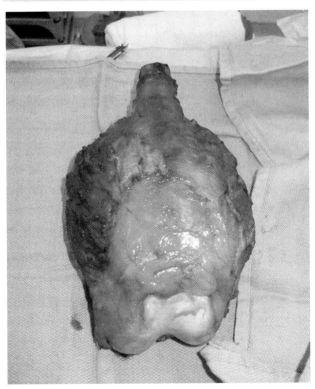

图 28 - 4 经外科手术切除后的股骨远端骨肉瘤标本。(见彩图)

化疗

骨肉瘤被认为一种系统性疾病。据估计大约有80%患者在诊断时就存在微转移,其中只有10%~20%可被影像学检测到(Ferguson,2001),这就是系统性化疗的理论基础。对骨肉瘤患者,采用化疗结合手术的联合治疗已被证明能达到很好的疗效。无转移的骨肉瘤患者的预后非常好。一旦病变扩散了,治疗就会非常困难,即使采用积极的化疗和手术治疗,结果也很难预料,但其中一半的患者达到长期生存还是有可能的。

> 在一项随机调查的研究中,Link等(1991)发现在术后仅进行了观察的骨肉瘤患者中,两年无复发生存率为17%,而进行了化疗的患者的无复发生存率为66%,两者的差距随着时间不断扩大(Link,1993)。

早期的骨肉瘤治疗,一般手术后再进行化疗。当保肢手术使用传统的金属义肢(要制作几周),有些肿瘤中心就在术前予以化疗,以便尽快地对骨肉瘤患者进行治疗。对推迟进行手术的患者实施新辅助化疗已被认为是非常好的一种治疗方法(Rosen,1979)。现在这种治疗模式已被多数肿瘤中心采用。尽管新辅助化疗要推迟手术大约3个月,但它有许多优点,例如在手术时对肿瘤的坏死(肿瘤细胞的死亡)进行评估。这对于判断特定肿瘤的生物学行为非常有价值。

> 一般来说,坏死>90%被认为对化疗有较好的反应。目前还不清楚如果坏死<90%该如何处理,因为对化疗不敏感的患者,即使改变化疗药物,结果也不理想(Ferguson,2001)。

外科手术前化疗的另一好处是许多肿瘤会"固化"甚至收缩,从而使外科切除手术更加安全和易于操作。尽管多数学者认为上述原因对骨肉瘤的治疗有帮助,但术前化疗并未显示出对患者总生存率有提高(Goorin,2003),这与某些学者的最初观点相同(Rosen,1979)。

骨肉瘤常用的化疗药物有多柔比星、大剂量的甲氨蝶呤(MTX)、顺铂和异环磷酰胺。当出现副作用时,如心脏毒性或骨髓抑制,就要求调整药物剂量及非连续性给药。

治疗前的检查应包括超声心电图和定期验血,在使用潜在的毒性药物之前,要评估心脏和肾脏的功能。药物的使用要经过充分讨论,包括用药时间及潜在和预期的毒副作用,都需要药物肿瘤学家参与。

手术治疗

骨肉瘤是一种外科疾病,一旦发现,必须去除肿瘤才能达到治疗目的。通常情况下,在手术前都要做一段时间的化疗。手术的主要目的是安全和彻底地去除肿瘤。过去多数采用截肢术,近30年来,随着化疗和影像学水平的提高,保肢术成为骨肉瘤的标准手术。医学技术的发展,即使伴有病理性骨折的骨肉瘤患者,保肢也成为可能,而在过去这是截肢术的绝对指征(Scully,2002)。现在,保肢术在局部控制和长期生存方面已经取得与截肢术相同的效果。

> 骨肉瘤患者选择治疗方案时,肿瘤学目标是切除肿瘤,但必须优先考虑功能的保留。

如果可以安全地切除肿瘤,并尽可能地保留机体的活力,保肢的做法是适当的。如果累及主要的神经或血管,或是肿瘤彻底切除导致机体功能重大丧失,截肢术也许是一个更好的选择。其他因素如患者的年龄及保留肢体功能的意愿、美容的需要和对预后的影响等因素都必须考虑。在决定采用何种外科手术前,医疗团队、患者及患者家属之间经常性和深入的交流是非常必要的。

外科手术需要充分的规划和评估。患者手术前要再次进行临床分期(如上所述),判断经过系统性治疗后发生的改变。除了全身骨的扫描和胸部CT之外,原发病灶的平片和MRI检查也是必要的。一些新的检查方法可以提供外科方案所需的最佳信息,或能检测出新的病灶和(或)评估是否存在转移。最终制订的手术方案要尽早实施,特别是实行保肢术时,因为重建计划也许需要数周去完成。

外科手术有三个基本的类型:截肢术、保肢术和旋转成形术。截肢术是指去除肿瘤和残肢末端之间的一段肢体,并且切缘未见肿瘤细胞累及(见表28-2"广泛性"或"根治性"切除术)。

表28-2　外科切除术(改编自Enneking,1980)

病变内	刮除术,次全切除
边缘性	手术切缘为反应区,镜下可能有肿瘤残留
广泛性	切除肿瘤及环绕的假包膜内正常组织
根治性	整个间室的彻底切除,包括截肢术

截肢术后的功能状况有差异,其取决于多种因素。对上肢截肢术来说,年轻的患者如果保留完整的肘关节,结果就比较好。下肢截肢术的情况相对复杂,一项研究发现,下肢体截肢术患者对手术的满意度与残肢的舒适度、对侧肢体的状况、义肢器官的功能和舒适度、外界看法及参与运动能力等因素密切相关(Matsen, 2000)。

> 尽管截肢术和保肢术确有不同,但长期观察发现两者的满意度和功能状态基本相同(DiCaprio, 2003;Refaat, 2002;Nagarajan, 2002)。

截肢术初期花费比较少,但长期的费用要多于保肢术,因为截肢术患者还需购置义肢及对其进行周期性替换(Grimer, 1997)。截肢术的最大好处可能在于操作简单及并发症少。截肢患者也更适于进行体育运动,因为他们不用担心保肢术后的并发症或移植物的松动或断裂。

保肢术是切除肿瘤及环绕它的假包膜的正常组织,而保留了血管和神经对肢体末端的供应(表28-2"广泛性"切除术)。一旦切除了肿瘤,就必须重建缺失的骨。有些缺失的部分比较大,为15～20cm,这使得重建过程非常复杂(DiCaprio, 2003)。重建的选择包括有金属义肢移植、骨的同种异体移植(尸骨)、带血管的自体骨移植或瘤段灭活再植入。重建的选择还必须考虑到骨缺失的部位和大小、患者及其家属对功能保留的期望和意愿。如今体内义肢、异体移植或异体移植－义肢的复合重建已经成为了常规的手术方式。

体内义肢植入的成功重建为保肢手术赢得了声誉。应用金属移植物替换被切除的骨(图28-6),这消除了异体骨移植时骨与骨之间愈合的问题。在早期,多采取积极的修复方式,此类重建的并发症包括移植物的松动和损伤问题。

> 无菌性松动,在年龄小于 20 岁,长的股骨远端植入术时较常见(Unwin, 1996)。据研究,移植物的整体存活率 5 年为 80%、10 年为 65%、20 年为 50%(Damron, 1997;Unwin, 1996;Malawer, 1995)。感染率在此过程中可达到 13%。

即使避免了严重的并发症,多次修正的潜在需要及重建时间延长也使患者负担加重。近来有研究报道显示,25 名进行体内义肢重建的患者中,10 名患者

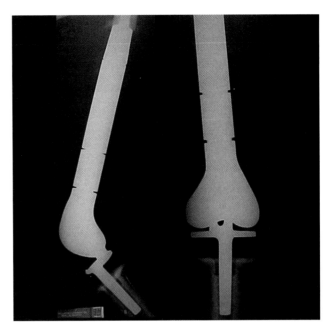

图28-6　股骨远端骨肉瘤前后位和侧位 X 线片显示保肢术时金属假体的植入(膝盖正上方)。

(40%)至少要进行一次修正手术,修正的中位时间是 4.9 年(Tunn, 2004)。Ruggieri 等(1993)报道了保肢术合并了 63% 的并发症率,与之相比,截肢术为 0,旋转成形术为 44%。对临床医生和患者来说,了解他们选择术式的固有风险和长期性是重要的。

尸体的同种异体移植骨在生物学上有利于宿主骨的替代,不利因素是耗费的时间长。研究发现,化疗削弱了移植骨与宿主骨的连接及替代(Hazan, 2001)。一项回顾性研究调查了 800 多个同种异体移植的重建病例,如果同种异体移植的存活期超过 3 年,患者就能达到非常好的移植存活率(Mankin, 1996)。在前 3 年要克服的最大障碍包括感染(11% 的发生率)、骨折(19%)和骨的连接失败(17%)。骨关节同种异体移植术(替换关节面)还面临着关节退化的危险。在前面提到的病例中,16% 患者做了膝关节同种异体移植术,其中 20% 的患者在移植后的平均 5 年时间里,需做全膝关节置换术。另外,需要注意的是大块移植物时发生的疾病传播及异物引起的免疫反应。尽管其他被移植的器官不会发生"排斥"反应,但一般的免疫反应也许会削弱移植后的愈合及延迟骨的连接。移植物的大小也要考虑,特别年轻人或年纪更小的患者,因为供体大部分是成年人。

旋转成形术是介于截肢术和保肢术之间的折中手术,用于股骨远端的骨肉瘤治疗。其本质是一种部分截肢术,即神经血管和肢体(腿)远端结构得以保

留,并且在肿瘤切除后再对接肢体近端部分(股骨和髋骨的近端)。为了功能目的,远端部分旋转180°,使踝关节在术后代替膝关节的功能,这样就将膝上截肢术转换为膝下截肢术,从而达到假体使用最大化的目的(图28-7)。

旋转成形术在"膝盖"弯曲、义肢步行甚至是参与体育运动等方面有出色的功能(Merkel,1991)。这要部分归功于足部的本体感受和感觉的保留(Winkelmann,1996)。旋转成形术虽然年龄大的患者也能顺利进行,但它更适用于骨骼未成熟、肿瘤位于膝部的患者(小于12岁)。这种形式的重建主要缺点就是不美观。让患者了解手术情况的术前教育和咨询、术后物理治疗的过程以及在旋转成形术后肢体的临床表现都是非常重要的。如果患者及家属能看到旋转成形术治疗后的实际情况,能更好地和直观地了解旋转肢体的患者如何生活,这对他们会有帮助。

需要特别关注的是骨骼未成熟的患者,他们未受累及的肢体末端的持续生长也许会产生许多新问题,将来还可能要进行多次手术。最严重的是发生在膝部的肿瘤,因为由此生长板生成的部分占了肢体全长的70%(Finn,1991)。为了均衡肢体的长度,也许要求对侧生长板停止生长或者同侧肢体实施延长术。模块化和可伸缩的内置管已被经常使用,从而使两侧肢体长度相等。光滑的非骨性水泥移植物起了固定作用,并且横跨保留的生长板,以便于肢体的继续生长(Neel,2004;Eckardt,1993)。骨骼发育成熟后,需要修正到"永久性"的假体,这可能会伴有以上所述的

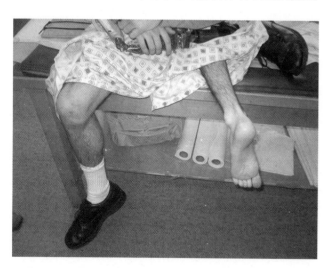

图28-7　肿瘤切除后进行旋转成形术的患者照片。图示患者的脚被转动了180°,使踝关节代替膝关节的功能。目前应用这种技术达到了非常好的功能效果,但美容方面的考虑限制了它的推广。(见彩图)

风险。在护理上的风险类似于保肢术,假体的松动和感染是最常见的并发症。除了复杂治疗过程的潜在需要外,肢体功能的结果和患者的整体满意度是可以被接受的(Neel,2003;Plötz,2002;Eckardt,2000;Tillman,1997;Ward,1996;Eckardt,1993;Kenan,1991)。

预后

在当前治疗条件下,没有转移的骨肉瘤患者的生存率可达到70%。预后差的因素有部位(中轴部位预后差)、肿瘤大、对化疗不敏感及出现转移灶(Bielack,2002;Marina,1993;Meyers,1993)。患者伴有可切除的肺转移灶的生存率为30%~50%(Bacci,1997)。当伴有不能切除的肺转移灶、病变对化疗不敏感或出现多个骨的连续性病变,不管用何种治疗方法,均提示预后差(Ferguson,2001;Bacci,1996;Meyers,1993)。

监测

治疗完成后,要求进行仔细的随访工作,监测肿瘤的复发、转移及与治疗相关的并发症。监测手段包括有详细的体格检查、原发灶的X线片检查、连续的胸部影像学检查、骨扫描和实验室检查。一般在手术后要立即并经常性地进行相关的评测,随着患者无病期的延长,检查频率可逐步减小。如果查出肿瘤有复发,可能需要再次进行手术和化疗。治疗原则与原发病相同,但复发患者的长期生存率比较低(Ferguson,2001;Link,1991)。有些数据显示,复发期早的患者(治疗后<1年)较复发期晚的患者预后差(Ferrari,1997)。

结论

在过去30年间,骨肉瘤从被证明是致命的疾病,转变为一种有潜在治愈可能的病变。系统性治疗方面的进步,提高了骨肉瘤患者的长期生存率,同时也给护理工作带来了许多新挑战。骨肉瘤患者生存期的延长,对生活质量和功能的要求变得越来越高。现在临床医生在决定治疗方式时,必须考虑到对患者长期生活带来的影响。随着对骨肉瘤的病因学和发病

机制的进一步了解,可能会出现新的、具有创新性的治疗手段。继续推进临床和实验室的合作,先进的科技创新必将会实现对骨肉瘤的治愈。

(杨吉龙 张超 译)

参考文献

1. Bacci G, Ferrari S, Sangiorgi L, et al. Prognostic significance of serum lactate dehydrogenase in patients with osteosarcoma of the extremities. J Chemother, 1994; 6(3): 204 – 210.

2. Bacci G, Mercuri M, Briccoli A et al. Osteogenic sarcoma of the extremity with detectable lung metastases at presentation. Results of treatment of 23 patients with chemotherapy followed by simultaneous resection of primary and metastatic lesions. Cancer, 1997; 79: 245 – 254.

3. Bacci G, Picci P, Ferrari S, et al. Prognostic significance of serum alkaline phosphatase measurements in patients with osteosarcoma treated with adjuvant or neoadjuvant chemotherapy. Cancer, 1993; 71(4): 1224 – 1230.

4. Bacci G, Picci P, Ferrari S, et al. Synchronous multifocal osteosarcoma: Results in twelve patients treated with neoadjuvant chemotherapy and simultaneous resection of all involved bones. Ann Oncol, 1996; 7: 864 – 866.

5. Bhagia SM, Grimer RJ, Davis Am, et al. Scintigraphically negative skip metastasis in osteosarcoma. Eur Radiol, 1997; 7: 1446 – 1448.

6. Bielack SS, Kempf-Bielack B, Delling G, et al. Prognostic factors in high-grade osteosarcoma of the extremities or trunk: an analysis of 1,702 patients treated on neoadjuvant cooperative osteosarcoma study group protocols. J Clin Oncol, 2002; 20: 776 – 790.

7. Buckley JD, Pendergrass TW, Buckley CM, et al. Epidemiology of osteosarcoma and Ewing's sarcoma in childhood: a study of 305 cases by the Children's Cancer Group. Cancer, 1998; 83: 1440 – 1448.

8. Campanacci M. "High Grade Osteosarcomas." In Bone and Soft Tissue Tumors: Clinical Features, Imaging, Pathology and Treatment. New York: Springer-Verlag; 1999, pp. 463 – 515.

9. Dahlin DC, Unni KK. "Osteosarcoma." In Bone Tumors: General Aspects and Data on 8,542 Cases, 4th edition. Springfield: Charles C. Thomas; 1986.

10. Damron TA. Endoprosthetic replacement following limb-sparing resection for bone sarcoma. Semin Surg Oncol, 1997; 13: 3 – 10.

11. Diamandopoulas GT. Induction of lymphocytic leukemia, lymphosarcoma, reticulum cell sarcoma and osteogenic sarcoma in the Syrian golden hamster by oncogenic DNA simian virus 40.

J Natl Cancer Inst, 1973; 50: 1347 – 1365.

12. DiCaprio MR, Friedlander GE. Malignant bone tumors: Limb sparing versus amputation. J Am Acad Orthop Surg, 2003; 11(1): 25 – 37.

13. Dorfman HD, Czerniak B. "Osteosarcoma." In Bone Tumors. St. Louis: Mosby; 1998, pp 128 – 252.

14. Eckardt JJ, Kabo JM, Kelley CM, et al. Expandable endoprostheses reconstruction in skeletally immature patients with tumors. Clin Orthop, 2000; 373: 51 – 61.

15. Eckardt JJ, Safran MR, Eilber FR, et al. Expandable endoprosthetic reconstruction of the skeletally immature after malignant bone tumor resection. Clin Orthop, 1993; 297: 188 – 202.

16. Enneking WF. A system of staging musculoskeletal neoplasms. Clin Orthop, 1986; 204: 9 – 24.

17. Enneking WF, Spanier SS, Goodman MA. A system for the surgical staging of musculoskeletal sarcoma. Clin Orthop, 1980; 153: 106 – 120.

18. Enzinger FM and Weiss SW eds. "General considerations." In Soft Tissue Tumors, Third Edition. St. Louis, 1995, Mosby, pp 1 – 16.

19. Estrada J. "Osteosarcoma." In Imaging of Bone Tumors: A Multidisciplinary Approach, Greenfield GB, Arrington JA, Eds. Philadelphia: Lippincott; 1995, pp 446 – 450.

20. Ferguson WS, Goorin AM. Current treatment of osteosarcoma. Cancer Invest, 2001; 19(3): 292 – 315.

21. Ferguson WS, Harris MB, Goorin AM, et al. Presurgical window of carboplatin and surgery and multidrug chemotherapy for the treatment of newly diagnosed metastatic or unresectable osteosarcoma: Pediatric Oncology Group trial. J Pediatr Hematol Oncol, 2001; 23(6): 340 – 348.

22. Ferrari S, Bacci G, Picci P, et al. Long-term follow-up and post-relapse survival in patients with non-metastatic osteosarcoma of the extremity treated with neoadjuvant chemotherapy. Ann Oncol, 1997; 8: 765 – 771.

23. Ferrari S, Bertoni F, Zanella L, et al. Evaluation of P-glycoprotein, HER-2/ErbB-2, p53, and Bcl-2 in primary tumor and metachronous lung metastases in patients with high-grade osteosarcoma. Cancer, 2004; 100(9): 1936 – 1942.

24. Feugeas O, Guriec N, Babin-Boilletot A, et al. Loss of heterozygosity of the Rb gene is a poor prognostic factor in patients with osteosarcoma. J Clin Oncol, 1996; 14: 467 – 472.

25. Finkel MP, Biskis BO, Sribner GM. Virus induction of osteosarcomas in mice. Science, 1966; 151: 698 – 701.

26. Finn HA, Simon MA. Limb-salvage surgery in the treatment of osteosarcoma in skeletally immature individuals. Clin Orthop, 1991; 262: 108 – 118.

27. Franchi A, Arganini L, Baroni G, et al. Expression of transfor-

ming growth factor beta isoforms in osteosarcoma variants: association of TGF beta 1 with high grade osteosarcomas. J Pathol, 1998; 185: 284 – 289.

28. Fuchs B and Pritchard DJ. Etiology of osteosarcoma. Clin Orthop, 2002; 397: 40 – 52.

29. Gebhardt MC, Hornicek FJ. "Osteosarcoma." In Orthopaedic Knowledge Update: Musculoskeletal Tumors. Rosemont: American Academy of Orthopaedic Surgeons; 2002, pp 175 – 186.

30. Gibbs, Jr. CP, Weber K, Scarborough MT. Malignant bone tumors. J Bone Jt Surg, 2001; 83 – A (11): 1728 – 1745.

31. Gillespy T III, Manfrini M, Ruggieri P, et al. Staging of intraosseous extent of osteosarcoma: correlation of preoperative CT and MR imaging with pathologic macroslides. Radiology, 1988; 167: 765 – 767.

32. Goorin AM, Schwartzentruber DJ, Devidas M, et al. Presurgical chemotherapy compared with immediate surgery and adjuvant chemotherapy for nonmetastatic osteosarcoma: Pediatric Oncology Group study POG-8651. J Clin Oncol, 2003; 21: 1574 – 1580.

33. Gorlick R, Huvos A, Heller G, et al. Expression of HER2/erbB-2 correlates with survival in osteosarcoma. J Clin Oncol, 1999; 17: 2781 – 2788.

34. Grimer RJ, Carter SR, Pynsent PB. The cost-effectiveness of limb salvage for bone tumors. J Bone Jt Surg, 1997; 79 – B (4): 558 – 561.

35. Hansen MF, Nelissery MJ, Bhatia P. Common mechanisms of osteosarcoma and Paget's disease. J Bone Miner Res, 1999; 14 (suppl 2): 39 – 44.

36. Hazan EJ, Hornicek FJ, Tomford W, et al. The effect of adjuvant chemotherapy on osteoarticular allografts. Clin Orthop, 2001; 385: 176 – 181.

37. Hoang BH, Dyke JP, Koutcher JA, et al. VEGF expression in osteosarcoma correlates with vascular permeability by dynamic MRI. Clin Orthop, 2004; 426: 32 – 38

38. Hornicek FJ, Gebhardt MC, Wolfe MW, et al. P-glycoprotein levels predict poor outcome in patients with osteosarcoma. Clin Orthop, 2000; (373): 11 – 17.

39. Huvos AG, Woodard HQ, Cahan WG, et al. Postradiation osteogenic sarcoma of bone and soft tissues: a clinicopathologic study of 66 patients. Cancer, 1985; 55: 1244 – 1255.

40. Kakar S, Mihalov M, Chachlani NA, et al. Correlation of c-fos, p53, and PCNA expression with treatment outcome in osteosarcoma. J Surg Oncol, 2000; 73: 125 – 126.

41. Kaya M, Wada T, Akatsuka T, et al. Vascular endothelial growth factor expression in untreated osteosarcoma is predictive of pulmonary metastasis and poor prognosis. Clin Cancer Res, 2000; 6(2): 572 – 577.

42. Kaya M, Wada T, Kawaguchi S, et al. Increased pre-therapeutic serum vascular endothelial growth factor in patients with early clinical relapse of osteosarcoma. Br J Cancer, 2002; 86 (6): 864 – 869.

43. Kenan S, Bloom N, Lewis MM. Limb-sparing surgery in skeletally immature patients with osteosarcoma: the use of an expandable prosthesis. Clin Orthop, 1991; 270: 223 – 230

44. Kesselring F, Penn W. Radiological aspects of "classic" primary osteosarcoma: value of some radiologic investigations. Diagn Imaging, 1982; 51: 78 – 92.

45. Ladanyi M, Gorlick R. Molecular pathology and molecular pharmacology of osteosarcoma. Pediatr Pathol Mol Med, 2000; 19: 391 – 413.

46. Link MP. The multi-institutional osteosarcoma study: an update. Cancer Treat Res, 1993; 62: 261 – 267.

47. Link MP, Goorin AM, Horowitz M, et al. Adjuvant chemotherapy of high-grade osteosarcoma of the extremity. Updated results of the Multi-Institutional Osteosarcoma Study. Clin Orthop, 1991; 270: 8 – 14

48. Link MP, Goorin AM, Miser AW, et al. The effect of adjuvant chemotherapy on relapse-fee survival in patients with osteosarcoma of the extremity. N Engl J Med, 1986; 314: 1600.

49. Malawer MM, Chou LB. Prosthetic survival and clinical results with use of large-segment replacements in the treatment of high-grade bone sarcomas. J Bone Jt Surg, 1995; 77 – A: 1154 – 1165.

50. Mankin HJ, Lange TA, Spanier SS. The hazards of biopsy in patients with malignant primary bone and soft tissue tumors. J Bone Jt Surg, 1982; 64 – A: 1121 – 1127.

51. Mankin HJ, Mankin CJ, Simon MA. The hazard of biopsy, revisited. J Bone Jt Surg, 1996; 78 – A: 656 – 663.

52. Mankin HJ, Gebhardt MC, Jennings LC, et al. Long-term results of allograft replacement in the management of bone tumors. Clin Orthop, 1996; 324: 86 – 97.

53. Marina N, Gebhardt M, Teot L, et al. Biology and therapeutic advances for pediatric osteosarcoma. The Oncologist, 2004; 9: 422 – 441

54. Marina NM, Pratt CB, Rao BN, et al. Improved prognosis of children with osteosarcoma metastatic to the lung(s) at the time of diagnosis. Cancer, 1992; 70: 2722 – 2727.

55. Matsen SL, Malchow D, Matsen FA III. Correlations with patients' perspectives of the result of lower-extremity amputation. J Bone Jt Surg, 2000; 82 – A (8): 1089 – 1095.

56. McNairn JD, Damron TA, Landas SK, et al. Inheritance of osteosarcoma and Paget's disease of bone. A familial loss of heterozygosity study. J Mol Diagn, 2001; 3: 171 – 177.

57. Merkel KD, Gebhardt M, Springfield DS. Rotationplasty as a

reconstructive operation after tumor resection. Clin Orthop, 1991; 270: 231 – 236.

58. Meyers PA, Heller G, Healey J, et al. Chemotherapy for non-metastatic osteogenic sarcoma: the Memorial Sloan-Kettering experience. J Clin Oncol, 1992; 10(1): 5 – 15.

59. Meyers PA, Heller G, Healey JH, et al. Osteogenic sarcoma with clinically detectable metastasis at initial presentation. J Clin Oncol, 1993; 11: 449 – 453.

60. Mirra JM. Bone Tumors: Clinical, Radiologic, and Pathologic Correlations. Philadelphia: Lea and Febiger; 1989

61. Morris CD, Gorlick R, Huvos G, et al. Human epidermal growth factor receptor 2 as a prognostic indicator in osteogenic sarcoma. Clin Orthop, 2001; 382: 59 – 65.

62. Nagarajan R, Neglia JP, Clohisy DR, Robison LL. Limb salvage and amputation in survivors of pediatric lower extremity bone tumors: What are the long-term implications? J Clin Oncol, 2002; 20(22): 4493 – 4501.

63. Neel MD, Heck R, Britton L, et al. Use of a smooth press-fit stem preserves physeal growth after tumor resection. Clin Orthop, 2004; 426: 125 – 128.

64. Neel MD, Wilkins RM, Rao BN, Kelley CM. Early multicenter experience with a noninvasive expandable prosthesis. Clin Orthop, 2003; 415: 72 – 81.

65. Okada K, Frassica FJ, Sim FH, et al. Parosteal osteosarcoma. A clinicopathological study. J Bone Jt Surg, 1994; 76 – A: 366 – 378.

66. Onda M, Matsuda S, Higaki S, et al. ERbB-2 expression is correlated with poor prognosis for patients with osteosarcoma. Cancer, 1996; 77: 71 – 78.

67. Pakos EE, Ioannidis JP. The association of P-glycoprotein with response to chemotherapy and clinical outcome in patients with osteosarcoma. A meta-analysis. Cancer, 2003; 98 (3): 581 – 589.

68. Park YB, Kim HS, Oh JH, et al. The co-expression of p53 protein and P-glycoprotein is correlated to a poor prognosis in osteosarcoma. Int Orthop, 2001; 24(6): 307 – 310.

69. Plötz W, Rechl H, Burgkart R, et al. Limb salvage with tumor endoprostheses for malignant tumors of the knee. Clin Orthop, 2002; 405: 207 – 215.

70. Pritchard DJ, Finkel MP, Reilly CA. The etiology of osteosarcoma: a review of current considerations. Clin Orthop, 1975; 111: 14 – 22.

71. Raymond AK, Ayala AG, Knuutila S. Conventional osteosarcoma. In WHO Classification of tumors: Pathology and Genetics of tumors of Soft Tissue and Bone, Kleihues P, Sobin L, Fletcher C, et al, eds. Lyon, France: IARC Press; 2002, pp. 264 – 270.

72. Refaat Y, Gunnoe J, Hornicek FJ, Mankin HJ. Comparison of quality of life after amputation or limb salvage. Clin Orthop, 2002; 397: 298 – 305.

73. Rosen G, Marcove C, Caparros B, et al. Primary osteogenic sarcoma: the rationale for preoperative chemotherapy and delayed surgery. Cancer, 1979; 43: 2163 – 2177.

74. Rous P, Murphy JB, Tytler WH. A filterable agent the cause of a second chicken-tumor, an osteochondrosarcoma. JAMA, 1912; 59: 1773 – 1794.

75. Ruggieri P, De Cristofaro R, Picci P, et al. Complications and surgical indications in 144 cases of nonmetastatic osteosarcoma of the extremities treated with neoadjuvant chemotherapy. Clin Orthop, 1993; 295: 226 – 238.

76. Sajadi KR, Heck RK, Neel MD, et al. The incidence and prognosis of osteosarcoma skip metastases. Clin Orthop, 2004; 426: 92 – 96.

77. Sandberg AA, Bridge JA. The Cytogenetics of Bone and Soft Tissue Tumors. Austin: RG Landes Company; 1994, pp 342 – 370.

78. Scully SP, Ghert MA, Zurakowski D, et al. Pathologic fracture in osteosarcoma: prognostic importance and treatment implications. J Bone Jt Surg, 2002; 84 – A (1): 49 – 57.

79. Sheth DS, Yasko AW, Raymond AK, et al. Conventional and dedifferentiated parosteal osteosarcoma. Diagnosis, treatment, and outcome. Cancer, 1996; 78: 2136 – 2145.

80. Stewart SE, Eddy BE, Irwin M, et al. Development of resistance in mice to tumor induction by SE polyoma virus. Nature, 1960; 186: 615 – 617.

81. Sundaram M, McGuire MH, Herbold DR. Magnetic resonance imaging of osteosarcoma. Skeletal Radiol, 1987; 16: 23 – 29.

82. Tillman RM, Grimer RJ, Carter SR, et al. Growing endoprostheses for primary malignant bone tumors. Semin Surg Onc, 1997; 13: 41 – 48.

83. Tucker MA. Risk factors for the occurrence of leukemia and bone sarcomas as second malignant tumors. International Conference on Complications of Treatment of Children, 1990: 13.

84. Tucker MA, D'Angio GJ, Boice JD Jr, et al. Bone sarcoma linked to radiotherapy and chemotherapy in children. N Engl J Med, 1987; 317: 588 – 593.

85. Tucker MA, Meadows AT, Boice JD, et al. Bone Cancer (BC) linked to radiotherapy and chemotherapy in children. Proc Am Soc Clin Oncol, 1985; 4: 239.

86. Tunn PU, Schmidt-Peter P, Pomraenke D, Hohenberger P. Osteosarcoma in children: long-term functional analysis. Clin Orthop, 2004; 421: 212 – 217.

87. Unwin PS, Cannon SR, Grimer RJ, et al. Aseptic loosening in cemented custom-made prosthetic replacements for bone tumors

of the lower limb. J Bone Jt Surg, 1996; 78 – B: 5 – 13.

88. Ward WG, Yang R, Eckardt JJ. Endoprosthetic bone recon-struction following malignant tumor resection in skeletally im-mature patients. Orthop Clin North Am, 1996; 27 (3): 493 – 502.

89. Weatherby RP, Dahlin DC, Ivins JC. Postradiation sarcoma of bone: review of 78 Mayo Clinic cases. Mayo Clin Proc, 1981; 56: 294 – 306.

90. Weis L. Common malignant bone tumors: osteosarcoma. In Surgery for Bone and Soft Tissue Tumors, Simon MA and Spri-ngfield D, Eds. Philadelphia: Lippincott-Raven; 1998, pp 265 – 274.

91. Wuisman P, Enneking WF. Prognosis for patients who have os-teosarcoma with skip metastasis. J Bone Jt Surg, 1990; 72: 60 – 68.

92. Van Trommel MF, Kroon HM, Bloem JL, et al. MR imaging based strategies in limb salvage surgery for osteosarcoma of the distal femur. Skeletal Radiol, 1997; 26: 636 – 641.

93. Widhe B, Widhe T. Initial symptoms and clinical features in osteosarcoma and Ewing sarcoma. J Bone Jt Surg, 2000; 82 – A: 667 – 674.

94. Winkelmann WW. Rotationplasty. Orthop Clin North Am, 1996; 27(3): 503 – 523.

95. Wold LE, McLeod RA, Sim FH, et al. Atlas of Orthopaedic Pa-thology. Philadelphia: W. B. Saunders Company; 1990.

96. Wold LE, Unni KK, Beabout JW, et al. Dedifferentiated paros-teal osteosarcoma. J Bone Jt Surg, 1984; 66 – A: 53 – 59

97. Zhao Y, Qiu GX. Relationship between vascular endothelial growth factor expression and angiogenesis in osteosarcoma. Zhongguo Yixue kexueyuan Xuebao, 2001; 23(6): 619 – 622

第 29 章

骨肉瘤临床和分子预后指标

German Marulanda,MD

Douglas Letson,MD

骨肉瘤是一种侵袭性的恶性肿瘤,主要影响年轻患者。尽管诊断方式、手术治疗和化疗有了巨大的进步,但骨肉瘤的预后仍然很差。目前,骨肉瘤患者5年生存率约为65%,而在20世纪60年代早期这一比例为15%。在诊断时,转移的存在对患者的生存有重大影响,局部骨肉瘤患者生存率约为75%,而转移患者生存率仅为30%。

基于大样本统计学研究显示,部分临床病理因素有重要的预后意义。肿瘤对化疗的反应、肿瘤大小、位置、转移等因素的预后意义存在争议。新型分子标记物作为一个明确反映死亡或治疗效果的指标也可能存在争议。目前,有证据发现骨肉瘤存在一系列分子标记物(特别是 P-糖蛋白、HER-2、CXCR4、uPA/uPAR 和 survivin)有预测化疗反应、总体生存率、诊断转移的可能性,也为开发新药物提供目标。然而,这些预后指标不是在美国的每一个机构都能应用,它们真正的作用还没有在大规模随机对照试验中获得验证。

传统的骨肉瘤预后的临床指标与肿瘤的侵犯程度和肿瘤的临床分期有关,这个问题在30年前就由Enneking 阐述。其他有争议的预后指标包括手术类型、局部复发、转移的存在即位置。在下面的报道中,我们将简要概述在骨肉瘤预后方面有争议的问题,包括局部复发、转移及分子标记物。

局部复发

肢体保留手术通常导致局部复发率较高,但应用辅助治疗可以提高总生存期。Bacci 及其同事的一项研究表明,在保肢手术后局部复发的所有患者在疾病没有出现复发的阶段就会发生肺转移。无论怎样治疗,局部复发组的死亡率达到96%,相比之下,那些没有局部复发而发生转移的患者死亡率为72%。与此类似,Briccoli 及其同事表明,局部复发和肺转移共

存的患者5年生存率为6%,而仅仅有转移的患者为37%。这些结果表明,同时存在局部复发和转移的患者预后比单一转移预后差。另外,Nathan 及其同事的研究表明,对不良预后最为密切联系的是术后一年内的局部复发,转移与复发同时和仅有局部复发相比,具有显著的统计学差异($P=0.04$)。

转移

首次诊断发现肺转移被认为预示着预后不良。Yonemoto 及其同事报道了一个引发争论的结果,数据显示肺转移患者5年生存率为64.8%,相比之下肺部没有结节的患者5年生存率为62.1%。另外,肺转移患者在接受化疗后,生存率为47.5%。Kandioler 及其同事表明,多发(≥2)肺转移瘤切除术后获得更好的生存(48%)。相反,Daw 及其同事推断,患者肺内单侧转移≤3 个结节预后较好。他们也观察到原发肿瘤切除和第一次转移灶切除时间间隔增长,这样的患者有显著的生存优势。在另外两项研究中,Briccoli 和 Kandioler 提倡即使在多发肺转移后仍推荐转移瘤的切除。另一个关于转移有争议的问题是跳跃式病变的发生。Sajadi 及其同事的数据显示,有跳跃式转移的患者预后较差,中位生存期为27 个月。这种不良预后和目前 AJCC 分期系统不能一一对应(跳跃式转移的 Ⅲ 期和 Ⅳ 期肺转移)。

分子标记物

预测指标的相对不准确和局限性(肿瘤大小、化疗后坏死比例),以及很多预后指标只能在临床过程的后期变得明显,使得研究者提出了一种用于协助治疗计划更精确的定量措施。表29-1 总结了当前文献中报道的骨肉瘤分子标记物。

表29－1　与骨肉瘤预后相关的分子标志物

标记物	功能	总体生存水平	预后？	对治疗的潜力？
VEGF	血管生成	上调	有争议的	是
MMP-2，MMP-9	细胞外基质侵犯	上调	相关	是，其他肿瘤中有良好的结果
uPA/uPAR	增加纤溶酶和 MMP，预示侵袭	上调	相关	是，如果下调减少侵袭
P-glycoprotein	耐药及其他未知的途径	上调	相关，特别对于阿霉素治疗	待定
CXCR4	趋化性及组织特异性转移及侵袭前作用	上调	相关	是，在小鼠中结果良好
p53	细胞周期控制	下调/突变	相关	待定
ErbB-2	细胞信号、增殖	混合结果	相关	待定
Survivin	抑制细胞凋亡	上调	相关	待定
HLA-I	缺失导致免疫系统侵犯	下调	相关	待定
Ezrin	细胞信号、细胞相互作用、转移	上调	相关	是，可使用西罗莫司
RB	肿瘤抑制基因、转录控制	下调/突变	相关	待定、的
c-Fos	转录	上调	间接相关	待定的

结论

确定有效的骨肉瘤预后因素是非常重要的。骨肉瘤的特点是总体预后较差，这点在 20 世纪 70 年代化疗被引入后也没有明显改观。在分子标记物这一领域的进一步研究将使临床医生为患者和他们的家庭提供一个更光明的前景，而这些关键预后因素的识别为骨肉瘤治疗提供一个更准确的目标。

（田蔚　李跃　译）

参考文献

1. Bielack SS, Kempf-Bielack B, Delling G, Exner GU, Flege S, Helmke K, Kotz R, Salzer-Kuntschik M, Werner M, Winkelmann W, Zoubek A, Jürgens H, Winkler K (2002). Prognostic factors in high-grade osteosarcoma of the extremities or trunk: an analysis of 1,702 patients treated on neoadjuvant cooperative osteosarcoma study group protocols. J Clin Oncol, 20(3): 776 – 790.

2. Yonemoto T, Tatezaki S, Ishii T, Satoh T, Kimura H, Iwai N (1998). Prognosis of osteosarcoma with pulmonary metastasis at initial presentation is not dismal. Clin Orthop Relat Res, 349:194 – 199.

3. Davis AM, Bell RS, Goodwin PJ (1994). Prognostic factors in osteosarcoma: a critical review. J Clin Oncol, 12 (2): 423 – 431.

4. Pochanugool L, Subhadharaphandou T, Dhanachai M, Hathirat P, Sangthawan D, Pirabul R, Onsanit S, Pornpipatpong N (1997). Prognostic factors among 130 patients with osteosarcoma. Clin Orthop Relat Res, 345:206 – 214.

5. Tomer G, Cohen IJ, Kidron D, Katz K, Yosipovitch Z, Meller I, Zaizov R (1999). Prognostic factors in non-metastatic limb osteosarcoma: a 20-year experience of one center. Int J Oncol, 15(1):179 – 185.

6. Papachristou DJ, Papavassiliou AG (2007). Osteosarcoma and chondrosarcoma: new signaling pathways as targets for novel therapeutic interventions. Int J Biochem Cell Biol, 39(5): 857 – 862.

7. Varmus H (2006). The new era in cancer research. Science, 312(5777):1162 – 1165.

8. Enneking WF, Spanier SS, Goodman MA (1980). A system for the surgical staging of musculoskeletal sarcoma. Clin Orthop Relat Res, 153:106 – 120.

9. Bacci G, Donati D, Manfrini M, Forni C, Bertoni F, Gherlinzoni F, Biagini R, Campanacci M (1998). Local recurrence after surgical or surgical-chemotherapeutic treatment of osteosarcoma of the limbs. Incidence, risk factors and prognosis. Minerva Chir, 53(7 – 8):619 – 629.

10. Briccoli A, Rocca M, Salone M, Bacci G, Ferrari S, Balladelli

A,Mercuri M（2005）. Resection of recurrent pulmonary me-tastases in patients with osteosarcoma. Cancer, 104（8）:1721 – 1725.

11. Nathan SS,Gorlick R,Bukata S,Chou A,Morris CD,Boland PJ,Huvos AG,Meyers PA,Healey JH（2006）. Treatment al-gorithm for locally recurrent osteosarcoma based on local dis-ease-free interval and the presence of lung metastasis. Canc-er, 107（7）:1607 – 1616.

12. Yonemoto T,Tatezaki S,Ishii T,Satoh T,Kimura H,Iwai N（1998）. Prognosis of osteosarcoma with pulmonary metasta-ses at initial presentation is not dismal. Clin Orthop Relat Res, 349:194 – 199.

13. Kandioler D,Krömer E,Tüchler H,End A,Müller MR,Wolner E,Eckersberger F（1998）. Long-term results after repeated surgical removal of pulmonary metastases. Ann Thorac Surg, 65（4）:909 – 912.

14. Daw NC,Billups CA,Rodriguez-Galindo C,McCarville MB, Rao BN,Cain AM,Jenkins JJ,Neel MD,Meyer WH（2006）. Metastatic osteosarcoma. Cancer, 106（2）:403 – 412.

15. Sajadi KR,Heck RK,Neel MD,Rao BN,Daw N,Rodriguez-Galindo C, Hoffer FA, Stacy GS, Peabody TD, Simon MA（2004）. The incidence and prognosis of osteosarcoma skip metastases. Clin Orthop Relat Res, 426:92 – 96.

16. Clark JCM,Dass CR,Choong PFM（2007）. A review of clini-cal and molecular prognostic factors in osteosarcoma. J Cancer Res Clin Oncol,Mar;134（3）:281 – 297.

17. Mohammed RA,Green A,El-Shikh S,Paish EC,Ellis IO,Mar-tin SG（2007）. Prognostic significance of vascular endothelial cell growth factors -A,-C and-D in breast cancer and their re-lationship with angio and lymphangiogenesis. Br J Cancer, 96（7）:1092 – 1100.

18. Foukas AF,Deshmukh NS,Grimer RJ,Mangham DC,Mangos EG,Taylor S（2002）. Stage-IIB osteosarcomas around the knee. A study of MMP-9 in surviving tumor cells. J Bone Joint Surg Br, 84（5）:706 – 711.

19. Choong PF, Fernö M, Akerman M, Willén H, Långström E, Gustafson P, Alvegård T, Rydholm A（1996）. Urokinase-plasminogen-activator levels and prognosis in 69 soft-tissue sarcomas. Int J Cancer, 69（4）:268 – 272.

20. Baldini N,Scotlandi K,Serra M,Picci P,Bacci G,Sottili S, Campanacci M（1999）P-glycoprotein expression in osteosar-coma: a basis for risk-adapted adjuvant chemotherapy. J Or-thop Res, 17（5）:629 – 632.

21. Laverdiere C,Hoang BH,Yang R,Sowers R,Qin J,Meyers PA, Huvos AG, Healey JH, Gorlick R（2005）. Messenger RNA expression levels of CXCR4 correlate with metastatic be-havior and outcome in patients with osteosarcoma. Clin Canc-er Res, 11（7）:2561 – 2567.

22. Park YB,Kim HS,Oh JH,Lee SH（2001）. The co-expression of p53 protein and P-glycoprotein is correlated to a poor prog-nosis in osteosarcoma. Int Orthop, 24（6）:307 – 310.

23. Somers GR, Ho M, Zielenska M, Squire JA, Thorner PS（2005）. HER2 amplification and overexpression is not pres-ent in pediatric osteosarcoma: a tissue microarray study. Ped-iatr Dev Pathol, 8（5）:525 – 532.

24. Osaka E,Suzuki T,Osaka S,Yoshida Y,Sugita H,Asami S, Tabata K,Hemmi A,Sugitani M,Nemoto N,Ryu J（2006）. Survivin as a prognostic factor for osteosarcoma patients. Acta Histochem Cytochem, 39（3）:95 – 100.

25. Tsukahara T,Kawaguchi S,Torigoe T,Asanuma H,Nakazawa E,Shimozawa K,Nabeta Y,Kimura S,Kaya M,Nagoya S,Wa-da T,Yamashita T,Sato N（2006）. Prognostic significance of HLA class I expression in osteosarcoma defined by anti-pan HLA class I monoclonal antibody, EMR8-5. Cancer Sci, 97（12）:1374 – 1380.

26. Park HR,Jung WW,Bacchini P,Bertoni F,Kim YW,Park YK（2006）. Ezrin in osteosarcoma: comparison between conven-tional high-grade and central low-grade osteosarcoma. Pathol Res Pract, 202（7）:509 – 515.

27. Wadayama B,Toguchida J,Shimizu T,Ishizaki K,Sasaki MS,Ko-toura Y,Yamamuro T（1994）. Mutation spectrum of the retino-blastoma gene in osteosarcomas. Cancer Res, 54（11）:3042 – 3048.

28. Gamberi G,Benassi MS,Bohling T,Ragazzini P,Molendini L, Sollazzo MR,Pompetti F,Merli M,Magagnoli G,Balladelli A, Picci P（1998）. C-myc and c-fos in human osteosarcoma: prognostic value of mRNA and protein expression. Oncology, 55（6）:556 – 563.

第 30 章

骨肉瘤患者玛丽的故事

Mary Sorens

我28岁时,我和我的丈夫已经搬进这所小公寓4年了。我们卖掉了自己的汽车并尽情享受城市生活。他毕业之后找到了自己的第一份工作,我开始了我的行政工作。我们经常步行去附近的市场,去学校寻找CD商店(那些仍然在经营的),我们准备要个孩子,因此我准备去做孕前检查。这就是我被诊断为骨肉瘤之前的生活,我想我应该先回顾一下。

我想我的故事应该始于我被诊断之前3年,那时我还在健身房健身。当我在切换健身器材开关时,手柄重重地击中了我的右肩关节。我被击倒在地,局部疼痛难以忍受,并很快发生了肿胀。我用了好几天时间去处理疼痛,后来疼痛消失了,但是肿块没有消失,最终变硬,摸起来更像是骨头。我在互联网上查找相关信息时发现肌肉受伤后可能会有骨形成,称之为骨化性肌炎,因此我认为尽管它发生在我的手臂,但可能是无害的(注意:自我诊断并不一定是好事)。有一次,我甚至约好了医生进一步检查但是我却取消了。

2003年即在我伤后第3年,我的朋友发现了我胳膊上的肿块并建议我去检查一下。我和我的丈夫本来决定观察肿块是否生长再决定是否进一步检查,但是我感觉到肿块沿着上臂的骨头向肘关节方向生长,边缘不清楚。在我发现这些情况之后没多久,就出现了奇怪的抽动,右手像被"冻结"一样。当我以某种方式活动胳膊时,我感觉到肩关节会出现各种奇怪的"响声"。最终是手痛和手活动受限促使我去看医生。

> 我希望我已经知道在确诊肿瘤9年后的生活。它给予我太多的帮助,让我知道多么严重的疼痛都会过去,我将重新拥有工作,我将拥有自己的孩子并将紧紧地拥抱着她(即使看起来是一个奇怪的拥抱),将她高高举起(她有30磅重)。我希望且已经知道我会满怀希望,我将拥有一个孩子,能活到她20岁生日的时候。我希望我所知道的一切都很美好。
>
> ——玛丽

诊断

我预约并见到了一位运动医学医生,当我见到他时,那位医生认为我是因为某种肌肉撕裂未能正确治疗所致的,即便我一直和他说"我非常确定我觉得我的骨头生长了"。他看着我,仿佛我是个疯子,但是查体之后他不知道这是什么病,所以他给我开了X线检查单。他出去看检查结果时消失了将近30分钟,然后返回来和我道歉,并告诉我说他和放射科医生对我的X线检查结果进行了一次讨论。他告诉我,我的上臂骨头的确是生长了,但是目前不能确认是哪种损伤。我被推荐去看肿瘤科医生,并告诉我"不要再去互联网上进行搜索,它只会让你更害怕,你会认为他们会让你截肢"。正如你们所想的那样,这些建议促使我想知道得更多,所以我在互联网上研究并得出了情况可能会更糟糕的结论。我认为我得了骨旁骨肉瘤。我是这种罕见病的"典型患者"——30岁女性发现一个缓慢增长的包块。在互联网上的搜索也显示,超过90%的骨肿瘤患者可以实施保肢手术(而非截肢),所以我的信息搜索确实让我感觉更好,而不会更坏。我用了好几周的时间去预约骨肿瘤科医生,并用好几周的时间做活检,最终诊断为骨旁骨肉瘤。这段时间我又进行了几个其他的筛查,肱骨肿瘤切除的手术时间安排在活检结果出来后的第6周。

担心、等待和手术

等待手术的这段时间非常痛苦和焦虑。手术前一个大大的问题在我脑海中:肿瘤是低级别的吗,或者变成具有侵袭性的了(这就意味着需要术后辅助化疗或更差的预后)?我的主治医生告诉我部分肿瘤(靠近肘关节的新生的部分)性质难以确定,高级别肿瘤的可能性为 50%，直到术后他都不能确定肿瘤性质。非常坦率地讲，治疗高级别骨肉瘤的化疗方案是可怕的。在等待手术的 6 周里，我在疼痛和担心中难以入睡。

我所面临的另一个大问题是：手术之后我的胳膊有没有功能？我做了许多关于保肢手术的搜索，担忧我的肿瘤，因为它有 11cm 那么长，占据了关节的绝大部分空间。我必须在同种异体移植物或者在无异体移植物的人工假体之间做出选择，我选择了同种异体移植物，到最后我也不能确定我是否做了正确的选择（图 30-1）。[术后很多年，在同种异体移植物的顶端我都感到烧灼痛，术后一年骨骼肌肉超声显示源于移植物的许多碎骨块碎裂后进入肌肉，这可能是我感到烧灼痛的原因。从事肌肉骨骼超声的放射科医生说我的肩关节就是"一个烂摊子"哈！他走近来和我说（极不寻常的），看起来非常谨慎但是显得没什么能做的。]

保肢手术共花了 7 个小时，医生用了几个小时去重建和"拼接剩余的结构"，因为切除了很多的肌肉。当我意识到我可以自己活动我的手时我醒了！我依然清楚地记得我非常震惊，当麻药失效后疼痛越来越清晰。我带着自己的药出院的时候感觉是有史以来最好的事情。

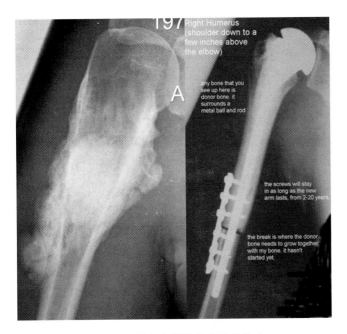

图 30-1　骨肉瘤保肢术后 X 线检查。

康复

术后大体标本的病理报告出来后是一种解脱。肿瘤的各部分都是低级别的，不需要进一步治疗。有关术后康复是最令人沮丧的事情，没有人甚至是我的主治医生都不能告诉我会发生什么。我的主治医生让我去参加不知道多少个疗程的物理治疗，因为我的治疗师从来没见过任何人做这样的手术。我们所知道的是我上臂 70% 的肌肉已经切除，我受尽痛苦，因此接下来的一年半时间充满了试探和错误。

经常的物理治疗无非是热毯或冰块和一些令人鼓舞的话。其他的时候，我们进行一些有趣的练习来提高我的功能。最终，我的肩关节功能并没有多大的改善，当我停止物理练习的时候我的疼痛程度明显改善了。基本上，我们一直试图提高这种无法"治愈的"肩关节功能。因为任何人都没有确切地告诉我们肩关节功能无法恢复，因此 Brenda（我的治疗师）和我一直在练习肩关节。

这段时间，肩关节疼痛从未消失，疼痛强度介于中等到严重之间。我不知道如何在精神上应付如此剧烈的疼痛。最终我们找到一位疼痛科专家和一位细心的神经科专家，我们发现布洛芬等药物能使疼痛强度下降很多。慢慢地，疼痛变为慢性，不到 3 年时间，没有明显的原因就逐渐消失了。

目前的生活

2007 年以来，我的胳膊未再发生疼痛。我的身体似乎已经适应了异体移植物和有限的功能。在 2010 年，我确诊后的 7 年，我和我的丈夫得到一大笔钱，并有了自己的孩子！我们的生活出现了一点坎坷，但是我们目前非常高兴能为人父母。多少次我是那么地想抱起我的女儿，但是我不能那么做（她现在是 30 磅，我的主治医生建议我不能上举超过 5 磅的重量），但是我依然可以拥抱她、辅导她，做我们喜欢做的事情。有时，我梦想我能够游泳——我的右胳膊上举超过我的头顶和伸展在冷水中的感觉是令人惊奇的，即使它仅仅是一个梦而已。我不能在桌子上工作，但是我可以很好地用笔记本电脑工作，我热爱我现在所做的工作。生活是美满、富足而令人惊喜的。

我用"仿生的手臂"已经 9 年了，我没有进行进一步的手术。我开始有些更为揪心的事情是我在想我的翻修手术可能近在咫尺。应用这些人工材料日后需要进行翻修手术是可以预见的，因此我要去预约一位医生并期望得到最好的结果。翻修手术将是提高我肩关节功能的一次机会，太伟大了，但是我最珍视的是保留我的手的功能。两只手可以做如此多的事情！我不得不承认，多年来我害怕失去我的手臂，但现在，我已经遇到 Bryall、Cari、Olga 和我前进的道路上遇到了其他幸存者，我不再害怕这样了。

对新患者的启示

即使你人生的一部分时间是在医生办公室、疼痛诊所和医院度过的，这也是好的。即使你害怕、生气和沮丧，这也是好的。一个诊断将成为你生活的一部分，仅仅是一部分，而不是全部。首先没有任何人愿意踏足"癌症领域"，你所有的希望是走出这片领域，但是这个诊断将变成你余生的一部分，这是由肉瘤的性质决定的。

有时你需要鼓励你自己并学会良好的沟通，为的是满足自己的需求。说出自己想说的话！即使一些事情令你不开心，也坚持去做！力量是使自己活得更好的工具，你可以变成一个有力量的人以应对疾病。

未知永远不会消失。当要处理一个不可预知的癌症时，有两种方法可以很好地应对。或者找到一种方法恰如其分地处理未知的疾病（这看起来比想象的要难）或者认为这就是最好的结果。在这个未知旅程中的大多数时候，我们要尝试着去拥抱未知。没有办法知道疼痛是否会减轻或者肿瘤发生复发，因此我试图把重点放在当下，感谢我生活中的一切美好，接受在任何时候生活中的变化（好的或坏的）。现在，得病已经 9 年了，一切都很顺利，我不知道是否可以简单地认为事情将越来越好。但是这种"更好"在最初的几年是很难想象的，而这种更好的愿望使我坚持到最后。

这可能是你生命中最大的挑战。放松自己，你将遇到一些明显的障碍，可能是疼痛、活动受限、治疗效果或者是巨大的不确定性。你可能需要与保险公司斗争，为了寻求帮助疯狂地使唤你的护士，将职业生涯搁置、寻求家人和朋友的帮助。你可能需要做自己的研究，寻找第二种观点，或者找一个顾问。必须清楚地知道——肉瘤的诊断对你而言是一个巨大的挑战，需要你动用所有的资源，因此行动起来，做能使你生活变得更好的事情。让别人帮助你，讲出来，让大家知道你的需求，与他们交朋友。

面对痛苦我们怎么办

在过去的两年里，我扮演了两个相互对立的角色。我想许多的医生、护士和治疗肉瘤的倡导者都过着这样的"双重生活"。

作为一个新妈妈，我每天晚上、每个周末都是与我 1 周岁的女儿共度。她活着很好。在她的世界里，痛苦就是她所不懂的感冒，而舒服就是待了几个小时后她觉得好一些。无论是生病还是健康，醒着还是睡着，Adele 在她最无知的时候，她的小身体就是她生命中的画面：学习和在保姆帮助下成长仅一步之遥。当牛奶洒了，她会高兴地用手指去戳洒了的牛奶。如果她偶尔用她奇怪的脚步踩死一只臭虫，她也并不懂得"死亡"的含义，她会继续进行下一个冒险动作。

作为 Liddy Shriver 肉瘤倡导组织的一员，我用白天（或深夜）的时间与那些受病痛折磨或人们联系。肉瘤会毫无征兆地进入我们的生活，会严重威胁我们的生命。无论你是一个从未听说过肉瘤的普通人（如同我刚确诊肉瘤时的样子）还是一个每天同肉瘤打交道的肿瘤科医生，你很难想象如同肉瘤这样的疾病进入你原本欢乐家庭的情景，或者让上帝保佑让你珍贵的孩子远离肉瘤，这是不可想象的。目前为止，没有人对这种病天然免疫。

我见过的肉瘤患者越多，我就越是觉得那些面对肉瘤简单一笑的人是英雄。我们知道肉瘤的面孔是如此狰狞，这头"野兽"总是凝视着每一张笑脸。如果我们是诚实的话，绝大多数人都会承认疼痛是可以很好控制的（或是得到处理）。疼痛，无论是来自于疾病，治疗疾病时或看到我们所爱的人遭受疼痛，都是让人筋疲力尽的。疼痛占据我们很多的经历，使我们不能集中精力于我们喜欢的事情。我们斗争，我们质疑，我们生气，我们无可奈何。我们大多数人都会有一段不可避免的困难时期，事实上正如我在本文中所提及的朋友和家庭，我想象他们中的一些人得到这篇文章后都会停止阅读这些段落。大多数人都不愿意去回忆痛苦，更不愿意经历它。

我记得我曾和一位骨肉瘤患者有一次深入的谈话。我们紧挨着坐在一个平台上面，畅通梦想。我们两个每天都经历很多次疼痛，坐在这拥挤和人来人往的房间使这种疼痛更加严重。虽然我们有止痛药,但是药物的副作用并没有使旅行变得容易。我们知道接受这种疼痛和身体上的限制可能会帮助我们找到更多的快乐,至少也是一种满足吧。但是在许多的反省和交流之后,当我们认为我们不能接受生活是如此的痛苦时,我们的谈话陷入僵局并悄悄地结束了。这是不正确的,我们年轻,我们活了下来,生活应该比这更好。

尽管这样,我们上了飞机,尽量让生活过得充实。因为我们的谈话没有妥善解决问题,这次谈话始终在我脑海中萦绕,我拿出笔记本,想了好多能使我们在线支持小组变得更好的办法。帮助其他的肉瘤患者能感受到我的呼唤——这是有意义的。我想对于我们许多人,医生和护士,患者和护工,在面对痛苦时真实地活着,竭尽所能帮助他人。我们尝试联系和帮助他人,当我们远离疾病的时候,我们试图尽情地享受生活。令人惊讶的是,即使痛苦与快乐是交织存在的,这"双重生活"也是充满乐趣的。

(魏俊强　译)

第 31 章

未分化多形性肉瘤／恶性纤维组织细胞瘤

Peter J. Buecker, MD

Mark Gebhardt, MD

Kristy Weber, MD

恶性纤维组织细胞瘤(malignant fibrous histiocytoma, MFH)是一类来源不明的肿瘤,主要发生在骨与软组织中。1961 年, Kauffman 和 Stout 将其命名为恶性纤维组织细胞瘤,他们描述恶性纤维组织细胞瘤为一类富含组织细胞并呈席纹状排序的肿瘤,直到 1977 年恶性纤维组织细胞瘤才被认为是最常见的软组织肉瘤之一。尽管频繁出现恶性纤维组织细胞瘤相关病例,但是 MFH 仍然很神秘,不能够确定其细胞来源。2002 年, WHO 对恶性纤维组织细胞瘤进行正式分类,并重新命名为未分化多形性肉瘤,近十年来,该命名被大多数人所认可。MFH 主要是代表肿瘤向未分化演变的一个共同通路,关于该肿瘤的发生机制仍然不清楚,恶性纤维组织细胞瘤的命名仍然被广大临床医生及患者应用。2013 年新版 WHO 将其放在未分化/未分类肿瘤中,但仍然使用未分化多形性肉瘤的名称。该篇文章主要就恶性纤维组织细胞瘤进行综述。

恶性纤维组织细胞瘤有 4 种亚型:

* 席纹状 – 多形性恶性纤维组织细胞瘤;
* 黏液性恶性纤维组织细胞瘤;
* 巨细胞性恶性纤维组织细胞瘤;
* 炎症性恶性纤维组织细胞瘤。

在恶性纤维组织细胞瘤中,多形性恶性纤维组织细胞瘤是最常见的类型,约占 70%(图 31 – 1)。黏液性恶性纤维组织细胞瘤发生率为第二位,约占 20%(图 31 – 2)。

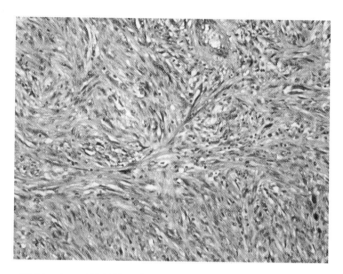

图 31 – 1 恶性纤维组织细胞瘤的组织学切片可见成纤维细胞为梭形,呈席纹状排列。(见彩图)

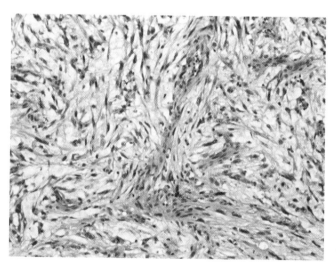

图 31 – 2 黏液性恶性纤维组织细胞瘤组织学表现。(见彩图)

与其他类型恶性纤维组织细胞瘤相比,黏液性恶性纤维组织细胞瘤侵袭性较低,具有更好的预后,巨细胞性和炎症性恶性纤维组织细胞瘤比较少见,炎症性恶性纤维组织细胞瘤主要发生在腹膜后。

黏液性恶性纤维组织细胞瘤亚型特点是在肿瘤细胞区域中必须伴有 50% 的黏液区才能够明确诊断,然而黏液瘤和结节性筋膜炎也同样具有黏液区,需要对其进行鉴别诊断。大多数恶性纤维组织细胞瘤属于低级别恶性肿瘤,侵袭性较低。

恶性纤维组织细胞瘤如何出现的

相对于其他的骨与软组织肿瘤,恶性纤维组织细胞瘤是少见的,每年仅仅有几千个新发病例。

典型的软组织恶性纤维组织细胞瘤可以发生在任何年龄,以 50～70 岁为主,小于 20 岁较为少见。

发病率男性略高于女性,软组织恶性纤维组织细胞瘤可以发生在身体的任何部位,主要发生在下肢,尤其是大腿,其次为上肢和腹膜后(图 31 – 3 和图 31 – 4)。患者主因几周或者几个月发现肿物,且生长迅速就诊,患者常常主诉病变区域受过外伤,例如,患者会说病变区域碰到过桌子腿后肿起来,众所周知,外伤不能引起恶性纤维组织细胞瘤,但是常常让患者对病变区域引起注意,肿物往往不会疼痛,除外压迫神经。体重减轻和易疲劳症状不典型,常常发生在肿瘤晚期。腹膜后肿物不易发现,发现时已生长至很大,通常因为厌食症或者腹胀就诊。

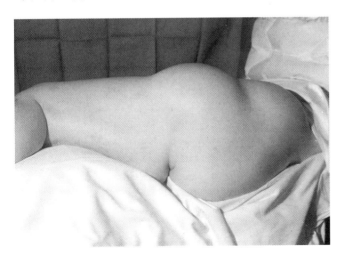

图 31 – 3　大腿近端外侧恶性纤维组织细胞瘤。(见彩图)

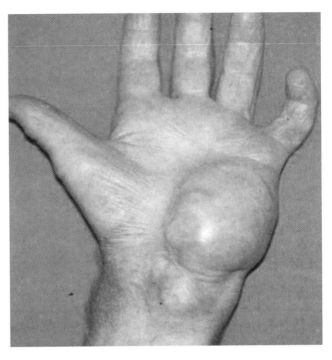

图 31 – 4　手上的恶性纤维组织细胞瘤。(见彩图)

因为恶性纤维组织细胞瘤在儿童期极度少见,在儿童患者中,其他可能诊断全部被排除,才能考虑恶性纤维组织细胞瘤。

我发现一个肿物,是什么呢

并不是所有的肿块或结节都是恶性的,事实上大部分都不是,然而,所有的肿物都应该引起医生的注意,临床医生可能会问一系列问题,如"肿物发现多长时间了,肿物生长吗? 生长快吗?"然后医生会进行专科查体,评估肿物大小、硬度,检查肢体的其他部位,触诊全身是否有肿大淋巴结。

常常首先进行 X 线片检查,然后行 MRI 检查,MRI 检查是软组织肿瘤最有用的检查项目,该检查能够提供非常有价值的信息,如肿物的大小、位置及与神经血管的位置关系(图 31 – 5)。但是医生不能够仅仅依靠 MRI 做出恶性肿瘤的诊断,一部分金属移植物的患者不能够进行 MRI 检查如起搏器,这个时候我们可以应用 CT 检查。

通过临床表现和相关检查,如果怀疑肉瘤,下一步就要至专科医院就诊,专科医生可以是整形科肿瘤医生或者是普通外科肿瘤医生,他们会进一步完善检查并安排活检。

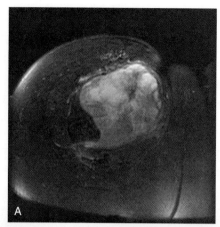

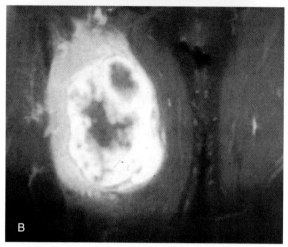

图31-5　大腿恶性纤维组织细胞瘤的MRI。

当初步诊断为肉瘤时,判断该病灶是局限孤立的还是已经发生转移是非常重要的。如果软组织肉瘤发生转移,最常见的转移部位是双肺,这时要常规进行胸部CT检查以明确肺部是否有转移灶,所有的肉瘤包括恶性纤维组织细胞瘤还能够转移到其他地方,如淋巴结和骨,但是比较少见,需要进行骨扫描或者PET,不同的临床医生有可能增加额外的其他有用检查项目。

转移:恶性纤维组织细胞瘤主要转移部位是肺(90%),肺之外的其他转移地方不常见,淋巴结(10%)、骨(8%)、肝(1%)。

PET:能够发现代谢活跃的肿瘤细胞,PET采用葡萄糖类似物氟脱氧葡萄糖(FDG)作为示踪剂,该示踪剂在肿瘤细胞中高代谢,通过测定最大标准摄取值(SUV)来定量分析FDG的摄取,具有高度敏感性,但是存在误差,几个研究试图明确PET扫描软组织肉瘤的使用标准。正如我们所知,新的检查项目在不断更新发展,肿瘤诊断和分期要求更加细化,直到现在,考虑到PET的使用成本,临床应用受到限制。

组织活检

通过针吸活检能够得到病理组织,针吸活检可以通过不同的方式实施,可以通过小的穿刺活检针获得肿瘤标本(图31-6和图31-7),能够在手术室外进行。如果肿瘤位置深,不能触及或者与周围重要组织关系密切,可CT介导下行穿刺活检取病理。

切开活检通常在手术室进行,患者需要在镇静状态或者麻醉下进行,切开活检仅仅切取肿瘤的一小部分进行病理分析,切除活检是指将整个肿瘤切除,切除活检一般用于较小的肿瘤(肿瘤直径小于3cm)。

切开活检或者切除活检的实施,要求是非常严格的,需要专业的肉瘤专家实施或者指导外科医生进行活检术。

活检术第一步需要设计好较小的切检刀口,切开活检切口的位置非常重要,既要获得病理组织又要不影响下一次手术治疗(图31-6和图31-7)。

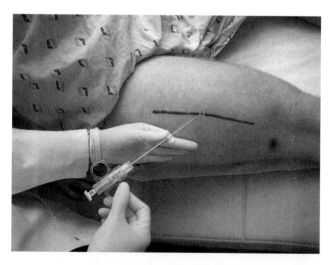

图31-6　大腿恶性纤维细胞瘤的针吸活检。(见彩图)

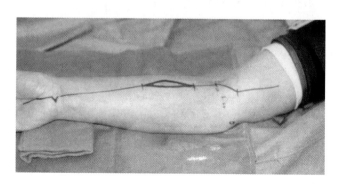

图31-7　上肢恶性纤维组织细胞瘤的活检切口。(见彩图)

病理医生对活检组织进行病理诊断,他们一般使用光学显微镜、免疫组织化学、电子显微镜和分子诊断技术明确病理。为了更好地对肿瘤诊断,病理医生要对肿瘤进行分级,肿瘤的级别主要指肿瘤在显微镜下的外观,主要用来反映肿瘤的侵袭性。高级别肿瘤侵袭性高,意味着更高的复发和转移倾向。低级别则相反。肿瘤分级不是肿瘤生物学行为的绝对依据,但是它能够帮助临床医生进行肿瘤预后评估。

分期

影像学检查和活检结果出来后,我们可以对肿瘤进行分期,最常用的是美国癌症联合委员会(The American Joint Committee on Cancer,AJCC)软组织肉瘤分期,如表 31 - 1 所示,患者常常要求了解肿瘤分期,要时刻谨记肿瘤分期不是肿瘤预后的绝对依据,临床分期对肿瘤治疗具有临床指导意义。

我患有恶性纤维组织细胞瘤,如何治疗

恶性纤维组织细胞瘤被确诊后,针对于每一名患者制订治疗计划,肉瘤治疗计划需要多种治疗方式,需要多学科参与患者的治疗中,治疗恶性纤维组织细胞瘤主要有三种治疗方式:手术、放疗和化疗。

外科手术

外科手术是治疗软组织肉瘤的主要治疗方式,外科治疗的目标是根治性切除肿瘤病变,对于四肢恶性肿瘤,外科选择主要有两大类:保肢手术和截肢手术。以前软组织肉瘤往往采用截肢术,但是后来

几个临床研究发现,截肢手术和保肢手术术后患者预后没有差异。美国癌症中心进行的一项随机临床研究发现,软组织肉瘤保肢手术总生存率为 70%,截肢手术总生存率 71%,没有统计学差异。目前 90% 肿瘤患者采用保肢手术,即切除肿瘤保留患肢。当外科医生认为肿瘤能够完整切除,并能够保留患肢功能时,保肢手术才能实施(图 31 - 8)。可以看出,衡量肿瘤切除和保留患肢功能是一个非常复杂且主观的决定。术前,医生向患者交代各种治疗方案利弊至关重要,肿瘤切除后,有时候需要进行修复重建,但是修复重建取决于肿瘤的大小及切除的部位。例如,骨或者关节需要重建或者组织缺损需要软组织皮瓣修复。

外科手术切除肿瘤后,病理医生会对肿瘤进行病理分级,并对术后标本切缘进行检测,标本四周及基底阴性意味着肿瘤被广泛切除,切缘阳性意味着有肿瘤细胞残留,也就是说外科手术理想结果是切缘阴性,不幸的是,并不是所有的手术切缘均阴性。外科手术切除范围分级见表 31 - 2。如果可能,广泛性切除和根治性切除试图获得阴性切缘。

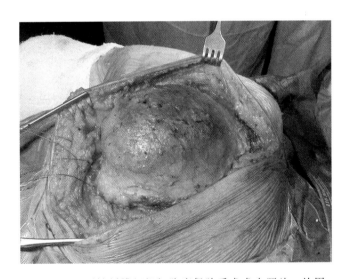

图 31 -8　恶性纤维组织细胞瘤保肢手术术中照片。从周围正常组织游离病变以达到广泛切除的目的。(见彩图)

表 31 - 1　AJCC 软组织分期系统,第 6 版

分期	大小	深度	分级	转移
I	任意	任意	低	无
II	<5cm,任意深度或 >5cm	浅	高	无
III	>5cm	深	高	无
IV	任意	任意	任意	是

深度:表浅是指深筋膜以上,深是指深筋膜以下,腹膜后肿瘤属于深部肿瘤。

表 31 -2　肉瘤外科手术切除范围分级

囊内切除	假包膜内肿物切除
边缘切除	包膜外将肿瘤完整切除,可能留下微小病灶
广泛性切除	正常组织外将肿瘤完整切除
根治性切除	肿瘤间室切除

放疗

放疗由肿瘤放射科医生操作实施,放疗能够杀灭术后微小肿瘤残留,明显降低术区复发,是 MFH 重要的治疗手段之一。标准的放疗剂量是 4～65Gy。

NCI 进行了一项前瞻性随机对照研究,91 例高级别恶性肿瘤随机分为单纯外科手术治疗组和手术治疗+术后放疗组,单纯外科治疗组中术后局部复发率为 20%,然而术后补充放疗患者术后复发率为 0,两组生存率没有区别。肿瘤患者一般进行保肢手术,术后补充放疗,局部控制率约为 85%。

放疗可以通过几种不同方式进行,最长用的是外照射放疗,可以术前、术中、术后放疗或者联合进行,每种方式均有优缺点,见表 31－3。一些肿瘤与神经血管关系密切,术前补充放疗能够使肿瘤缩小,提高保肢的可能性,或使得保肢更加容易。术前补充放疗主要的缺点是术后切口并发症问题。术后补充放疗是最长用的治疗模式。典型术前和术后放疗要经过 5 周的治疗时间,术中放疗的优点是可以大剂量直接照射病灶,尤其是与肠管及膀胱等重要脏器毗邻的病灶,而且特别适用于巨大腹膜后肉瘤的治疗。

还有一种放疗叫后装近距离放疗,肿瘤外科医生切除肿瘤后,肿瘤放射科医生在术区放置中空细塑料管,一旦切开开始愈合(大约术后 5 天),这个中空塑料管中还有放射性物质,该种治疗方式能够短期内进行高剂量放疗,而避免长时间的放疗(图 31－9)。

不幸的是,放疗有很多副作用,除了影响切口愈合外,还包括组织瘢痕形成导致肌肉硬化,皮肤变色,最严重的并发症是放疗区域癌变,这种病叫作放射后肉瘤或放射诱发性肉瘤,但放射诱发性肉瘤非常少见,长期肉瘤幸存者发生率仅为 5%。

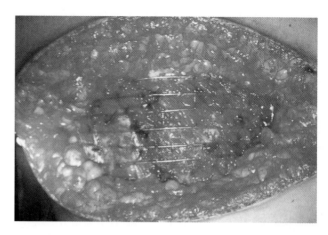

图 31－9　恶性纤维组织细胞瘤切除术后的后装组织间放疗。(见彩图)

化疗

化疗在恶性纤维组织细胞瘤中的疗效并不是完全确切,几组临床试验联合化疗药物多柔比星能够改善无瘤生存,但不能影响总生存。一篇 Meta 分析总结了 1600 例软组织肉瘤,分析发现化疗能够改善生存比例小于 10%,而且肢体肉瘤治疗效果好于躯体和腹膜后肿瘤。近来,临床试验证明异环磷酰胺联合多柔比星能够改善无瘤生存。不幸的是,这些治疗药物的试验结果存在差异,很难让患者决定接受化疗。MFH 患者化疗的实施必须由肿瘤科医生开展。对于已经发生转移或存在转移高风险患者应该进行化疗,然而,化疗经常在临床试验中开展。

肿瘤预后

恶性纤维组织细胞瘤的预后因素包括肿瘤分级、生长深度、大小、是否发生转移、患者年龄及组织分型。预后好的因素包括年龄小于 60 岁、肿瘤直径小于 5cm、浅表生长、低级别恶性、无转移和黏液性恶性纤维组织细胞瘤。高龄、肿瘤直径大于 5cm、深处生长、高级别恶性肿瘤患者预后较差。例如,患者患有较小的且低级别恶性肿瘤可能获得痊愈,对于较大的、较深的、高级别恶性(Ⅲ级)的患者,5 年生存率为 34%～70%。

局部复发,即肿瘤术后原位再次生长,软组织肉瘤术后复发率为 20%～30%,四肢肉瘤复发率最低,腹膜后及头颈部肉瘤复发率较高,肿瘤的生长部位直接影响到肿瘤是否能够广泛切除,切缘阳性复发率更高,局部复发率是否能够影响总生存时间尚无定论,

表 31－3　放疗优缺点

治疗方式	优点	缺点
术前放疗	缩小肿瘤	增加术后并发症
	肿瘤体积变小,易于切除	延后手术治疗时间
术中放疗	能增大手术边缘放疗剂量,	需要特殊手术间
	减小对正常组织损伤	切口并发症
术后放疗	几乎无切口相关并发症	大剂量放疗损伤,需要手术修复
	可以即刻手术治疗	

几个临床研究报道结论存在争议。

肉瘤列线图

纪念斯隆-凯特琳癌症中心进行了一项前瞻性队列研究,所有入组人员均为成年软组织肉瘤患者,临床试验进行了12年后得出了一个肉瘤致死率的列线图,列线图预后因素包括患者年龄、肿瘤体积(小于5、5~10、大于10)、组织分级(高级别或低级别)、组织亚型(纤维肉瘤、平滑肌肉瘤、脂肪肉瘤、恶性纤维组织细胞瘤、恶性周围神经鞘膜瘤、滑膜肉瘤、其他)、肿瘤深度(浅表或深)、病变位置(上肢、下肢、内脏、胸部、腹膜后、头或者颈部),该列线表是相当准确的,该结论能够给外科手术治疗提供依据,这个列线表能够给患者提供参考、随访和临床试验合格鉴定。

对于患者而言要明白目前的结论和生存数据来自不同的回顾性分析,缺少严格的入组标准。生存数据对于医生来说可以指导治疗,但是对于每名患者个体而言价值有限(表31-4)。

随访

大约1/3肢体和1/2的腹膜后恶性纤维组织细胞瘤会复发,原位(局部复发)或者远处(远处复发或者转移)复发。大多数复发通常在治疗后2年,但是也可能在患者生存的任何时间。复发主要取决于复发的次数和复发的危险因素。患者平均随访时间大约10年,巨大或者高级别恶性肿瘤最初几个月随访一次,而低级别恶性或者较小肿瘤可能每年随访一次。随访内容主要包括临床查体和胸部评估(包括胸片或者胸部CT),根据实际情况决定原发部位是否需要MRI检查。

表31-4　癌症中心恶性纤维组织细胞瘤的临床结论

中心	患者例数	局部复发率(%)	转移率(%)	5年生存率
纪念斯隆-凯特琳癌症中心	230	19	35	65
M.D.安德森癌症中心	271	21	31	68
French Federation 癌症中心	216	31	33	70

随访过程中一旦诊断有复发,治疗团队将会讨论下一步治疗,采用手术、放疗还是化疗。大多数复发可以手术切除,对于可行手术切除的病例,大约2/3的患者可以有一个长时间的生存,如果先前没有进行过放疗,复发区域可进行放疗。转移往往发生在肺,每个个体治疗计划主要取决于患者和肿瘤相关因素及先前接受过的治疗。对于孤立的、可进行手术切除的肺部转移灶,20%～50%的患者能够延长生存时间。发生远处转移可以进行化疗。不幸的是,如果患者复发或者转移而且不能进行手术切除,预后非常差。

结论

恶性纤维组织细胞瘤是可以治愈的肿瘤。

"恶性纤维组织细胞瘤"被WHO重新命名为未分化多形性肉瘤。

恶性纤维组织细胞瘤主要治疗方式为彻底的手术切除,常常需要术后补充放疗。

对于具有较高复发或者转移危险的患者和已经复发或者转移的患者可进行化疗。

复发或者转移的患者仍然可以治愈。

对于体积小、低级别恶性、肢体肿瘤、生长表浅和局限性病灶预后较好。

(张超　杨吉龙　译)

参考文献

1. In AJCC Cancer Staging Handbook. Edited, New York, Springer-Verlag, 2002.

2. Adjuvant chemotherapy for localised resectable soft-tissue sarcoma of adults: meta-analysis of individual data. Sarcoma Meta-analysis Collaboration. Lancet, 350(9092): 1647 - 54, 1997.

3. Enzinger and Weiss's Soft Tissue Tumors. Edited by Weiss SW, G. J., St. Louis, Mosby, 2001.

4. World Health Organization Classification of Tumors: Pathology and Genetics of Tumors of Soft Tissue and Bone. Edited by Fletcher CDM, U. K., Mertens F., Lyon, France, IARC Press, 2002.

5. Akerman, M.: Malignant fibrous histiocytoma-the commonest soft tissue sarcoma or a nonexistent entity? Acta Orthop Scand Suppl, 273: 41 - 46, 1997.

6. Barkley, H. T., Jr., Martin, R. G., Romsdahl, M. M., Lind-

berg, R. , and Zagars, G. K. Treatment of soft tissue sarcomas by preoperative irradiation and conservative surgical resection. Int J Radiat Oncol Biol Phys, 14(4): 693 – 699, 1988.

7. Billingsley, K. G. , Burt, M. E. , Jara, E. , Ginsberg, R. J. , Woodruff, J. M. , Leung, D. H. , and Brennan, M. F. Pulmonary metastases from soft tissue sarcoma: analysis of patterns of diseases and postmetastasis survival. Ann Surg, 229(5): 602 – 610; discussion 610 – 612, 1999.

8. Cahan, W. G. , Woodard, H. Q. , Higinbotham, N. L. , Stewart, F. W. , and Coley, B. L. Sarcoma arising in irradiated bone: report of eleven cases. Cancer, 1(1): 3 – 29, 1948.

9. Casson, A. G. , Putnam, J. B. , Natarajan, G. , Johnston, D. A. , Mountain, C. , McMurtrey, M. , and Roth, J. A. Five-year survival after pulmonary metastasectomy for adult soft tissue sarcoma. Cancer, 69(3): 662 – 668, 1992.

10. Cheng, E. Y. , Dusenbery, K. E. , Winters, M. R. , and Thompson, R. C. Soft tissue sarcomas: preoperative versus postoperative radiotherapy. J Surg Oncol, 61(2): 90 – 99, 1996.

11. Coindre, J. M. et al. Prognostic factors in adult patients with locally controlled soft tissue sarcoma. A study of 546 patients from the French Federation of Cancer Centers Sarcoma Group. J Clin Oncol, 14(3): 869 – 877, 1996.

12. Dehner, L. P. Malignant fibrous histiocytoma. Nonspecific morphologic pattern, specific pathologic entity, or both? Arch Pathol Lab Med, 112(3): 236 – 237, 1988.

13. Eary, J. F. , O'Sullivan, F. , Powitan, Y. , Chandhury, K. R. , Vernon, C. , Bruckner, J. D. , and Conrad, E. U. Sarcoma tumor FDG uptake measured by PET and patient outcome: a retrospective analysis. Eur J Nucl Med Mol Imaging, 29(9): 1149 – 1154, 2002.

14. Eilber, F. C. , Brennan, M. F. , Eilber, F. R. , Dry, S. M. , Singer, S. , and Kattan, M. W. Validation of the postoperative nomogram for 12 – year sarcoma-specific mortality. Cancer, 101(10): 2270 – 2275, 2004.

15. Fletcher, C. D. Pleomorphic malignant fibrous histiocytoma: fact or fiction? A critical reappraisal based on 159 tumors diagnosed as pleomorphic sarcoma. Am J Surg Pathol, 16(3): 213 – 228, 1992.

16. Gaynor, J. J. , Tan, C. C. , Casper, E. S. , Collin, C. F. , Friedrich, C. , Shiu, M. , Hajdu, S. I. , and Brennan, M. F. Refinement of clinicopathologic staging for localized soft tissue sarcoma of the extremity: a study of 423 adults. J Clin Oncol, 10(8): 1317 – 1329, 1992.

17. Heslin, M. J. , Lewis, J. J. , Woodruff, J. M. , and Brennan, M. F. Core needle biopsy for diagnosis of extremity soft tissue sarcoma. Ann Surg Oncol, 4(5): 425 – 431, 1997.

18. Heslin, M. J. , Woodruff, J. , and Brennan, M. F. Prognostic significance of a positive microscopic margin in high-risk extremity soft tissue sarcoma: implications for management. J Clin Oncol, 14(2): 473 – 478, 1996.

19. Hollowood, K. , and Fletcher, C. D. Malignant fibrous histiocytoma: morphologic pattern or pathologic entity? Semin Diagn Pathol, 12(3): 210 – 220, 1995.

20. Jager, P. L. , Hoekstra, H. J. , Leeuw, J. , van Der Graaf, W. T. , de Vries, E. G. , and Piers, D. Routine bone scintigraphy in primary staging of soft tissue sarcoma: Is it worthwhile? Cancer, 89(8): 1726 – 1731, 2000.

21. Kattan, M. W. , Leung, D. H. , and Brennan, M. F. Postoperative nomogram for 12-year sarcoma-specific death. J Clin Oncol, 20(3): 791 – 796, 2002.

22. Kauffman, S. L. , and Stout, A. P. Histiocytic tumors (fibrous xanthoma and histiocytoma) in children. Cancer, 14: 469 – 482, 1961.

23. Kern, K. A. , Brunetti, A. , Norton, J. A. , Chang, A. E. , Malawer, M. , Lack, E. , Finn, R. D. , Rosenberg, S. A. , and Larson, S. M. Metabolic imaging of human extremity musculoskeletal tumors by PET. J Nucl Med, 29(2): 181 – 186, 1988.

24. Larramendy, M. L. , Tarkkanen, M. , Blomqvist, C. , Virolainen, M. , Wiklund, T. , Asko-Seljavaara, S. , Elomaa, I. , and Knuutila, S. Comparative genomic hybridization of malignant fibrous histiocytoma reveals a novel prognostic marker. Am J Pathol, 151(4): 1153 – 1161, 1997.

25. Le Doussal, V. et al. Prognostic factors for patients with localized primary malignant fibrous histiocytoma: a multicenter study of 216 patients with multivariate analysis. Cancer, 77(9): 1823 – 1830, 1996.

26. Leyvraz, S. , Bacchi, M. , Cerny, T. , Lissoni, A. , Sessa, C. , Bressoud, A. , and Hermann, R. Phase I multicenter study of combined high-dose ifosfamide and doxorubicin in the treatment of advanced sarcomas. Swiss Group for Clinical Research (SAKK). Ann Oncol, 9(8): 877 – 884, 1998.

27. Lindberg, R. D. , Martin, R. G. , Romsdahl, M. M. , and Barkley, H. T. , Jr. Conservative surgery and postoperative radiotherapy in 300 adults with soft-tissue sarcomas. Cancer, 47(10): 2391 – 2397, 1981.

28. Mankin, H. J. , Mankin, C. J. , and Simon, M. A. The hazards of the biopsy, revisited. Members of the Musculoskeletal Tumor Society. J Bone Joint Surg Am, 78(5): 656 – 663, 1996.

29. Mark, R. J. , Poen, J. , Tran, L. M. , Fu, Y. S. , Selch, M. T. , and Parker, R. G. Postirradiation sarcomas. A single-institution study and review of the literature. Cancer, 73(10):

2653 – 2662,1994.

30. Mekhmandarov,S. , Azaria,M. , Engelberg,S. , and Lieberman,L. M. Utility of 24 hour bone scan in evaluation of bone involvement by soft tissue sarcoma. Clin Nucl Med,13(9): 649 – 651,1988.

31. Midis,G. P. , Pollock,R. E. , Chen,N. P. , Feig,B. W. , Murphy,A. , Pollack,A. , and Pisters,P. W. Locally recurrent soft tissue sarcoma of the extremities. Surgery,123(6): 666 – 671,1998.

32. Mills,E. E. Adjuvant chemotherapy of adult high-grade soft tissue sarcoma. J Surg Oncol,21(3): 170 – 175,1982.

33. Miraldi,F. , Adler,L. P. , and Faulhaber,P. PET imaging in soft tissue sarcomas. Cancer Treat Res,91: 51 – 64,1997.

34. Nieweg,O. E. , Pruim,J. , van Ginkel,R. J. , Hoekstra,H. J. , Paans,A. M. , Molenaar,W. M. , Koops,H. S. , and Vaalburg,W. Fluorine-18-fluorodeoxyglucose PET imaging of soft-tissue sarcoma. J Nucl Med,37(2): 257 – 261,1996.

35. O'Sullivan,B. et al. Preoperative versus postoperative radiotherapy in soft-tissue sarcoma of the limbs: a randomised trial. Lancet,359(9325): 2235 – 2241,2002.

36. Patel,S. R. , Vadhan-Raj,S. , Burgess,M. A. , Plager,C. , Papadopolous,N. , Jenkins,J. , and Benjamin,R. S. Results of two consecutive trials of dose-intensive chemotherapy with doxorubicin and ifosfamide in patients with sarcomas. Am J Clin Oncol,21(3): 317 – 321,1998.

37. Pisters,P. W. , Harrison,L. B. , Leung,D. H. , Woodruff, J. M. , Casper,E. S. , and Brennan,M. F. Long-term results of a prospective randomized trial of adjuvant brachytherapy in soft tissue sarcoma. J Clin Oncol,14 (3): 859 – 868,1996.

38. Pisters,P. W. , Harrison,L. B. , Woodruff,J. M. , Gaynor, J. J. , and Brennan,M. F. A prospective randomized trial of adjuvant brachytherapy in the management of low-grade soft tissue sarcomas of the extremity and superficial trunk. J Clin Oncol,12(6): 1150 – 1155,1994.

39. Pisters,P. W. , Leung,D. H. , Woodruff,J. , Shi,W. , and Brennan,M. F. Analysis of prognostic factors in 1,041 patients with localized soft tissue sarcomas of the extremities. J Clin Oncol,14(5): 1679 – 1689,1996.

40. Rosenberg,S. A. et al. The treatment of soft-tissue sarcomas of the extremities: prospective randomized evaluations of (1) limb-sparing surgery plus radiation therapy compared with amputation and (2) the role of adjuvant chemotherapy. Ann Surg,196(3): 305 – 315,1982.

41. Roth,J. A. , Putnam,J. B. , Jr. , Wesley,M. N. , and Rosenberg,S. A. Differing determinants of prognosis following resection of pulmonary metastases from osteogenic and soft tissue sarcoma patients. Cancer,55(6): 1361 – 1366,1985.

42. Salo,J. C. , Lewis,J. J. , Woodruff,J. M. , Leung,D. H. , and Brennan,M. F. Malignant fibrous histiocytoma of the extremity. Cancer,85(8): 1765 – 1772,1999.

43. Sindelar,W. F. , Kinsella,T. J. , Chen,P. W. , DeLaney, T. F. , Tepper,J. E. , Rosenberg,S. A. , and Glatstein,E. Intraoperative radiotherapy in retroperitoneal sarcomas. Final results of a prospective,randomized,clinical trial. Arch Surg, 128(4): 402 – 410,1993.

44. Singer,S. , Antman,K. , Corson,J. M. , and Eberlein,T. J. Long-term salvageability for patients with locally recurrent soft-tissue sarcomas. Arch Surg,127(5): 548 – 553; discussion 553 – 554,1992.

45. Skrzynski,M. C. , Biermann,J. S. , Montag,A. , and Simon,M. A. Diagnostic accuracy and charge-savings of outpatient core needle biopsy compared with open biopsy of musculoskeletal tumors. J Bone Joint Surg Am,78 (5): 644 – 649,1996.

46. Williard,W. C. , Collin,C. , Casper,E. S. , Hajdu,S. I. , and Brennan,M. F. The changing role of amputation for soft tissue sarcoma of the extremity in adults. Surg Gynecol Obstet,175(5): 389 – 396,1992.

47. Williard,W. C. , Hajdu,S. I. , Casper,E. S. , and Brennan,M. F. Comparison of amputation with limb-sparing operations for adult soft tissue sarcoma of the extremity. Ann Surg,215(3): 269 – 275,1992.

48. Yang,J. C. et al. Randomized prospective study of the benefit of adjuvant radiation therapy in the treatment of soft tissue sarcomas of the extremity. J Clin Oncol,16 (1): 197 – 203,1998.

49. Zagars,G. K. , Mullen,J. R. , and Pollack,A. Malignant fibrous histiocytoma: outcome and prognostic factors following conservation surgery and radiotherapy. Int J Radiat Oncol Biol Phys,34(5): 983 – 994,1996.

第 **32** 章

脂肪肉瘤

Mark Gebhardt

Peter J. Buecker

引言

"脂肪肉瘤"的名称是特指一类从良性至恶性转化过程中的一系列病变,后者更具侵袭性,更易于出现复发和转移。对不同亚型的特征和生物学行为的认识有助于指导对该疾病的治疗和预后。虽然软组织肉瘤有关评价与治疗的原则同样适用,但脂肪肉瘤有一些独有的特征,需要特殊考虑。脂肪肉瘤的治疗需要多学科合作,并应在肉瘤治疗各方面经验丰富的肿瘤中心进行。

背景

与其他类型癌症相比,软组织肉瘤相对少见。每年新诊断的软组织肉瘤约 5000 例(Sim,1994),约占所有新确诊肿瘤的 1% (Lewis,1996)。脂肪肉瘤占软组织肉瘤的 9.8% ~ 18%,其发病率仅次于恶性纤维组织细胞瘤(Peterson,2003;Enzinger,1995)。

脂肪肉瘤经过原始肿瘤经脂肪分化而来。主要见于成年人,其发病高峰年龄为 40 ~ 60 岁,男性略多(Enzinger,1995)。青少年发病者往往发生在第二个 10 年(Coffin,1997)。各年龄层发病部位相似,50% 以上位于肢体深部尤其是大腿的软组织(Coffin,1997;Pisters,1996),表现为缓慢生长的无痛性肿块。通常患者在局部微小外伤后发现,随时间延长质硬肿块并不消失往往是患者就诊的主要原因。可惜由于肉瘤患者疾病初始不觉得"生病",他们的诊断以及治疗经常出现延误。

脂肪肉瘤的一个独特的特点是它倾向于发生在脏器间隙,尤其是在腹膜后。接近 1/3 的患者可能会出现在这个位置(Peterson,2003)。发生在该部位的脂肪肉瘤可能具有不同的表现。由于腹膜后间隙较大,腿能容许更大的体积变化,因此往往被发现时肿瘤更大、更晚。此外,当肿瘤压迫输尿管和肠管时,尿

> 脂肪肉瘤最初于 1857 年由 R.Virchow 描述。1944 年,Arthur Purdy Stout 说:"当然,在肿瘤中最奇特和神奇的是形成脂肪的肿瘤。它们奇怪的生长方式,它们令人惊讶的肿瘤大小以及其他许多独有的特征都使人们对它们饶有兴趣。"——R. Virchow. Ein fall von Bosartigen zum Theil in der form des Neurons auftretenden Fettgeschwulsten. Arch A Pathol Anat Phys, 1857; 11: 281–288;A. P. Stout. Liposarcoma—the malignant tumor of lipoblasts. Annals of Surgery,1944;119(1): 86–107.

路梗阻及肠道阻塞症状可能会占主导地位。因此处理该部位的脂肪肉瘤也特别困难。

值得一提的是,除了先前所描述的部位,脂肪肉瘤可能会出现在其他许多地方。约 5% 发生在头颈部,而 10% 发生于上肢。其他少见部位可能包括精索、腹腔、腋下、外阴,甚至乳腺。虽然大多数脂肪肉瘤被认为是原发的,发生在乳腺的可能来自于已经存在的叶状肉瘤(Donegan,1979;Austin,1986)。并无良性脂肪瘤恶变为脂肪肉瘤的报道。

病史和查体

大多数脂肪肉瘤患者会以肿块为主诉。它们在某种形式的创伤之前通常为无痛性的。如前所述,发生在特定部位的脂肪肉瘤可以变得非常大。肿瘤可以质软呈鲜肉样或质韧,这在很大程度上取决于有多少成熟的脂肪,或病灶的分化程度。对大的良性脂肪瘤和脂肪肉瘤的初步鉴别诊断很重要,当肿瘤 >5cm,位置深在,质硬且固定(Sim,1994)时往往考虑恶性。与其他任何肿块的全身评价一样,在对患肢检查之外,必须进行全面的查体,包括胸部、腹部和盆腔。

影像学检查

经过详细的询问病史和体检后,应进行影像学检查。对于肢体病变,首先行标准的 X 线检查(Sim,1994)。这有助于明确病变是否累及骨。接下来,通常选择 MRI、平扫或强化。脂肪肉瘤的 MRI 结果非常特异,有时在活检之前即可得出诊断。这在很大程度上取决于肿瘤与正常脂肪类似程度(即肿瘤分化情况)(图 32 - 1 和图 32 - 2)。

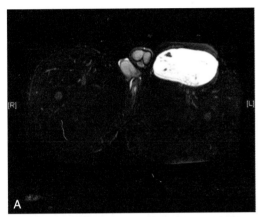

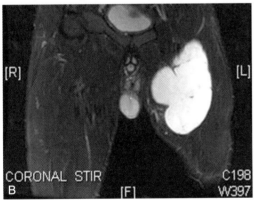

图 32 - 1　脂肪性肿瘤的 MRI 表现。患者,男,28 岁,位于左腹股沟/大腿的肿瘤,轴位和冠状位 MRI 显示较大但质地均一的、境界清楚的病变。这种分叶状外观是大的良性脂肪瘤或分化良好的脂肪肉瘤的特征性表现。

脂肪肉瘤在 MRI 上往往表现为境界清楚的分叶状肿块 (Arkun, 1997)。有无对比增强取决于分化程度。轻度强化见于高分化脂肪肉瘤,在侵袭性更强的小圆细胞型、多形性和去分化型中强化更明显。黏液性脂肪肉瘤是一种交界性亚型,显示与其异质性相应的对比增强(Arkun, 1997)。脂肪肉瘤的其他特点包括厚的纤维分隔,结节和抑脂像上的对比强化(Peterson,2003)。此外,病灶内可见出血和坏死,见图 32-2。

CT、MRI、PET 和骨扫描均在 2004 年 8 月的 ESUN 期刊内"医护须知"章节。此外,还有额外的网络资源,在该文章的问答部分对这些检查进行了描述。

分期和活检

一旦查体或影像学检查怀疑为肉瘤,应进行分期和活检。这基本上可以确定病变的性质以及肿瘤有无扩散及扩散的程度。上述影像学检查是肿瘤分期中的一个关键组成部分。此外,由于肺是最常见的转移部位,胸部 X 线和 CT 应常规进行。对脂肪肉瘤来说,还建议对腹部进行 CT 检查,因为脂肪肉瘤常累及腹膜后和内脏间隙。实验室检查包括血象、血沉和生化。这些结果将反映由肿瘤引起的全身反应,并可作为治疗监测的基准值。

活检是指获取组织以做出确切诊断,因此非常重要。肿瘤的组织学(或镜下)检查可以让人们获得该肿瘤的生物学行为的信息。可透过针吸活检或通过

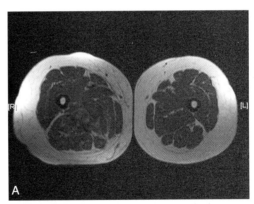

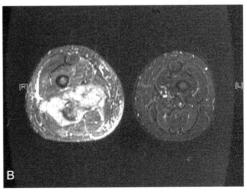

图 32 - 2　大腿后间室的黏液性脂肪肉瘤。轴位 T1 加权像及 STIR 影像。病变具有一定的异质性并与周围皮下脂肪信号不一,同时注意病变周围具有水肿,这通常是恶性病变的表现。

切开或切除活检的方法均可以获得足够的组织。切开活检是指在手术室通过手术完成。这种方法可提供最多的组织供病理检查,但往往是不必要的,甚至是不当的。由于许多软组织肉瘤可触及,穿刺活检即已足够。这通常可在 CT 引导下由一个放射科医生完成。有时为了要获得足够的组织样本仍需行切开活检。这包括在皮肤做切口,获得共评价的肿瘤组织。切除活检(切除整个肿瘤进行活检)应尽量避免,因为经适当的分期和组织学诊断后可疑为肉瘤的应进行设计良好的最终切除。

脂肪肉瘤病理

活检后首先将切除的组织进行显微镜下组织学诊断。有时病理医生需要进行一些特殊的检查以协助做出明确诊断,因此活检结果有时需要数天或者数周。

脂肪肉瘤在 WHO 的分类中分为四种亚型:分化良好型(非典型脂肪性肿瘤)、黏液性、多形性和去分化型。尽管具有不同分类区别点的这些亚型属于同一类疾病,但各亚型均有其独有的特征。表 32 - 1 对各亚型进行了简单的描述(图 32 - 3 和图 32 - 4)。

互联网上肿瘤学及血液学的遗传学和细胞遗传学图谱中包含有脂肪肉瘤分类信息及其他信息的一个网页。特别是在"参考书目"部分提供了大量的参考文献。在诺贝尔官方网站上有关于 DNA、RNA 和蛋白质的介绍。点击上述链接后,请务必阅读"了解如何浏览该文件"部分以充分利用本教程。

脂肪肉瘤中亦存在一些细胞遗传学的改变。高分化脂肪肉瘤在 12 号染色体的 q13~15 存在异常(Rubin,1997)。而在去分化脂肪肉瘤中存在同样的异常。最具特征性的遗传学改变存在于黏液型脂肪肉瘤中,它在两条染色体间存在基因转位或共享。这种染色体易位发生在 12 号与 16 号之间,形成被称为致癌基因或表达时能促进细胞向癌转化的 TLS-CHOP 融合基因。这种特殊的易位及其基因产物仅见于黏液性脂肪肉瘤,因此可用于这种肿瘤的特异性诊断(Rubin,1997)。

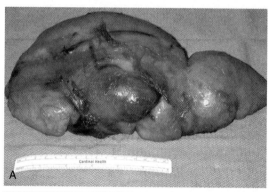

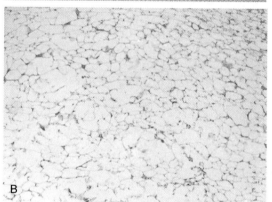

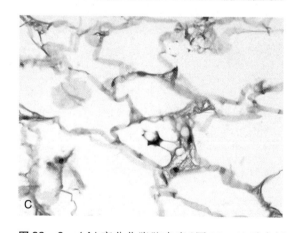

图32 - 3   (A)高分化脂肪肉瘤(图 32 - 1)手术标本。外观与成熟脂肪相似。(B,C)显微镜下,可以看到类似正常脂肪组织的"印戒"细胞。高倍镜下可见脂肪母细胞与梭形细胞(典型的肉瘤)关系密切。(见彩图)

表32 - 1   脂肪肉瘤的亚型

分化良好型	包括非典型脂肪瘤,最多见(占脂肪肉瘤50%),低级别恶性(不转移,偶可复发),具有去分化可能
黏液性	中度恶性,包括对应高级别恶性的圆细胞型,青少年中最多见的亚型,具有转移可能,尤其是圆细胞型
多形性	最少的类型(占 5% ~ 10%),高级别恶性,生物学行为类似 MFH、癌,甚至黑色素瘤。易于出现局部复发和远处转移
去分化型	与分化良好型脂肪肉瘤相关的高级别恶性肉瘤(MFH、纤维肉瘤),腹膜后病变中常见,有可能转移

选自 Peterson 2003,Dei Tos 2000,Coffin 1997,Enzinger 1995 和 Weiss 1992。

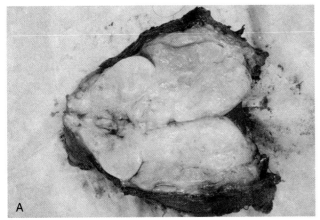

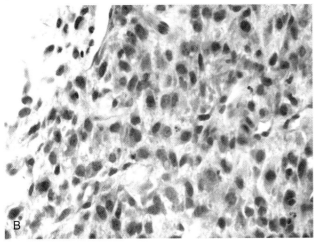

图32-4 （A）黏液样脂肪肉瘤大体标本横断面。虽然有些地方类似脂肪,但较厚的纤维分隔和组织异型性提示病变较图32-3具有更强的侵袭性。（B）组织学上,高级别恶性肿瘤的特点是富于细胞,高级别核异型性和较高的核分裂指数。相对于分化良好的脂肪肉瘤,"印戒"型细胞很少。（见彩图）

一旦肿瘤确诊,即可进行完整的分期和治疗的计划。表32-2显示了肌肉骨骼肿瘤医生常用的骨与软组织分期系统（Enneking,1980）。

表32-2 肉瘤手术分期

分期	分级	部位
ⅠA	低	间室内（骨或肌肉起止点内）
ⅠB	低	间室外
ⅡA	高	间室内
ⅡB	高	间室外
Ⅲ	任意＋转移	任意＋转移

改编自 Enneking,1980。

脂肪肉瘤的治疗

像其他软组织肉瘤一样,脂肪肉瘤主要治疗方法为外科手术。手术主要目标是完全切除肿瘤和防止复发,因此需要进行广泛切除或根治切除（表32-3）。

Dr Brennan M 谈保肢术:历史上对这些肿瘤外科治疗主要是截肢,但目前大部分均可以获得保肢。这很大程度上应归功于人们对肉瘤生物学行为的认识以及放疗的应用。这些进步使得目前原发软组织肉瘤的截肢率从50%降低到约5%（Spiro,1997）。保肢手术的进行应不牺牲肿瘤学上对肿瘤去除的要求,同时保留的肢体功能应优于假肢。应注意到即使进行保肢手术,亦可能出现功能障碍,这很大程度上取决于肿瘤大小、位置以及连同肿瘤一并切除的组织（肌肉、肌腱、神经等）。切除后进行重建有时可减少功能障碍（图32-5）。

表32-3 手术切除

病灶内切除	刮除,肿瘤局部切除
边缘切除	可能镜下残留
广泛性切除	切除肿瘤及其周围正常组织
根治性切除	全间室切除,包括截肢

改编自 Enneking,1980。

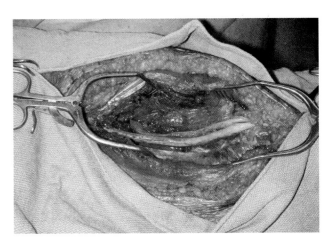

图32-5 巨大脂肪肉瘤保肢术中的照片。由于邻近主要神经（图片中心）,广泛切除难以实现。通常情况下,为使肿瘤缩小并远离主要神经血管可于术前给予放疗和（或）化疗,从而使肿瘤切除达到肿瘤学要求并利于保肢手术进行。（见彩图）

尽管手术与放疗的结合已获得85%~90%的局部控制率(Spiro,1997)。对放疗的时效性,术前或者术后给予仍存在争议。术前放疗的优势在于放射的剂量更小、射野更小。此外,可能缩小肿瘤的大小,从而使手术在技术上更为可行。缺点是手术并发症,特别是伤口愈合并发症有所增加。Pollack等人(1998)报道术前接受放疗的患者,约25%出现伤口愈合并发症,而术后放疗的患者只有6%。尽管并发症有所增加,出于改善肿瘤学结果及减少远期并发症方面的考虑,仍有学者建议使用术前放疗。化疗在脂肪肉瘤中的作用仍存在争议,且只对某些病例有效。人们普遍认识到脂肪肉瘤的生物学行为与其组织学亚型相关(见上文),高分化脂肪肉瘤接受手术和术前放疗后,局部复发率为10%,远处转移为0%(Zagars,1996)。与之相反的是,多形性脂肪肉瘤约1/3出现复发,约40%出现转移。5年和10年生存率在高分化脂肪肉瘤中分别为100%和87%,在黏液性为88%和76%,在多形性为56%和39%(Zagars,1996;Chang,1989)。

Murray Brennan医生谈及截肢,认为局部复发在很大程度上取决于在手术时的切缘状态,切缘阳性者具有较高的复发率(Sadoski,1993)和不尽如人意的预后(Spiro,1997)。在某些情况下,截肢可能仍然是某些肉瘤患者不得已的选择。虽然截肢目标是切除肉瘤,它没有处理转移病灶,亦不能保证完全不复发。截肢后,患者往往会选择使用假肢。假肢的选择在很大程度上取决于截肢水平。简而言之,患者保留的关节越多,其功能越好。成功过渡至使用假肢需要专业的假肢康复师的参与,制订一套包括术后残肢护理和步态训练的物理治疗的程序,当然患者的完全投入是最重要的。

监测

当肿瘤已切除和辅助治疗完成后,仍需要继续监测,以及时发现任何局部复发或远处转移。这通常包括查体、患肢的X线检查和一系列的胸部、腹部(一般CT)和骨盆的影像学检查。这种随诊应在患者的余生中持续,一旦发现疾病复发或转移,应给予相应的治疗。

肿瘤有时可发生在放疗之后,称为放射后肉瘤。根据定义,这是在放疗之前"正常"的组织接受放射之后出现的(Arlen,1971)。他们往往在治疗后最少2~3年后发生,有时可能会长达30年以后出现。最常见类型是恶性纤维组织细胞瘤(70%),通常是高级别恶性(Enzinger,1995)。据报道这类肿瘤的生存率为5%~26%(Robinson,1988;Laskin,1988)。

结论

脂肪肉瘤是指一系列恶性肿瘤,其行为取决于组织学亚型。但治疗原则基本上与其他软组织肉瘤相同,主要包括放疗和手术相结合,伴或不伴化疗。为监测肿瘤复发和转移,对患者应进行一系列的检查,对新出现的症状或主诉亦应马上处理。这在具有不寻常的播散和复发模式的脂肪肉瘤中尤其重要(Vassilopoulos,2001;Linehan,2000;Pearlstone,1999)。

（陈勇　杨吉龙　译）

参考文献

1. Arkun R,Memis A,Akalin T, et al. Liposarcoma of soft tissue: MRI findings with pathologic correlation. Skeletal Radiology, 1997;26: pp 167 – 172.

2. Arlen M,Higinbotham NL,Huvos AG, et al. Radiation-induced sarcoma of bone. Cancer, 1971;28:1087.

3. Austin RM,Dupree WB. Liposarcoma of the breast: a clinico-pathologic study of 20 cases. Hum Pathol, 1986;17(9): pp 906 – 913.

4. Brennan MF and Lewis JJ, et al. Adjuvant Management. In Diagnosis and Management of Soft Tissue Sarcoma. London,2002, Martin Dunitz,pp 153 – 183.

5. Brennan MF and Lewis JJ, et al. Clinical and pathologic correlates. In Diagnosis and Management of Soft Tissue Sarcoma. London,2002,Martin Dunitz,pp 91 – 140.

6. Chang HR,Hajdu SI,Collin C, et al. The prognostic value of histologic subtypes in primary extremity liposarcoma. Cancer, 1989;64:1514.

7. Christopher DM, Unni KK, Mertens F. WHO classification of tumors. Pathology and genetics: tumors of soft tissue and bone. Lyon,France,2002,IARC Press,pp 35 – 46.

8. Coffin CM. Adipose and myxoid tumors. In Pediatric Soft Tissue Tumors: A Clinical, Pathological, and Therapeutic Approach,Coffin CM,Dehner LP and O'Shea PA eds. Baltimore, 1997,Williams and Wilkins,pp 254 – 276.

9. Dei Tos AP. Liposarcoma: new entities and evolving concepts.

Ann Dian Pathol, 2000; 4: pp 252 – 266.

10. Donegan WL. Sarcoma of the breast. Major Probl Clin Surg, 1979; 5: pp 504 – 42.

11. Enneking WF, Spanier SS, Goodman MA. A system for the surgical staging of musculoskeletal sarcoma. CORR, 1980; 153: pp 106 – 120.

12. Enzinger FM and Weiss SW, et al. General considerations. In Soft Tissue Tumors, Third Edition. St. Louis, 1995, Mosby, pp 1 – 16.

13. Enzinger FM and Weiss SW, et al. Liposarcoma. In Soft Tissue Tumors, Third Edition. St. Louis, 1995, Mosby, pp 431 – 66.

14. Laskin WB, Silverman TA, Enzinger FM. Postradiation soft tissue sarcomas: an analysis of 53 cases. Cancer, 1988; 62: 2330.

15. Layfield LJ ed. Lipomatous Neoplasms. In Cytopathology of Bone and Soft Tissue Tumors. Oxford, 2002, Oxford University Press, pp 71 – 88.

16. Lewis JJ, Brennan MF. Soft tissue sarcomas. Curr Probl Surg, 1996; 3: pp 817 – 872.

17. Linehan DC, Lewis JJ, Leung D, Brennan MF. Influence of biologic factors and anatomic site in completely resected Liposarcoma. Journal of Clinical Oncology, 2000; 18(8): pp 1637 – 1643.

18. Pearlstone DB, Pisters PWT, Bold RJ, et al. Patterns of recurrence in extremity Liposarcoma. Cancer, 1999; 85(1): pp 85 – 92.

19. Peterson JJ, Kransdorf MJ, Bancroft LW, O'Connor MI. Malignant fatty tumors: classification, clinical course, imaging appearance and treatment. Skeletal Radiology, 2003; 32: pp 493 – 503.

20. Pisters PWT, Leung DH, Woodruff J, et al. Analysis of prognostic factors in 1,041 patients with localized soft tissue sarcomas of the extremities. J Clin Oncol, 1996; 14: pp 1679 – 1689.

21. Pollack A, Zagars GK, Goswitz MS, et al. Preoperative vs. postoperative radiotherapy in the treatment of soft tissue sarcomas: a matter of presentation. Int. J. Radiation Oncology Biol. Phys, 1998; 42(3): pp 563 – 572.

22. Robinson E, Neugut AI, Wylie P. Clinical aspects of postirradiation sarcomas. J Natl Cancer Inst, 1988; 80: 233.

23. Rubin BP and Fletcher CDM. The cytogenetics of lipomatous tumors. Histopathology, 1997; 30: pp 507 – 511.

24. Sadoski C, Suit H, Rosenberg A, et al. Preoperative radiation, surgical margin and local control of extremity sarcomas of soft tissues. J Surg Oncol, 1993; 52: pp 223 – 230.

25. Sim FH, Frassica FJ and Frassica DA. Soft tissue tumors: diagnosis evaluation and management. J Am Acad Orthop Surg, 1994; 2: pp 202 – 211.

26. Spiro IJ, Gebhardt MC, Jennings C, et al. Prognostic factors for local control of sarcomas of the soft tissues managed by radiation and surgery. Seminars in Oncology, 1997; 24(5): pp 540 – 546.

27. Vassilopoulos PP, Voros DN, Kelessis NG, et al. Unusual spread of Liposarcoma. Anticancer Research, 2001; 21: 1419 – 1422.

28. Virkus WW, Mollabashy A, Reith JD, et al. Preoperative radiotherapy in the treatment of soft tissue sarcomas. CORR, 2002; 397: pp 177 – 189.

29. Weiss SW, Rao VK. Well-differentiated liposarcoma (atypical lipoma) of the deep soft tissues of the extremities, retroperitoneum and miscellaneous sites: a follow-up study of 92 cases with analysis of "dedifferentiation." Am J Surg Pathol, 1992; 16: pp 1051 – 1058.

30. Zagars GK, Goswitz MS and Pollack A. Liposarcoma: Outcome and prognostic factors following conservation surgery and radiation therapy. Int. J. Radiation Oncology Biol. Phys, 1996; 36(2): pp 311 – 319.

第 33 章

滑膜肉瘤

Andrea Ferrari

Paola Collini

重要说明:本文主要描述了滑膜肉瘤的病理学特征、临床特点和治疗策略,给那些不熟悉该病的医生做一介绍。作者的日常工作主要是治疗儿童和青少年的软组织肉瘤。因此,本文以一个儿科肿瘤学专家的角度来讨论滑膜肉瘤,尤其偏重于治疗方面。

引言

软组织肉瘤是骨组织以外的一类非上皮源性恶性肿瘤,涉及肌肉、脂肪、纤维组织、血管和周围神经系统。软组织肉瘤包括各种类型的间充质的恶性肿瘤,根据相似的成人组织或可能的起源组织进行组织学分类。这类肿瘤比较罕见。每年的发病率为 $(2 \sim 3)/10$ 万,约占全部恶性肿瘤的 1% ,占全部致死肿瘤的 2% 。但是在儿童恶性肿瘤中,软组织肉瘤约占 8% 。

人体组织:这里有一个可以让你熟悉人体组织基本特征的介绍。这个网站的设计允许你通过组织分类和主题去了解每种类型的组织的关键特征。对于那些寻找解释或综述的人,这个表能够用作查找特定组织类型或相关内容的指引。

滑膜肉瘤是最常见的恶性软组织肿瘤之一,约占全部软组织肉瘤的 8% 。Weiss 等报道,在青少年中,滑膜肉瘤是一种最常见的非横纹肌肉瘤,占非横纹肌肉瘤的 $15\% \sim 20\%$(Weiss, 2001)。滑膜肉瘤的发病高峰在 $20 \sim 30$ 岁(约 30% 的患者在 20 岁以下患病),并且男性多发(男:女约为 $1.2 \colon 1$)。虽然这种肿瘤被称为滑膜肉瘤,但是它并不起源于滑膜组织。与大多数软组织肉瘤一样,滑膜肉瘤的发病机制仍不明确,没有确定的危险因素。因此,没有好的筛查方法。

病理学与生物学

从临床表现、形态学和遗传学上,滑膜肉瘤都是一种独立的肉瘤,特征是存在特异的染色体易位 $t(X;18)(p11;q11)$。在最近的"WHO 软组织和骨肿瘤分类"中,滑膜肉瘤因缺乏相对应的正常组织而被归为组织起源未定的恶性肿瘤(WHO, 2013)。尽管滑膜肉瘤主要发生于软组织,但它也可发生于肾、肺和胸膜。

染色体易位:染色体易位包括染色体断裂和不同染色体的重新连接。滑膜肉瘤具有特征性的染色体易位,并且被认为在肿瘤生长过程中发挥至关重要的作用。具有特征性的染色体易位为靶向治疗提供了可能的机制。

在线的肿瘤和血液病的遗传和分子遗传学图谱包含一个关于滑膜肉瘤的分类和其他信息的网页。这个网页的参考文献中,很多文献涉及滑膜肉瘤的染色体易位。也可见下面的"分子遗传学"一栏。

应强调将患者转诊至具有肉瘤诊治多学科合作的医疗中心进行治疗。多学科合作将在正式的肉瘤会诊基础上回顾患者信息,制订规范治疗方案。而各学科的代表也将积极参与,共同制订合理的方案和进行有效的治疗合作。

根据形态学特征,滑膜肉瘤分为:

- 双相型滑膜肉瘤;
- 单相型滑膜肉瘤;
- 单相上皮型滑膜肉瘤(罕见);
- 低分化型滑膜肉瘤。

双相型滑膜肉瘤由不同比例的上皮样细胞和梭形细胞构成(图 33 - 1)。

　　单相型滑膜肉瘤仅由梭形细胞构成(图33-2)。完全由腺样结构组成的单相上皮型滑膜肉瘤仅在理论上存在,需要利用分子遗传学检测以除外腺癌。

　　低分化型滑膜肉瘤有三种形式:大细胞/上皮样/棒状型、小细胞型和高级别梭形细胞型(图33-3)。

　　低分化型滑膜肉瘤被认为是肿瘤进展的一种表现,具有更高的侵袭性和转移率(Weiss, 2001)。在细胞稀疏区,可以见到透明变性、黏液样改变和钙化,伴或不伴骨化,罕见软骨样改变。1/3的滑膜肉瘤中出现局灶性的肿瘤性钙化,伴或不伴骨化。

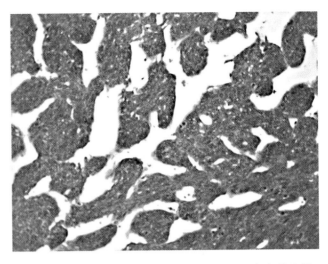

图33-3　低分化型滑膜肉瘤。小细胞型,以突出的血管外皮细胞瘤样结构为特征,主要由扩张的血管构成,其间可见小圆形细胞,像尤文肉瘤等小圆细胞肿瘤中的小圆细胞。这两类肿瘤的鉴别需要分子遗传学分析。(见彩图)

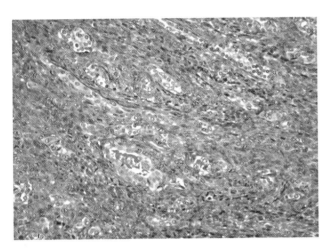

图33-1　双相型滑膜肉瘤的组织学表现。可以看到上皮样腺管结构和梭形细胞成分共同存在。(见彩图)

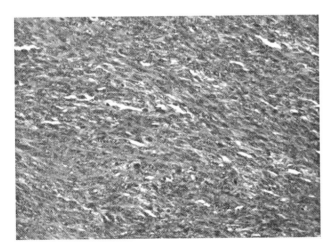

图33-2　单相型滑膜肉瘤的组织学表现。由单一的梭形细胞构成。(见彩图)

　　在众多的分级系统中,法国肿瘤中心肉瘤组(FNCLCC)系统最常用于成人软组织肉瘤的分级(Guillou, 1997)。它是一个记分系统,将分化程度(differentiation, D;滑膜肉瘤缺乏D3)、核分裂象(mitoses, M：<10/10HPF;10～19/10HPF;>19/10HPF)和坏死(necrosis, N:无坏死;小于50%;大于50%)分为1、2、3级,计算它们的总和。即使在治疗指南上,滑膜肉瘤也被认为是一种高级别恶性肉瘤。对于滑膜肉瘤的转移,FNCLCC分级是最有预测意义的组织学因素。核分裂象<10/10HPF、无坏死、无低分化区域、儿童患者、肿瘤体积小于5cm、肿瘤可以完全切除的滑膜肉瘤患者预后较好(Guillou, 2004)。

　　分子遗传学:X与18号染色体的特异性易位是滑膜肉瘤的重要特征,这种易位导致了18号染色体的SYT基因与X染色体的SSX1(约2/3病例)、SSX2(约1/3病例)或SSX4(罕见病例)基因的融合。易位的结果是在mRNA水平上形成了一个融合转录体,可以用PCR技术检测。同时具有SYT/SSX1和SYT/SSX2转录体的病例曾被报道过。据报道,SYT/SSX1与双相型滑膜肉瘤密切相关。SYT/SSX1与较低的无转移生存率之间的关系并没有被全部研究证实,融合基因亚型与患者预后的关系目前仍不确定(Mancuso, 2000;Mezzelani, 2001)。

临床特征与诊断

滑膜肉瘤可发生于身体的任何部位,一般情况下为逐渐增大的肿块。最常见的临床表现是,发生于下肢软组织尤其是位于膝关节和踝关节周围的生长缓慢的肿块。滑膜肉瘤经常位于关节、肌腱或滑膜囊附近。而头颈部、腹壁、腹膜后、纵隔、胸膜、肺脏及其他器官为滑膜肉瘤相对少见的发病部位。

尽管无痛性的肿块为滑膜肉瘤最常见的临床表现,但是根据不同的发病部位还会出现各种临床症状,例如,头颈部的滑膜肉瘤经常会出现吞咽和呼吸困难或声音改变,累及神经时会出现疼痛。因为肿瘤生长较为缓慢,症状可以出现在诊断前很长时间,这可能导致诊断延误。

滑膜肉瘤作为一种高级别恶性的肉瘤,具有局部侵袭和转移率高的特点。在诊断时,不到10%的患者出现转移(特别是肺转移),但是25%~50%的病例会在以后发生转移。

为了评价局部和远处的累犯程度,在诊断时必须评估肿瘤的分期。影像学检查对于确定肿瘤大小与局部累及范围非常重要。超声经常是最先进行的检查。在任何治疗前,原发部位的CT或MRI是必须做的,用于评估局部累及范围。在确定软组织受累范围时,肢端MRI通常作为首选(图33-4)。

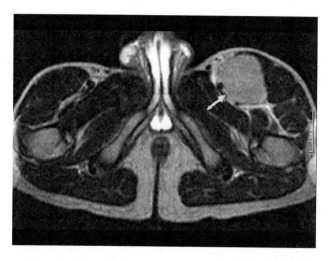

图33-4　大腿滑膜肉瘤患者的MRI,肿瘤位于大腿近端。对于准确评估肿瘤的局部累及范围,MRI是必需的。在确定软组织受累范围时,MRI可能优于CT。

> **活检、免疫组织化学和病理报告**:为了正确诊断,活检是必要的。
>
> 免疫组织化学技术的基本原理就是一种特殊抗体会与它的特异性抗原结合,从而产生一个唯一的抗原-抗体结构。

在准确描述肿瘤的局部累犯情况后,必须做病理学分析来确定组织学诊断。活检不仅要用于诊断,而且也应该为免疫组织化学、细胞遗传学检测、生物学分析和多中心临床试验所需的病理回顾性分析提供足够的标本。

对于体积大、部位深的软组织肿瘤,为了避免不适当的手术,应当首先进行活检。开放式活检(切检)或者芯针活检(在超声或CT引导下进行)均优于细针吸取活检,后者虽然能够确定恶性肿瘤的存在,但是很少能够确定肿瘤的类型或者提供足够组织用于进一步研究。在任何情况下,初次的活检都必须由经验丰富的外科医生仔细计划,需要考虑到后续的手术,包括手术瘢痕、活检的路径等。例如,在肢端的滑膜肉瘤,手术切口必须是纵向的,不能横断肌肉间隔;小心止血,确保术后血肿的风险最小,还要考虑到术后引流的需要。对于所有的病例,应该将新鲜组织送到实验室。如果不能送新鲜组织,必须使用甲醛固定组织。

肿瘤分期

在放射学方法评估肿瘤的累及范围和活检后,诊断工作还包括用于显示肿瘤的局部和远处转移情况的肿瘤分期。胸部CT、锝骨扫描和腹部B超可以分别检查患者的肺、骨和腹部有无转移。还需要注意原发部位的区域淋巴结是否出现转移。对于滑膜肉瘤,PET还不是用于分期评估的标准手段。

风险度适当的治疗方案是建立在术前分期和术后临床状态的基础上。儿科肿瘤专家通常根据TNM分期标准来评估滑膜肉瘤的分期。TNM分期由下列因素决定:局部浸润(T1和T2)、肿瘤大小(A,≤5cm;B,>5cm)、有无淋巴结转移(N0和N1)和远处转移(M0和M1)(Harmer,1982)。IRS(Intergroup Rhabdomyosarcoma Study)术后分期系统是建立在手术切除程度的基础上(Maurer,1988):

- I组——完全切除,显微镜下切缘阴性;
- II组——肉眼切除干净,但是镜下有肿瘤残余和(或)淋巴结扩散;
- III组——未完全切除或活检后,肉眼即可看到残存肿瘤;
- IV组——已经有转移。

诊治成年肿瘤患者的肿瘤学专家经常用 AJCC (American Joint Committee on Cancer)分期标准,此标准根据组织学分级(所有的滑膜肉瘤患者可能都是高级别的)、肿瘤体积和深度(大多数滑膜肉瘤位于深部)进行分期。

预后

滑膜肉瘤患者的预后与手术切除的可能性、肿瘤大小、局部侵袭力有关。在诊断时肿瘤较小、肿瘤能够完全切除的患者预后较好。肿瘤大于 5cm,远处转移的危险会增加。关于儿童滑膜肉瘤的报道(Ladenstein,1993;Pappo,1994;Ferrari,1999;Okcu,2003;Brecht in pre 滑膜肉瘤),IRS I~II 期患者的生存率高于 80%,但是肿瘤 >5cm 的患者生存率为 60%~70%。在诊断时不能切除的患者(IRS III 期)的生存率为 50%~70%(但是发生于头颈部、肺部、纵隔、腹壁的滑膜肉瘤患者的生存率更差)。有远处转移的患者预后更差。

治疗

目前,滑膜肉瘤的最佳治疗方案尚未确定。和其他软组织肉瘤一样,对于局限性的滑膜肉瘤,标准的治疗方法是手术,并且对于切除范围较小的滑膜肉瘤,放疗在提高局部控制率上具有重要的作用。因为滑膜肉瘤较低的发病率导致无法获得足够的病例进行随机对照临床试验,化疗的作用仍不明确。目前,手术切除后进行或不进行辅助性放疗,和(或)以柔红霉素/异环磷酰胺为基础的化疗是当前主要的治疗方式。

> **肉瘤中心**:滑膜肉瘤是一种罕见的肿瘤,其治疗方案必须是多样的、复杂的。患者应该到那些有治疗软组织肉瘤经验的、能够实施多种治疗方案的、能够进行临床试验的机构进行治疗。

手术治疗

手术是滑膜肉瘤最重要的治疗手段。其目的是获得足够的切缘,同时保证没有或少有远期后遗症。并且当完全切除或非截肢切除可行时,手术应该作为首选的治疗手段。否则在活检确诊后,进行化疗和(或)放疗使肿瘤缩小后再进行手术。获得足够的切缘非常重要,切缘的大小严格地受肿瘤周围正常组织类型的影响。很难准确定义肿瘤与切缘之间的安全距离(Gronchi,2005)。2004 年 6 月关于成人软组织肉瘤的米兰公约建议,当肿瘤周围的正常组织是肌肉时,在各个方向肿瘤与切缘之间的距离应大于 1cm;当肿瘤周围的正常组织是脉管鞘膜、神经外膜或肌肉筋膜时,肿瘤与切缘之间的距离应大于 1mm。尽管一些关于成人软组织肉瘤的研究没有发现手术质量与患者预后之间存在显著的相关性,手术切除范围不够会影响局部效果,进而会导致患者的总体生存较差。足够的手术切除可被定义为 R0 切除,患者为 IRS I 期。这种手术方式包括完全切除(肿瘤及其解剖学上起源部位的完全切除)和扩大切除(通过切除超过反应区但在肌肉筋膜内的正常组织,达到切除肿瘤及其假包膜)。

> **手术**:手术质量是关键。肿瘤部位较深且体积较大者,如肿瘤大于 5cm(高度怀疑肉瘤)的患者应该到专门的治疗中心,最好在活检之前进行局部治疗。

化疗

非常奇怪的是,儿科肿瘤学指南上的滑膜肉瘤儿童患者的化疗方案一直与成人不同。大量研究报道儿童滑膜肉瘤对化疗有反应的比例很高,儿科肿瘤学专家认为滑膜肉瘤是一种"横纹肌肉瘤样肿瘤",或称为化疗敏感性肿瘤。因此儿童患者不论临床分期如何,即使小的肿瘤已经完全切除都接受辅助化疗(Ladenstein,1993;Pappo,1994;Ferrari,1999)。相反,对于成人滑膜肉瘤,一般仅在包括全部软组织肉瘤亚型和治疗方案要求不严格的临床试验中才进行辅助化疗(Sarcoma Meta Analysis Collaboration,1997;Bergh,1999;Lewis,2000;Spillane,2000;Frustaci,2001;Tra 滑膜肉瘤,2001)。最近研究成人肿瘤的专家证实辅助化疗可能对高危滑膜肉瘤如体积较大的滑膜肉瘤有效（Frustaci，2001；Spurrel，2005）。

由 M.D. 安德森癌症中心领导的一项多中心回顾性多变量分析,包括以前发表过的一些临床研究的最新结果,分析了儿童和青少年滑膜肉瘤的临床史和治疗方案（Okcu，2003）。219 例患者的 5 年生存率为 80%,化疗的反应率为 60%,均高于成人滑膜肉瘤。但是这项研究提出辅助化疗对 IRS Ⅰ～Ⅱ 期的患者没有作用,37 例没有辅助化疗的患者的无病生存率是 84%,而 122 例进行辅助化疗的患者的无病生存率为 78%（Okcu，2003）。

一项来自米兰 INT（Istituto Nazionale Tumori）的包含 271 例患者的研究比较了不同年龄滑膜肉瘤患者的临床表现、治疗方案和随访结果（Ferrari，2004）。除了存在患者年龄较大肿瘤体积就较大的趋势外,不同年龄患者的临床表现没有显著差异,提示很少生物学差异与年龄有关。但是当分析仅肉眼完全切除的患者时,是否使用辅助化疗就会出现显著差异,按年龄分组的患者的生存率与是否使用化疗显著有关。化疗组的无转移生存率是 60%,而未使用化疗组的无转移生存率为 48%。同样,0～16 岁组（78% 给予化疗）、17～30 岁组（21% 给予化疗）和 30 岁以上组（15% 给予化疗）的无转移生存率分别为 69%、53% 和 43%,如图 33－5 所示（Ferrari，2004）。当然,这项回顾性分析不能作为滑膜肉瘤辅助化疗疗效的正式证明,但是它提示化疗有作用。

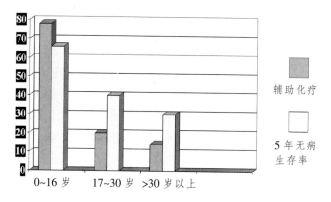

图 33－5　意大利米兰 INT 的一项研究（对所有年龄段的 271 例患者的回顾性分析）:在不同年龄组,生存率与年龄和是否化疗有关。

对化疗的反应:滑膜肉瘤的生物学特性可能介于大部分典型的成人软组织肉瘤与儿童小圆细胞肿瘤如横纹肌肉瘤或尤文肉瘤之间。事实上,在对化疗的反应率上,滑膜肉瘤大约为 60%,成人软组织肉瘤少于 40%,横纹肌肉瘤为 80%。

尽管发生于成人的软组织肉瘤可能相对于儿童患者的临床预后更差（年龄本身可能是软组织肉瘤的一个预后因素）,但发生于成人与发生于儿童的滑膜肉瘤具有不同的生物学特点,并且滑膜肉瘤多发生于成人,儿童非常罕见。所以毫无理由根据患者年龄用不同的方法处理处于同一阶段的同一疾病。

一项来自意大利和德国儿童软组织肉瘤合作小组的回顾性分析研究了 150 例手术切除的儿童滑膜肉瘤（Brecht in press）。这项研究未能证实辅助化疗的意义,因为大多数患者未接受化疗。然而,这项研究却指出有一部分患者具有很低的转移风险:在 48 例 IRS Ⅰ 期且肿瘤小于 5cm 的患者中,仅有 4 例局灶复发,没有 1 例转移。对这一组患者应用辅助化疗可以认为是过度治疗,但在以前欧洲儿童的临床试验中则认为应用辅助化疗是必需的。

以上讨论的资料也在欧洲儿童软组织肉瘤研究小组最近组织的临床试验的开展过程中考虑过。这是欧洲特别针对非横纹肌肉瘤的软组织肉瘤的第一项临床试验。这次试验将招募整个欧洲的患者。这次试验的治疗原则受到以前的儿童（滑膜肉瘤被认为是一种横纹肌肉瘤样肿瘤,并且全部患者都接受化疗）和成人试验（给予很少患者异环磷酰胺和阿霉素化疗）的影响。对 IRS Ⅰ 期且肿瘤 ≤5cm 的患者不给予化疗,而对于其他组的患者要给予较短的化疗周期但剂量强度较高的异环磷酰胺和阿霉素（图 33－6）（Ferrari，2005）。

放疗

放疗对软组织肉瘤的局部控制具有很明确的作用。对于成年软组织肉瘤患者,在不完全切除后通常推荐放疗,但是广泛切除尤其是较大肿物的广泛切除后也建议放疗。基于放疗的严重的远期不良反应,与成年滑膜肉瘤患者相比,儿童和青少年患者的放疗指征必须更加严格。

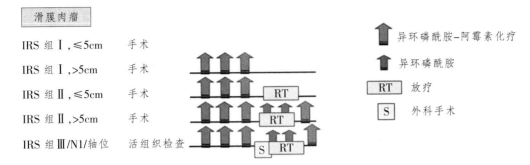

图 33-6 欧洲儿童软组织肉瘤研究组 NRSTS 2005 试验的滑膜肉瘤治疗方案。

在上述的米兰 INT 试验中,对先行完整切除术的患者追加放疗仅显示了好的趋势:在 IRS Ⅰ期组,行术后放疗的患者 5 年局部无复发生存率为 78%,而未行术后放疗患者为 67%。但是对于首次切除是最低限度切除的患者来说,术后放疗有明显的益处:在 IRS Ⅱ期组,术后放疗的患者 5 年局部无复发生存率为 57%,而未行放疗患者仅 7%(Ferrari,2004)。根据 EpSSG 试验,外科手术是 Ⅰ期组患者唯一的局部疗法(尽管肿瘤 >5cm 是否需要放疗还有待探讨),而对 Ⅱ期组患者来说术后放疗是必要的(Ferrari,2005)。

对诊断时不能行切除术因此首先接受化疗的肿瘤患者,局部治疗方案更加复杂。对于这类患者,延期手术是可选的治疗方式,并且要尽量获得完整切除。尽管如此,延期完整切除术后是否需要放疗仍需探讨。同样的,与术后放疗相比,术前放疗有相应的优点:术后放疗可以降低并发症的风险,但是术前放疗可以提高以后手术切除时切缘阴性的概率,减少手术污染的风险,并且放射野更小、放射剂量更低。我们认为,局部治疗方案应该是可选择的,并且这种选择应该有依据。在做选择时应该考虑到各种因素,例如,解剖位置、肿瘤大小和患者年龄,从而给所有患者最好的局部治疗措施。

展望

至于其他软组织肉瘤,我们期望能够加深对软组织肉瘤的认识,尤其需要新的治疗方法。滑膜肉瘤中存在的特异性染色体易位与酪氨酸激酶受体,例如,表皮生长因子受体 EGFR 和 HER-2(Tamborini,2004;Thomas,2005),可能会成为影响肿瘤生物学行为的新的分子治疗的靶点(Albritton,2005)。靶向治疗的临床试验正在进行。同样的,由于大多数滑膜肉瘤过表达抗凋亡蛋白 Bcl-2,而此蛋白与多种肿瘤的生长、化疗抵抗及不良预后密切相关,所以也需要对 Bcl-2 反义寡核苷酸疗法的作用进行进一步的研究。

靶向治疗:滑膜肉瘤是一种特殊的肿瘤,直接针对特异性染色体易位导致的融合蛋白或肿瘤细胞中过表达的酪氨酸激酶受体的靶向治疗将有光明的前景。

对滑膜肉瘤这种少见病种,发展多方合作的包括儿童与成人滑膜肉瘤患者的临床试验可能是加强生物学研究、获得大量病例从而设计合适的临床试验的正确策略。

结论

滑膜肉瘤是一种分化方向未定的显示一定程度上皮分化的间叶组织梭形细胞肿瘤,具有特征性 t(X;18)(p11;q11)改变。该肿瘤恶性程度高,发病部位以四肢的大关节为多,治疗主要是以手术治疗为主辅以放化疗的综合治疗。

流行病学

国外统计,滑膜肉瘤占软组织肉瘤的 5%~10%,在软组织肉瘤中居第 4 位,位于恶性纤维组织细胞瘤、脂肪肉瘤、横纹肌肉瘤之后,国内也有资料统计滑膜肉瘤占软组织肿瘤的 12%。发病年龄从出生至 89 岁,但主要发生于年轻人,男性多见。90% 发生于 50

岁之前,大多数为 15～35 岁。

病因学

无特异性易感因素。1 例伴有髋关节置换金属植入,另 1 例曾因霍奇金病进行放疗。染色体易位 t(X;18)(p11;q11)可能和发病有关。创伤可能与滑膜肉瘤发病有关。滑膜肉瘤可在创伤后数周至数年后出现,但一般多在受伤后 1～2 年间呈慢性进行性发病,发病部位与外伤部位完全一致。因此临床常误诊为外伤后机化性血肿。

临床表现

多发生于青壮年,以 20～40 岁多见,平均年龄 33 岁,中青年病例约占滑膜肉瘤全部病例的 80%。病程长短不一,平均为 2～4 年,常与肿瘤的恶性程度有关,病程越短恶性程度越高。

滑膜肉瘤与滑膜无关,80% 以上起源于四肢深部软组织,尤其多见于膝部周围,常为关节和腱鞘附近,但任何部位均可受累。起病隐袭,早期可并有疼痛性肿块,并常先出现疼,后扪及肿块,无痛性肿块约占 1/3 的病例。肿瘤在生长过程中,周围组织有很活跃的反应区,如靠近骨骼,常侵及骨质,可出现压迫性骨吸收,或虫噬状、蜂窝状骨破坏。

滑膜肉瘤极易发生血道转移,常发生肺转移,就诊时胸 X 线片应视为常规检查。同位素扫描可显示骨质有否稀疏,可较早发现骨转移者。B 超检查显示肿瘤多境界尚清,似有包膜回声,内部回声较低,分布不均匀,因肿瘤合并出血、坏死、钙化,常有不规则的无回声区及较强回声,可确定肿瘤与血管的关系。因肿瘤多发生在关节附近,很少在关节腔内,故关节 X 线片可正常,在软组织内可见块状阴影或软组织肿胀影。不同部位的 CT 及 MRI 显像可显示肿瘤与间隔区周围的情况,加用造影剂,可显示肿瘤与血管的关系,以及确定血管内有无瘤栓。动脉造影显示新生血管增多,肿瘤性血管分布较为清晰。

病理特点

肉眼所见典型病变直径 3～10cm,界限不清或呈浸润性,无真包膜。切面褐色或灰色,鱼肉样,常杂有灰黄色和暗红色的坏死出血区。缺乏纤维性间质时质地软,常为多叶,可为多囊性。

组织学上一般分为双相型和单相型,有时部分病例还称为钙化性及分化差性滑膜肉瘤。双相型一般上皮样细胞和梭形细胞的数量相当,均匀分布;单相型以上皮细胞为主型,或梭形细胞为主型。间质胶原成分一般稀少,且纤细似金属丝,但有些肿瘤可有致密纤维化区,尤其是在放疗之后。大约 1/3 的滑膜肉瘤具有局灶性肿瘤性钙化,伴有或不伴有骨化。伴钙化的肿瘤大部分为双相型,有腺腔内钙化,钙化广泛的滑膜肉瘤预后较好。约有 20% 的滑膜肉瘤细胞丰富,有大量分裂象和坏死区,称为分化差性滑膜肉瘤,其免疫表型和遗传学异常与普通型滑膜肉瘤相同。

免疫组织化学显示所有滑膜肉瘤中大约 90% 表达细胞角蛋白(CK),上皮成分和少数梭形细胞成分阳性,而恶性周围神经鞘膜瘤和尤文肉瘤/PNET 不表达 CK,具有诊断意义。所有滑膜肉瘤均弥漫性表达 Bcl-2 蛋白,尤其是梭形细胞。62% 的滑膜肉瘤 CD99 阳性,染色位于上皮细胞胞质和梭形细胞膜,表达方式类似于 ES/PNET。在 30% 的滑膜肉瘤中可检测到 S-100 蛋白的表达(胞核和胞质)。

遗传学特点

18 号染色体上的滑膜肉瘤 18 基因和 X 染色体上的滑膜肉瘤 XI、X2 和 X4 基因的染色体 t(X;18)(p11;q11)是滑膜肉瘤的细胞遗传学标志,1/3 的肿瘤只有上述唯一一种染色体变异,其余肿瘤同时有其他改变,尤其是 -3、+7、+8 和 +12。

诊断要点

临床表现

多见于 20～40 岁成年人,四肢大关节尤以膝、踝关节多见。有局部疼痛和肿块,肿块多质硬韧,固定,边界不清,压痛明显。X 线片可见软组织肿块阴影,可有散在钙化影,骨骼可因压迫呈不规则囊性破坏。CT 及 MRI 可示软组织肿块及与周围组织结构的关系。

病理表现

肿瘤细胞具有双向分化特征,主要由梭形及上皮样滑膜细胞组成。免疫组织化学标记肿瘤细胞角蛋白常阳性。

遗传学标记

采用分子遗传学方法检测到 t(X;18)(p11;q11)染色体易位即可确诊。

鉴别诊断

鉴别诊断主要依靠病理特点及分子遗传学检测，常需同腺癌、腺泡状软组织肉瘤、纤维肉瘤、平滑肌肉瘤、神经鞘膜瘤相鉴别。

治疗原则

滑膜肉瘤的治疗重点是根治肿瘤控制局部复发和降低远处转移率，尽可能保存肢体功能，综合治疗是达到目的的重要措施。

综合治疗以手术切除肿瘤为主，辅助放化疗。在手术中，争取做到广泛切除，包括区域性淋巴结清除，同时强调首次治疗的重要性，切忌轻视或忽略首次治疗，以免造成不必要的复发转移。

为有效控制肿瘤复发及转移，一旦明确为滑膜肉瘤，禁止使用局部切除手术，应首选广泛切除术及根治术。可根据肿瘤大小、部位、深度设计手术范围。如果肿瘤不超过 5cm，比较表浅，则可行广泛切除术，术后放化疗。如果肿瘤超过 5cm，或位置深在，与骨、神经、血管紧邻，则考虑术前动脉灌注化疗，术前放疗，以使肿瘤缩小后再实施手术。对肢体肉瘤局部皮肤温度高者或肿胀疼痛明显者，更应给予术前放化疗，切不可盲目尽早手术，以免术中播散。手术中要在肿瘤外 3～5cm 的正常组织内行三维广泛切除，避免暴露出肿瘤包膜，切除相应的肌肉及正常邻近组织。如遇肿瘤与骨、神经、血管浸润或粘连时，需保留血管、神经，尽可能将血管、神经、骨周围肿瘤切除干净，如表面有肿瘤残留，可应用放射性粒子植入及术后补充外照射。术中如果肿瘤破溃，需用化疗药液冲洗创面，并予术后尽早应用放化疗补救。如发生淋巴结转移，可及时行原发灶切除及淋巴结清扫术，不主张预防性淋巴结清扫术。对肿瘤多次复发，巨大且累及肢体较多肌群，侵犯血管、神经、骨质者，必要时考虑截肢术。

滑膜肉瘤应常规术后放疗和化疗。化疗药物多选择阿霉素及其他药物配伍应用，每 3～4 周化疗一次，6 次后可观察。

发生于头颈、胸、躯干等处的滑膜肉瘤的处理可考虑不同部位及治疗原则制订，但由于头颈部及上肢肿瘤切除范围受限制，术后更需补充放化疗。

预后因素

滑膜肉瘤复发率达 50%，一般发生在 2 年以内，但有时在诊断 30 年后才复发。约 40% 的病例发生转移，一般转移至肺、骨和局部淋巴结。局部广泛切除并辅以术后放疗可控制局部复发。5 年生存率为 36%～76%，10 年生存率为 20%～63%。儿童患者，肿瘤直径 <5cm、核分裂 <10/10HPF、无坏死、肿瘤局部放疗者预后好，存在横纹肌样细胞或坏死 >50% 者预后差。预后与肿瘤的单相型、双相型以及免疫表型无关。

（孙燕　译）

参考文献

1. Weiss SW, Goldblum J: Malignant soft tissue tumors of uncertain type, in Weiss SW, Goldblum JR (eds): Enzinger and Weiss's Soft Tissue Tumors, St Louis, Missouri: CV Mosby 2001, pp 1483 – 1571.

2. Sultan I, Rodriguez-Galindo C, Saab R, et al. (2009) Comparing children and adults with synovial sarcoma in the Surveillance, Epidemiology and End Results Program, 1983 to 2005: an analysis of 1268 patients. Cancer 115:3537 – 3547.

3. WHO Classification of tumors. Pathology and Genetics. tumors of Soft Tissue and Bone. CDM Fletcher, KK Unni, and F Mertens eds. IARC Press, Lyon, 2002.

4. Guillou L, Coindre JM, Bonichon F, et al. Comparative study of the National Cancer Institute and French Federation of Cancer Centers Sarcoma Group grading systems in a population of 410 adults patients with soft tissue sarcoma. J Clin Oncol. 1997; 15:350 – 362.

5. Guillou L, Benhattar J, Bonichon F, et al. Histologic grade, but not SYT-SSX fusion type, is an important prognostic factor in patients with synovial sarcoma: a multicenter, retrospective analysis. J Clin Oncol. 2004;22(20):4040 – 4050.

6. Mancuso T, Mezzekani A, Riva C, et al. Analysis of SYT-SSX fusion transcripts and bcl – 2 expression phosphorylation status in synovial sarcoma. Lab Invest 80:805 – 813, 2000.

7. Mezzelani A, Mariani L, Tamborini E, et al. SYT-SSX fusion genes and prognosis in synovial sarcoma. Br J Cancer 85:1535 – 1539, 2001.

8. Ferrari A, G. L. De Salvo, O. Oberlin, M. Casanova, A. De Paoli, A. Rey, V. Minard, D. Orbach, M. Carli, B. Brennan, M. M. Vannoesel, C. Morosi, M. C. Stevens, G. Bisogno. Synovial sarcoma in children and adolescents: A critical reappraisal of staging investigations in relation to the rate of metastatic involvement at diagnosis. Eur J Cancer, 48 (9): 1370 – 1375, 2012.

9. Harmer MH. TNM Classification of pediatric tumors. Geneva, Switzerland, UICC International Union Against Cancer, 1982:

23 - 28.

10. Maurer HM, Beltangady M, Gehan EA, et al. The Intergroup Rhabdomyosarcoma Study I: A final report. Cancer 61:209 - 220,1988.

11. Ferrari A, G. Bisogno, R. Alaggio, G. Cecchetto, P. Collini, A. Rosolen, C. Meazza, P. Indolfi, A. Garaventa, L. De Sio, P. D' Angelo, P. Tamaro, M. Casanova, M. Carli. Synovial sarcoma of children and adolescents: the prognostic role of axial sites. Eur J Cancer 44(9):1202 - 1209,2008.

12. Ladenstein R, Treuner J, Koscielniak E, et al. Synovial sarcoma of childhood and adolescence: report of the German CWS - 81 study. Cancer 71:3647 - 3655,1993.

13. Pappo AS, Fontanesi J, Luo X, et al. Synovial sarcoma in children and adolescents : the St. Jude Children's Research Hospital experience. J Clin Oncol 12:2360 - 2366,1994.

14. Ferrari A, Casanova M, Massimino M, et al. Synovial sarcoma: report of a series of 25 consecutive children from a single institution. Med Pediatr Oncol 32:32 - 37,1999.

15. Okcu MF, Munsell M, Treuner J, et al. Synovial sarcoma of childhood and adolescence: a multicenter, multivariate analysis of outcome. J Clin Oncol 21:1602 - 1611,2003.

16. Brecht IB, Ferrari A, Int-Veen C, et al. (2006) Grossly-resected synovial sarcoma treated by the German and Italian pediatric soft tissue sarcoma cooperative group: discussion on the role of adjuvant therapies. Pediatr Blood Cancer 46:11 - 17.

17. Ferrari A, R. Miceli, A. Rey, et al. Non metastatic unresected pediatric non-rhabdomyosarcoma soft tissue sarcomas: results of a pooled analysis from United States and European groups. Eur J Cancer,47:724 - 731,2011.

18. Ferrari A, Salvo GL, Dall'igna P, et al. Salvage rates and prognostic factors after relapse in children and adolescents with initially localised synovial sarcoma. Eur J Cancer. 2012 Jul 24. [Epub ahead of print]

19. Gronchi A, Casali PG, Mariani L, et al. Status of surgical margins and prognosis in adult soft tissue sarcomas of the extremities: a series of 911 consecutive patients treated at a single institution. J Clin Oncol,J Clin Oncol. 2005;23(1):96 - 104.

20. Brennan B, Stevens M, Kelsey A, Stiller CA. Synovial sarcoma in childhood and adolescence: a retrospective series of 77 patients registered by the Children's Cancer and Leukaemia Group between 1991 and 2006. Pediatr Blood Cancer. 2010; 55(1):85 - 90.

21. Orbach D, Mc Dowell H, Rey A, et al. Sparing strategy does not compromise prognosis in pediatric localized synovial sarcoma: experience of the International Society of Pediatric Oncology, Malignant Mesenchymal Tumors (SIOP-MMT) Working Group. Pediatr Blood Cancer. 2011;57(7):1130 - 6.

22. Sarcoma Meta-analysis Collaboration. Adjuvant chemotherapy for localised resectable soft-tissue sarcoma of adults: meta-analysis of individual data. Lancet 350:1647 - 1654,1997.

23. Bergh P, Meis-Kindblom JM, Gherlinzoni F, et al. Synovial sarcoma: identification of low and high risk groups. Cancer 85:2596 - 2607,1999.

24. Lewis JJ, Antonescu CR, Leung DHY, et al. Synovial sarcoma: a multivariate analysis of prognostic factors in 112 patients with primary localized tumors of the extremity. J Clin Oncol 18:2087 - 2094,2000.

25. Spillane AJ, A'Hern R, Judson IR, et al. Synovial sarcoma: a clinicopathologic, staging, and prognostic assessment. J Clin Oncol, 18:3794 - 3803,2000.

26. Frustaci S, Gherlinzoni F, De Paoli A, et al. Adjuvant chemotherapy for adult soft tissue sarcomas of extremities and girdles: results of the Italian randomized cooperative trial. J Clin Oncol. 19:1238 - 1247,2001.

27. Trassard M, Le Doussal V, Hacène K, et al. Prognostic factors in localized primary synovial sarcoma: a multicenter study of 128 adult patients. J Clin Oncol, 19:525 - 534,2001.

28. Italiano A, Penel N, Robin YM, et al. Neo/adjuvant chemotherapy does not improve outcome in resected primary synovial sarcoma: a study of the French Sarcoma Group. Ann Oncol. 2009 Mar;20(3):425 - 30.

29. Palmerini E, Staals EL, Alberghini M, et al. Synovial sarcoma: Retrospective analysis of 250 patients treated at a single institution. Cancer. 2009 Jul 1;115(13):2988 - 98.

30. Spurrell EL, Fisher C, Thomas JM, Judson IR. Prognostic factors in advanced synovial sarcoma: an analysis of 104 patients treated at the Royal Marsden Hospital. Ann Oncol. 2005;16: 437 - 444.

31. Eilber FC, Brennan MF, Eilber FR, et al. Chemotherapy is associated with improved survival in adult patients with primary extremity synovial sarcoma. Ann Surg. 2007;246:105 - 113.

32. Canter RJ, Qin L, Maki R et al. A Synovial Sarcoma-Specific Preoperative Nomogram Supports a Survival Benefit to Ifosfamide-Based Chemotherapy and Improves Risk Stratification for Patients. Clin Cancer Res. December 15,2008 14: 8191.

33. Ferrari A, A. Bleyer. Participation of adolescents with cancer in clinical trials. Cancer Treatement Review. 33(7):603 - 608,2007.

34. Ferrari A, G. Bisogno, C. Meazza, M. Vajna de Pava, I. Sultan, G. L. De Salvo, C. A. Clerici, L. Veneroni, M. Casanova. The challenge of access to care for soft tissue sarcomas bridging pediatric and adult age: the Italian pediatric oncology view. Expert Review Anticancer Therapy. 12(2):243 - 54,2012.

35. Ferrari A, Gronchi A, Casanova M, et al. Synovial sarcoma: a

retrospective analysis of 271 patients of all ages treated at a single institution. Cancer. 101:627:634; 2004.

36. Ferrari A. Harmonizing adult and pediatric approaches to the treatment of soft tissue sarcoma. Expert Review Anticancer Therapy. 9(11):1541 – 1543,2009.

37. Ferrari A,Casanova M. New concepts for the treatment of pediatric non-rhabdomyosarcoma soft tissue sarcomas. Expert Rev Anticancer Ther. 5(2),307 – 318,2005.

38. Kawaguchi S,Wada T,Ida K,et al. Phase I vaccination trial of SYT-SSX junction peptide in patients with disseminated synovial sarcoma. J Transl Med. 2005 12;3(1):1.

39. Tamborini E,Bonadiman L,Greco A,et al. Expression of ligand-activated KIT and platelet-derived growth factor receptor b tyrosine kinase receptors in synovial sarcoma. Clin Cancer Res. 10:938 – 943,2004.

40. Thomas DG,Giordano TJ,Sanders D,et al. Expression of receptor tyrosine kinases growth factor receptor and HER-2/neu in synovial sarcoma. Cancer. 2005;103(4):830 – 808.

41. Albritton KH,Randall RL: Prospects for targeted therapy of synovial sarcoma. J Pediatr Hematol Oncol. 27: 219 – 222,2005.

42. Robbins PF,Morgan RA,Feldman SA,et al. Tumor regression in patients with metastatic synovial cell sarcoma and melanoma using genetically engineered lymphocytes reactive with NY-ESO-1. J Clin Oncol. 2011;29(7):917 – 924.

43. Fukukawa C,Nakamura Y,Katagiri T. Molecular target therapy for synovial sarcoma. Future Oncol. 2005;1(6):805 – 812.

44. Fukukawa C,Hanaoka H,Nagayama S,et al. Radioimmunotherapy of human synovial sarcoma using a monoclonal antibody against FZD10. Cancer Sci. 2008;99(2):432 – 440.

45. Hartmann JT. Systemic treatment options for patients with refractory adult-type sarcoma beyond anthracyclines. Anticancer Drugs. 2007;18(3):245 – 254.

第 34 章

恶性周围神经鞘膜瘤

David S. Geller,MD

Mark Gebhardt,MD

引言

恶性周围神经鞘膜瘤(恶性周神经鞘膜瘤)是来源于周围神经或神经鞘膜细胞(如施万细胞)、神经周细胞或成纤维细胞的一类恶性肿瘤。由于具有多种细胞来源,恶性周围神经鞘膜瘤在个体间的表现可有很大差异,因而常给诊断和分类造成困难。一般来说,起源于外周神经的肉瘤或由神经纤维瘤恶变的肉瘤称为恶性周围神经鞘膜瘤,这个名称的应用也取代了既往一些名词如恶性施万细胞瘤、神经纤维肉瘤和神经源性肉瘤。

恶性周围神经鞘膜瘤的诊断应符合下列标准中至少一条:

- 来源于周围神经;
- 来源于既往存在的良性神经鞘膜瘤(神经纤维瘤);
- 组织学上呈施万细胞分化。

> 外周神经系统:神经系统中位于中枢神经系统以外或为其延续的部分,由神经和神经元组成,支配肢体及各器官。

流行病学

恶性周围神经鞘膜瘤占所有软组织肉瘤的5% ~ 10%,可为原发,亦可继发于神经纤维瘤病 1 型(NF1)。

> **神经纤维瘤病1型**:又称"von Rechlinghausen 综合征",也是一种常染色体显性遗传病,表现为皮肤色素沉着性病变——咖啡斑,是位于皮肤或皮下的良性神经纤维瘤、特异性骨病变及虹膜局灶性畸形。它是由一种具有肿瘤抑制功能的神经纤维瘤蛋

> 白缺乏所引起的最常见的人类单基因异常。

> **神经纤维瘤病2 型(NF2)**:主要累及颅神经、脊神经以及脑和脊髓。其特征性表现为双侧听神经瘤,由于听神经受累,患者听力丧失。在 NF2 患者中,缺少 Merlin 蛋白的表达。

恶性周围神经鞘膜瘤的病因不明,但具有放射暴露史的患者发病率上升,约50% 的恶性周围神经鞘膜瘤继发于 NF1,表明恶性周围神经鞘膜瘤可由已经存在的神经纤维瘤恶变而来。在 NF1 患者中进行的横向研究显示,1% ~2% 的患者发生了恶性周围神经鞘膜瘤,但最近的研究认为,NF1 患者其一生发生恶性周围神经鞘膜瘤的可能性为 10% 。在小鼠模型中,NF1 基因表达缺失与多形性神经纤维瘤的发生相关,而恶性周围神经鞘膜瘤的发生与 p53 和 p16 的改变相关。因此 NF1 基因活性虽然并不直接导致恶性周围神经鞘膜瘤,但患者显然成为了易感对象。

恶性周围神经鞘膜瘤通常发生于成年人,多见于20 ~50 岁。发生于 20 岁之前的占 10% ~20%,偶见发生于 11 个月以下婴儿。

临床特征

恶性周围神经鞘膜瘤通常表现为持续增大的可扪及的肿块,可伴或不伴疼痛。NF1 患者发生恶性周围神经鞘膜瘤时肿瘤常有快速增长,此时应警惕神经纤维瘤的恶性变。发生于外周神经的恶性周围神经鞘膜瘤临床行为不一,包括根性疼痛、偏瘫及肌无力。大部分恶性周围神经鞘膜瘤发生于大的周围神经,如坐骨神经、臂丛神经或骶丛神经(图 34 - 1 和图 34 -2)。

恶性周围神经鞘膜瘤常深在,位于上肢或下肢的近端,亦可见于躯干。NF1 患者中常见的皮肤或扁平

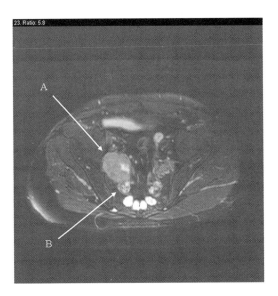

图34-1 T2加权轴位MRI显示恶性神经鞘膜瘤与神经的紧密关系(A),坐骨神经(B)位于肿瘤的后方。

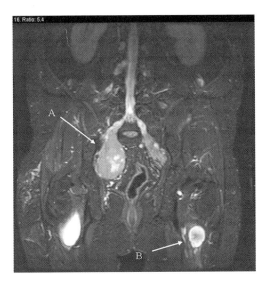

图34-2 冠状面MRI显示坐骨神经与恶性神经鞘膜瘤的延续(A)。盆腔右侧肿物与位于左侧大腿的肿物相比具有不规则的影像学表现,后者具有良性周围神经鞘膜瘤特征性的"靶特征"(B)。

的多形性神经纤维瘤,通常不会恶变,因此不需要紧密观察。而位于大的外周神经的结节性肿物和深在的广泛性多形性神经纤维瘤可能出现恶变,因此需要定期观察。少数情况下,恶性周围神经鞘膜瘤可由NF1恶变而来。大部分肿瘤为高级别恶性,可能会出现复发和转移。

> 应强调将患者转诊至具有肉瘤诊治多学科合作的医疗中心进行治疗。多学科合作将在正式的肉瘤会诊基础上回顾患者信息,制订规范治疗方案。而各学科的代表也将积极参与,共同制订合理的方案和进行有效的治疗合作。

影像学

磁共振成像(MRI)是首选的影像学检查。有时恶性周围神经鞘膜瘤具有与某些良性疾病如神经纤维瘤、施万细胞瘤相同的基本影像学特征。这些特征包括细胞呈梭形、沿神经走行排列等。但也有一些显著的差异,如肿瘤较大(>5cm),累及周围脂肪,质地不均一,边界不清以及病灶周围水肿均提示为恶性周围神经鞘膜瘤(图34-3至图34-5)。

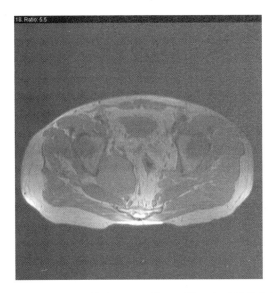

图34-3 质子密度轴向MRI图像显示位于右后骨盆的软组织肿块。

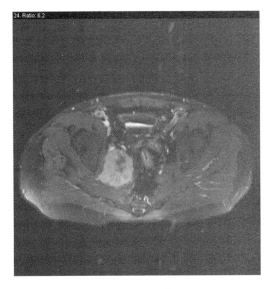

图34-4 MRI的T1加权对比后的轴位MRI显示MPNST中的不均匀强化。

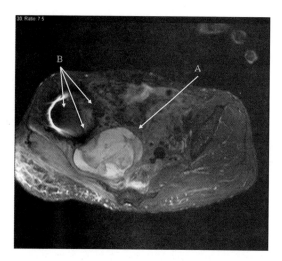

图 34-5 另一位患者的 STIR 轴位 MRI 显示不均质的大肿块（A）位于右侧骨盆的坐骨切迹。暗区（B）为右髋关节金属假体。

胸部影像学评价是肉瘤评价的重要组成部分。MPNST 最有可能转移到肺部，其次是骨，亦有少数可转移至胸膜。基于这个原因，胸部 CT 平扫是用于筛查有无远处转移的首选影像学检查。骨扫描有助于确定有无骨转移。

CT、MRI、PET 和骨扫描均在 2004 年 8 月的 ESUN 期刊内"医护须知"章节。此外，还有额外的网络资源，在该文章的问答部分对这些检查进行了描述。

FDG-PET 显像是一个动态的影像学方法，定量评估细胞内葡萄糖的代谢活性。它已被证明可可靠地用于确定代谢活性增加的部位，如肿瘤等（图 34-6）。

虽然已经证明 FDG-PET 显像在检测转移或复发性疾病是有用的，但它在鉴别良性神经鞘瘤与恶性周围神经鞘膜瘤的价值仍不明确。最近有人提出 [18]FDG-PET 与预后相关。在 16 例发生 MPNST 的 NF1 患者中，SUV（标准摄取值）值在预测长期生存方面具有 94% 的准确度。Kaplan-Meier 生存分析显示 SUV 值超过 3 的患者平均存活时间为 13 个月，而在 SUN 值低于 3 的患者中，平均存活时间为 52 个月。随着 FDG-PET 显像技术与经验的增长，其在诊断和预后方面的预示作用将得到阐明。

分期

肿瘤分期描述的是肿瘤的最相关特征，依此可进行充分的规划和适当的治疗。此外，分期提供预后的信息，以利于在临床试验中进行比较。一般来说，分期系统是用来描述任何现有转移或发生转移的可能性。对于软组织肉瘤，肿瘤分期的依据是病理分级、肿瘤大小、肿瘤深度，以及存在或不存在转移。在无转移的情况下，病理分级、肿瘤大小及肿瘤深度是肿瘤发生转移的最强预测因子。分期的依据是局部和远处转移病灶的影像学检查，以及依据肿瘤细胞组织学特征进行的组织学分级。

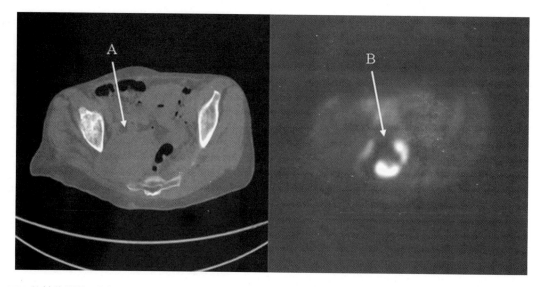

图 34-6 PET 的轴位影像（右侧）与相应的 CT 影像（左侧）。CT 图像上的肿块（A）显示不一致的 [18]FDG 摄取模式（B），高亮度区域显示高代谢活性。

尽管存在多个分期系统。但最常用的是美国癌症联合委员会(AJCC)的软组织肉瘤分期系统(表34-1)。I期指所有低级别恶性、较小的软组织肉瘤,无远处转移。II期指高级别恶性、较小的肿瘤,以及较大但表浅的肿瘤,无远处转移。III期指高级别恶性,肿瘤较大,同时位置深在。IV期则指存在远处转移,而无论肿瘤大小、级别。该分期系统的不足之处在于它并不反映肿瘤的解剖位置。而这已被证明与局部复发相关。

表34-1 美国癌症联合委员会(AJCC)软组织肉瘤分期系统(第6版)

分期	大小	深度	等级	转移
I	任意	任意	低	无
II	<5cm 任意深度,或>5cm	表浅的	高	无
III	> 5cm	深	高	无
IV	任意	任意	任意	有

*深度被分为表浅(深筋膜以上)或深在(深筋膜深层)。腹膜后肿瘤被认为是深在。

活检是分期系统的组成部分,它能提供一个组织学诊断和确定肿瘤的分级,从而有利于进行充分的计划和辅助治疗,如放疗或化疗。此外,该信息纳入肿瘤分期的过程,能提供基于该疾病及其常规治疗后的预后信息。

细针穿刺活检(FNA)方法是获取个体细胞进行细胞学检查的方法。该方法应用的针非常细小,更易于被患者接受,亦足以鉴定恶性细胞的存在。但是由于组织太小,不足以充分显示肿瘤的组织结构,因而不常用于初步诊断。在已确诊的病例中,如手术切除肿瘤后,细针活检通常可以成功地用于怀疑是复发病灶的检查。

另一种活检方法是粗针或切割针活检,它使用一个较大的空心钻针以获得更多组织样本。这种样品类型不仅提供了单个细胞检查,同时包括该肿瘤组织中细胞的排列结构。这对建立准确的病理诊断非常重要。在许多癌症中心,粗针活检往往在 CT 或超声引导下进行(图34-7)。这是一个门诊手术,它可以获得足够的组织样本,同时尽量减少出血和减少污染或肿瘤细胞在周围组织的种植。此外,它往往避免了全身麻醉的需要。在一些病例中仍然需要进行正式的开放式活检。这可以是一个切开活检,取较大肿瘤中一小块的组织;或切除活检,此时整个肿瘤被完全切除。一般情况下,如怀疑肉瘤,建议切开活检。

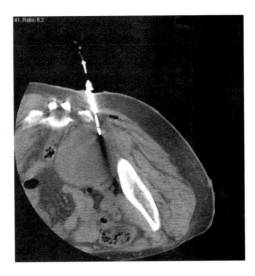

图34-7 轴位像显示 CT 引导下活检时活检针准确置入肿瘤内。针道选择应符合肿瘤外科学基本原则,避开神经血管结构,保持直线进入并横穿尽量少的组织。

如活检不是在肉瘤治疗中心而是在转诊机构进行,可能出现活检错误、并发症增多甚至影响预后等不良后果。这再次强调了向具有多学科肉瘤协作的肿瘤中心转诊的重要性。

针吸活检是典型的门诊手术,这意味着患者不必在医院过夜。它通常是由介入放射科医生,在超声或 CT 引导下,正确置入活检针。通常局部麻醉或轻度镇静即可减少患者的不适。一旦样品得到,病理医师即可在显微镜下对标本进行检查。对活检组织进行全面检查可能需要几天甚至几周,这取决于技术的限制,如特殊染色的使用。

病理组织学

典型的 MPNST 是交替存在的致密细胞群与黏液组织。这种致密细胞与黏液组织的交替混合排列被称为"大理石花纹"模式(图34-8)。这些细胞可能呈纺锤状,轮廓不规则;或呈卵圆形或梭形(图34-9)。核栅栏结构也被证实,但仅见于10%以下病例,而且仅为灶性。特征性改变如侵犯周围组织、侵犯血管、多形核、坏死和有丝分裂,往往提示肿瘤为恶性。

有80%~85%的 MPNST 为梭形细胞肿瘤,含有滤泡样结构,后者与纤维肉瘤的组织学特征类似。MPNST 往往是高级别恶性肿瘤,在每高倍视野中可见到 4 个或以上的有丝分裂象。其余15%的

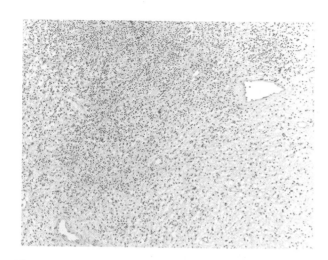

图 34 - 8 MPNST 在细胞密集区域(左上)邻近可见细胞较少的区域(右下角)。(见彩图)

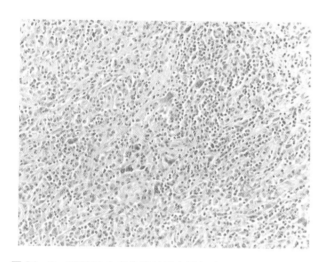

图 34 - 9 MPNST 在高倍像显示小圆细胞及混合交叉的梭形及卵圆形细胞。(见彩图)

MPNST 由具有多种不同分化的肿瘤组成,因此可以分为不同的亚型。带有横纹肌母细胞分化的 MPNST 含有神经和骨骼肌分化。在这一类中包括恶性蝾螈瘤,特指与横纹肌肉瘤相关的恶性周围神经鞘膜瘤。其他 MPNST 分化包括腺恶性施万细胞瘤、上皮样恶性神经鞘膜瘤和表浅上皮 MPNST。S-100 可见于在 50%~90% 的 MPNST,但应注意仅为局灶性着色或只限于几个细胞。Leu-7 和髓鞘碱性蛋白亦分别见于 50% 和 40% 的病例。一般来说,与抗原的结合可用来帮助排除其他梭形细胞病变,并确定 MPNST 的诊断。

治疗

外科治疗

手术切除仍是主要治疗手段。手术的目的是实现完整外科切除并获得阴性(广泛)切缘。这有益于控制局部复发和远处转移。

放疗

放疗已成为大多数软组织肉瘤治疗中控制局部复发的一个组成部分,在恶性周围神经鞘膜瘤中同样可以在术前、术中以及术后应用。放疗与广泛切除手术联合可达到与截肢相似的局部控制率及总生存率。而联合治疗通常可以让患者获得保肢手术的机会。在软组织肉瘤的治疗中,辅助放疗已显示可显著减少局部复发的发生。但是它并不减少远处转移的发生和影响总的生存率。

术前外放疗是在手术切除之前进行。这种方法有下列好处:精确的放疗计划和肿瘤的定位、更小的治疗范围和较小的剂量要求。术前治疗还契合了放疗理论上的优势"氧增强效应",即放疗在氧合良好的组织中更有效。最后,放疗可能会导致大量肿瘤坏死,使肿瘤破漏的可能性较小,在一定程度上,更利于保肢手术的成功实施。不利之处在于术前放疗可能导致伤口愈合延迟,因放疗需要推迟手术进行,以及放疗后可用于诊断的组织减少。在切缘阳性情况下,术后应给予调强放疗。

术后放疗在手术切除后进行。术后放疗的患者接受了即时手术切除,伤口愈合并发症少,并且样较大,便于做出病理诊断。它的缺点是,更大的治疗范围、更高的剂量要求,以及手术导致瘢痕和瘤床中种植有活性的肿瘤风险。当预期在手术切除时切缘距离肿瘤太近或可能出现镜下残留时,可在手术室进行切除后即刻放疗。同样,通过术中将导管(塑料管)埋置于术野,术后围术期装载放射性物质的治疗对于切缘太近或阳性的患者也是一种选择。这种放疗被称为近距离放疗。这两种治疗方法均提供局部大剂量的治疗,对周围组织损伤、更小的总体剂量和术后早期的治疗。然而,这些治疗方法缺乏关于术后切缘的病理结果的支持。它们也可能会导致伤口愈合的问题。

化疗

化疗是针对全身性疾病的治疗,这些病灶可能太小以致无法检测或过于分散,使局部治疗方法无效。化疗使用仅用于可能出现转移的高级别恶性病变。化疗的获益必须权衡其副作用,因为其中有些副作用是不可逆转的。基于这个原因,化疗治疗的决定应基于患者个体和他(她)的疾病。

化疗可以在手术前和手术后进行。术前化疗的好处包括对微转移病灶的即时治疗和在某些化疗敏感肿瘤中使肿瘤收缩。它也被证明可使某些肿瘤对放疗增敏,使放疗和化疗联合产生协同作用。从这些方面来看,这可能使手术切除更容易从而有助于保肢手术的进行。最后,肿瘤对化疗的反应在肿瘤切除后可量化评价,这在理论上可据此对辅助治疗方案进行调整。

化疗通常不会应用于最大径小于 5cm 的较小病灶中。位于皮肤和皮下的局限性肿瘤,它往往是不必要的。化疗不能在具有严重并发症或重大心脏疾病的患者中实施。最后,有时在疾病终末期,为了避免生活质量恶化可以考虑放弃化疗。

总的来说,适合化疗的患者应年龄小于 65 岁,具有良好的心脏功能和有限的并发症。肿瘤较大、位置深在、高级别恶性,以及肿瘤出现转移或具有转移可能应作为化疗的指征。

预后

肿瘤复发包括局部和远处复发及转移。在以往的报道中,MPNST 局部复发率为 40% ~ 65%,而远处转移率相似,为 40% ~ 68%。5 年生存率为 16% ~ 52%。完整的外科切除、肿瘤 <5cm,以及含有低级别恶性的成分均与长期生存相关。最近一家肉瘤中心报告在其治疗的患者中总生存率为 84%。这在很大程度上归功于影像学的进步使得人们得以对疾病进行早期诊断和积极治疗,包括采用辅助和新辅助治疗方式如化疗和放疗。在这项研究中,就诊时已经出现转移的患者预后较差(33% 的存活率)。

虽然与 NF1 的患者以前认为有比没有更差的预后与零星 MPNST,最近的报道没有支持这一论点。

既往曾认为伴有 NF1 的患者较散发的 MPNST 患者预后更差,但最近的报道没有支持这一论点。

一般情况下,在软组织肉瘤中肿瘤分级是最强的预后影响因子。此外,肿瘤较大、肿瘤部位深在、手术切缘阳性也被认为是预后不良因素。也有一些证据表明在免疫组织化学分析中,ki-67 的增殖指数增加预示预后不良。ki-67 的是一个可以用来量化细胞分裂的抗原,一些研究发现 ki-67 可作为一个独立的预后因素,其中一项报道 20 分以上将对预后有显著的负面影响。

在某些特殊类型的 MPNST 中化疗的具体疗效难以衡量。在很大程度上,这是因为这些肉瘤相对少见。此外,各研究所的方案不一,医生的偏好不同,同时也受患者或个例的限制。既往在转移性 MPNST 中,化疗并未显示可明显改善生存率。最近报道化疗可获得一定的疗效。意大利和德国的软组织肉瘤协作组报道在儿童患者中,总的反应率为 45%,其中包括完全缓解、部分缓解和轻微反应。在异环磷酰胺组反应率最高(65%)。此外,还有一些个案报道表明化疗可获得一定疗效。

展望

恶性周围神经鞘膜瘤在历史上一直属于难治性肿瘤。这很大一部分是因为其固有的侵略性质,但诊断和治疗方法的局限也是原因之一。

迄今为止,影像学的进步,如 MRI 和 PET 已经可以对疾病进行早期发现和定性。免疫组织化学的技术进步可以使我们进行更精确的疾病鉴定和分类。化疗和放疗经验已大大增加,肉瘤多学科的团队协作已形成。

未来的获益很可能来源于对遗传学和对软组织肉瘤的分子生物学的认识。例如,MPNST 中的遗传特征分析最近显示,NF1 相关的 MPNST 和散发的 MPNST 其实是不同的肿瘤。在分子水平上定性疾病的特征可能使我们的筛检更精确,同时能早期发现疾病和获得也许更可靠的预后信息。通过分子药物工程,可设计靶向促进或干扰特定受体或通路的药物,实现临床的应用。例如,格列卫是一种酪氨酸激酶受体抑制剂,可靶向作用于 KIT 受体,在既往治疗无效的胃肠道间质瘤患者中可显著改善预后。将来在恶性周围神经鞘膜瘤中,有望出现类似的治疗设计和进一步的发展。

(杨吉龙 译)

参考文献

1. Adamson DC,C. T. ,Friedman AH. Malignant peripheral nerve sheath tumor of the spine after radiation therapy for Hodgkin's lymphoma. Clin Neuropathol,23(5): 245 – 55,2004.

2. Amin A,S. A. ,Flanagan A,Patterson D,Lehovsky J. Radiotherapy-induced malignant peripheral nerve sheath tumor of the cauda equina. Spine,29(21): E506 – 9,2004.

3. Angelov L,D. A. z,O'Sullivan B,Bell R,Guha A. Neurogenic sarcoma: experience at the University of Toronto. Neurosurgery,43(1): 56 – 64,1998.

4. Brenner W,F. R. ,Gawad Ka,hagel c,von Deimling A,de Wit M,Buchert R,Clausen M,Mautner VF. Prognostic relevance of FDG PET in patients with neurofibromatosis type-1 and malignant peripheral nerve sheath tumors. Eur J Nucl Med Mol Imaging,11: 1 – 5,2006.

5. Carli M,F. A. ,Mattke A,Zanetti I,Casanova M,Bisogno G,Cecchetto G,Alaggio R,De Sio L,Koscielniak E,Sotti G,Treuner J. Pediatric malignant peripheral nerve sheath tumor: the Italian and German soft tissue sarcoma cooperative group. J Clin Oncol,23(33): 8422 – 30,2005.

6. Casanova M,F. A. ,Speafico F,Luksch R,Cefalo,massimino M,Gandola L,Lombardi F,Fossati-Bellani F. Malignant peripheral nerve sheath tumors in children: a single institution twenty-year experience. J Pediatr Hematol Oncol,21(6): 509 – 13,1999.

7. Cashen DV,P. R. ,Raskin K,Hornicek FJ,Gebhardt MC,Mankin HJ. Survival data for patients with malignant schwannoma. Clin Orthop Relat Res,426: 69 – 73,2004.

8. Cichowski K,S. T. ,Schmitt E,Santiago S,Reilly K,McLaughlin ME,Bronson RT,Jacks T. Mouse model of tumor development in neurofibromatosis type I. Science, 286: 2172 – 6,1999.

9. D'Agostino AN,S. E. ,Miller RH. Sarcomas of the peripheral nerves and somatic soft tissues associated with multiple neurofibromatosis (Von Recklinghausen's disease). Cancer, 16: 1015 – 27,1963.

10. Ducatman BS,S. B. ,Piepgras DG,Reiman HM. Malignant peripheral nerve sheath tumors in childhood. J Neurooncol,2 (3): 241 – 8,1984.

11. Ducatman BS,S. B. ,Piepgras DG,Reiman HM,Ilstrup DM. Malignant peripheral nerve sheath tumors. A clinicopathologic study of 120 cases. Cancer,57(10): 2006 – 21,1986.

12. Ellison DA,C. -B. J. ,Parham DM,Jackson RJ. Malignant triton tumor presenting as a rectal mass in an 11-month-old. Pediatr Dev Pathol,8(2): 235 – 9,2005.

13. Evans DG,B. M. ,McGaughran J,Sharif S,Howard E,Moran A. Malignant peripheral nerve sheath tumors in neurofibromatosis 1. J Med Genet,39(5): 311 – 4,2002.

14. Ferner,R. E. ,and Gutmann,D. H. International consensus statement on malignant peripheral nerve sheath tumors in neurofibromatosis. Cancer research,62(5): 1573 – 7,2002.

15. Ferner RE,L. J. ,O'Doherty MJ,Hughes RAc,Smith MA,Cronin BF and Bingham JB. Evaluation of 18 fluorodeoxyglucose positron emission tomography in the detection of malignant peripheral nerve sheath tumors in neurofibromatosis 1. J Neurol Neurosurg Psychiatry,68: 353 – 7,2000.

16. Friedrich RE,K. L. ,Funsterer C,Mautner VF. Malignant peripheral nerve sheath tumors (MPNST) in neurofibromatosis type 1 (NF1): diagnostic findings on magnetic resonance images and mutation analysis of the NF1 gene. 25,(3A)(May – Jun): 1699 – 702,2005.

17. Heslin ML,C. -C. C. ,Lewis JJ,Woodruff JM,Brennan MF. Ki-67 detected by MIB-1 predicts distant metastasis and tumor mortality in primary,high grade extremity soft tissue sarcoma. Cancer,83(3): 490 – 7,1998.

18. Hruban RH,S. M. ,Senie RT,Woodruff JM. Malignant peripheral nerve sheath tumors of the buttock and lower extremity. A study of 43 cases. Cancer,66(6): 1253 – 65,1990.

19. Hsu CH,L. C. ,Wang FC,Fang CL. Neurofibroma with increased uptake of [F-18]-fluoro-2-D-glucose interpreted as a metastatic lesion. Ann Nucl Med,17(7): 609 – 11,2003.

20. Huson SM,C. D. ,Harper PS. A genetic study of von Recklinghausen neurofibromatosis in south east Wales. II. Guidelines for genetic counselling. J Med Genet,26(11): 712 – 21,1989.

21. Kinebuchi Y,N. W. ,Igawa Y,Nishizawa O. Recurrent retroperitoneal malignant peripheral nerve sheath tumor associated with neurofibromatosis type I responding to carboplatin and etoposide combined chemotherapy. Int J Clin Oncol,10(5): 353 – 6,2005.

22. King AA,D. M. ,Riccardi VM,Gutmann DH. Malignant peripheral nerve sheath tumors in neurofibromatosis 1. Am J Med Genet,93(5): 388 – 92,2000.

23. Kourea HP,B. M. ,Leung DH,Lewis JJ,Woodruff JM. Subdiaphragmatic and intrathoracic paraspinal malignant peripheral nerve sheath tumors: a clinicopathologic study of 25 patients and 26 tumors. Cancer,82(11): 2191 – 203,1998.

24. Landy H,F. L. ,Markoe A,Patchen S,Bruce J,Marcus J,Levi A. Extended remission of a recurrent median nerve malignant peripheral nerve sheath tumor after multimodal treatment. Case report. J Neurosurg,103(4): 760 – 3,2005.

25. Levine EA,H. T. ,Baucus S,Mechetner E,Mera R,Bollinger C,Roninson IB,Das Gupta TK. Evaluation of newer prognos-

tic markers for adult soft tissue sarcomas. J Clin Oncol,15(10): 3249 – 57,1997.

26. Loree TR, N. J. J., Werness BA, Nangia R, Mullins AP, Hicks WL Jr. Malignant peripheral nerve sheath tumors of the head and neck: analysis of prognostic factors. Otolaryngol Head Neck Surg. ,122(5): 667 – 72,2000.

27. Makin HJ,M. C. ,Simon MA. The hazards of the biopsy revisited. Members of the Musculoskeletal Tumor Society. J Bone Joint Surg Am,78(5): 656 – 63,1996.

28. Masuri F,Y. R. ,Soshi S,Beppu Y,Asanuma K,Fujii K. A malignant peripheral nerve sheath tumor responding to chemotherapy. J Bone Joint Surg Br,86(1): 113 – 5,2004.

29. Otsuka H,G. M. ,Hubo A,Nishitani H. FDG-PET/CT findings of sarcomatous transformation in neurofibromatosis: a case report. Ann Nucl Med,19(1): 55 – 8,2005.

30. Pilavaki M,C. D. ,Kiziridou A,Skordalaki A,Zarampoukas T,Drevelengas A. Imaging of peripheral nerve sheath tumors with pathologic correlation: pictorial review. Eur J Radiol,52(3): 229 – 39,2004.

31. Poyhonen M,N. S. ,Herva R. Risk of malignancy and death in neurofibromatosis. Arch Pathol Lab Med,121(2): 139 – 43,1997.

32. Sabah M,C. R. ,Leader M,Kay E. Loss of p16 (INK4A) expressioni is assiciated with allelic imbalance/loss of heterozygosity of chromosome 9p21 in microdissected malignant peripheral nerve sheath tumors. Appl Immunohistochem Mol Morphol,14(1): 97 – 102,2006.

33. Stojadinovic A,Y. A. ,Brennan MF. Completely resected re-current soft tissue sarcoma: primary anatomic site governs outcomes. J Am Coll Surg,194(4): 436 – 47,2002.

34. Vogel KS,K. L. ,Velasco-Miguel S,Meyers K,Rushing EJ, Parada LF. Mouse tumor model for neurofibromatosis I. Science,286: 2176 – 9,1999.

35. Vraa S,K. J. ,Nielsen OS,Sneppen O,Jurik AG,Jensen OM. Prognostic factors in soft tissue sarcomas: the Aarhus experience. Eur J Cancer,34(12): 1876 – 82,1998.

36. Wanebo JE,M. J. ,VandenBerg SR,Wanebo HJ,Driesen N, Persing JA. Malignant peripheral nerve sheath tumors. A clinicopathologic study of 28 cases. Cancer, 71 (4): 1247 – 53,1993.

37. Watson MA,P. A. ,Tihan T,Prayson RA,Guha A,Bridge J, Ferner R,Gutmann DH. Gene expression profiling reveals unique molecular subtype of Neurofibromatosis Type I-associated and sporadic malignant peripheral nerve sheath tumors. Brain Pathol,14(3): 297 – 303,2004.

38. Weiss SW,G. J. Enzinger and Weiss's Soft Tissue Tumors. Edited,St. Louis,Mosby,Inc. ,2001.

39. Wong WW, H. T. ,Scheithauer BW,Schild SE,Gunderson LL. Malignant peripheral nerve sheath tumor: analysis of treatment outcome. Int J Radiat Oncol Biol Phys,42(2): 351 – 60,1998.

40. Yang JC,C. A. ,Baker AR,Sindelar WF,Danforth DN,Topalian SL,DeLaney T,Glatstein E,Steinberg SM,Merino MJ, Rosenberg SA. Randomized prospective study of the benefit of adjuvant radiation therapy in the treatment of soft tissue sarcomas of the extremity. J Clin Oncol,16(1): 197 – 203,1998.

第 35 章

横纹肌肉瘤

Leonard H. Wexler, MD

概念

人体内有两种肌肉细胞:平滑肌细胞和骨骼肌细胞。平滑肌控制着非自主运动,骨骼肌控制自主运动。横纹肌肉瘤(RMS)是一种来源于正常骨骼肌细胞的恶性肿瘤(癌)。但人们对于正常骨骼肌细胞为何出现癌变知之甚少。由于骨骼肌细胞可见于人体各个部位,因此横纹肌肉瘤亦可发生于人体几乎任何部位。

> 横纹肌肉瘤最早由 Weber 于 1854 年描述。但通常认为其定义由 Stout 在 1892 年之后的 1946 年发表。
> * Weber, CO. Anatomische Untersuchung Einer Hypertrophieschen Zunge nebst Bemekugen uber die Nubildung querquestreifter Muskelfsern, Virchow Arch. Pathol Anat. 1854;7:115.
> * Stout AP. Rhabdomyosarcoma of the skeletal muscles. Ann Surg. 1946; 123:447-472.

横纹肌肉瘤非常少见,每年全美 21 岁以下仅 350 例,15 岁以下儿童中,发病概率为 4/100 万,男孩略多于女孩,5 岁以下幼童更多见(图 35 - 1)。

成人横纹肌肉瘤非常罕见,在过去 20 ~ 30 年间美国和欧洲主要癌症中心只有 5 项"大宗"文献报道,共 400 余例成人横纹肌肉瘤(包括部分"儿童")。尽管成人患者更多见为"多形性"的组织学亚型,其治疗原则与儿童横纹肌肉瘤类似,在当今多学科治疗下其预后也无内在差异。

> 成人病例:成人横纹肌肉瘤治疗原则与儿童相似,上述 5 项文献报道来自以下几个研究部门。
> 1. 米兰国家癌症研究所,意大利,25 年间 190 例 18 岁及以上患者。
> 2. 美国纽约纪念斯隆-凯特琳癌症中心,纽约,

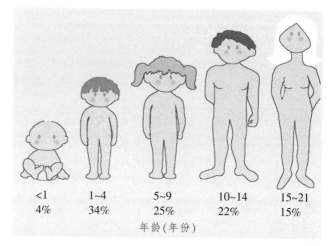

图 35 - 1 横纹肌肉瘤儿童发病年龄。约 2/3 儿童横纹肌肉瘤发生于 10 岁以下。1 ~ 4 岁儿童最多,1 岁以下婴儿少见。

> 17 年间 84 例 16 岁及以上患者。
> 3. 美国 M.D.安德森癌症中心,休斯敦,28 年间 82 例 17 岁及以上患者。
> 4. 美国 Dana-Farber 肿瘤研究所,波士顿,23 年间 39 例 16 岁及以上患者。
> 5. 美国武装部队病理研究所,华盛顿,30 年间 38 例 21 岁及以上患者均为多形性横纹肌肉瘤。
>
> 上述研究指出了成人横纹肌肉瘤的几处关键点:①它们对化疗的反应与儿童横纹肌肉瘤一样,可高达 85%;②成人横纹肌肉瘤更多为预后较差的类型,如腺泡状和多形性,而非胚胎型;③Ⅰ、Ⅱ、Ⅲ及Ⅳ期患者的比例与儿童横纹肌肉瘤类似;④经适当的治疗,即使预后较差的病理类型更多见,成人横纹肌肉瘤仍可获得与儿童接近的生存率。

横纹肌肉瘤可发生于任何部位,但其最好发部位为头颈部(占所有病例的接近 40%)、男性和女性的泌尿生殖道(约占 25%)以及肢体(约占 20%)(表 35 - 1)。

约 40% 新诊断的横纹肌肉瘤来自于头颈部,包

表 35-1　横纹肌肉瘤的原发部位

部位	%
类脑膜	16
眼眶	10
头/颈部	10
泌尿生殖道	23
肢体	19
其他	22

括脑膜旁(占所有病例的 16%,几近头颈部的一半)、眼眶及眼睑(占所有病例的 10%),以及其他非眼眶、非脑膜旁的部位(占所有的 10%)。约 25% 病例原发于泌尿生殖系统,包括睾丸旁结构、女性泌尿生殖道(阴唇、阴道、宫颈、子宫)、膀胱及前列腺。约 20% 来自于肢体。其余发病部位包括胸壁、腹膜后等。发生于眼眶和非脑膜旁的头颈部肿瘤(如面颊和耳廓)以及男性(睾丸旁)和女性(阴道、阴唇、宫颈或子宫)生殖道的肿瘤,其预后优于其他部位肿瘤。

大部分患横纹肌肉瘤的儿童并无明显的致病因素。即使经过仔细地了解家族史及体格检查,只有 1/10～1/5 的儿童会存在确定的遗传学致病因素:其中大部分表现为 Li-Fraumeni 综合征、神经纤维瘤病、Bechwith-Wiedemann 综合征和 Costello 综合征。

尽管绝大部分的横纹肌肉瘤为散发,10%~33% 的患者被认为具有遗传学致病因素。横纹肌肉瘤的发生与一系列家族性"癌综合征"如 Li-Fraumeni 综合征(LFS)相关,后者包括家族聚集性横纹肌肉瘤及其他儿童软组织肉瘤,伴有其成年亲属中肾上腺皮质癌及较早发病的乳腺癌。LFS 的发生与抑癌基因 p53 种系突变有关。在一项对 33 例散发的横纹肌肉瘤的研究中发现,13 例确诊时 3 岁以下儿童中有 3 例伴有 p53 基因的种系突变,而 3 岁以上的 20 例中无 1 例存在。有些横纹肌肉瘤的发生与 Bechwith-Wiedemann 综合征有关,这是一种婴儿过度生长综合征,由胰岛素样生长因子 II 所在的 11p15 染色体异常导致。Costello 综合征是一种常染色体显性遗传异常,表现为新生儿生长迟缓、典型的粗糙面容、皮肤松散及发育延迟,患有该综合征的儿童罹患实性肿瘤,尤其是横纹肌肉瘤的风险增加。在已报道的约 100 例 Costello 综合征儿童中,有 10 例发生横纹肌肉瘤。

症状

横纹肌肉瘤根据发生的部位可表现出多种多样的

临床症状,位于眼眶部位的儿童横纹肌肉瘤(约占总数的 10%)可出现眼部的突出或肿胀(突眼)。尽管有时额窦感染的患儿也可出现该症状,但肿瘤患儿往往不伴有额窦感染的其他症状(如疼痛、发热和眼睛变紫等)。

病例 1:患者,男孩,7 岁,左眼肿胀疼痛一周,无发热及脓性鼻漏。按眶周蜂窝织炎行静脉抗生素治疗。局部 MRI(图 35-2)显示左眶内上方约 4cm 的软组织肿物,眼球受压向前外侧移位。于肿物内侧行小切口活检,病理证实为横纹肌肉瘤。经胸部 CT 检查、骨扫描及骨髓活检未见远处转移。该患者分期为 I 期 III 组,并通过 VA 方案化疗和局部 45Gy 的放疗治愈。

当肿瘤位于脑膜旁(主要为鼻窦、中耳、咽后)等区域时,患儿常有数周至数月鼻塞,有时伴有流涕,甚至偶可于鼻腔内或咽喉后方见到肿块。与鼻窦炎或咽炎不同的是,肿瘤通常不累及颈部淋巴结。即使累及也不伴疼痛。当颅底受侵时,由于颅神经受侵或受压,患者可能表现为头痛或脑神经疼痛。

病例 2:患者,女孩,14 岁,右眼突出及右颈部肿块 2 周且进展迅速。MRI 显示一多房性近 7cm 软组织肿块位于鼻窦腔中心,并通过筛窦板延伸至前颅窝。额叶中未见水肿,因而可能并无脑实质的受累(图 35-3)。但在右咽后侧方区域及颈部右前方可见多发肿大淋巴结。查体可见明显的右侧突眼及眼肌麻痹,但视觉仍有保留。右鼻腔内可见肿块,颈部可扪及质硬淋巴结。对颈部淋巴结的细针吸活检提示为小圆细胞,可疑为横纹肌。鼻腔内肿物活检可见滤

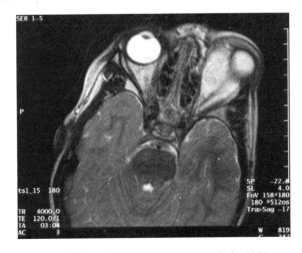

图 35-2　病例 1:7 岁男孩眼眶的横纹肌肉瘤,局部 MRI 显示左眶内上方软组织肿块,眼球受压向前外侧移位。

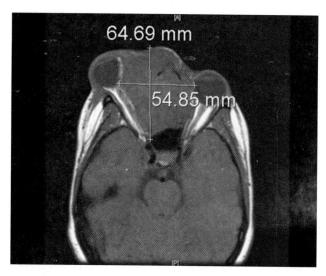

图 35 - 3　病例 2:14 岁女孩脑膜旁横纹肌肉瘤。MRI 显示在鼻窦中央部的较大软组织肿块，侵袭性生长至双侧眼眶，并通过颅底延伸至下颅窝。

泡状横纹肌肉瘤特征性的滤泡结构。免疫染色示 desmin、vimentin 和 myogenin 强阳性。RT-PCR 证实存在 t(2;13)PAX3-FKHR 染色体易位。脑脊液细胞学检查阴性。胸部 CT、骨扫描、PET、骨髓活检均未见远处转移。患者诊断为脑膜旁(可能是筛窦)滤泡状横纹肌肉瘤，3 期，Ⅲ 组伴颅内侵犯。两个周期化疗后，经 MRI 及 PET 随诊检查所有初始可见肿瘤均消失。但即使给予后续化疗及对原发病灶和颈部淋巴结的全量放疗(50.4Gy)，在起始治疗的 6 个月时在放疗区域仍出现了致命的软脑膜复发及快速进展。

当横纹肌肉瘤发生于儿童的泌尿生殖道时，常表现为无痛性阴囊肿块(睾丸旁肿瘤)、阴道内葡萄样肿块("葡萄样"横纹肌肉瘤)或血尿(膀胱肿瘤)、尿频、尿痛及尿等待。偶有发生于前列腺的横纹肌肉瘤(与更常见的前列腺癌不同)，肿瘤往往生长巨大时才得以诊断。这些肿瘤常在盆腔或腹部可见肿块，伴随症状可有尿频和尿急，压迫肠管时可有便秘、恶心和呕吐。

病例 3:患者,18 岁,大学生,出现勃起障碍、急性腹痛、右侧季肋区疼痛、尿频、尿等待及尿细。口服抗生素症状无明显改善。CT 示盆腔内前列腺附近的 10cm×6.5cm×7.3cm 肿块，与膀胱前壁及直肠后壁分界不清。右侧输尿管受压致右肾水肿，同时伴双侧髂外及左侧髂内淋巴结肿大。MRI 上表现基本相同(图 35-4)。经直肠针吸活检见肿物由致密小圆细胞组成，免疫组织化学示 desmin、vimentin、actin 及 myogenin

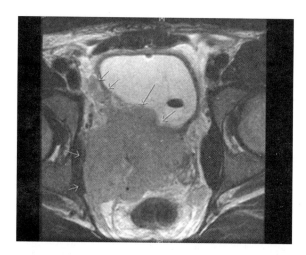

图 35 - 4　病例 3:男性,18 岁,前列腺横纹肌肉瘤。前列腺 MRI 示盆腔右侧巨大软组织肿物压迫膀胱后壁及直肠前壁。

强染,RT-PCR 检测到 t(2;13)PAX3-FKHR 易位。临时放置经皮肾管以缓解右肾水肿。胸部 CT、骨扫描及骨髓活检未见远处转移。患者被诊断为前列腺 3 期,Ⅲ 组腺泡状横纹肌肉瘤,予多药联合化疗后,患者获得肿瘤完全缓解,勃起功能恢复正常。继续给予化疗及盆腔全量放疗(50.4Gy),并发症包括出血性膀胱炎及放射性肠炎。患者经 8 个月治疗后,休息不到 3 个月又回到了学校。诊断后 18 个月时肿瘤持续完全消退。

发生于上臂及小腿的横纹肌肉瘤往往最具侵袭性。这些肿瘤可在数周内自蚊虫叮咬的小包或小丘疹生长至棒球或葡萄串大小。通常肿物质硬,但除非压迫附近神经,一般不伴疼痛。易于出现附近淋巴结转移。腋下淋巴结肿大在手部或上臂的儿童横纹肌肉瘤并不少见,同样腹股沟淋巴结肿大在足部或小腿横纹肌肉瘤中亦不少见。

病例 4:患者,男孩,7 岁,洗澡时发现左侧小腿质硬、无痛性肿块。查体发现小腿岩石般质硬肿物,伴明显的胭窝及腹股沟淋巴结肿大。MRI 显示小腿巨大软组织肿物伴明显出血(图 35-5),近端延伸至胭窝。胸部、腹部及盆腔 CT 扫描示腹股沟及盆腔内淋巴结肿大,主动脉旁可疑淋巴结转移,PET 扫描上述淋巴结均高代谢,符合转移。对小腿肿物及腹股沟淋巴结切检诊断为"经典"腺泡状横纹肌肉瘤。RT-PCR 证实存在 t(2;13)PAX-FKHR 易位。除了淋巴结转移外,未及肺、骨及骨髓转移。患者诊断为 4 期,Ⅳ 组肢体腺泡状横纹肌肉瘤,伴区域(胭窝及腹股沟)及远处(盆腔及主动脉旁)淋巴结转移。开始化疗后一周内,小腿肿瘤消退 50% 以上,高代谢淋巴结亦有所消退。患者继续按 MSKCC 单中心治疗高危患者的方案进行治疗。

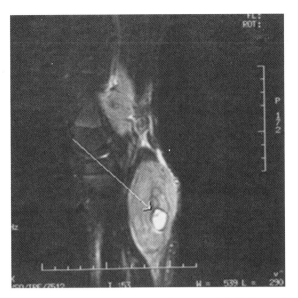

图 35-5　病例 4:MRI 显示大腿巨大软组织肿物伴明显出血。

偶可见患者在确诊时伴有无法解释的发热症状,可伴或不伴食欲减退。疲劳及易于被擦伤的表现相对少见,但当肿瘤累及骨髓时可出现。

预后因素

作为一种疾病,横纹肌肉瘤在不同的情况下生物学行为会有重大差别,这些情况包括肿瘤部位、镜下所见、肿瘤大小、有无转移、初始手术后肿瘤残留的多少和患者的年龄,这些因素称为"预后因素"。它们描述的是治愈的"统计学可能性",但对个体而言,无论预后因素是有利或不利,均不能预测治愈的可能。

表 35-2 汇总了如何组合肿瘤部位、大小、区域淋巴结状态、远处转移、就诊时年龄、组织学等用来进行横纹肌肉瘤患者的风险分层治疗。"风险"一列中将患者分为 4 种风险组(低 A、低 B、中度和高度),按照第 5 次国际横纹肌肉瘤研究组方案(IRS-V)进行适当的治疗。具体的研究协议号是括号内字母"D"及其后 4 位数字。

D9602 是一项"低危"双臂研究,患者按照 A 组[长春新碱和放线菌素 (VA)2 种药物联合化疗,伴或不伴放疗]或 B 组[长春新碱、放线菌素加环磷酰胺(VAC),几乎所有患者接受放疗]接受共约 11 个月的化疗;D9803 是一项"中危"研究,患者随机接受 A 方案(VAC 共 14 个周期)化疗或 B 方案(8 周期 VAC 后改成 6 周期长春新碱+拓扑替康+环磷酰胺)化疗,再加放疗;D9802 是一项"高危"研究,是由 St. Jude 儿童研究中心提出包括伊立替康"每周

5 天,连用 2 周"方案的"Ⅱ期窗口"研究,患者接受伊立替康单药或联合长春新碱,随后予以 8 周期 VAC 方案,伊立替康有效患者再加 4 周期长春新碱+伊立替康,在伊立替康无效患者直接予以 12 周期的 VAC,再辅以放疗。各项 IRS-V 研究在 2004 年底之前完成招募,后续研究计划在 2005—2006 年开始。

横纹肌肉瘤风险组的定义:

有利=眼眶/眼睑、头颈部(除外脑膜旁)、泌尿生殖道(非膀胱及前列腺)

不利=膀胱、前列腺、肢体、脑膜旁、其他(躯干、腹膜后等)

a=肿瘤大小≤5cm 直径

b=肿瘤大小>5cm 直径

EMB=胚胎型,葡萄状或梭形横纹肌肉瘤或伴胚胎型形态的外胚层间叶瘤

ALV=腺泡状或未分化肉瘤或伴腺泡状形态的外胚层间叶瘤

N_0=临床未见区域淋巴结受累

N_1=临床可见区域淋巴结受累

N_x=淋巴结状况未知

临床肿瘤医生使用更短的词汇来描述这些因素。如儿童横纹肌肉瘤,用来描述这些因素的术语分为两类,其一为分期,其二为临床分组(或仅用"分组")。横纹肌肉瘤依据下列 3 个因素进行分期:

1. 肿瘤发生的部位;

2. 肿瘤的大小;

3. 肿瘤是否发生区域或远处转移。

横纹肌肉瘤分组的依据是初始手术后肿瘤残留的多少。共分为 4 期(1、2、3、4 期)和 4 组(Ⅰ、Ⅱ、Ⅲ、Ⅳ组),每位患者都会根据这些因素的不同组合进行分期和分组。

表 35-3 列出了横纹肌肉瘤患者根据不同部位的 TNM 分期系统和外科-病理临床分组系统。这些简易的系统也是儿童横纹肌肉瘤复杂治疗的一方面。只要不存在可见的远处转移,所有发生在"有利"部位的肿瘤均为 1 期。所有已出现远处转移的肿瘤均为 4 期。发生在不利部位的肿瘤可能为 2 期(肿瘤较小且无区域淋巴结转移)或 3 期(肿瘤较大或存在区域淋巴结转移)。大部分儿童横纹肌肉瘤为 2 期或 3 期。由于 TNM 分期系统基于影像学异常而不需要病理证实,因此分期可能不够准确。比如,根据 CT 扫描显示的肺内结节,患者可能怀疑转移,从而为临床 4 期,但转移灶切除术后可能病灶内并无肿瘤存在。

表 35 – 2 初诊为横纹肌肉瘤患者的风险分层

风险	分期	分组	部位	大小	年龄	组织学	转移	淋巴结
低度 A（D9602）	1	I	有利	a 或 b	<21	EMB	M_0	N_0 或 N_1 或 N_X
	1	II	有利	a 或 b	<21	EMB	M_0	N_0 或 N_X
	1	III	仅眼眶	a 或 b	<21	EMB	M_0	N_0 或 N_X
	2	I	不利	a	<21	EMB	M_0	N_0 或 N_X
低度 B（D9602）	1	II	有利	a 或 b	<21	EMB	M_0	N_1
	1	III	仅眼眶	a 或 b	<21	EMB	M_0	N_1
	1	III	有利(除眼眶)	a 或 b	<21	EMB	M_0	N_0 或 N_1 或 N_X
	2	II	不利	a	<21	EMB	M_0	N_0 或 N_X
	3	I 或 II	不利	a	<21	EMB	M_0	N_1
	3	I 或 II	不利	a	<21	EMB	M_0	N_0 或 N_1 或 N_X
中度（D9803）	2	III	不利	a	<21	EMB	M_0	N_0 或 N_X
	3	III	不利	a	<21	EMB	M_0	N_1
	3	III	不利	b	<21	EMB	M_0	N_0 或 N_1 或 N_X
	1 或 2 或 3	I 或 II 或 III	有利或不利	a 或 b	<21	ALV	M_0	N_0 或 N_1 或 N_X
	4	IV	有利或不利	a 或 b	<10	EMB	M_1	N_0 或 N_1 或 N_X
高度（D9802）	4	IV	有利或不利	a 或 b	≥10	EMB	M_1	N_0 或 N_1 或 N_X
	4	IV	有利或不利	a 或 b	<21	ALV	M_1	N_0 或 N_1 或 N_X

综合分期、分组、部位、大小、年龄、组织学类型及有无区域淋巴结及远处转移,患者风险分组共分为 4 组。

表 35 – 3 新发横纹肌肉瘤患者不同部位的 TNM 分期系统

分期	部位	T	大小	淋巴结	转移
1	有利	T_1 或 T_2	a 或 b	N_0,N_1 或 N_X	M_0
2	不利	T_1 或 T_2	a	N_0 或 N_X	M_0
3	不利	T_1 或 T_2	a	N_1	M_0
3	不利	T_1 或 T_2	b	N_0,N_1 或 N_X	M_0
4	有利或不利	T_1 或 T_2	a 或 b	N_0 或 N_1	M_1

结合肿瘤部位(有利或不利)、大小、区域淋巴结及远处转移的有无,患者分为 4 期。该系统是根据查体及影像学评估肿瘤范围的结果而产生的临床分期系统。T_1=肿瘤局限于原发部位;T_2=肿瘤延伸/固定于周围组织/结构;其他缩写与表 35-2 中"风险分层"相同。

所有在初始手术时完整切除的肿瘤为 I 组,具有可见远转移的为 IV 组。初始手术后仍可见肿瘤者(扫描或查体)为 III 组,II 组指所有可见肿瘤被切除,但局部仍有"微小"肿瘤细胞残留,伴或不伴区域淋巴结转移(包括被切除后)。半数横纹肌肉瘤患儿为 III 组。见表 35-4。

这是在最初的三项 IRS 研究中应用对患者进行分类的"分期"系统,该系统依据初始手术切除的范围决定分组。因此,当地外科医生的手术技术及破坏性可能会影响分组的结果,而且并未考虑到在例如眼眶或女性泌尿生殖道等"有利"部位可能会应用非侵袭性手术。

转移模式

横纹肌肉瘤可以发生局部、区域及远处转移。

表 35 – 4 国际横纹肌肉瘤研究组对新发横纹肌肉瘤患者的临床分组分期系统

临床分组	定义
I	完全切除,切缘阴性
IIa	完全切除,切缘阳性
IIb	完全切除,切缘阴性,切除的淋巴结阳性
IIc	完全切除,切缘阳阴性,切除的淋巴结阳性
III	肉眼肿瘤残留(包括未切除区域淋巴结)
IV	远处转移

1.局部转移指肿瘤浸润或侵犯原发部位邻近的组织。

2.区域转移指肿瘤迁移至原发部位引流区的淋巴结,儿童的肢体横纹肌肉瘤及较大儿童(10 岁及以上)睾丸旁肿瘤具有最高的区域淋巴结转移率。

3.远处转移指肿瘤进入血液循环转移至身体其他部位,最常见的远处转移部位为肺、骨和骨髓。

横纹肌肉瘤转移至脑或其他器官如肝或脾等非常少见。当肿瘤转移至"远处"部位形成可见病灶时才能称为"转移"。大约 1/5 的横纹肌肉瘤儿童伴有转移。

> CT、MRI、PET 和骨扫描均在 2004 年 8 月的 ES-UN 期刊内"医护须知"章节。此外,还有些网络资源,在该文章的问答部分对这些检查进行了描述。

为评价原发病灶及发现可能的转移,需要进行一系列的检查。首先是完整的病史了解及查体。而通常对原发病灶最佳的检查方法为 MRI,这往往能提供对放疗或手术有利的病灶三维影像。需要常规对胸部进行 CT 以除外"肺转移"。根据原发病灶的部位,有时需要对腹部及盆腔进行 CT 扫描,以了解有无淋巴结转移。骨扫描是一项核医学检查,目的在于扫描全身骨以发现可能存在的骨转移。另一项应用日益增多的核医学检查是 PET(正电子发射断层扫描),它的独特性在于能全身显影,包括骨及软组织,并能用以鉴别在 CT 或 MRI 上难以定性的病灶,以及用来评价疗效。由于横纹肌肉瘤可以转移至骨髓,因此患者需要进行骨髓穿刺活检,一般在髂骨取针吸活检。该检查往往与麻醉下活检或中央静脉插管(CVC)等步骤同步进行。发生于脑膜旁的横纹肌肉瘤患者应进行腰穿(脑脊液穿刺)以获得脑脊液,并进行进一步的检查以除外脑实质的受累。

> 大约 20% 的新发横纹肌肉瘤患者伴有一处或多处"远处"转移。其中相当一部分为腺泡状横纹肌肉瘤。在 IRS-Ⅳ 研究中,127 例转移性横纹肌肉瘤患者中有 46% 为腺泡状亚型,而同一研究中未转移的 900 例横纹肌肉瘤中该比例为 22%。60% 的转移限于一处,最常见的转移部位为肺(39%),其次为骨髓(32%)、淋巴结(30%)和骨(27%)。尽管在所有已知或可疑为新发的横纹肌肉瘤患者中常规行骨髓穿刺,但在其他部位无转移的患者中单纯出现骨髓受累的患者仅见于 900 例中的 12 例。因此,仅有不到 2% 的患者在其他部位无转移的情况下可能通过骨髓穿刺活检发现骨髓转移。

治疗的一般原则

所有横纹肌肉瘤患者均行化疗。根据肿瘤大小和原发灶的部位以及肿瘤能否切除的情况,大部分儿童会接受放疗和手术的联合治疗。

横纹肌肉瘤手术

横纹肌肉瘤的确诊必须由实验室通过对标本的检测而得来。获取标本的步骤称为活检,这通常为小手术,大部分患者无需在医院过夜。肿瘤标本可通过下列途径获得。

经皮针吸活检

该方法通过经皮将细针穿入肿瘤从而获得针内的一小块肿瘤组织。有时可在 B 超或 CT 引导下进行。一般不需要麻醉,但对于某些特殊部位或年幼患儿可能需要使用静脉镇静药。与后述几种方法对比,除了某些特殊部位之外,该法可能更安全。针吸活检可使约 90% 患者得到准确诊断。

切开活检

该步骤几乎全在麻醉下进行,于皮肤做小切口并通过该切口将小块肿瘤组织切除。该方法可提供足够的组织进行病理检查,准确率接近 100%。

切除活检

该步骤几乎全在麻醉下进行,于皮肤做切口后,将整个肿瘤完全切除,该法较前二者手术更大。该方法适用于患儿肿瘤术前已经过充分的影像学检查,术者认为肿瘤能被完整切除且手术不会造成功能障碍(如小腿肿瘤无需截肢或牺牲行走功能而完整切除)及造成美观上的缺陷(如鼻窦肿瘤可被完整切除而不产生面部巨大瘢痕或面部畸形)。

影像学检查往往难以发现区域淋巴结发生转移,因此在两种情况下必须行外科手术切除区域淋巴结进行活检从而进行评价。其一为儿童肢体横纹肌肉瘤,其二为 10 岁及以上男孩的睾丸旁肿瘤。对于前者,下肢的肿瘤应行膝后或腹股沟淋巴结外科切除活检,上肢的则行肘部或腋下的淋巴结切除活检。淋巴造影在确定前哨淋巴结上的作用仍有待研究。PET 可帮助鉴别传统 CT 或 MRI 上不明显的可疑病灶。

对于男孩的睾丸旁横纹肌肉瘤,比较理想的是在原发肿瘤切除(与腹股沟疝相同的腹股沟切口,肿瘤与睾丸一起从阴囊向外牵引并切除)的同时,对同侧腹膜后淋巴结进行外科评价。当然如今越来越多的这种外科评价应用了腹腔镜技术,这能明显缩短术后恢复时间,使患者能尽早开始化疗。

应牢记,对儿童横纹肌肉瘤来说,单纯手术是不足以治愈的,而且手术的作用也视肿瘤的部位而定。对肢体或骨盆的肿瘤来说,初始手术完整切除可能增加治愈率,但对于眼眶或阴道的肿瘤,较高的治愈率完全不依赖于手术完整切除,对这些部位来说,完整切除甚至可能不适合。大多数家庭在孩子可能患有横纹肌肉瘤时都希望肿瘤能尽早被完全切除掉,但外科手术并非越早越好。同时若怀疑横纹肌肉瘤,在活检之前一定要先对肿瘤做影像学检查,否则一旦要做放疗,可能在此之前会不可逆地失去正确计划的机会。同样,应保证由有经验的病理医生进行对活检产物的检查,那样可以确保标本处理无误并能正确地按时完成检查。

病理

活检标本在实验室进行显微镜检查。横纹肌肉瘤的诊断要点是可见到骨骼肌的排列——不仅是镜下的形象也包括化学染色("免疫染色")。横纹肌肉瘤有两种基本形态:胚胎型和腺泡状。胚胎型(梭形细胞型或葡萄状型)更常见,约2/3儿童为该类型(图35-6)。横纹肌肉瘤更多见于年幼儿童,尤其是发生于头颈部(包括脑膜旁区域)和泌尿生殖系统(包括膀胱和前列腺)者,肿瘤细胞较长且细胞数量较少。

20%~25%的儿童横纹肌肉瘤为相对少见的腺泡状(或实性腺泡状)(图35-7),但在青少年中发病率高得多,更好发于肢体。这型肿瘤细胞更小、更圆,细胞更致密,因其外形类似于肺泡而得以如此命名。通常认为腺泡状肿瘤较胚胎型尤其是位于有利部位的胚胎型肿瘤更具"侵袭性"、更"危险"。

有5%~10%的儿童横纹肌肉瘤类型不确定,因此被称为"未分化"肉瘤或"横纹肌肉瘤,未特指"。

当肿瘤取活检后,病理医生(在实验室对标本进行检验者)若怀疑为横纹肌肉瘤,他通常会进行所谓的"免疫染色"进行证实。这些染色是对肿瘤细胞不同结构进行染色的化学反应。横纹肌肉瘤通常会对一系列染色表现出"阳性",如 desmin 和 myogenin 等。而 myogenin 阳性即可直接诊断横纹肌肉瘤。

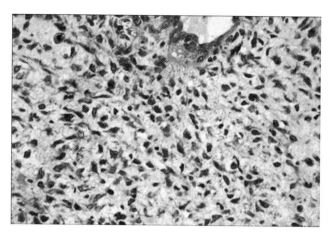

图35-6 胚胎型横纹肌肉瘤的镜下形态。细胞稀疏呈梭形,常规镜下检查见骨骼肌分层。免疫染色证实存在 desmin、vimentin、actin 和 myogenin 抗原,从而证实横纹肌肉瘤的诊断。(见彩图)

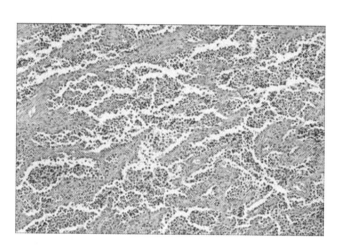

图35-7 腺泡状横纹肌肉瘤的镜下形态。此型肿瘤细胞小、更圆,细胞更致密。结构上,它们具有沿假性间隙层状排列的外形,类似于肺的小气囊(肺泡)。(见彩图)

有时会对横纹肌肉瘤进行最高水平的检测,即"分子诊断检测"。尽管目前对于骨骼肌细胞如何癌变知之不多,但一旦细胞癌变,其发生的遗传学变化已逐渐被人们了解。在几乎所有胚胎型横纹肌肉瘤中,可以发现肿瘤细胞(仅见于肿瘤细胞——因此这不是一种遗传病)存在基因异常,从而导致促进正常肌肉细胞生长的基因过量。

胚胎型横纹肌肉瘤具有典型的11号染色体短臂的 IGF-II 基因的过表达,这是由于母亲的等位基因缺失从而复制父亲的等位基因所致。该基因的两倍表达会导致 IGH-II 的"过量"效应,即持续的增生信号,从而使癌前(或已经转化的)肌肉细胞进入无限制的生长模式,并且阻止细胞在环境致死因素作用下死亡。该过程被称为"杂合性缺失"(图35－8)。

　　该过程的结果是定位于 11 号染色体的"促生长基因"胰岛素样生长因子Ⅱ(IGF-Ⅱ)的过量。正常情况下该基因仅一个拷贝是"活化的",而另一个是"沉默的"(该基因附近 DNA 结构的化学修饰,即甲基化是该基因"开启"及附近生长抑制基因 H19"关闭"的原因)。大多数胚胎型横纹肌肉瘤或者两个等位基因均活化,或者母亲的基因丢失而父亲的等位基因得到复制且两个拷贝均活化。这是稳定"增长"信号产生的原因,这些信号让细胞得以持续生长并且阻止细胞在正常环境下死亡。

　　许多儿童恶性肿瘤都存在特异性的基因转位,此时一个正常基因的一部分与另一个正常基因的一部分离开原来位置并互换。约 90% 腺泡状横纹肌肉瘤的 Pax 基因的一部分(最多见为 2 号染色体的 Pax3 基因,其次为 1 号染色体的 Pax7 基因)与 FKHR 基因(位于 13 号染色体)的一部分发生融合,从而形成新的"杂交"基因(Pax-FKHR)(图 35－9),新基因可活化在正常情况下"非活化"的促生长基因,同时关闭正常情况下活化的生长抑制基因。由于该"杂交"基因仅见于腺泡状横纹肌肉瘤,因而可用于诊断,同时也可能用于将来作为免疫抗癌治疗的靶点。这种异常通常能通过检测肿瘤细胞染色体的一些特殊方法得以发现。

　　在儿童恶性肿瘤中基因转位的"事件"非常常见,这是指正常基因的一部分离开原来的位置与另一个正常基因的一部分连接。在横纹肌肉瘤中,DNA 结合区中"配对盒"(PB)与"同源结构域"(HD)融合的 Pax3 基因与 FKHR 基因的"转录活化

Pax 3-FKHR 转位

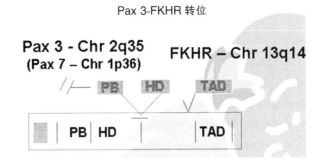

图 35－9　横纹肌肉瘤中 Pax 与 FKHR 基因的相互转位形成杂交"癌基因"。PB,配对盒;HD,同源结构域。

域"结合,从而形成新的"杂交"基因,并在横纹肌肉瘤细胞癌变过程中发挥两方面的作用。其一为"关闭"正常情况下为"活化"的并起到细胞生长"制动"作用的基因;其二为"开启"正常情况下"非活化",能刺激生长、存活及转移的基因。这种基因异常,从未见于胚胎型横纹肌肉瘤,因此如果基于光镜结果难以确定横纹肌肉瘤的类型,那么 Pax-FKHR 转位的存在就能证实腺泡状横纹肌肉瘤的诊断。这种异常通常通过 RT-PCR(反转录聚合酶链反应)能检测到,但该检测只在少数大型癌中心或儿童医院的特殊实验室能进行。

　　横纹肌肉瘤的两种组织学类型胚胎型和腺泡状,都具有特征性的但又截然不同的遗传学改变,这种改变都可能在肿瘤的发生中起一定作用。腺泡状横纹肌肉瘤存在特征性的 2 号染色体长臂与 13 号染色体长臂的基因转位,简写为 t(2;13)(q35;q14)。这种转位已被分子克隆,并发现其累及与 Pax3 基因(或少数情况下为染色体 1p36 的 Pax7 基因)并列的基因,并且调控早期神经肌肉发育和 FKHR 基因,后者又称为 FOXO1a,是转录因子家族的成员。有人假设这种转录因子融合的结果是参与表型转化的一个或一组基因转录的异常活化。尽管这种肿瘤特异性转位的后果未能尽知,但通过 cDNA 微阵列分析发现在成纤维细胞中 Pax-FKHR 的融合可特异性的开启一系列肌源性因子的表达。此外,Pax-3-FKHR 被发现可上调 c-MET 的表达,后者是参与转化的一种酪氨酸激酶受体。不远的将来利用聚合酶链反应对腺泡型横纹肌肉瘤进行遗传学的精确诊断将得到越来越多的应用。最近新发现在约 20% 的腺泡型横纹肌肉瘤中发现 13q31 的扩增,提示在该部位的一个或多个基因可能参与该肿瘤的致病。

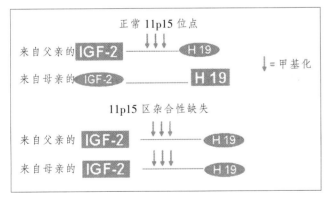

图 35－8　横纹肌肉瘤中 11p15 杂合性缺失导致Ⅱ型胰岛素样生长因子(IGH－Ⅱ)过表达。IGF－2:胰岛素样生长因子Ⅱ。

另一个主要组织学亚型——胚胎型横纹肌肉瘤，具有 11p15 染色体位点的杂合性缺失（LOH）。这种 LOH 表现为母亲的遗传信息丢失而父亲的得以复制。由于该位点是 IGF-Ⅱ 基因所在的位置，因而备受关注。该基因编码一种在横纹肌肉瘤发生过程中起一定作用的生长因子（见稍后的讨论）。IGF-Ⅱ 仅在父亲的等位基因上表现出转录活性，因此在这种肿瘤中，等位基因均来自父亲所导致的 LOH 可能引起 IGF-Ⅱ 的过表达。当然，也可能 11p15 的 LOH 会导致某个未被认识的抑癌基因失活，或者在胚胎型横纹肌肉瘤 11p15 的 LOH 中，IGF-Ⅱ 的活化和抑癌基因的失活均存在。

多个研究者最近通过比较基因组杂交分析在横纹肌肉瘤及细胞系中有了一些新的发现，并发现 3 个明显的特征。其一，腺泡状横纹肌肉瘤和未分化胚胎型横纹肌肉瘤均存在基因组扩增，提示这两种亚型可能有相同的遗传学变化。其二，多个研究显示 IGF-Ⅰ 受体所在位点 15q25-26 存在显著的扩增，这种特异性的扩增也已经 PCR 和 FISH 的证实。由于 IGF 基因参与横纹肌肉瘤的发生，因此这一点非常重要。最后，有两项研究显示约 33% 的横纹肌肉瘤存在 9q22 的缺失，这个部位存在 PTH 位点，在 Gorlin 综合征小鼠模型中，该肿瘤抑制基因参与横纹肌肉瘤的发生。

一旦影像学检查完成，做完活检并证实了横纹肌肉瘤的诊断之后，患者即可根据分期（部位、大小、淋巴结受累）、分组（术后肿瘤残留的范围）、就诊时年龄、组织学亚型（胚胎型或腺状型）以及有无远处转移进行"风险分组"。这 4 种分组可以提供关于疾病的可治愈性及治疗的强度的重要信息。

- 标准风险，分组 A：这组患者相对较少，经非强化的两药联合化疗，伴或不伴放疗，其存活率可高达 85% 以上。这组包括位于眼眶的肿瘤（只要未出现转移），"有利"部位的肿瘤（1 期）经完整手术切除（Ⅰ组）或大体完全切除仅镜下残留者（Ⅱ组），以及不利部位较小的肿瘤（2 期）经完全切除者（Ⅰ组）。
- 标准风险，分组 B：这组患者略多，存活率超过 80%，但需三药联合强化治疗并通常需要放疗（仅 1 种情况例外，见下文）。这组患者包括所有未转移、非眼眶的有利部位的肿瘤（1 期）经初始手术后仍有残留者（Ⅲ组）；也包括非转移、较小的不利部位的肿瘤不伴区域淋巴结转移（2 期），原发肿瘤已经完全切除者（Ⅱ组）；以及不利部位的肿瘤瘤体

较大，或发生区域淋巴结转移（3 期），但已经被完全切除者（Ⅰ组或Ⅱ组）。15% ~ 20% 的新发横纹肌肉瘤患者为"标准风险"，腺泡状横纹肌肉瘤则无一是标准风险。

- 中度风险：这部分患者占新发横纹肌肉瘤的大部分，包括未能完全切除（Ⅲ组）的不利部位的肿瘤（2 期或 3 期），10 岁以下儿童胚胎型横纹肌肉瘤已转移者（4 期，Ⅳ组），以及所有无转移的腺泡状横纹肌肉瘤。尽管这些患者分组不同，但经过三药（或更多）联合化疗及放疗其存活通常高于 50%，对某些亚群来说则高达 75%。
- 高度风险：这部分患者占所有新发横纹肌肉瘤的 10% ~ 15%。他们的预后很差，即使经过高强度化疗、放疗以及手术治疗，其生存率也仅为 20% ~ 25%。这组患者包括所有转移的腺泡状横纹肌肉瘤及其他两组中度风险者：1 岁以下婴儿胚胎型横纹肌肉瘤已转移者，其 5 年存活率低于 20%；儿童肢体横纹肌肉瘤出现区域淋巴结转移者，大部分为腺泡状，其 5 年存活率约 30%。

治疗

横纹肌肉瘤的治疗是多学科的联合治疗。需要有经验的放射科医生来解读影像学资料，有经验的病理科医生来对"小圆蓝细胞肿瘤"进行评价和检测，有经验的外科医生来评价手术治疗对横纹肌肉瘤治疗的价值。还需要了解该国家（或该机构）对这种罕见肿瘤的治疗指南的放疗医生和儿科肿瘤医生参与度。理想情况下，治疗应在能常规召集上述学科的机构来进行，这样所有的治疗提供者能看到所有影像学检查、活检结果以及对治疗的评价，从而提供最佳的服务。

由于这些患者都比较年轻，治疗小组还应该包括麻醉医生，他们可以在扫描和治疗（包括有时长达 5 ~ 6 周的放疗）期间镇静患者，同时包括护理人员，他们了解治疗的独特需求及儿童肿瘤的并发症。最后还应包括社区、牧师及儿童生活服务人员，以帮助那些家庭（和孩子），因为他们的世界已被这句话打破："你的孩子得了癌症"。

儿童横纹肌肉瘤治疗的焦点就是获得"局部控制"和"全身控制"。局部控制是指"原发肿瘤"的永久消灭。这通常通过在化疗之外，局部的外科手术切除或放疗（或二者兼之）获得。全身控制指对不可见的"微小转移"和可见的"转移"的控制，通常通过化疗（有时需要辅助手术和放疗）达到。治疗失败的风险因"风险

分组"不同而不同,对大多数无转移的患儿来说(标准至中度风险),最大的风险是原发肿瘤很难得到永久控制。这些患者中半数以上是"局部区域"(原发肿瘤部位及其周围)的治疗失败。而局部治疗的失败显著增加了远处转移的风险。这可能是肿瘤早期获得了放化疗抵抗。对大多数转移的患儿来说(即高风险),最大的风险是即使原发灶得以控制,但转移灶控制失败。由于大多数患儿发生转移后生存期很短(不到20%患者可能治愈),因此初诊后合理的治疗非常关键。

大多数儿童横纹肌肉瘤的治疗均由协作组实施,加入单中心或联合中心的临床试验,或者遵循一定的指南。从1972年开始,国际横纹肌肉瘤研究组(IRSG)已完成四项大的、序贯的前瞻性临床试验,治疗了超过4000例横纹肌肉瘤患者。对未转移的患者最近的IRS-Ⅳ试验提出了两个主要的"研究"(随机)问题:

1.异环磷酰胺替代环磷酰胺(VAI),或依托泊苷替代放线菌素(VIE),与标准VAC方案相比,是否能改善Ⅲ组患者的预后?

2.高剂量分次放疗(5940cGy,每日2次,每次110cGy)与传统放疗(5040cGy,每日一次,每次180cGy)相比是否能改善局部控制?

对已经转移的患者,最近结束的试验对"传统"VAC化疗之外的三种两药组合的方案(分别是异环磷酰胺加阿霉素、长春新碱加美法仑、异环磷酰胺加依托泊苷)进行了疗效评价。

这些研究的结果在最近几年陆续发表。对无转移的患儿来说,VIE、VAI和VAC三组间预后并无明显差异。在此基础上,VAC方案仍被IRSG推荐为治疗儿童横纹肌肉瘤的"金标准"。与之前的IRS-Ⅲ比较,仅一小部分胚胎型横纹肌肉瘤患儿预后得到改善,这些患者肿瘤位于"有利"部位但不可切除(Ⅲ组)或"不利"部位肿瘤已完全切除(2期或3期)。总的3年无失败生存率(FFS)为77%。腺泡状横纹肌肉瘤患者预后较差(3年FFS为66%,而胚胎型为83%)。与传统分次放疗相比,高剂量分次放疗并不能改善局部控制(或对总生存具有任何影响),总的局部控制率为87%。局部治疗失败(局部复发)最常见于肿瘤位于膀胱/前列腺(19%)及脑膜旁(16%)者。

对已经发生转移的患者来说,3种组合方案均具有较高的疗效,反应率为60%~80%,但预后仍很差。所有患者总生存率低于30%。在VAC方案基础上加上IE方案的患者预后最佳。增加美法仑可能降低患者对后续化疗的耐受性。尽管转移性横纹肌肉瘤患者预后很差,大剂量化疗及自体骨髓解救并不能让患者获益。

化疗

为获得最大可能的治愈,所有患者均需要化疗。在美国,大多数患儿治疗均遵循国际临床试验"国际横纹肌肉瘤研究"的方案(现为国际儿童肿瘤学会的软组织肉瘤委员会)。在过去30年间,有4项国际横纹肌肉瘤研究已完成对超过4000例横纹肌肉瘤的治疗。第5项研究在今年会完成招募。入选的中毒或高度风险横纹肌肉瘤患者,会应用经单中心或小规模临床试验"试点"的方案。

横纹肌肉瘤的化疗通常由静脉给药,在治疗前一般会放置"长期"的静脉留置针。大部分患者的治疗会持续6~12个月(个别会更长,有时由于严重的副作用,计划10个月完成的治疗会延长至15个月)。化疗通常为持续2~5天(有时10天)的"冲击",3~4周为一"疗程"。但有时也会按周给药。化疗副作用包括"药物特异性的"(仅见于该种或该两种药)和"常规的"(见于大多数药)。下列药物为美国及欧洲常用的治疗横纹肌肉瘤的药物:

- 长春新碱
- 放线菌素
- 环磷酰胺
- 拓扑替康
- 伊立替康
- 依托泊苷
- 异环磷酰胺
- 多柔比星
- 卡铂

治疗横纹肌肉瘤的化疗药物常见的副作用有脱发、恶心、呕吐、食欲不振、疲劳、口疮以及血象下降。这是由化疗药物对快速分裂生长的细胞杀伤作用引起的。机体内除了肿瘤细胞生长最快以外,毛囊细胞、"黏膜细胞"(位于口腔及肠道)及血细胞也是快速生长的细胞。幸好这些细胞较肿瘤细胞有更多的储备,因此这些副作用通常也是暂时的。

血象下降是化疗最严重的副作用之一,通常也是影响化疗进行的最重要因素。血细胞主要有3种:红细胞、白细胞和血小板。典型的血象下降会出现在化疗"周期"的第7~8天,降低后可能会持续5~10天。红细胞负责从肺部携氧至全身,当红细胞减少时即为贫血,此时患者会感觉疲劳。白细胞是机体抗感染的细胞,当白细胞减少时即为白细胞减少症,此时患者对存在于自身的正常细菌可能失去抵抗力从而发生严重的感染。当白细胞中最重要的抗感染细胞低下时即为中性粒细胞减少症。血小板促进血液凝集,血小板减少时会增加自发出血或外伤出血的危险。红细胞减少时,通过输血可以改善疲劳;血小板减少时,可通过输血小板来降低出血的风险。多数横纹肌肉瘤儿童,即使为标准风险 A 组仅接受相对剂量较小的长春新碱和放线菌素二药联合化疗,在治疗过程中都可能需要输血或血小板支持。不能通过输血来治疗的是抗感染的白细胞,但通过给药(G-CSF,非格司亭,Neupogen?)有助于白细胞快速回复至安全水平。

药物性肝炎虽然并不常见,但发生时比较严重,尤其在年幼儿童中可能致命。因此往往需要加强监护并在化疗后马上检查肝功能。

> 尽管并不常见,但化疗所导致的"肝病"可能是危及生命的并发症。其症状包括高胆红素血症、腹水、凝血障碍及多普勒超声下的门静脉反流。3 岁以下儿童患病风险增加。因此按年龄调整化疗剂量可能减少肝病的风险,对年幼儿童尤其如此。

几乎所有横纹肌肉瘤患儿均使用长春新碱,该药特有的副作用为手足疼痛或下颌、腹部的疼痛,也可引起神经损伤(周围神经病变)导致手足无力(通常可逆)。至今尚无有效"保护性"药物来防止这种神经损伤,但已证实其他药物(非横纹肌肉瘤的经典治疗药物),特别是顺铂和紫杉醇导致的神经损伤,可以分别通过使用维生素 E 和谷氨酰胺来缓解。

> 长春新碱导致的周围神经病变仍然是应用上的一个麻烦。尽管没有前瞻性研究证实,但根据临床经验,8 岁以上儿童对长春新碱强化治疗的耐受性不如年幼患者。另两种常用的化疗药物顺铂和紫杉醇,也能引起周围神经病变。两项研究证实使用顺铂的同时使用谷氨酰胺,以及使用紫杉醇的时候同时使用维生素 E,均可减轻周围神经病变的严重程度。这两种药物也被应用于临床治疗长春新碱相关的周围神经病变,临床经验提示安全性和耐受性良好,在某种程度上也能起到一定作用。

伊立替康是一种新药,在治疗转移性横纹肌肉瘤或复发性(治疗后复发或初始治疗从未完全消失者)横纹肌肉瘤中具有较好疗效。其特殊用法是每 3 周一次,连用 10 天。不常见的并发症包括严重的恶心、呕吐、血象低下及脱发等,但有时可引起非常严重的腹泻。

伊立替康(CPT-11)在临床前试验中对横纹肌肉瘤异种荷瘤小鼠具有很高的抗肿瘤活性。在治疗儿童复发性横纹肌肉瘤的临床试验中也表现出了惊人的效果。目前进行的 IRS-V 研究中对转移性横纹肌肉瘤患者 (D9802) 及复发性横纹肌肉瘤患者(ARST0121)应用该药。在 MSKCC 中心进行的预实验也应用伊立替康对具有中度或高度风险的患者进行治疗,在此伊立替康既是"传统的"细胞毒药物及可能的放疗增敏药物,也是"维持治疗"中使用的具有潜在抗血管作用的药物。尽管在传统的毒性作用如脱发、恶心、呕吐及血象下降等方面具有更好的耐受性,但该药可能导致腹泻,有时严重的腹泻甚至需要静脉补液。已发表的指南中含有对该并发症的处理。

环磷酰胺(通常与长春新碱和放线菌素,或长春新碱和阿霉素联合给药)和异环磷酰胺(通常与依托泊苷联合)可能引起膀胱损伤导致血尿。这两种药物使用时应给予"保护性"药物即美司钠,它可有效地减少这种特殊副作用的发生。

阿霉素具有心脏毒性,在总量较大(累积)时尤其应注意。但在横纹肌肉瘤及其他肿瘤中,"保护性"药物右雷佐生应用越来越多,它可有效地减少这种严重并发症的发生。

> 即使阿霉素具有很高的抗肿瘤活性,但其心脏毒性可能致命且能持续经年,这也是最近的横纹肌肉瘤联合临床试验中去除阿霉素的原因之一。已有资料显示右雷佐生的使用可明显降低阿霉素治疗所导致的心脏毒性,而对其抗肿瘤效果并无影响。

放疗

所有腺泡状横纹肌肉瘤——包括化疗前肿瘤已完全去除者——以及几乎所有 II 组(镜下残留)和 III 组(大体残留)胚胎型横纹肌肉瘤均需要接受放疗以提高治愈率。患生殖道(阴道、阴唇、宫颈和子宫)胚胎型横纹肌肉瘤的女孩往往提倡保守手术治疗,在先行 12 周无放疗的化疗后再连续活检。放疗一般在化疗 4～5 个周期后(大约 12 周后)进行,但在某些情况下(通常限于儿童脑膜旁横纹肌肉瘤侵犯颅底延伸至颅内)放疗可与化疗同时进行(或在其内马上进行)。

根据肿瘤的部位、大小及组别,放疗一般分 20～28 次进行。理想的放疗计划应基于活检及化疗前的肿瘤三维影像。放疗医生的技术在横纹肌肉瘤治疗中至关重要,因为这是一种少见肿瘤,而且大部分横纹肌肉瘤患儿依据其治疗都需要特定的方案。肿瘤放疗医生一方面应能准确阅读影像资料从而制订适合的"治疗野",这应包括所有原发肿瘤及其周围正常组织的"边缘",另一方面应遵循特定方案的时间流程,了解周围正常结构的"正常组织耐受性"以及在年幼儿童生长组织中放射的长期并发症。

一些治疗儿童横纹肌肉瘤的欧洲协作组尝试减少使用或不使用放疗,主要针对年龄非常小的儿童和肿瘤经一段时间化疗已完全消失或在化疗前已经手术完全切除的儿童。尽管部分儿童能获得治愈,但复发风险显著升高,而且可能影响治愈率。随后,除了患生殖道胚胎型横纹肌肉瘤的女孩之外,在所有Ⅲ组和Ⅱ组横纹肌肉瘤以及所有Ⅰ组滤泡型横纹肌肉瘤治疗中均推荐放疗。放疗对4期(或Ⅳ组)儿童的转移灶作用不明确,但在儿童肺转移经化疗治疗病灶消失后,给予低剂量(通常治疗8次)全肺放疗(WLI)可能改善预后。

在 IRS-Ⅳ 试验中高剂量分次放疗和传统放疗(XRT)之间并无明显差异。大多数Ⅲ组患者经全量传统放疗可获得较好的局部控制,但就诊时淋巴结受累的患者局部治疗失败风险增加2倍。在Ⅱ组患者中也观察到同样的结果,即镜下残留及区域淋巴结受累(ⅡC组)患者具有较高的局部复发风险。所有腺泡型横纹肌肉瘤,即使经完全切除,也应接受局部放疗。在欧洲有研究者曾尝试在Ⅱ组或Ⅲ组中避免或减少局部放疗的使用,其结果是局部复发率显著升高。肿瘤放疗医生熟悉儿童横纹肌肉瘤治疗指南是至关重要的,应用三维影像进行适形或调强放疗(可进行准确定位放疗)在"高危"局限性横纹肌肉瘤患者中可获得良好的局部控制率,尤其是较大的脑膜旁肿瘤伴颅内侵犯者。Ⅱ组和Ⅲ组患者中,仅生殖道胚胎型横纹肌肉瘤而肿瘤未切除的女孩不需要放疗来提高局部控制率。这些患者合理的治疗包括有限范围的手术,术后约12周的化疗,然后连续活检,如果在24~30周后仍存在肿瘤(该部位存在分化的横纹肌母细胞通常不认为是肿瘤活跃的依据),应进行根治手术或放疗。

延迟(再次复查)手术

有些儿童经化疗后肿瘤缩小,此时可能进行"延迟"手术或再次复查时手术。这种治疗的目的是消灭可能需要放疗(不常见)的病灶,或在术后减小放疗的剂量(常见),或为了是术后放疗的效果最大化(尤其是就诊时肿瘤巨大者)。偶可见患者肿瘤放疗后在影像学上的表现提示肿瘤并未被有效地杀死。在这种情况下,往往需要外科手术将放疗后残留的肿瘤去除以避免局部复发。

手术在横纹肌肉瘤患者治疗中的价值取决于肿瘤部位。即使不利部位的肿瘤,如果能完全切除,或肉眼大体完整切除甚至剥除,其预后都能得到改善。鉴于关于手术切除的临床试验很难成功实施,因此很难说改善的预后是直接来自手术本身,还是因为肿瘤的可切除性与其他已知预后相关因素有关,如原认为"完全"的初始手术切除在进一步治疗前再次复发时发现局部肿瘤大体残留,又如肿瘤较小,或非浸润性肿瘤,无淋巴结受累,以及对化疗反应良好者。外科总的原则是,就诊时手术应考虑最大的功能保留和美观要求,尤其是不利部位的肿瘤。就诊时不能手术者,应考虑再次复查时再手术,尤其在复查时考虑肿瘤能完整切除者,以及切除后可减少放疗剂量或放疗后残留活跃增生细胞数量时。尽管"非损毁性"手术在过去20年间一直是手术的指导原则,尤其是肿瘤位于膀胱/前列腺者,但最近的报道显示,保留脏器并不是正常脏器功能所必需的。

新治疗方法

大部分复发性横纹肌患者肿瘤复发后的生存仍然令人悲观。95%的复发发生在3年内。除了小部分"有利风险"的患者(约占复发患者的20%)5年生存率能达到50%以上,半数复发患者会死于复发后1年内,90%将在复发后5年内死亡。

这些患者毋庸置疑需要新的治疗方法。

随着对横纹肌肉瘤发生关键步骤了解得日益加深,出现了新的基于肿瘤生物学的治疗。其中针对干扰生长因子及其受体相互作用关键步骤的靶向治疗,或针对其下游的靶向治疗显示出了一定疗效。在横纹肌肉瘤生长过程中,自分泌IGF-Ⅱ通路发挥了重要作用,阻断该通路具有潜在的生物学治疗价值。异种荷瘤小鼠的横纹肌肉瘤可通过针对IGF-Ⅰ受体的单克隆抗体得以抑制其生长,该受体可结合IGF-Ⅱ并介导其有丝分裂信号。新的特异性针对IGF-Ⅰ受体的单克隆抗体已显示能抑制横纹肌肉瘤细胞系内IGF-Ⅰ刺激的细胞增殖。高度特异性的针对IGF-Ⅰ受体酪氨酸激酶的小分子酪氨酸激酶抑制剂已被合成并显示出对异种种植瘤有抑制作用,无论是单药还是与化疗药物联用时均如此。

细胞内的蛋白可以被主要组织相容性复合物(MHC)I类分子递呈并以肽的形式表达至细胞表面,这提示肿瘤特异性基因变异的产物可能成为细胞毒性 T 细胞的靶点,比如有人观察到突变的 p53 基因的肽产物可能被细胞毒性 T 细胞特异性的认识。同样,特异性的转位融合蛋白也可能成为细胞毒性 T 细胞(CTL)的靶点。对腺泡状横纹肌肉瘤来说,其特异性的 t(2;13)(q35;q14)转位产生的 Pax-FKHR 融合基因可能成为 CTL 的治疗靶点。临床前小鼠研究显示骨髓来源的树突状细胞(DC)经肿瘤相关抗原(TAA)冲击后可产生针对横纹肌肉瘤的自然杀伤细胞(NK)和 CD8+细胞毒性 T 淋巴细胞(CTL)。利用 Pax-FKHR 特异肽冲击的 DC 疫苗仍在进行预实验。这种治疗的成功取决于肿瘤细胞提呈融合基因肽及其与表面 MHC 分子结合的能力,如果成功,那么在治疗中肿瘤细胞逃避细胞免疫的问题就能通过多种途径得以解决。

随着对横纹肌肉瘤生物学行为认识的加深,新的针对肿瘤细胞的这些"死穴"的治疗方法也不断地出现。因为横纹肌肉瘤依赖于 IGF-Ⅱ,新药已得以研发用来阻止 Ⅰ 型 IGF 受体与 IGF-Ⅱ 结合,或者阻止结合后下游的生物学效应。这些新药尽管临床仍不可用,但已显示出作为"单药"或与化疗联合的一定的效果。

最后,由于腺泡状横纹肌肉瘤存在独特的肿瘤细胞特异性的"转位"基因,利用能识别和杀伤这种异常基因的免疫治疗成为可能。评价腺泡状横纹肌肉瘤患者针对自身肿瘤产生免疫的临床预实验正在进行。同时,另一项评价腺泡状横纹肌肉瘤患者利用遗传匹配的兄弟姐妹的异基因干细胞移植来进行抗肿瘤治疗的临床预实验也在进行中。

横纹肌肉瘤治疗的后期影响

对横纹肌肉瘤患者基于不同风险的治疗目的在于最大可能地治愈,同时使短期、中期及长期的并发症最小。治疗相关的后期影响可能发生在治疗结束后数月至数年。个别化疗药物的独特毒性作用可能在早期并不显现,而是在治疗结束后多年出现,或随时间延长逐渐加重。放疗的损失以及手术的晚期并发症都可能在多年以后才出现,尤其是处于生长发育的儿童。治疗的后期并发症如下。

不育(尤其与使用烷基化药物,如环磷酰胺和异环磷酰胺)

男孩化疗后出现不育的风险较女孩高得多。如果可行的话,即使患儿处于青春期发育的关键时刻,亦应考虑行精子冷冻保存的可能。尽管实验室技术在进步,但尚无卵巢组织或卵子冷冻的方法用以保留女孩的生育功能,幸运的是,女性不育的风险要低得多。但女孩行盆腔放疗或男孩行阴囊放疗时,均可以考虑行性腺移位以避开放疗术野,这有助于保留激素和(或)生育功能。

膀胱功能障碍

尽管"非损毁性"保守手术及全量放疗已成为儿童膀胱/前列腺横纹肌肉瘤保留膀胱治疗的首选,但约半数"保留"膀胱患儿会出现下列膀胱功能障碍症状之一或多个症状,包括尿滴沥、尿失禁和夜尿。

头颈部的放疗损伤

头颈部肿瘤放疗的使用往往难以避免,由于该部位肿瘤周围可以"牺牲"的"非必要"组织太少,因此完全切除时往往切缘不满意。放疗并发症包括对眼球的放疗即使剂量低至 1000cGy 仍可导致白内障;放疗后面部骨骼永久性的停止生长和周围组织纤维化(瘢痕形成)致双侧面部不对称;慢性鼻窦感染;垂体损伤致生长停滞;复合性和多发的牙齿畸形。目前尚未明确更为精准的新的放疗方法,如调强放疗(IM-RT)是否可减少头颈部放疗的晚期并发症。

继发性肿瘤

对于所有恶性肿瘤,不仅仅是横纹肌肉瘤来说,可能最致命的治疗后期并发症就是继发性肿瘤。化疗和放疗都可导致继发性肿瘤的发生。化疗相关的继发性肿瘤最多见于白血病(通常为畸形粒细胞白血病,AML),且可能与烷基化药物(环磷酰胺和异环磷酰胺)、拓扑异构酶 Ⅱ 抑制剂(依托泊苷和阿霉素)的使用有关。所幸继发性白血病的发病概率很低(一般在 1%~2% 之间)。放疗也可能导致继发性恶性肿瘤,主要为其他类型的肉瘤(包括骨和软组织)。按照目前使用的治疗儿童横纹肌肉瘤的放疗剂量,治疗后 20 年发生继发性肉瘤的概率约 5%。继发性白血病典型发病为治疗后 4 年内,而继发性肉瘤不同,主要在治疗结束 5 年后出现。目前有研究正在试图找出与这种肿瘤发病相关的"遗传学高危因素"。

在 IRS-Ⅰ和 IRS-Ⅱ两项共 1770 位患者中有 22 例发生了继发性恶性肿瘤,其中 11 例为放疗相关骨的肉瘤,5 例为急性非淋巴母细胞性白血病,中位发病时间为治疗后 7 年。3 例患者具有神经纤维瘤病,另外 7 例存在 LI-Fraumeni 综合征。这些提示在横纹肌肉瘤治疗所引起的继发性恶性肿瘤发生过程中,遗传学易感性起到一定作用。较早的 IRS-Ⅲ的结果描述了 5 例早期出现的急性粒细胞白血病、1 例骨肉瘤及 1 例骨髓增生异常综合征。IRS-Ⅳ的早期结果报道在 13 位患者中出现了 14 例继发性恶性肿瘤,中位发病时间为诊断后 3.2 年。最近更新的 IRS 资料报道了自 1972—1997 年间 4367 例患者中有 67 例继发性恶性肿瘤,其中有 2 例出现第三种肿瘤,仅 7 例具有遗传学的改变。因此估计 20 年的累积继发性肿瘤发病率约 3.5%。早期人们认为依托泊苷治疗后可能引起 AML/MDS 概率升高的结论并不确定,同时癌症家族史并不能增加患者发生继发性恶性肿瘤的概率。

(陈勇 杨吉龙 译)

参考文献

1. Ferrari A, Dileo P, Casanova M, et al. Rhabdomyosarcoma in adults: A retrospective analysis of 171 patients treated at a single institution. Cancer 2003; 98:571 – 580.

2. Hawkins, WG, Hoos A, Antonescu C, et al. Clinicopathologic analysis of patients with adult rhabdomyosarcoma. Cancer 2001; 91:794 – 803.

3. Little DJ, Ballo MT, Zagars GK, et al. Adult rhabdomyosarcoma: Outcome following multimodality treatment. Cancer 2002; 95:377 – 388.

4. Esnaola NF, Rubin BP, Baldini EH, et al. Response to chemotherapy and predictors of survival in adult rhabdomyosarcoma. Annals of Surgery 2001; 234:215 – 223.

5. Furlong MA, Mentzel T, Fanburg-Smith, JC. Pleiomorphic rhabdomyosarcoma in adults: A clinicopathologic study of 38 cases with emphasis on morphologic variants and recent skeletal muscle-specific markers. Modern Pathology 2001; 14:595 – 603.

6. Li FP, Fraumeni JF Jr. Soft-tissue sarcoma, breast cancer, and other neoplasms: a familial syndrome. Annals of Internal Medicine 1969; 71:747.

7. Sung L, Anderson JR, Arndt C, et al. Neurofibromatosis in children with rhabdomyosarcoma: A report from the Intergroup Rhabdomyosarcoma Study IV. Journal of Pediatrics 2004; 144:666 – 668.

8. Steenman M, Westerveld A, Mannens M. Genetics of Beckwith-Wiedemann syndrome-associated tumors: common genetic pathways. Genes Chromosomes and Cancer 2000; 28:1.

9. Hennekam RC. Costello syndrome: an overview. American Journal of Medical Genetics 2003; 117C:42 – 48.

10. Hartley AL, Birch JM, Blair V, et al. Patterns of cancer in the families of children with soft tissue sarcoma. Cancer 1993; 72:923.

11. Malkin D, Li FP, Strong LC, et al. Germ line p53 mutations in a familial syndrome of breast cancer, sarcomas, and other neoplasms. Science 1990; 250:1233.

12. Diller L, Sexsmith E, Gottlieb A, Li FP, Malkin D. Germline p53 mutations are frequently detected in young children with rhabdomyosarcoma. Journal of Clinical Investigation 1995; 95:1606.

13. Furman WL, Steward CF, Poquette CA, et al. Direct translation of a protracted irinotecan schedule from a xenograft model to a phase I trial in children. Journal of Clinical Oncology 1999; 17:1815.

14. Breneman JC, Lyden E, Pappo AS. Prognostic factors and clinical outcomes in children and adolescents with metastatic rhabdomyosarcoma-A report from the Intergroup Rhabdomyosarcoma Study IV. Journal of Clinical Oncology 2003; 21:78 – 84.

15. Neville HL, Andrassy RJ, Lobe TE, et al. Preoperative staging, prognostic factors, and outcome for extremity rhabdomyosarcoma: A preliminary report from the Intergroup Rhabdomyosarcoma Study IV (1991 – 1997). Journal of Pediatric Surgery 2000; 35:317.

16. Wiener ES, Anderson JR, Ojimba JI et al. Controversies in the management of paratesticular rhabdomyosarcoma: is staging retroperitoneal lymph node dissection necessary for adolescents with resected paratesticular rhabdomyosarcoma? Seminars in Pediatric Surgery 2001; 10:146 – 152.

17. Qualman SJ, Bowen J, Parham DM, Branton PA, Meyer WH. Protocol for the examination of specimens from patients (children and young adults) with rhabdomyosarcoma. Archives of Pathology and Laboratory Medicine 2003; 127:1290 – 1297.

18. Turc-Carel C, Lizard-Nacol S, Justrabo E, et al. Consistent chromosomal translocation in alveolar rhabdomyosarcoma. Cancer Genet Cytogenet 1986; 19:361.

19. Douglass EC, Valentine M, Etcubanas E, et al. A specific chromosomal abnormality in rhabdomyosarcoma. Cytogenet Cell Genet 1987; 45:148.

20. Shapiro DN, Sublett JE, Li B, et al. Fusion of PAX3 to a member of the forkhead family of transcription factors in human alveolar rhabdomyosarcoma. Cancer Res 1993;53:5108.

21. Davis RJ, DíCruz CM, Lovell MA, Biegel JA, Barr FG. Fusion of PAX7 to FKHR by the variant t(1;13)(p36;q14) translocation in alveolar rhabdomyosarcoma. Cancer Res 1994; 54:2869.

22. Khan J, Bittner M, Saal L, et al. cDNA microarrays detect activation of a myogenic transcription program by the PAX3-FKHR fusion oncogene. Proc Natl Acad Sci USA 1999; 96:13264.

23. Ginsberg JP, Davis RJ, Bennicelli JL, Nauta LE, Barr FG. Up-regulation of MET but not neural cell adhesion molecule expression by the PAX3-FKHR fusion protein in alveolar rhabdomyosarcoma. Cancer Res 1998; 58:3542.

24. Gordon AT, Brinkschmidt C, Anderson J, Coleman N, Dockhorn-Dworniczak B, Pritchard-Jones K, Shipley J. A novel and consistent amplicon at 13q31 associated with alveolar rhabdomyosarcoma. Genes Chromosomes Cancer 2000; 28:220.

25. Scrable HJ, Witte DP, Lampkin BC, et al. Chromosomal localization of the human rhabdomyosarcoma locus by mitotic recombination mapping. Nature 1987;329:645.

26. Scrable H, Witte D, Shimada H, et al. Molecular differential pathology of rhabdomyosarcoma. Genes Chromosomes Cancer 1989;1:23.

27. Scrable H, Cavenee W, Ghavimi F, et al. A model for embryonal rhabdomyosarcoma tumorigenesis that involves genome imprinting. Proc Natl Acad Sci U S A 1989;86:7480.

28. Rainier S, Johnson LA, Dobry CJ, et al. Relaxation of imprinted genes in human cancer. Nature 1993;362:747.

29. Ogawa O, Eccles MR, Szeto J, et al. Relaxation of insulin-like growth factor II gene imprinting implicated in Wilms' tumor. Nature 1993;362:749.

30. Feinberg AP. Genomic imprinting and gene activation in cancer. Nat Genet 1993;4:110.

31. Bridge JA, Liu J, Qualman SJ, et al. Genomic gains and losses are similar in genetic and histologic subsets of rhabdomyosarcoma, whereas amplification predominates in embryonal with anaplasia and alveolar subtypes. Genes Chromosomes Cancer 2002; 33:310 – 321.

32. Bridge JA, Liu J, Weibolt V, et al. Novel genomic imbalances in embryonal rhabdomyosarcoma revealed by comparative genomic hybridization and fluorescence in situ hybridization: an Intergroup Rhabdomyosarcoma Study. Genes Chromosomes Cancer 2000; 27:337.

33. Joshi D, Anderson JR, Paidas C, et al. Age is an independent prognostic factor in rhabdomyosarcoma: a report from the Soft Tissue Sarcoma Committee of the Children's Oncology Group. Pediatric Blood & Cancer. 2004; 42:64 – 73.

34. Baker KS, Anderson JR, Link MP, et al. Benefit of intensified therapy for patients with local or regional embryonal rhabdomyosarcoma: Results from the Intergroup Rhabdomyosarcoma Study IV. Journal of Clinical Oncology 2000; 18:2427 – 2434.

35. Crist WM, Anderson JR, Meza JL, et al. Intergroup Rhabdomyosarcoma Study-IV: Results for patients with nonmetastatic disease. Journal of Clinical Oncology 2001; 19:3091 – 3102.

36. Donaldson SS, Meza J, Breneman JC, et al. Results from the IRS-IV randomized trial of hyperfractionated radiotherapy in children with rhabdomyosarcoma-A report from the IRSG. Internal Journal of Radiation Oncology Biology & Physics 2001; 51:718 – 728.

37. Sandler E, Lyden E, Ruymann F, et al. Efficacy of ifosfamide and doxorubicin given as phase II "window" in children with newly diagnosed metastatic rhabdomyosarcoma: A report from the Intergroup Rhabdomyosarcoma Study Group. Medical and Pediatric Oncology 2001; 37:442 – 448.

38. Breitfeld PP, Lyden E, Raney RB, et al. Ifosfamide and etoposide are superior to vincristine and melphalan for pediatric metastatic rhabdomyosarcoma when administered with irradiation and combination chemotherapy: A report from the Intergroup Rhabdomyosarcoma Study Group. Journal of Pediatric Hematology/Oncology 2001; 23: 225 – 233.

39. Weigel BJ, Breitfeld PP, Hawkins D, et al. Role of high-dose chemotherapy with hematopoietic stem cell rescue in the treatment of metastatic or recurrent rhabdomyosarcoma. Journal of Pediatric Hematology/Oncology 2001; 23: 272 – 276.

40. Arndt C, Hawkins D, Anderson JR, et al. Age is a risk factor for chemotherapy-induced hepatopathy with vincristine, dactinomycin, and cyclophosphamide. Journal of Clinical Oncology 2004; 22:1894 – 1901.

41. Vahdat L, Papadopoulos K, Lange D, et al. Reduction of paclitaxel-induced peripheral neuropathy with glutamine. Clinical Cancer Research 2001; 7:1192 – 1197.

42. Pace A, Savarese A, Picardo M, et al. Neruoprotective effect of Vitamin E supplementation in patients treated with cisplatin chemotherapy. Journal of Clinical Oncology 2003; 21:927 – 931.

43. Cosetti M, Wexler LH, Calleja E, et al. Irinotecan for pediatric solid tumors: The Memorial Sloan-Kettering experience. Journal of Pediatric Hematology/Oncology 2002;24:101 – 105.

44. Benson III, Al B, Ajani JA, Catalano RB, et al. Recommended guidelines for the treatment of cancer treatment-induced diarrhea. 2004; 22:2918 – 2926.

45. Wexler LH, Andrich MP, Venzon D, et al. Randomized trial of the cardioprotective agent ICRF-187 in pediatric sarcoma patients treated with doxorubicin. Journal of Clinical Oncology 1996 14:362 – 372.

46. Schwartz CL, Wexler LH, Devidas M, et al. P9754 therapeutic intensification in non-metastatic osteosarcoma: A COG trial. Journal of Clinical Oncology 2004; 22 (14S):802 (abstract 8514).

47. Wharam MD, Meza J, Anderson J, et al. Failure pattern and factors predictive of local failure in rhabdomyosarcoma: A report of Group III patients on the Third Intergroup Rhabdomyosarcoma Study. Journal of Clinical Oncology 2004; 22:1902 – 1908.

48. Smith LM, Anderson JR, Qualman SJ, et al. Which patients with microscopic disease and rhabdomyosarcoma experience relapse after therapy? A report from the Soft Tissue Sarcoma Committee of the Children's Oncology Group. Journal of Clinical Oncology 2001; 19:4058 – 4064.

49. Wolden SL, Anderson JR, Crist WM, et al. Indications for radiotherapy and chemotherapy after complete resection in rhabdomyosarcoma: A report from the Intergroup Rhabdomyosarcoma Studies I to III. Journal of Clinical Oncology 1999; 17: 3468 – 3475.

50. Schuck A, Mattke AC, Schmidt B, et al. Group II rhabdomyosarcoma and rhabdomyosarcomalike tumors: Is radiotherapy necessary? Journal of Clinical Oncology 2004; 22:143 – 149.

51. Benk V, Rodary C, Donaldson SS, et al. Parameningeal rhabdomyosarcoma: Results of an international workshop. International Journal of Radiation Oncology Biology & Physics 1996; 36:533 – 540.

52. Michalski JM, Meza J, Breneman JC. Influence of radiation therapy parameters on outcome in children treated with radiation therapy for localized parameningeal rhabdomyosarcoma in Intergroup Rhabdomyosarcoma Study Group trials II through IV. International Journal of Radiation Oncology Biology & Physics 2004; 59:1027 – 1038.

53. Wolden SL, La TH, LaQuaglia MP, et al. Long-term results of three-dimensional conformal radiation therapy for patients with rhabdomyosarcoma. Cancer 2003; 97:179 – 185.

54. Wolden SL, Wexler LH, Kraus DH, et al. Intensity Modulated Radiation Therapy for head and neck rhabdomyosarcoma. International Journal of Radiation Oncology Biology & Physics 2004, in press.

55. Ardnt CAS, Donaldson SS, Anderson JR, et al. What constitutes optimal therapy for patients with rhabdomyosarcoma of the female genital tract? Cancer 2001; 91:2454 – 2468.

56. Hays DM, Lawrence W Jr, Wharam M, et al. Primary reexcision for patients with "microscopic residual" tumor following initial excision of sarcomas of trunk and extremity sites. Journal of Pediatric Surgery 1989: 24:5 – 10.

57. Raney RB, Stoner JA, Walterhouse DO, et al. Results of treatment of fifty-six patients with localized retroperitoneal and pelvic rhabdomyosarcoma: A report from the Intergroup Rhabdomyosarcoma Study – IV, 1991 – 1997. Pediatric Blood and Cancer 2004; 42:1 – 8.

58. Cecchetto G, Bisogno G, Treuner J, et al. Role of surgery for nonmetastatic abdominal rhabdomyosarcomas. A report from the Italian and German Soft Tissue Cooperative Group studies. Cancer 2003; 97:1974 – 1980.

59. Hays DM, Raney RB, Crist WM, et al. Secondary surgical procedures to evaluate primary tumor status in patients with chemotherapy-responsive stage III and IV sarcomas: A report from the Intergroup Rhabdomyosarcoma Study Journal of Pediatric Surgery 1990; 25:1100 – 1105.

60. Ardnt C, Rodeberg D, Breitfeld PP, et al. Does bladder preservation (as a surgical principle) lead to retaining bladder function in bladder/prostate rhabdomyosarcoma? Results from Intergroup Rhabdomyosarcoma Study IV. The Journal of Urology 2004; 171:2396 – 2403.

61. Pappo AS, Anderson JR, Crist WM. Survival after relapse in children and adolescents with rhabdomyosarcoma: A report from the Intergroup Rhabdomyosarcoma Study Group. Journal of Clinical Oncology 1999; 17:3487 – 3493.

62. Asakura A, Rudnicki MA. Rhabdomyosarcomagenesis-Novel pathway found. Cancer Cell 2003; 4:421 – 422.

63. Fleischmann A, Jochum W, Eferi R, et al. Rhabdomyosarcoma development in mice lacking Trp53 and Fos: Tumor suppression by the Fos protooncogene. Cancer Cell 2003; 4: 477 – 482.

64. Sharp R, Recio JA, Jhappan C, et al. Synergism between INK4a/ARF inactivation and aberrant HGF/SF signaling in rhabdomyosarcomagenesis. Nature Medicine 2002; 8: 1276 – 1280.

65. El-Badry OM, Minniti C, Kohn EC, et al. Insulin-like growth factor II acts as an autocrine growth and motility factor in human rhabdomyosarcoma tumors. Cell Growth and Differentiation 1990; 1:325.

66. Kalebic T, Tsokos M, Helman LJ. In vivo treatment with antibody against IGF – 1 receptor suppresses growth of human rhabdomyosarcoma and down-regulates p34cdc – 2. Cancer Research 1994; 54:5531.

67. Maloney EK, McLaughlin JL, Dagdigian NE, et al. An anti-insulin-like growth factor I receptor antibody that is a potent inhibitor of cancer cell proliferation. Cancer Research 2003;

63:5073 - 5083.

68. Mitsaides CS, Mitsaides NS, McMullan CJ, et al. Inhibition of the insulin-like growth factor receptor-1 tyrosine kinase activity as a therapeutic strategy for multiple myeloma, other hematologic malignancies, and solid tumors. Cancer Cell 2004; 5: 221 - 230.

69. Townsend A, Bodmer H. Antigen recognition by class-I restricted T lymphocytes. Annual Review of Immunology 1989; 7:601.

70. Berke G. The CTLS's kiss of death. Cell 1995; 81:9.

71. Yanuck M, Carbone DP, Pendleton CD, et al. A mutant p53 tumor suppressor protein is a target for peptide-induced CD8 + cytotoxic T-cells. Cancer Researc 1993; 53:3257.

72. Wiedenfeld EA, Fernandez-Viòa M, Berzofsky JA, Carbone DP. Evidence for selection against human lung cancers bearing p53 missense mutations which occur within the HLA A * 0201 peptide consensus motif. Cancer Research 1994; 54:1175.

73. van den Broeke LT, Daschbach Em, Thomas EK, et al. Dendritic cell-induced activation of adaptive and innate antitumor immunity. The Journal of Immunology 2003; 171:5842 - 5852. Also see the clinical trial, "Pilot Study of Autologous T-Cell Transplantation with Vaccine Driven Expansion of Anti-Tumor Effectors After Cytoreductive Therapy in Metastatic Pediatric Sarcomas", by clicking here.

74. Guinan EC, Gribben JG, Boussiotis VA, Freeman GJ, Nadler LM. Pivotal role of the B7:CD28 pathway in transplantation tolerance and tumor immunity. Blood 1994; 84:3261.

75. Schmidt W, Schweighoffer T, Herbst E, et al. Cancer vaccines: the interleukin 2 dosage effect. Proceedings of the National Academy of Sciences of the United States of America (PNA) 1995; 92:4711.

76. Lentz RD, Bergstein J, Steffes MW, et al. Postpubertal evaluation of gonadal function following cyclophosphamide therapy before and during puberty. Journal of Pediatrics 1977; 91:385.

77. Bahadur, G, Ling KLE, Hart R, et al. Semen quality and cryopreservation in adolescent cancer patients. Human Reproduction 2002; 12:3157 - 3161.

78. Oktay K, Nugent D, Newton H, Salha O, Chatterjee P, Gosden RG. Isolation and characterization of primordial follicles from fresh and cryopreserved human ovarian tissue. Fertility and Sterility 1997; 67:481 - 486.

79. Raney RB, Anderson JR, Kollath J, et al. Late effects of therapy in 94 patients with localized rhabdomyosarcoma of the orbit: Report from the Intergroup Rhabdomyosarcoma Study (IRS) - III, 1984 - 1991. Medical and Pediatric Oncology 2000; 34:413.

80. Raney RB, Asmar L, Vassilopoulou-Sellin R, et al. Late complications of therapy in 213 children with localized, nonorbital soft-tissue sarcoma of the head and neck: A descriptive report from the Intergroup Rhabdomyosarcoma Studies (IRS)-II and-III. Medical and Pediatric Oncology 1999; 33:362.

81. Estilo CL, Huryn JM, Kraus DH et al. Effects of therapy on dentofacial development in long-term survivors of head and neck rhabdomyosarcoma: the Memorial Sloan-Kettering Cancer Center experience. Journal of Pediatric Hematology/Oncology 2003; 25:215 - 222.

82. Kuttesch JF Jr, Wexler LH, Marcus RB, et al. Second malignancies after Ewing's sarcoma: radiation dose-dependency of secondary sarcomas. Journal of Clinical Oncology 1996; 14: 2818 - 2825.

83. Heyn R, Haeberlen V, Newton WA, et al. Second malignant neoplasms in children treated for rhabdomyosarcoma. J Clin Oncol 1993;11:262.

84. Heyn R, Khan F, Ensign LG, et al. Acute myeloid leukemia in patients treated for rhabdomyosarcoma with cyclophosphamide and low-dose etoposide on Intergroup Rhabdomyosarcoma Study III: an interim report. Med Pediatr Oncol 1994;23:99.

85. Pappo A, Anderson J, Qualman S, Donaldson S, Crist W. Second malignant neoplasms in IRSG - IV: A preliminary report from the Intergroup Rhabdomyosarcoma Study Group. (abstract) Proc Am Soc Clin Oncol 2000;19;584.

86. Spunt SL, Meza JL, Anderson JR et al. Second Malignant Neoplasms (SMN) in Children Treated for Rhabdomyosarcoma: a Report from the Intergroup Rhabdomyosarcoma Studies (IRS) I - IV [abstract]. Proc Annu Meet Am Soc Clin Oncol. 2001;20;2173.

87. Smith MA, Rubinstein L, Ungerleider RS. Therapy-related acute myeloid leukemia following treatment with epipodophyllotoxins: establishing the risks. Med Pediatr Oncol 1994; 23:86.

第 36 章

骨与软组织的平滑肌肉瘤：回顾与展望

Laurence H. Baker, DO

引言

肉瘤是起源于间叶组织的恶性肿瘤，它包括许多类别的肿瘤，具有独特的临床特点、病理特征及放射学特征。软组织肉瘤约占全部恶性肿瘤的0.7%，其命名一般根据其形态相近的组织来确定。平滑肌肉瘤是一种侵袭性的软组织肉瘤，典型的起源来自子宫、胃肠道或软组织的平滑肌细胞，占所有软组织肉瘤的5%~10%。一般认为，软组织平滑肌肉瘤起源于小血管壁的平滑肌细胞，也可来源于内脏，包括胃肠道和子宫。软组织平滑肌肉瘤在本文中讨论，而相似的子宫平滑肌肉瘤在另外的文章讨论，胃肠道病变也不在本次讨论中。骨的原发性平滑肌肉瘤是一个独特的罕见类型。虽然组织学特征相似，软组织平滑肌肉瘤常根据预后和治疗目的分成三组：躯体软组织平滑肌肉瘤、皮肤平滑肌肉瘤和血管平滑肌肉瘤。最近发现一组与患者免疫功能紊乱相关的平滑肌肉瘤。平滑肌肉瘤是富于侵略性的肿瘤，其治疗往往很困难，预后差，是存活率很低的软组织肉瘤的一种。

定义：许多医学和其他技术术语及短语显示有下划线并显示为蓝色，提示关于其更详细的内容可以参考相关的定义或文章。

组织和细胞：人体组织有一个介绍性的网站，目的是让你了解组织的基本特征与结构，包括软组织。通过组织类别学习组织的每一个重要特征。国立全科医学研究所编制的小册子《在细胞内》就提供了一个易于理解的关于细胞及肌肉等组织的介绍。这本小册子可以在线阅读或者从网上下载。

躯体软组织：术语"躯体软组织"是一个解剖学术语，有助于描述肿瘤的位置及其来源。这个术语描述了包括一个完整类型的正常组织，当这些组织发生改变时就会引起被称为"肉瘤"这种特殊的恶性肿瘤。"躯体软组织"的另一个名称是"结缔组织"，根据这个名称就大致可以认为这个组织是负责连接所有的人体结构。典型的这一类组织包括肌肉、神经、脂肪组织、血管和纤维组织。虽然内脏器官如肝脏、肾脏等，或者可以被认为是"软"的，但它们是由具有特定功能的特定类型的组织构成的，使其能够履行在人体内的某种功能。癌症起源于构成内脏器官的上皮细胞，与肉瘤的起源不同，因此被称为"癌"。

一般临床特点

软组织平滑肌肉瘤没有特异的临床特征与其他软组织肉瘤相区分。一般情况下，女性比男性发生率高(2:1)，多发生在50~60岁这个年龄阶段，这种区别可能反映了不同性别中不同的雌激素相关性平滑肌细胞增殖。因肿瘤的位置、分期、病理分级及存在转移等不同，平滑肌肉瘤的治疗和预后也不同。平滑肌肉瘤最常见的部位是腹膜后区域，约占50%。在腹膜后病变的症状包括腹部肿块、疼痛、肿胀、体重下降、恶心或呕吐等。躯体软组织平滑肌肉瘤像其他软组织肉瘤，往往表现为逐渐增大的无痛性肿物。虽然这些肿瘤通常与小血管有关，但它们通常没有明显的血管压迫症状或迹象。然而，当平滑肌肉瘤来自于一个较大的血管，则可表现为血管压迫或下肢水肿等症状，也可出现因邻近神经受压迫而出现麻木。软组织平滑肌肉瘤多影响成年人，但是它可发生在儿童。

影像与初始工作计划

通常情况下，一旦可疑病灶考虑为肉瘤，其诊断和分期的确定应同时进行。初步的影像学资料应该包括受影响部位的 X 线片、MRI 及胸部 CT。同其他四肢软组织肉瘤一样，MRI 检查是首选的，以研究肿瘤延伸的解剖范围。要充分考虑相邻结构的侵犯，如骨骼、神经或血管压缩（图 36-1）。CT 成像有助于评估腹膜后肿瘤的范围及相邻结构的侵犯。主要血管受累时造影是一个很有用的方法。胸部 CT 扫描有益于评价病变的肺部转移。平滑肌肉瘤的 PET-CT 研究尚没有，但在其他肉瘤中这项研究有很好的前景。PET 和 PET-CT 检查来确定是否有局部复发或评估有无远处转移时特别有用。活检是明确平滑肌肉瘤诊断所必需的，多为 CT 引导下的穿刺活检，在大多数情况下，这种活检技术减少开放活检的致残率。

分类

在组织学上，发生在不同的解剖位置的软组织平滑肌肉瘤是相似的。然而，因为位于不同的位置，治疗和预后有可能不同。因此，根据部位的不同，软组织平滑肌肉瘤多分为四类。此外，还有零星的临床病例报道少见的骨原发性平滑肌肉瘤。

- 腹膜后躯体的软组织平滑肌肉瘤
- 起源于皮肤的平滑肌肉瘤
- 起源于血管的平滑肌肉瘤（大血管）
- 免疫低下宿主的平滑肌肉瘤
- 骨原发性平滑肌肉瘤

软组织平滑肌肉瘤

免疫组织化学分析表明，平滑肌肉瘤细胞的来源是平滑肌细胞。软组织平滑肌肉瘤最常见的部位是后腹膜腔，约占 50%。起源于腹腔脏器及子宫的平滑肌肉瘤被认为是不同的疾病类型。其他部位的平滑肌肉瘤还包括四肢深部软组织起源的类型，称为躯体软组织平滑肌肉瘤。曾经认为软组织平滑肌肉瘤是来源于平滑肌瘤，但是目前看来这是极为罕见的。大多数平滑肌肉瘤是独立出现的，而与相关的良性肿瘤无关。软组织平滑肌肉瘤的病理研究表明，绝大多数病变直接来源于小血管壁的平滑肌。

发生于后腹膜的肿瘤多表现为模糊的腹部不适、腹部包块和体重减轻。位于外周的病变多为逐渐增大的无痛性肿物，往往没有很严重的症状。后腹腔的平滑肌肉瘤多因为无法触及与巨大的空腔，往往表现为比肢体病变大得多的肿物。腹膜后平滑肌肉瘤是一种侵袭性的病变，往往不能够做到完整的手术切除（图 36-2）。

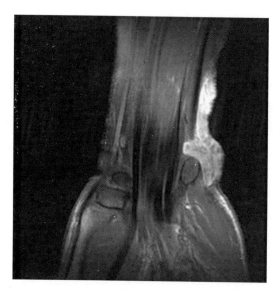

图 36-1　手腕的软组织平滑肌肉瘤。MRI 显示其为皮肤平滑肌肉瘤。MRI 的钆增强 T1 加权脂肪饱和度图像显示肿瘤的深层延伸至邻近的骨头，因此考虑为软组织平滑肌肉瘤。

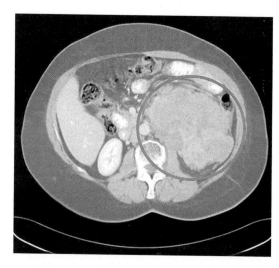

图 36-2　腹膜后平滑肌肉瘤。在口服和静脉给药的对比增强 CT 图像上，巨大的软组织肿块发生于后腹膜腔（红色圆圈）。粗针穿刺活检证实为平滑肌肉瘤。（见彩图）

起源于皮肤的平滑肌肉瘤

平滑肌肉瘤可发生在真皮，发生这些区域的平滑肌肉瘤应归为皮肤平滑肌肉瘤。不同于其他形式的平滑肌肉瘤，皮肤病变发生在男性及女性的比例在2:1。皮肤的这些病变通常在初诊时较小（1～2cm），预后一般良好。发生在真皮的平滑肌肉瘤多认为是来自真皮的竖毛肌。当肿瘤发生于真皮的微小血管，应视为躯体软组织平滑肌肉瘤，这些肿瘤的行为多与更深部位的病变一致。当病变仅限于真皮层，一般不会发生转移。深部组织的病变有30%～40%可发生转移，多通过血道转移到肺部。皮肤平滑肌肉瘤的治疗方法包括广泛切除，病变仅限于真皮层时，任何组织学分级的病变都是可以治愈的。

起源于血管的平滑肌肉瘤

平滑肌肉瘤很少直接发生于大血管，但是一旦肿瘤起源于大血管，即称为血管平滑肌肉瘤。目前为止只有几百例起源于血管的平滑肌肉瘤的报道。在一个有86例病例的综述中，起源于血管的平滑肌肉瘤多发生于低压系统的血管，最常见的部位是较大的静脉（68例），特别是下腔静脉例，肺动脉较少见（10例），周边动脉的很少（8例）。

如果肿瘤发生肝脏周围的下腔静脉中，容易出现布加综合征：肝大、黄疸和腹水，这些肿瘤通常不能完全手术切除。肿瘤如果发生在肝脏下方的水平，多出现定位模糊的腹部疼痛及下肢水肿，并且症状的出现多因病灶的解剖位置、血管生理和引流模式不同而不同。

动脉平滑肌肉瘤通常影响肺部动脉，患者通常会因动脉阻塞而主诉呼吸困难及胸部不适，这些症状的出现多与血管的血流量分布及侧支循环等有关。

免疫低下宿主的平滑肌肉瘤

自20世纪70年代以来有许多报道显示，平滑肌肉瘤发生在一些接受移植后免疫功能低下及使用免疫抑制剂的患者中。最近有许多的个案报道显示，病变可发生在感染艾滋病毒及艾滋病的患者。另外，也有EB病毒与肿瘤发生的报道。一个多发平滑肌肉瘤病例的研究报道显示，同步的克隆分析显示多个肿瘤是各自相互独立的。目前尚不明确免疫缺陷及EB病毒等因素与平滑肌肉瘤发病之间的关系。

骨原发性平滑肌肉瘤

骨原发性平滑肌肉瘤是非常罕见的。自1965年首次描述到现在大约有90例报道。许多病例在最初认为是骨的原发性平滑肌肉瘤，后来经过进一步研究，发现很多病例多是附近软组织的骨侵犯或骨的转移性病变。大多数报道的骨平滑肌肉瘤病例多发在长骨的干骺端，这些病变多认为是起源于骨内小血管平滑肌细胞或骨内的多能性间质干细胞，其组织学表现与软组织的平滑肌肉瘤相同，且这些肿瘤的性别分布男女相同或略有男性倾向。虽然有该肿瘤发生在其他部位骨的报道，但这些肿瘤的放射影像学外观多为典型的长骨干骺端的病变。单独X线及其他影像学资料不能确定平滑肌肉瘤的诊断（图36-3）。

分期

平滑肌肉瘤的分期在指导治疗和为预后提供信息方面都是很重要的。虽然软组织肉瘤存在许多分期系统，最常用的系统是AJCC系统。该分期系统是建立在组织学分级、肿瘤大小、位置的浅或深及是否存在转移等基础上的分期系统（表36-1）。

肌肉骨骼肿瘤研究学会（MSTS）手术分期系统常用于骨与软组织肉瘤的分期，也包括平滑肌肉瘤。这个分期系统根据肿瘤的病理分级、本地侵犯范围及是否存在转移等情况将其分为ⅠA、ⅠB、ⅡA、ⅡB、Ⅲ期。如果肿瘤局限在一个单一的间室，多认为是局限性。如果超出局部的间室，那么多认为是非局限性病变（表36-2和图36-4）。

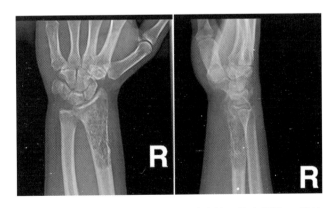

图36-3 桡骨远端平滑肌肉瘤。手腕的正位和侧位X线片显示出骨原发性平滑肌肉瘤常见的影像学特征。此肿瘤没有向骨外延伸。

表36－1   AJCC分期系统

分期	组织学等级	大小	位置（相对于筋膜）	系统性/转移性病变
ⅠA	低	<5cm	浅或深	没有
ⅠB	低	≥5cm	肤浅	没有
ⅡA	低	≥5cm	深	没有
ⅡB	高	<5cm	浅或深	没有
ⅡC	高	≥5cm	肤浅	没有
Ⅲ	高	≥5cm	深	没有
Ⅳ	任意	任意	任意	有

表36－2   MSTS分期系统

分期	组织学等级	病变局部侵犯范围	系统性/转移疾病现状
ⅠA	低	局限性	没有
ⅠB	低	非局限性	没有
ⅡA	高	局限性	没有
ⅡB	高	非局限性	没有
Ⅲ	任意	任意	有

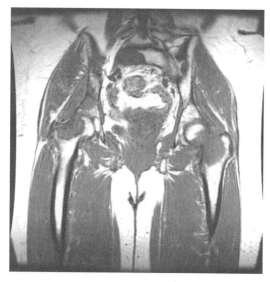

图36－4   腹膜后平滑肌肉瘤转移到双侧近端股骨。非对比的T1加权MRI图像显示病变转移到两个股骨，而在这种情况下有必要手术干预，以防止骨折。

分期：美国癌症联合会（AJCC）的建立是为了制定和公布系统的癌症分类，包括分期和最终结果报告，这些分类是最能被医学界接受并选择使用的用来选择治疗方案、评价预后及评估癌症的控制措施。在软组织肿瘤中，Enneking外科分期系统是基于组织学分级（G）、肿瘤位置（T）和转移（M）的，通过病理学、影像学及临床特点来判断的。这是软组织肉瘤中最广泛使用的分期系统，并被MSTS收录（见eMedicine网站的肌肉骨骼肿瘤的分期和治疗计划）。

组织学

平滑肌肉瘤的组织病理特点是多变的，典型特征包括一个有丰富细胞的区域，HE染色为粉红色到深红色的区域，有丰富的细胞质。细胞排列呈栅栏状，并且分化良好的肿瘤细胞常排列为合适的角度，可以区分一个区域的极性。细胞核通常位于细胞中心，为典型的雪茄状。平滑肌肉瘤的特点之一是存在的重要肌原纤维，沿细胞长轴分布并贯穿细胞全长。随着细胞的分化程度降低，细胞的排列变得混乱，并出现松散的特点（图36－5至图36－7）。

"去分化"的概念：病理学家和肿瘤学家常常用分化来描述具有侵袭行为潜能的肿瘤。细胞"分化"是一个描述，是指一个特定细胞类型有特定的特点，使得它"不同"于其他的细胞类型。例如，一个脂肪细胞与软骨细胞是不同的，因为这两类细胞有许多不同的特点。许多类型的结缔组织细胞来自共同的前体细胞，但它们得到不同信号表达，而某些蛋白质发展成某些特征，故这些细胞转变成独特的细胞类型。肉瘤细胞来自这些类型细胞，但经历了一个恶性转化。也就是说，它们已经具有转移的能力。

分化是指在显微镜下对一种肿瘤在组织学上与其起源细胞间差异的描述，这种描述为医师评估肿瘤的侵袭性行为及患者的预后提供了依据。分化良好的肿瘤非常类似于其起源组织，而低分化肿瘤则很少有其起源细胞的特点。重要的区别在于分化良好的肿瘤很少有侵袭转移的潜能，而低分化肿瘤则可表现为侵袭及转移能力。此外，所谓"去分化"通常用来形容一个肿瘤与其来源细胞不再有任何关系。例如，具有良好分化脂肪肉瘤的患者其肿瘤非常类似于脂肪或脂肪组织且没有转移倾向。重要的是，要注意这些去分化的肿瘤可能需要完全不同处理方式。

躯体软组织平滑肌肉瘤的病理亚型有上皮样平滑肌肉瘤、黏液样平滑肌肉瘤、炎症性平滑肌肉瘤、颗粒细胞平滑肌肉瘤和去分化平滑肌肉瘤。这些亚型的临床意义目前尚没有得到很好的研究。

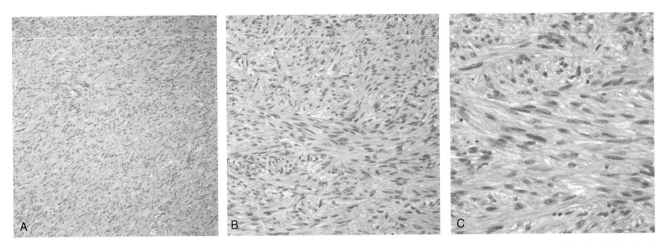

图 36-5　高分化低级别的平滑肌肉瘤的组织学表现。(A)低倍镜视野,(B)中倍镜视野和(C)高倍镜视野。典型的平滑肌肉瘤特点包括雪茄状细胞核及细胞排列成席状。(见彩图)

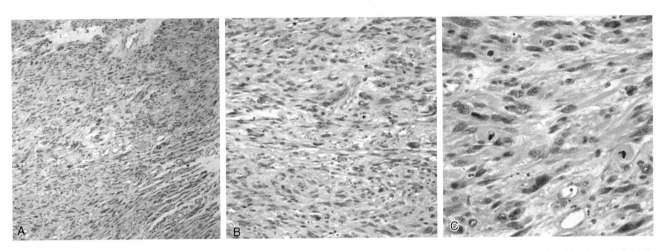

图 36-6　高级别低分化的软组织平滑肌肉瘤。(A)低倍,(B)中倍和(C)高倍。高级别肿瘤具有明显的异型性,表现为大量核分裂象。(见彩图)

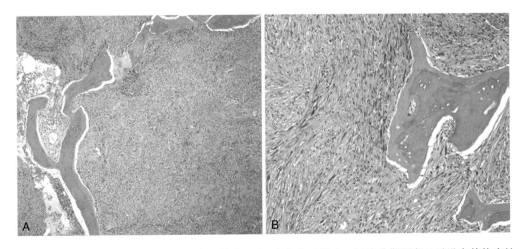

图 36-7　骨平滑肌肉瘤。肿瘤展示了平滑肌肉瘤的特点,而且完全位于骨内。肿瘤分期研究显示没有其他病灶。(见彩图)

光学显微镜下的组织学特征是平滑肌肉瘤的诊断最重要的决策因素,然而其他方式的检测,如免疫组织化学和电子显微镜也发挥了重要作用。免疫组织化学中有助于支持诊断标志物,包括肌动蛋白、结蛋白、MSA(HHF35)、细胞角蛋白(CK)和上皮细胞膜抗原(EMA)。虽然不是诊断所必需的,平滑肌肉瘤标本中常发现一个或多个这些标记。电子显微镜常进一步阐明肿瘤的经典细胞核形态。大宗病例的软组织平滑肌肉瘤细胞的遗传学分析并没有发现一致性的染色体易位或畸变。

肿瘤大小、细胞形态、异型性、坏死及高倍视野核分裂象可帮助确定良性平滑肌瘤和平滑肌肉瘤。这些指标中每高倍视野中有丝分裂的个数被认为是最可靠的指标。重要的是,需要注意在考虑软组织平滑肌肉瘤时,核分裂指数的界值低于子宫平滑肌肉瘤中使用的标准。有核分裂象出现时应高度怀疑恶性肿瘤,特别是在有细胞异型性或存在灶性坏死的时候。

治疗

由于这些肿瘤比较罕见,因此需要多学科团队共同治疗,治疗最好是在具有丰富经验的肉瘤中心进行。在我们的治疗中心,治疗计划始于患者的病史,多学科会诊,所有可用的 X 线成像及活检的病理结果。一个治疗计划的制订,需要整形外科医生、普通外科医生、肌肉骨骼放射学家、病理学家、肿瘤学家及放射肿瘤学家的参与。

手术

软组织肉瘤的局部控制通常是通过手术切除实现的。基于 X 线及病理的术前规划非常重要,以确保有足够的安全手术切缘。广泛、安全的手术切缘是预防局部复发重要的手术方式。

放疗

许多肿瘤直接侵犯邻近重要结构,在这种情况下是不可能实现广泛切除手术的。放疗是一个提高高级别肉瘤局部控制率的重要手段,尤其是在切缘不足的高级别肉瘤。放疗可在术前(新辅助)或术后(辅助)给予。放疗也可作为广泛转移病变的姑息性治疗手段。

化疗

化疗的主要作用是在治疗转移性疾病,虽然不能治愈,但它可减缓系统性疾病的进展。一些肉瘤中心常用的药物包括阿霉素、异环磷酰胺、健择和泰索帝(多西紫杉醇)、达卡巴嗪。化疗有时被用来作为局部肉瘤的辅助治疗。没有明确证据显示腹膜后平滑肌肉瘤能从化疗中获得生存收益,然而术前化疗可能有助于缩小肿瘤使其远离重要结构,提高巨大肿瘤的手术切除率。在四肢的局灶性平滑肌肉瘤,使用阿霉素为基础的化疗辅助治疗方案有生存收益。无论回顾性或前瞻性研究均显示,在大于 8cm 的高级别肉瘤中使用基于阿霉素加异环磷酰胺方案的新辅助化疗可提高生存率。

预后与结果

腹膜后平滑肌肉瘤

在最近对软组织平滑肌肿瘤的回顾中,Weiss 汇编了腹膜后平滑肌肉瘤的一系列数据(表 36 - 3)。结果显示这些肿瘤有很强的生物学侵袭性。无论是肿瘤大小还是有丝分裂均与结果无关,这也排除了这些肿瘤在初诊时即为体积巨大病变对整个结果的影响。

软组织平滑肌肉瘤

大多数情况下,报道的患者病例数较小,也没有Meta 分析的结果发表以提供明确的预后数据。深部软组织肉瘤常在它们到达腹膜后病变的体积之前被发现,其中约半数患者死于疾病的转移。与差的预后的相关因素包括年龄 62 岁以上、大于 4cm 的肿瘤直径、肿瘤坏死、高的 FNCLCC 级别、血管侵犯或先前的病灶内切除手术。有丝分裂指数与预后没有直接的相关性,但却是鉴别良恶性肿瘤的有用参数。Mankin在对 66 例软组织平滑肌肉瘤的回顾性研究中发现,MSTS 分期及肿瘤体积对预后影响极大,但性别、年龄、部位、辅助治疗、是否局部复发对预后的影响并不大。多数报道显示软组织平滑肌肉瘤 3 年生存率为50%,5 年生存率为 64% 的,从而可见其为一种高度恶性的软组织肉瘤。

表36 -3　已发表的腹膜后/腹部平滑肌肉瘤案例摘要

作者	例数	异型性	坏死	最低的有丝分裂率	大小	疾病死亡率
Hashimoto	44	全部	68	1 ~4/10HPF	90% >10cm	79%
Rajani	17	全部	12/17	3/10HPF	82% >10cm	88%
Ranchod	13	12/13	7/13	0 ~4/10HPF	85% >10cm	92%
Shmookler	36	?	?	1 ~4/10HPF	100% >7cm	77%
Wile	16	?	?	2/10HPF	93% >5cm	93%

Weiss SW 许可该表的复制。Smooth muscle tumors of soft tissue. Advancesin Anatomic Pathology, 9(6):351 - 359. Copyright 2002, Loppincott Williams& Wilkins.

起源于皮肤的平滑肌肉瘤

真正的真皮内平滑肌肉瘤被认为是不转移的,因此疾病局部控制问题是最重要的。真皮内肿瘤是可以治愈的,手术就可以解决问题。

起源于血管的平滑肌肉瘤

起源于血管的平滑肌肉瘤预后不良。因为罕见往往延误了明确的诊断,通常又不可能做到完整切除。原发肿瘤的局部并发症是导致高致残率和死亡率的主要原因,转移到肝脏和肺的情况发生在54%的患者,与其他形式的平滑肌肉瘤有大约相同的转移率。

免疫低下宿主的平滑肌肉瘤

因为没有病例汇编等资料,很少有人知道这种罕见肉瘤的具体预后。然而,正如报道中显示的,在大多数情况下,此种平滑肌肉瘤生物学行为富于侵袭性。

骨原发性平滑肌肉瘤

在目前最大的病例系列研究中,广泛的手术切除与手术加放疗和(或)化疗相比较,骨原发性平滑肌肉瘤的治疗并没有显示出任何差别。在这项研究中,局部复发出现在24%的病例,24%的病例发生转移,且都转移到肺部。3 年和5 年的生存率为77%和68%。

儿科患者

平滑肌肉瘤发生在儿童是罕见的。在对20 例未满16 岁患者的平滑肌肉瘤的研究中发现,并没有性别偏好。肿瘤可分布于头部和颈部、上肢、下肢、躯干,并没有部位差异。在本研究中大部分的病灶(85%)是低级别的,局部复发2 例,在本研究结束时没有任何患者死亡,儿童平滑肌肉瘤的预后似乎比成年人好。

结论

平滑肌肉瘤是一种可发生在任何部位的高级别侵袭性肉瘤。虽然治疗方案有了很大的进步,但平滑肌肉瘤仍然是治疗比较困难的软组织肉瘤之一。要想获得有利的结果,准确的诊断、分类及熟悉这些肿瘤的医生是必不可少的。

因为罕见,这些肿瘤的研究很多都难以执行。举例来说,很少有躯体软组织平滑肌肉瘤患者的数据发表。目前这一事实促使我们回顾在我们这个非常有经验的治疗机构治疗的那些肿瘤,目前正在准备发表关于超过120 例软组织平滑肌肉瘤患者的治疗和预后数据。这些回顾分析以及精心设计的前瞻性随机临床试验,可能有助于进一步在未来确定这些肿瘤的最好治疗。

目前通过手术的广泛切除可获得局部的总体控制,新辅助或辅助性放疗是局部控制的另一个手段。化疗适用于全身性疾病的治疗。正在进行的临床试验可能会确定某些药物,来提高这种疾病患者的总和无病生存率。

平滑肌肉瘤患者的故事和相关支持资源

Lynn:子宫平滑肌肉瘤的幸存者

我到达医院的2 小时内进行了手术。肿瘤造成了其他问题,所以我不得不在手术后10 天内进行肾脏手术,我的生活如同一团乱麻。当他们得知最终结果回来时,仿佛像是垂死挣扎。所有能想到的和说的只有"这不可能"。我照顾好我自己! 每天饮食起居非常规律! 这样对我意味着什么?

当我的主治医生告诉我患的是子宫平滑肌肉瘤，我说："我没有子宫"！我 11 年前做了子宫切除术，这个癌症从腹腔残留的子宫肌纤维中显著地生长。医生说："肿瘤很罕见，具有侵袭性"，我的回答是："我也是很少见的积极的人"。

Alan：复发性平滑肌肉瘤的幸存者

我劝我遇见的一些朋友，他们是正在与肉瘤或少见癌症斗争的人。我的建议反映的是所谓平滑肌肉瘤的服务名单和肉瘤倡议的网站的压力：被看作是专门从事肉瘤的癌症中心。我们要教育并武装自己，使自己成为治疗计划的全程参与者。参与并寻找其他与癌症做斗争人们的支持。最后我要强调传递家庭情感需要的重要性和那些提供帮助和支持的朋友的重要性。我在情感上和心理上应对平滑肌肉瘤要强于我的妻子。我想，如果我们角色互换，我们将更加艰难。

Amy 写的实例

不管你多么努力，你永远不要准备着丢掉你所有的头发。那天晚上我走进浴房开始淋浴的时候，我头发脱落了一多半。我站在那里，感觉着头发顺着水流滑落，我想："所有人都将知道我的病情，无法隐瞒了"。当然，我的朋友和家人都知道，而且现在在餐馆和杂货店的陌生人都知道了。如果我向世界大声喊出来："我有癌症"也是一样的。我与癌症的个人斗争将变成公开的。

当我走出浴房，梳了水冲洗过金黄色的卷发，我的丈夫（我今生的挚爱）剃掉了我的头发，我变成了一个莫霍克人！我和丈夫上了楼，叫醒了孩子（8 岁和 11 岁），给他们莫霍克样的妈妈照了相。我们都大笑，他们轮流摸我的光头。我认为这样更好，总比睡觉时还有头发而起床后头发都掉光要强。

为了孩子，我们保持一切正常。他们期待我们如何面对生活中的困难，而子宫平滑肌肉瘤就是这样一个困难。但是他们已经学到了，我们也已经学到了，让祈祷、爱和欢笑与我们在一起，我们就变得强大了。

Warren 的话：一个转移性平滑肌肉瘤的幸存者

2008 年 4 月 10 日，我 62 岁的时候，我赢得了阿拉斯加州最高水平的壁球锦标赛所有年龄组的冠军。几个月后，我参加了第三届威斯康星州密尔沃基市的国际锦标赛。

是什么让 4 月 10 日如此特殊？确切地说是因为 7 年前的今天，我的壁球生涯行将结束。那个时候，正是 5 次大手术的第一次手术，这 5 次手术都是切除我大腿的一种叫平滑肌肉瘤的罕见癌症。几个月后，发现双肺有大量结节。我不但在大腿进行了 5 次手术，而且还进行了放疗，为促进伤口愈合进行了 40 次高压氧治疗。化疗造成 4 次视网膜脱落和 3 次大的感染。因为我已经是肉瘤的 4 期，我和我的妻子在离家 2500 千米外的西雅图肉瘤中心度过 4 年半。

有些时候我下定决心"在游戏中"生活，参加一定强度的对抗和壁球，从不去想身体会对这些似乎这么高强度的体育运动做什么反应。我现在通过壁球筹钱，发表演讲，唤起民众对这种叫肉瘤的罕见癌症的认识。

DI：患平滑肌肉瘤的时刻

2009 年 1 月，我沿着伦敦的尤斯顿路去往我做年度体检的肉瘤门诊。我会想起了 7 年前的 2002 年在同一个地方的情景。

我在本市的另一个区做化疗前听力检查，在等待救护车载我回病房之前，我只好自己拖着轮椅进入驾驶室。这对我来说非常困难，我因胫骨的平滑肌肉瘤而做了膝上截肢。我望着窗外人行道上拥挤的人群，那条路是我每天从尤斯顿去往医院所要走的路。出租车停在一处工地前方，我意识到这栋伴随脚手架拔地而起的大楼是新的大学医学院的附属医院，最终将容纳米德尔塞克斯医院的肿瘤科。

在那一刻，我认为我今生将不会看到医院完工并在那里得到治疗，或再次成为街道上滚滚人流中的一员。那是我人生最低落的时刻。

现在每年当我用我的智能化高科技假肢从尤斯顿火车站去往医学院附属医院时，我就会记起那个时刻，对那些曾经帮助过我、让我活到今天的人们充满感激之情，特别是我们当地医院的肿瘤科医生，是他们迅速地将我介绍给大学附属医院的肿瘤科专家，让我得到专业的诊断和治疗。

KIM：患平滑肌肉瘤的时刻

我被诊断为转移性平滑肌肉瘤时，已经是一个有 3 个孩子的年轻妈妈了，那是我在护理学校的最后一年。整个世界都在我面前，我这样想。我所没有意识到的是我很快就发现肉瘤会永远改变我的生活，它从世界的不同地方为我带来了经验和友谊，这些是我之前从未经历过的。

当我意识到我不是一个人在战斗时,我就开始上网。我惊讶地发现,我非常个人化的诊断、恐惧和需要依靠,可以通过电脑的几个按键与如此之多的人分享。通过网络让我意识到,我所在国家的肉瘤并未得到很好的治疗。相反,我的眼界开阔了,所谓的最终预后是 3 个月的生存期延长至 3.8 年。

我广泛的研究使我结识到一位德国 Coswing 的一位胸外科医生,与其他通过发表论文成名的医生相比,他似乎很低调,从 20 世纪 90 年代初期他挽救了许多肺癌患者生命。我对上帝的信念和对世间众生充满信心,人们之间可以彼此提供很多东西。他为我的双肺做了手术而不是一侧,从我的肺中摘除了 269 处肿瘤病灶。我不知道,我的研究将我带到一种文化中去,这种文化约占全世界各种文化的 1/3,我不属于手握我生命的外科医生,但是通过这样的经历使我和生命之间建立了永久的联系。

ACOR 在线平滑肌肉瘤支持小组

这个在线支持小组为这些正在处理与平滑肌肉瘤事件相关的人们提供一个网络。一个 ACOR“邮件列表”是一个免费的、非主持的讨论机制,为患者、护理人员、研究人员和医疗专业人员相互交换消息提供支持。信息由列表中的成员(即支持组的成员)“发布”,并涵盖广泛的议题,例如患者的经验、研究文章、临床试验、目前的治疗方法和替代治疗方法。发布的消息经常成为在线讨论的话题。有时一个或多个支持治疗小组的医学专业人士会对发布的消息进行评论。

(杨吉龙　陈勇　译)

参考文献

1. Gustafson P, Willen H, Baldetrop B, et al. Soft tissue leiomyosarcoma: a population-based epidemiologic and prognostic study of 48 patients, including cellular DNA content. Cancer 70:114,1992.

2. Lack EE. Leiomyosarcomas in childhood: a clinical and pathologic study of 10 cases. Pediaric Pathology 6:181,1986.

3. Yannopoulos K, Stout AP. Smooth muscle tumors in children. Cancer 15:958,1962.

4. Weiss SW, Goldblum JR. Enzinger and Weiss's Soft Tissue Tumors 4th Ed. Philadelphia: Mosby-Harcort,2001.

5. De Saint Aubain Somerhausen N, Fletcher C. Leiomyosarcoma of Soft Tissue in Children: Clinicopathologic analysis of 20 cases. Am J Surg Pathol,23(7):755,1999.

6. McClain KL, Leach CT, Lenson HB, et al. Association of Epstein-Barr virus with leiomyosarcoma in young people with AIDS. New England Journal of Medicine 332:19,1995.

7. Mankin, HJ, Casas-Ganem, J, Kim, JI, et al. Leiomyosarcoma of somatic soft tissues. Clin Orthop Relat Res. 2004 Apr;(421): 225 – 231.

8. Golden T, Stout AP. Smooth muscle tumors of the gastrointestinal tract and retroperitoneal tissues. Surg Gynecol Obstet 73: 784,1941.

9. Fleming ID, Cooper JS, Henson DE, et al. AJCC Cancer staging manual, ed 5. Philadelphia, PA, Lippincott-Raven,1997.

10. Enneking WF. Spanier SS. Goodman MA. A system for the surgical staging of musculoskeletal sarcoma. Clinical Orthopaedics & Related Research. (153):106 – 120,1980 Nov – Dec.

11. Fields JP, Helwig EB. Leiomyosarcoma of the skin and subcutaneous tissue. Cancer 47:156,1981.

12. Jensen ML, Myhre Jensen O, Michalski W, et al. Intradermal and subcutaneous leiomyosarcoma: a clinicopathologic and immunohistochemical study. J Cutan Pathol 23:458,1996.

13. Kevorkian J, Cento JP. Leiomyosarcoma of large arteries and veins. Surgery 73:39,1973.

14. Burke AP, Virmani R. Sarcomas of the great vessels: a clinicopathologic study. Cancer 71:1761,1993.

15. Walker D, Gill TJ III, Corson JM. Leiomyosarcoma in a renal allograft recipient treated with immunosuppressive drugs. JAMA 215:2084,1971.

16. Ross JS, Del Rosario A, Bui HX, et al. Primary hepatic leiomyosarcoma in a child with the acquired immunodeficiency syndrome. Hum Pathol 23:69,1992.

17. Farshid G, Goldblum J, Weiss SW. Leiomyosarcoma of soft tissue: a tumor of vascular origin with multivariate analysis of outcome. Mod Pathol. 2003 Aug;16(8):778 – 785.

18. Fletcher CDM, Cin PD, Wever I, et al. Correlation between clinicopathological features and karyotype in spindle cell sarcomas: a report of 130 cases from the CHAP study group. Am J of Pathology 154:6,1999

19. Rubin BP, Fletcher CDM. Myxoid leiomyosarcoma of soft tissue, an under recognized variant. Am J of Surg Pathol 24(7): 927 – 936,2000.

20. Hasimoto H, Daimaru Y, Tsuneyoshi M, et al. Leiomyosarcoma of the external soft tissues. Cancer 57:2077,1986.

21. Suster S. Epitheliod leimyosarcoma of the skin and subcutaneous tissue: clinicopathologic, immunohistochemical and ultrastructural study of 5 cases. Am J of Surg Pathol 18:

232,1994.

22. Templeton K. Leiomyosarcoma of bone. M J Orthop 34:55, 249 – 251,2005.

23. Evans DMD,Sanerkin NG. Primary leiomyosarcoma of bone. J Pathol Bacteriol 90:348 – 350,1965.

24. Berlin O, Angervall L, Kindblom LG, et al. Primary leiomyosarcoma of bone. A clinical, radiographic, pathologic-anatomic, and prognostic study of 16 cases. Skeletal Radiol. 1987;16 (5):364 – 376.

25. Weiss SW. Smooth muscle tumors of soft tissue. Advances in Anatomic Pathology. 9(6):351 – 359,2002.

26. Iwata J, Fletcher CD. Immunohistochemical detection of cytokeratin and epithelial membrane antigen in leiomyosarcoma: a systematic study of 100 cases. Pathol Int 2000 Jan;50(1):

7 – 14.

27. Swanson PE,Stanley MW,Scheithauer BW. Primary cutaneous leiomyosarcoma. A histological and immunohistochemical study of 9 cases, with ultrastructural correlation. J Cutan Pathol 1988 Jun;15(3):129 – 141.

28. Adjuvant chemotherapy for localized respectable soft tissue sarcoma of adults: meta analysis of individual data. Sarcoma Meta-analysis Collaboration. Lancet 1997 350:1647.

29. Antonescu CR, Erlandson RA, Huvos AG. Primary leiomyosarcoma of bone: a clinicopathologic, immunohistochemical, and ultrastructural study of 33 patients and a literature review. Am J Surg Pathol Volume 21(11):1281 – 1294. November 1997.

第 **37** 章

子宫平滑肌肉瘤

Sue Ghosh

Jonathan L.Hecht

Tanaz R.Ferzandi

Christopher S.Awtrey

引言

子宫的肉瘤是一类少见的侵袭性子宫恶性肿瘤,它们发生于子宫的内膜或子宫肌层。与更为常见的子宫内膜癌相比,子宫肉瘤的行为更具有侵袭性且预后较差。

在这个综述中,我们专注于子宫肉瘤的一个类型——子宫平滑肌肉瘤(ULMS),虽然必须明确子宫平滑肌肉瘤可能来自其他妇科器官。ULMS 是罕见的子宫恶性肿瘤,约占子宫恶性肿瘤的 1%,估计年发病率每 10 万妇女为 0.64 人。ULMS 是具有高转移潜能的高级别恶性肿瘤,5 年生存率在 0~73% 之间,这些差异可能是由于不尽一致的定义和不同诊断标准中的不同肿瘤体积所致。此外,这些差异也可能是因为不同时期的研究有不同的生存率评价。

ULMS 主要发生在 40~60 岁之间的女性,最常见的症状是不正常的阴道出血、盆腔或腹部疼痛。出血量范围从点滴的出血到月经量过多不等,而且往往存在伴有恶臭的阴道恶露。不常见的症状包括体重减轻、乏力、嗜睡、发烧等。在妇科检查时,子宫往往扩大。而且在某些情况下,部分肿瘤可能通过宫颈脱出进入阴道。常常由于在手术前没有取得正确的诊断,因此在诊断明确时往往有很多患者是进展期的病变。

ULMS 的罕见性导致缺乏大量的流行病学研究资料来确定其危险因素。初潮或绝经年龄是否为危险因素仍未有定论。根据美国现有的数据,与白人妇女相比,非裔美国女性的 ULMS 发病率高 2~3 倍。在 5%~10% 的患者中有盆腔的放疗史。

良性子宫肌瘤和 ULMS 往往共存于同一子宫,但两者属于不同的类型,ULMS 很少见,且与激素压力无关(图 37-1 和表 37-1)。

在一项对 1322 名到社区医院进行全子宫切除术或子宫肌瘤剔除术的妇女的研究显示,原来认为的"快速增长"的子宫及子宫肌瘤导致发生 ULMS 的风险增高是一种错误的观念。子宫肌瘤很少发展为 ULMS。

分类

妇科肿瘤协作组(GOG)采用 5 类分类法对子宫肉瘤进行分类。

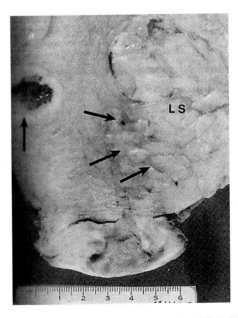

图 37-1 子宫切面显示一个巨大的有不规则边界的平滑肌肉瘤侵入肌层(多箭头),毗邻的有一个含有出血性中心的边界清楚的子宫肌瘤(单箭头)。(见彩图)

表37 –1 子宫肌瘤和平滑肌肉瘤的大体病理改变的比较

平滑肌瘤	平滑肌肉瘤
通常多发	通常单发
大小差异大,一般为 3～5cm	肿瘤较大,往往大于 10cm
质硬,漩涡状切面	柔软,切面肉状
切面白色	切面多黄色或棕褐色
罕见出血及坏死	经常有出血及坏死

- 混合同源性苗勒肉瘤
- 混合异源性苗勒肉瘤
- 平滑肌肉瘤
- 子宫内膜间质肉瘤
- 其他

同源相似性是指来源于子宫内膜间质或肌层,而异源性表示与其他类型的细胞包括脂肪、肌肉等相似。恶性苗勒混合瘤即现在所谓的癌肉瘤来源于子宫内膜腺癌,但与肉瘤有相似的组织学表现。

典型的子宫肉瘤的大体外观是一个巨大的(大于10cm 的),切面质软,肉状,伴有灰色、黄色及粉红色出血和坏死的界限不明确的肿物。子宫肉瘤的组织学分类是根据同源相似性细胞类型来确定的,包括ULMS(类似于肌层)、间质肉瘤(类似于子宫内膜间质)和其他异种细胞类型肉瘤(如骨肉瘤、脂肪肉瘤)(图37 – 2 和图37 – 3)。

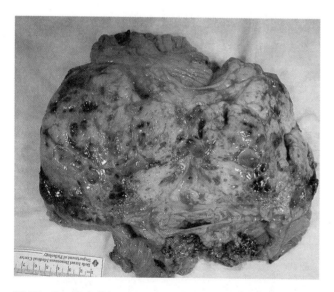

图37 –2 肿瘤的切面显示平滑肌肉瘤的出血和坏死。相比之下,良性平滑肌瘤拥有坚硬的白色漩涡状切面。虽然典型的蔓延多为通过血管的浸润,此肿瘤显示可能因局部浸润而引起与大肠的粘连。(见彩图)

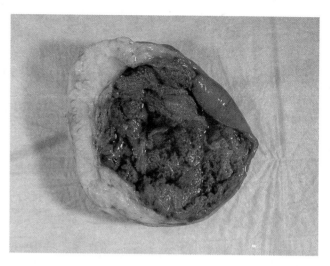

图37 –3 平滑肌瘤切面显示梗死。注意围绕梗死碎片的白色漩涡状边缘组织。常见的梗死原因包括栓塞或扭转。(见彩图)

显微镜下,大多数 ULMS 明显地表现出恶性特点:显著的细胞增生、肿瘤细胞凝固性坏死、丰富的有丝分裂(10～20mf/10HPF)、异型核、细胞学异型性和浸润性边界(图37 – 4 和图37 – 5)。有丝分裂率是最重要的恶性程度决定因素,但因细胞学异型性及坏死的存在而有所改变。当存在有丝分裂及肿瘤坏死时可能诊断为 ULMS。在缺乏肿瘤坏死的情况下,中至重度细胞学异型性和核分裂指数大于 10mf/10HPF 则有助于 ULMS 的诊断。无肿瘤坏死和显著异型性的情况下,高有丝分裂指数及良性临床表现的肿瘤数据有限,无法做进一步的分析(表37 – 2)。

凝固肿瘤细胞坏死:有活性的肿瘤细胞突然转变坏死性病变。

有丝分裂指数:衡量一个细胞的增殖状态的方法。它是指有丝分裂细胞与总细胞数之间的比例。活跃区域的指数多大于 10。

一项研究分析了 ULMS 或良性的平滑肌瘤组织样本中妇科肿瘤常见标志物(p53 基因、表皮生长因子和血小板衍生生长因子)表达。它们的数据表明子宫肌瘤与肉瘤有显著的分子差异,该研究还提示ULMS 中 p53 表达和分期的预后价值。

有一个亚类的平滑肌瘤不符合这样的分类标准而被指定为恶性潜能不确定亚型平滑肌瘤(STUMP)。文献复习也没能明确说明在传统的有丝分裂、细胞学异型性及坏死判断恶性程度方面,增殖指数或 p53 染色的加入能否提高恶性程度的判断力。然而在实践中,

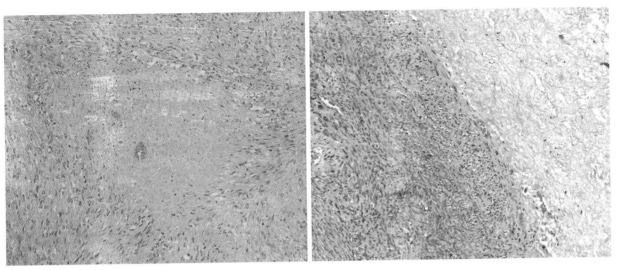

图 37-4　子宫平滑肌肉瘤的肿瘤坏死区域包括鬼影细胞(无核坏死细胞)及从活细胞到坏死组织的突然转变。退行性改变大多含有液化坏死及水肿,或在边缘见到炎症反应。(见彩图)

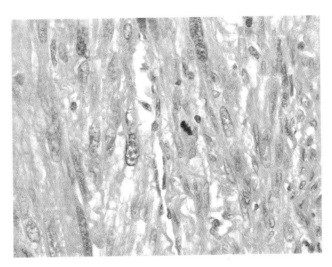

图 37-5　子宫平滑肌肉瘤的有丝分裂。恶性肿瘤的标准依赖于坏死、有丝分裂计数。(见彩图)

表 37-2　用于 LMS 诊断标准,改编自 2003 年世界卫生组织指导

	标准平滑肌分化	上皮样分化	黏液样分化
组织学	雪茄状的梭形细胞,稀少或丰富的嗜酸性胞质	圆形细胞,有中央性核、胞浆透明或嗜酸性胞浆	梭形细胞内含有丰富的黏液样基质
诊断 LMS 标准	任何肿瘤细胞凝固性坏死 在缺少肿瘤细胞坏死的情况下,需要有弥漫性的中至重度异细胞异型性和细胞学的有丝分裂指数 > 10mf/10HPF,如果有丝分裂指数为 < 10mf/10HPF,复发的概率低(小于 2%) 在没有肿瘤细胞凝固性坏死和显著异型性的情况下,高有丝分裂指数与良性病程相一致	任何肿瘤细胞凝固性坏死 在没有肿瘤细胞坏死的情况下,诊断需要有弥漫性的中至重度异型性以及细胞有丝分裂指数 > 5mf/10HPF	任何肿瘤细胞凝固性坏死 在没有肿瘤细胞坏死的情况下,诊断需要有弥漫性的中至重度异型性及细胞有丝分裂指数 > 5mf/10HPF

mf/HPF = 核分裂指数/高倍视野

这些染色很少使用,而且单独这些染色也不能用来诊断肉瘤。有限的数据可使一些 STUMP 归于子宫肌瘤类别中而应该与其相似的肉瘤中区分开来。

归于子宫肌瘤的肿瘤包括有丝分裂活跃性的、细胞性的、上皮性的、黏液性及非典型肿瘤。有丝分裂活跃的平滑肌瘤可能发生在绝经前妇女,并具有典型的大体外观和组织学特点,除了它们的分裂指数 >5mf/HPF。细胞性子宫肌瘤往往有细胞增生,并可能有 ULMS 的诊断,但它们缺乏肿瘤细胞坏死、细胞学异型性和核分裂。上皮样平滑肌瘤是黄色或灰色,可能含有明显的出血和坏死区,往往是孤立的,比通常的子宫肌瘤质软。黏液样平滑肌瘤有与黏液样物质相分离的肿瘤细胞,它们质软且边缘明确,但没有细胞学异型性及核分裂。非典型肌瘤除了有异型性外,缺乏其他特点且复发的可能性很少(图 37-6)。

不同于其他部位的平滑肌瘤,子宫平滑肌瘤一般不分级。而是根据临床表现来确定是 ULMS、STUMP。这种区别很重要,其他部位平滑肌肿瘤的分级标准在 ULMS 是一种误导。

诊断及评估

子宫异常出血或有可疑子宫内膜病变的患者应进行采样。影像学和(或)临床检查结果在区分 ULMS 或其他子宫肿瘤方面不具有特异性。超声检查、MRI 或 CT 在区分肉瘤、子宫肌瘤、子宫内膜癌、淋

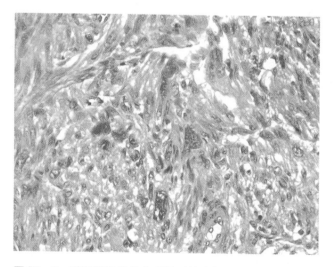

图 37-6 平滑肌肉瘤的典型异型性降低了满足诊断标准所需的分裂指数。非典型子宫肌瘤是一种良性的平滑肌瘤,只有异型性而缺乏核分裂或坏死。(见彩图)

巴瘤、静脉平滑肌瘤或子宫腺肌病是不可靠的。MRI 检查见下。

> **MRI 和诊断:**有个案报道在探讨 MRI 在诊断平滑肌肉瘤方面的使用价值。显著的软组织对比分辨率(优于超声)和缺乏电离辐射的特点使 MRI 在评估 LMS 方面大有希望。有不规则的轮廓及非典型变性的 MRI 特点使 ULMS 与子宫肌瘤(或其他盆腔肿块)相区别。在一项研究(包括 9 例经病理证实的 LMS 和 STUMP 3 例)中以 12 例患者研究非良性子宫平滑肌瘤的磁共振特征。此外,他们还分析了 12 例妇产科医生曾经怀疑为 LMS 的良性平滑肌瘤病例。他们从大小、位置、信号强度、对比度增强性对肿瘤进行了以个体为基础的研究。除一些例外,作者认为,MRI 显示 T2 加权像有超过 50% 的高信号以及 T1 加权像上有任何小的高信号都提示 LMS 及 STUMP。

分期

分期是基于手术而不是临床表现。广泛的局部侵袭是 ULMS 突出标志,肿瘤传播路线包括局部侵犯、淋巴及血行播散,转移的常见部位包括肺。如果术前 ULMS 的诊断是已知的,胸部成像以评估转移性疾病是必要的。

ULMS 的外科分期与子宫内膜癌是相同的。手术包括腹腔冲洗液细胞学检验、经腹全子宫切除术、双侧输卵管卵巢切除术、切除肿大的淋巴结和任何可疑病灶的活检。一些肿瘤学家建议盆腔和主动脉旁淋巴结取样(表 37-3)。

淋巴结清扫的重要性是有争议的。虽然淋巴结的侵犯有预后意义,但淋巴结清扫术并没有被证明有治疗作用。因为相同分期的患者接受或不接受淋巴结清扫术的预后是一致的。因此在临床上只有可疑淋巴结侵犯时才进行淋巴结清扫术。局限于子宫的 ULMS 患者有隐匿性淋巴结病的风险低(2.4%)。当 ULMS 被诊断后,术后再分期的手术探索可能是不必要的,因为淋巴结转移及以上的风险是很小的。

保留卵巢可能是绝经前妇女希望保留卵巢功能的一个选择。两项研究表明,卵巢的保留可能不会对I期 ULMS 妇女的预后产生不利影响。对这种预后不确定的有争议手术的知情同意及密切跟进是必需的。

表 37-3 国际妇产科联合会(FIGO)的 ULMS 分期

Ⅰ期:肿瘤局限在子宫体

　Ⅰ A:肿瘤仅限于子宫内膜

　Ⅰ B:肿瘤侵袭达到或低于 50% 的子宫肌层

　Ⅰ C:肿瘤侵犯超过 50% 的子宫肌层

Ⅱ期:肿瘤侵犯宫颈,但不超出子宫

　Ⅱ A:仅有宫颈腺体的侵犯

　Ⅱ B:有宫颈间质的侵犯

Ⅲ期:肿瘤局部及区域蔓延

　Ⅲ A:肿瘤侵犯包括子宫浆膜和(或)附件(直接扩展或转移)

　Ⅲ B:肿瘤侵犯阴道(直接延伸或转移)

　Ⅲ C:转移到盆腔和(或)主动脉旁淋巴结

Ⅳ期

　Ⅳ A:肿瘤侵犯膀胱黏膜和(或)肠黏膜

　Ⅳ B:远处转移[包括腹腔内淋巴结转移,不包括阴道、盆腔浆膜和附件的转移以及主动脉旁和(或)腹股沟淋巴结转移]

LMS 应根据分化程度进行分组:

　G_1:5% 及以下的鳞状或非桑葚状增长

　G_2:6%~50% 的鳞状或非桑葚状增长

　G_3:50% 以上的非鳞状或非桑葚状增长

局部病变的治疗

手术治疗

ULMS 患者的手术治疗至少应包括全子宫切除术和宫颈切除。

辅助放疗

ULMS 术后辅助放疗的受益到目前还不清楚。在欧洲癌症研究与治疗组织(EORTC)随机观察了 222 例 Ⅰ 期及 Ⅱ 期的子宫肉瘤(包括 103 例 ULMS)盆腔外放射或仅观察。2003 年的初步报道提示放射组局部复发率较低,但没有改善整体生存期。

回顾性研究显示目前存在相互矛盾的数据。大多数研究中将所有的子宫肉瘤归于一起,提示辅助放疗有益于盆腔的局部控制。在 GOG 指南,Ⅰ 期或 Ⅱ 期的女性子宫肉瘤随机分为阿霉素治疗辅助或不辅助放疗。这些患者大部分是癌肉瘤。结果表明,有辅助放射的患者骨盆局部复发率大大降低,但没有改善总存活率。规模较小的回顾性研究显示辅助放疗有可能获得生存收益及局部控制率。最大的一项研究

收集了 Ⅰ~Ⅳ 期的子宫肉瘤(包括 42% 的 ULMS),辅助照射的患者显著地提高了 5 年骨盆控制率(76% vs. 36%)和总生存率(73% vs. 37%)。控制了分期、组织学、肿瘤分级和淋巴血管浸润的情况下,骨盆的控制率和生存率有了显著的提高。

ULMS 主要问题是即使获得骨盆控制,但大多数妇女会发展为腹外的远处转移。

来自国家综合癌症网(NCCN)的建议,辅助放疗可用于所有可切除的 Ⅰ 期或 Ⅱ 期 ULMS 的妇女。对于淋巴结阳性的 Ⅲ 期 ULMS,NCCN 建议辅助化疗和盆腔辅助放疗、阴道近距离放疗和(或)辅助化疗。

使用 RT 需要平衡因治疗带来的负面影响。短期或即时的副作用包括阴道出血、阴道分泌物、皮肤反应、脱发、小便、腹泻和疼痛。长期副作用包括肠道/膀胱功能和性功能的变化。

辅助化学治疗

ULMS 远处转移率很高,但辅助的全身治疗是有争议的。一些回顾性研究显示辅助化疗受益,而有的显示无收益。迄今为止,还没有可用的前瞻性研究,也没有确切的证据显示辅助化疗改善整体存活率。因此,不能推荐它为治疗标准,并应具体问题具体分析。

3 个观察性研究表明,子宫肉瘤切除后放疗和化疗结合使用可使患者获益。其中两个研究涉及癌肉瘤患者。第三项研究包括 41 例子宫肉瘤辅助盆腔放疗和(或)辅助化疗,化疗组的 3 年生存率更好(66% vs. 36%)。

在合适的情况下,新辅助化疗可被用来改善进展性疾病的可切除率,但这些数据是有限的。

复发性、进展性或转移性疾病的治疗

手术

症状的重新出现提示 ULMS 的复发。大多数复发发生在骨盆,接下来是肺部和腹部。骨和脑的转移瘤是罕见的。局部的单病灶复发应考虑手术切除,无论是局部或转移的患者。一项 41 名子宫切除术后复发性 ULMS 女性(肺 29%、骨盆 41%)的报道显示,两

年存活率为 70%。在评估转移性疾病的研究中,Lenvenback 等人发现,71% 的转移为单侧病变,51% 为单一病灶,70% 的结节大于 2cm。肺切除后,单边或者双边病变是一个生存率的重要预测因子($P = 0.02$)。病灶的大小、转移的数量、无病间隔及患者的年龄并没有显著影响生存期。

关于射频消融术(RFA)和电视辅助胸腔镜手术(VATS)在肉瘤方面应用文献有限,在推荐之前需要有更多的研究。

> **射频消融术和电视辅助胸腔镜手术:** 有少数病例报道显示 RFA 和 VATS 治疗肝和肺的转移性病变。大部分研究是小样本的,而且极少是子宫原发性病变。然而,这些方法提供了另一种选择。需要更多的研究来明确它的作用。

化疗

虽然是未经证实的辅助治疗方案,但单药阿霉素仍是进展期 ULMS 的有效药物。客观反应率是 16% ~ 25%,有限率一般不超过 6 个月。

两个随机试验研究了阿霉素单药治疗及加环磷酰胺的对比。两组的反应率相似,且无进展生存期和中位总生存期也相似(中位数,11.6 个月 vs. 10.9 个月)。

第二个试验比较阿霉素与达卡巴嗪的联合。虽然联合治疗的总的反应率显著增高,但在无进展生存期或总生存期方面无显著差异。联合治疗有更多的血液和胃肠道毒性。

异环磷酰胺单药有有限的反应率,约为 17%,阿霉素与其组合增加了客观反应率,但也增加了毒性。

吉西他滨和多西紫杉醇的结合是迄今为止所描述疾病治疗 ULMS 患者的最先进、有效的化疗方案。在一个报道中,不能手术切除的 ULMS 或其他部位不能切除的 ULMS 接受吉西他滨联合多西紫杉醇和粒细胞集落刺激因子的治疗。在研究的 34 例中,有 3 例完全缓解,15 例部分缓解,总反应率 53%,7 例患者病情稳定。尽管中性粒细胞减少可使用粒细胞集落刺激因子,3 或 4 级的中性粒细胞减少和发热分别为 21% 和 6%,其他方面的毒性是温和的。

另一个 35 例的报道显示 12 例中(含 2 例 ULMS)有 7 例有反应。

到目前为止,还没有一个 Ⅲ 期临床试验来比较多西紫杉醇加吉西他滨的联合与阿霉素加异环磷酰胺。目前的结果表明吉西他滨联合多西紫杉醇反应率相似但毒性降低。因此可以考虑在适当的患者选择吉西他滨联合多西紫杉醇作为第一线使用。

替莫唑胺的使用也非常多。另一个新的药物是曲贝替定(Trabectedin, Ecteinascidin)或 ET-743。它结合到 DNA 的小沟内干扰癌细胞的 DNA 结合蛋白和转录因子。Ⅱ 期研究已经证明一些进展期的软组织肉瘤包括 ULMS 的反应率介于 4% ~ 17% 之间。

某些子宫肿瘤对激素治疗有效,因为它们表达有雌激素和(或)孕激素受体。但是对任何阶段的 ULMS 都不建议激素治疗。

转移性 ULMS 患者只有有限的选择,因而参加化疗的临床试验是适当的。化疗是姑息治疗,应该用来缓解症状,可包括单药阿霉素、阿霉素加异环磷酰胺、单药吉西他滨或吉西他滨加多西紫杉醇。考虑到目前的化疗方案没有明显的生存收益,在充分知情同意的情况下每个病例都应进行评估。

摘要和建议

ULMS 是罕见肿瘤,仅有有限的文献资料来帮助治疗。患者应注意个体化,同时需要进一步的研究来提高这种疾病的治疗方案。

病情监控

- 每 3 个月进行一次体格检查,连续 2 年;然后每 6 ~ 12 个月进行一次体格检查。
- 胸部影像检查每 3 ~ 6 个月一次,连续 2 年。
- 有临床指征时选择 CT/MRI 检查。
- 教育患者知道有关的症状。

手术

- 经腹全子宫切除术及双侧输卵管切除和完整的手术分期。
- 希望保留生育能力在低级别恶性的 ULMS 中是可以考虑的。

辅助治疗

- 辅助放疗能提高局部控制率但目前尚不清楚是否能提高生存收益。辅助化疗尚不确定有无收益。

问题、评论与回应

关于这篇文章的两封信

我们已收到两封关于这篇文章的信。第一封信来自皇家马斯登医院（伦敦）的 Dr Ian Judson，内容如下：

这是一个非常出色和全面的肉瘤的综述，对于吸引大家来关注这个疾病非常重要。不过，我想提醒的是，文章中提到的 ULMS 对雌激素没有反应。我知道一些 ULMS 表达雌激素和孕激素受体，对抗雌激素治疗有效。以前认为这种现象仅限于低级别子宫内膜间质肉瘤，但似乎并非如此，我有充分理由相信病理学家应检测雌激素受体表达和孕激素受体表达。

第二封信来自于 Shirley Collings，一个生活在英国的平滑肌肉瘤幸存者。其内容如下：

亲爱的 Bruce 和 ULMS 幸存者：

首先，我想唤起你关于 4 月 7 日的那篇关于子宫平滑肌肉瘤文章的回忆。特别是三个方面的内容。

良性的平滑肌瘤和 ULMS 常共存在同一子宫，但遗传学特点不同，ULMS 是很少见而不是激素驱动的。

肌瘤很少，甚至根本没有转变为 ULMS。

"某些子宫肿瘤是激素反应性的，因为它们表达雌激素和（或）孕激素受体。然而，这不适合 ULMS，任何阶段的 ULMS 都没有激素反应也不能进行激素治疗。"

我相信，我代表多个妇女就这三方面发言。通过我个人治疗子宫肌瘤的经验以及芳香酶抑制剂的使用，使我们可以证明这些语句是错误的。

Bruce，请联系 Gosh、Hecht、Ferzandi 和 Awtry，问他们是否愿意回应和评论这封电子邮件。

作者的回复

我们感谢 Dr Ian Judson 的思想火花和 Mrs Collings 的热情评论，并感谢他们提供进一步的数据以便对上述问题做出澄清。

良性肌瘤（肌瘤）和子宫平滑肌肉瘤之间的区别是显而易见的。肉瘤的遗传变化较肌瘤复杂得多（最近 20 年有很多的参考文献，有要求的话可以提供）。有趣的是，特定的基因变异检测可能会有所不同，从细胞到细胞的基因组的不稳定性。这种不稳定性（如等位基因的不平衡）可通过很多技术方法（如比较基因组杂交）来检测，而目前良性肌瘤是没有这些基因组的不稳定性的。一些变化如染色体 10 和 13 长臂的杂合性出现在一半以上的肉瘤中。

虽然激素、制剂如亮丙瑞林（促性腺激素释放激素、促性腺激素释放激素激动剂）或芳香酶抑制剂（可降低循环中的雌激素）对良性平滑肌瘤的治疗作用非常清晰，但对肉瘤的治疗是充满变数，并且不能作为肉瘤的主要治疗方法提供给患肉瘤的妇女（不同期的肉瘤的治疗方案可以在美国国家癌症研究所的网站上见到）。

我们无法找到正式发表的关于抗雌激素治疗平滑肌肉瘤的描述。我们怀疑这些道听途说的经验可能是因为在常规治疗失败后采取的。没有任何证据表明激素受体状态与激素治疗反应相关，且这些染色也不是常进行的。有稀少的报道显示抗孕激素治疗有效（Koivisto-Korander R，Leminen A，Heikinheimo O. Mifepristone as treatment of recurrent progesterone receptor-positive uterine leiomyosarcoma. Obstet Gynecol. 2007；109：512 – 514. ）。

许多病例的平滑肌瘤激素受体表达及雌激素受体表达和肉瘤生长已在检测。最大的研究已在纪念斯隆 – 凯特琳癌症中心开展。他们表明，雌激素和孕激素受体的表达在肉瘤比子宫肌瘤的少。孕激素和雌激素受体表达似乎与无病存活率相关，但没有发现与整体存活率相关联［Leitao MM，Soslow RA，Nonaka D，Olshen AB，Aghajanian C，Sabbatini P，Dupont J，Hensley M，Sonoda Y，Barakat RR，Anderson S. Tissue microarray immunohistochemical expression of estrogen，progesterone，and androgen receptors in uterine leiomyomata and leiomyosarcoma. Cancer. 2004，Sep15；101（6）：1455 – 1462. ）］。

另一类型的子宫肉瘤、子宫间质肉瘤，在微观上与平滑肌肉瘤相似，二者可能有一些混淆重叠。此外，有些罕见的肉瘤有混合分化（平滑肌和间质）。间质肉瘤更容易表达孕激素受体，可能孕激素疗法有一些治疗作用（Katz L，Merino MJ，Sakamoto H，et al. Endometrial stromal sarcoma：a clinicopathologic study of 11 cases with determination of estrogen and progest in receptor levels in three tumors. Gynecol Oncol. 1987；26（1）：87 – 97. ）。

Dr Judson 的回应

谢谢你给我这个机会回复这些作者。

在过去 20 年里,对妇科肉瘤的内分泌治疗一直是进展的。据我所知,孕激素已经使用了超过 25 年来治疗转移性的子宫肌瘤,其实就是低级别的平滑肌肉瘤。我有一次见到一个在 1983 年对醋酸甲羟孕酮(MPA)有效的患者,1990 年左右病变进展且 MPA 不再有效,还出现了肺转移,患者要求进行转移灶切除后一直健在。我有另外一个相似的患者,虽然病情有波动,但仍然基本稳定。最近,我们看到了一些因怀孕而迅速增大的外阴 I 期平滑肌肉瘤,这种改变公认的是激素所致。我们知道平滑肌肉瘤涵盖了包括 STUMP 在内的许多高级别肉瘤。据推测,随着肿瘤级别的增高,激素依赖性降低。虽然没有雌激素拮抗治疗恶性平滑肌肉瘤治疗的文献,但显然在某些情况下这种治疗可能是有效的。特别重要的是,医生和患者都应该意识到激素替代疗法(HRT)有潜在的不利影响,有必要了解这些肿瘤的雌激素及孕激素状态。

如文章中讲述的那样,尽管文献仍然很少,但子宫内膜间质肉瘤(ESS)的认识点却更清晰。内分泌治疗曾经是治疗这些肿瘤的重要支柱。由于烈性芳香酶抑制剂的出现以及其高度有效性,使用这些药物的耐受性更好,并提供了减少更年期/卵巢切除后雌激素水平状态的可靠方法。简要回顾我们治疗的转移性子宫内膜间质肉瘤经历显示,对 MPA 有稳定反应的患者 4 例,时间 4 ~ 10 年不等。在治疗中,不应该使用他莫昔芬,因为它是雌激素前体,可使病情恶化。

这样看来,需要进一步研究解决 ESS 对芳香酶抑制剂的真实反应率,并探讨治疗子宫平滑肌肉瘤的潜在作用。

作者的最后回复

我们感谢 Dr Judson 的评论见解和深度。正如 Dr Judson 所说,在这个问题上的文献是稀少的。在这个综述中,我们试图以循证医学的基础标准来总结子宫 LMS 的治疗方案。我们确实承认,在个别或个别病例研究中存在激素治疗的有效反应。虽然该疗法在少数情况下有效,但我们很小心,除非获得足够的数据,否则我们不推荐其作为常规治疗手段。不过医生有责任为患者提供治疗意见且患者必须充分知情同意。

（杨吉龙　译）

参考文献

1. Norris HJ, Zaloudek CJ. Mesenchymal tumors of the uterus. In: Blaustein A, editor. Pathology of the female genital tract. Second ed. New York: Springer; 352; 1982.

2. Harlow BL, Weis NS, Lofton S. The epidemiology of sarcoma of the uterus. J Natl Cancer Inst 76: 399, 1986.

3. Bartsich EG, Bowe ET, Moore GT. Leiomyosarcomas of the uterus: a 50 - year review of 42 cases. Obstet Gynecol 71: 845, 1988.

4. Hart RW, Billman JK. A reassessment of uterine neoplasms originally diagnosed as leiomyosarcoma. Cancer 41: 1902, 1978.

5. Van Dinh T, Woodruff JO. Leiomyosarcoma of the uterus. Am J Obstet Gynecol 144: 817, 1982.

6. Barter JF, Smith EB, Szpak CA, Hinshaw W, Clarke-Pearson DL, Creasman WT. Leiomyosarcoma of the uterus: clinicopathologic study of 21 cases. Gynecol Oncol 21: 220, 1985.

7. Schwartz Z, Dgani R, Lancet M, Kessler I. Uterine Sarcoma in Israel: a study of 104 cases. Gynecol Oncol 20: 354, 1985.

8. Brooks SE, Zhan M, Cote T, Baquet CR. Surveillance, Epidemiology, and End Results analysis of 2677 cases of uterine sarcoma 1989 - 1999. Gynecol Oncol 93: 204, 2004.

9. Arrastia CD, Fruchter RG, Clark M, et. al. Uterine carcinosarcomas: incidence and trends in management and survival. Gynecol Oncol 65: 158, 1997.

10. Meredith RF, Eisert DR, Kaka Z, et al. An excess of uterine sarcoma after pelvic irradiation. Cancer 58: 2003, 1986.

11. Rubin, E. and Farber, J. Pathology. 2nd Edition. J. B. Lippincott Company 1994.

12. Parker WH, Fu YS, Berek JS. Uterine sarcoma in patients operated on for presumed leiomyoma and rapidly growing leiomyoma. Obstet Gynecol 83: 414, 1994.

13. Kurma RJ. Pathology of the Female Genital Tract, 4th ed. New York, Springer-Verlag; 499.

14. World Health Organization Classification of tumors: Pathology and Genetics, Pathology and Genetics of tumors of the Breast and Female Genital Organs. IARC Press, France, 2003.

15. Anderson SE, Nonaka D, Chuai S, Olshen AB, Chi D, Sabbatini P, Soslow RA. P53, epidermal growth factor, and platelet-derived growth factor in uterine leiomyosarcoma and leiomyomas. Intl J Gynecol Cancer. 16: 849 - 853, 2006.

16. Layfield LJ, Liu K, Dodge R, Barsky SH. Uterine smooth muscle tumors: utility of classification by proliferation, ploidy, and prognostic markers versus traditional histopathology. Arch Pathol Laboratory Med. 124(2): 221 - 227, 2000.

17. Mittal K, Demopoulos RI. MIB - 1 (Ki - 67), p53, estrogen

receptor, and progesterone receptor expression in uterine smooth muscle tumors. Hum Pathology. 32（9）：984 – 987,2001.

18. Rha SE,Byun JY,Jung SE,et al. CT and MRI of uterine sarcoma and their mimickers. Am J Roentgenol. 181：1369, 2003.

19. Janus C,White M,Dottino P,Brodman M,Goodman H. Uterine Leiomyosarcoma-magnetic resonance imaging. Gynecology Oncology. 1989 Jan 3(1)：79 – 81.

20. Takemori M,Nishimura R. ,Sugimura K. Magnetic Resonance Imaging of Uterine Leiomyosarcoma. Arch Gynecol Obstetrics. 1992；251（4）：215 – 218.

21. Pattani SJ,Kier R,Deal R,Luchansky E. MRI of Uterine Leiomyosarcoma. Magnetic Resonance Imaging, 1995；13（2）：331 – 333.

22. Tanaka YO,Nishida M,Tsunoda H,Okamoto Y,Toshikawa H. Smooth muscle tumors of uncertain malignant potential and leiomyosarcomas of the uterus：MR findings. J. Magnetic Resonance Imaging. 2004 Dec；20(6)：998 – 1007.

23. Guintoli RL,Metzinger DS,DiMarco CS,et al. Retrospective review of 208 patients with leiomyosarcoma of the uterus：prognostic indicators,surgical management,and adjuvant therapy. Gynecol Oncol. 89：460,2003.

24. Leitao MM,Sonoda Y,Brennan MF,Barakat RR,and Chi DS. Incidence of lymph node and ovarian metastases in leiomyosarcoma of the uterus. Gynecol Oncol. 91：209,2003

25. Reed NS,Mangioni C,Malmstrom H,et al. First results of a randomized trial comparing radiotherapy versus observation postoperatively in patients with uterine sarcomas. An EORTCGCG study（abstract）Int J Gynecol Cancer. 13：4,2003

26. Hornback NB,Omura G,Major FJ. Observations on the use of adjuvant radiation therapy in patients with stage I and II uterine sarcoma. Int J Radiat Onc Bio Phys. 12：2127,1986.

27. Moskovic E,MacSweeney E,Law M,Price A. Survival patterns of spread and prognostic factors in uterine sarcoma：a study of 76 patients. Br J Radiol. 66：261,1993.

28. Knocke,TH,Kucera H,Dorfler D,et al. Results of postoperative radiotherapy in the treatment of sarcoma of the corpus uteri. Cancer. 83：1972,1998.

29. Ferrer F,Sabater S,Farrus B,et al. Impact of radiotherapy on local control and survival in uterine sarcomas：a retrospective study from the Group Oncologic Catala-Occita. Int J Radiat Oncol Bio Phys. 44：47,1999.

30. Soumarova R,Horova H,Seneklova Z,et al. Treatment of uterine sarcoma. A survey of 49 patients. Arch Gynecol Obstet. 266：92,2002.

31. Major FJ,Blessing RA,Silverberg SG,et al. Prognostic factors in early-stage uterine sarcoma. A Gynecologic Oncology Group study. Cancer. 71：1702,1993.

32. The NCCN Guidelines Uterine Cancer. Clinical Practice Guidelines in Oncology（version V. 2. 2006）. www. nccn. org.

33. Soh LT,Chew SH,Ang L. Uterine leiomyosarcoma：a Singapore experience. Aust N Z J Obstet Gynaecol. 39；246,1999.

34. Wu TI,Chang TC,Hsueh S,et al. Prognostic factors and impact of adjuvant chemotherapy for uterine leiomyosarcoma. Gynecol Oncol 21：220,1985.

35. Nordal RN,Kjorstad KE,Stenwig AE,Trope CG. Leiomyosarcoma（LMS）and Endometrial stromal sarcoma（ESS）of the uterus. A survey of patients treated in the Norwegian Radium Hospital 1976 – 1985. Int J Gynecol Cancer. 3：110,1993.

36. Barter JF,Smith ED,Szpak CA,et al. Leiomyosarcoma of the uterus：clinicopathologic study of 21 cases. Gynecol Oncol. 21：220,1985.

37. Bodner K,Bodner-Adler B,Kimberger O,et al. Evaluating prognostic parameters in women with uterine leiomyosarcoma. A clinicopathologic study. J Reprod Med. 48：95,2003.

38. Dinh TA,Oliva EA,Fuller AF,et al. The treatment of uterine leiomyosarcoma. Results form a 10-year experience（1990 – 1999）at the Massachusetts General Hospital. Gynecol Oncol 92：648,2004

39. Tore G,Topuz E,Blice N,et al. The role of adjuvant chemotherapy in the treatment of uterine sarcoma patients. Eur J Gynaecol Oncol. 11：307,1990.

40. Anraku M,Yokoi D,Nakagawa K,et al. Pulmonary metastases from uterine malignancies：results of surgical resection in 133 patients. J Thoracic Cardiovascular Surg. 127：1107,2004.

41. Leitao MM,Brennan MF,Hensley M,et al. Surgical resection of pulmonary and extrapulmonary recurrences of uterine leiomyosarcoma. Gynecol Oncol. 87：287,2002.

42. Levenback C,Rubin SC,McCormack PM,et al. Resection of pulmonary metastases from uterine sarcomas. Gynecol Oncol. 45：202,1992.

43. Ambrogi MC,Lucchi M,Dini P,Melfi F,Fontanini G,Faviana P,Fanucchi O,Mussi A. Percutaneous radiofrequency ablation of lung tumors：results in the mid term. Eur J Cardiothoracic Surgery. 30：177,2006.

44. Lin JC,Wiechmann RJ,Szwerc MF,Hazelrigg SR,Ferson PF,Naunheim KS,Keenan RJ,Yim AP,Rendina E,DeGiacomo T,Coloni GF,Venuta F,Macherey RS,Bartley S,Landreneau RJ. Diagnostic and therapeutic video-assisted thoracic surgery resection of pulmonary metastases. Surgery. 216：636,1999.

45. Chow DH,Sinn LH,Ng KK,Lam CM,Yuen J,Fan ST,Poon RT. Radiofrequency ablation for hepatocellular carcinoma and

metastatic liver tumors: a comparative study. J Surg Oncology. 94:565,2006.

46. Berber E,Siperstein AE. Perioperative outcome after laparoscopic radiofrequency ablation of liver tumors: an analysis of 521 cases. Surg Endoscopy. 8 (epub),2007.

47. Lawes D,Chopada A,Gilliams A,Lees W,Taylor I. Radiofrequency ablation as a cytoreductive strategy for hepatic metastasis from breast cancer. Ann R Coll Surg England. 88:639, 2006.

48. Omura GA,Major FJ,Blessing JA et al. A randomized study of adriamycin with and without dimethyl trizenoimidazole carbozamide in advanced uterine sarcomas. Cancer. 52: 626,1983.

49. Muss HB,Bundy B,DiSaia PJ,et al. Treatment of recurrent or advanced uterine sarcoma. A randomized trial of doxorubicin versus doxorubicin and cyclophosphamide (a phase III trial of the Gynecologic Oncology Group). Cancer. 55, 1648,1985.

50. Kanjeekal S,Chambers A,Fung MF,Verma S. Systemic therapy for advanced uterine sarcoma: a systematic review of the literature. Gynecol Oncol. 97: 624,2005.

51. Hannigan EV,Freedman RS,Elder KW,Rutledge FN. Treatment of advanced uterine sarcoma with adriamycin. Gynecol Oncol. 16: 101,1983.

52. Sutton GP,Blessing JA,Hanjani R,Kramer P. Phase II evaluation of liposomal doxorubicin (Doxil) in recurrent or ad-

vanced leiomyosarcoma of the uterus: a Gynecology Oncology Group study. Gynecol Oncol. 96:749,2005.

53. Hensley ML,Maki R,Venkatraman E,et al. Gemcitabine and Docetaxel in patients with unresectable leiomyosarcoma: the result of a phase II trial. J Clin Oncol. 20:2824,2002.

54. Sutton GP,Blessing JA,Barrett RJ,McGehee R. Phase II trial of ifosfamide and mesna in leiomyosarcoma of the uterus: a Gynecologic Oncology Group Study. Am J Obstet Gynecol. 166: 556,1992.

55. Sutton GP,Blessing JA,Malfetano JH. Ifosamide and doxorubicin in the treatment of advanced leiomyosarcomas of the uterus: a Gynecologic Oncology Group study. Gynecol Oncol. 62: 226,1996.

56. Lei KM,Ostruszka LJ,Shewach D. Laboratory and clinical evidence of synergistic cytotoxicity of sequential treatment with gemcitabine followed by doxetaxel in the treatment of sarcoma. J Clin Oncol. 22: 1706,2002.

57. Anderson S,Aghajanian C. Temozolomide in uterine leiomyosarcomas. Gynecol Oncol. 98: 99,2005.

58. Garcia D,Muro X,Lopez-Pousa A,Martin J,et al. A phase II trial of Temozolomide as a 6-week,continuous,oral schedule in patients with advanced soft tissue sarcoma. Cancer. 104: 1706,2005.

59. Tewari D,Saffari B,Cowan C,Wallick A,Koontz MZ,Monk BJ. Activity of trabectedin (ET-743,Yondelis) in metastatic uterine leiomyosarcoma. Gynecol Oncol. 102: 421,2006.

第 38 章

腺泡状软组织肉瘤

Keila Torres

Raphael Pollock

摘要

腺泡状软组织肉瘤(ASPS)是一种罕见的、预后差的肿瘤。组织起源不明确但具有特殊的组织学、分子学特征和独特的临床表现。ASPS 常发生于年轻人。同其他软组织肉瘤不同的是,即使转移到大脑,手术也可以改善预后,但是传统的化疗和(或)放疗没有表现出显著的生存优势。本文涉及 ASPS 的临床表现、诊断、影像特征和治疗方法。

引言

ASPS 是软组织肉瘤的一个亚型,具有独特的组织学特征。ASPS 是一种罕见的肿瘤,占软组织肉瘤的 0.5% ~ 1%,好发于年轻人。肿瘤生长相对缓慢,但对于常规化疗有抵抗作用,转移率高达 79%。因此,抗肿瘤转移治疗会降低死亡率。

Christopherson 首次描述 ASPS,随后描述 ASPS 的是纪念斯隆 - 凯特琳癌症中心外科病理学的一个研究员。在 1952 年 12 例病例研究中,Christopherson 等将这种独特的软组织肿瘤命名为腺泡状软组织肉瘤。首次界定 ASPS 为瘤细胞排列成巢状("腺泡样"),由含薄壁裂隙状血管的结缔组织分隔。在 Christopherson 命名之前,ASPS 还被描述为其他名称,包括恶性成肌细胞瘤、颗粒细胞成肌细胞瘤和恶性颗粒细胞成肌细胞瘤。虽然 Christopherson 等没有描述 ASPS 标志性胞浆内晶体结构,但他们引用了 Dr Pierre Masson 未发表的信件,其中记录了 ASPS 胞浆晶体结构。因此,胞浆内晶体的发现归功于 Dr Pierre Masson,而且 1956 年他也阐述了对晶体超微结构外观的研究。此外,ASPS 在一年前已经被 Smetana 和 Scott 描述为非嗜铬性恶性肿瘤。他们之所以选择这个词语是因为肿瘤生理上与嗜铬体不同,并假设类似嗜铬体的肿瘤结构可能最初发生于体内软组织(后验证这一假说尚有疑义)。Smetana 和 Scott 还单独观察了 ASPS 胞浆内晶体,并描述其为杆状、粗糙、性质不明的嗜碱性小体。

临床表现

ASPS 常表现为生长缓慢无痛性肿块,很少引起功能障碍。在成人,可发生在不同部位,包括女性生殖道、纵隔、乳腺、膀胱、胃肠道和骨,而下肢是最常见的病变部位。在儿童,ASPS 最常发生在头部和颈部。ASPS 肿瘤富含血管,有时表现为有杂音的搏动性肿块。

由于缺乏原发肿瘤相应的临床症状,所以很容易被忽视,导致肺或其他转移病灶成为首发征象。肿瘤最常转移到肺、骨、中枢神经系统和肝脏。值得注意的是,原发肿瘤切除后 15 年,仍会发生转移。ASPS 经常转移到大脑,这被认为是转移 ASPS 的普遍特性(图 38 - 1)。对美国得克萨斯大学 M. D. 安德森癌症中心治疗的 70 例 ASPS 患者观察表明,肿瘤脑转移几乎伴随着其他部位的转移。

诊断

影像学检查

这种肿瘤比较罕见,准确的诊断和治疗需要结合病理、临床及影像学检查。如果临床或影像学的诊断不肯定,早期活检测必不可少,以用来与动静脉畸形相区别。此外,血管造影和 CT 示 ASPS 富含血管,有密集的肿瘤染色和曲折、扩张的引流静脉(图 38 - 2)。

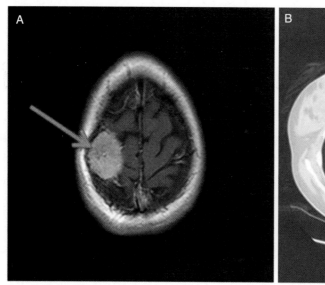
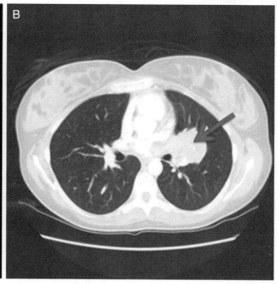

图 38 - 1　CT 示 26 岁女性腺泡状软组织肉瘤转移到脑及肺部。

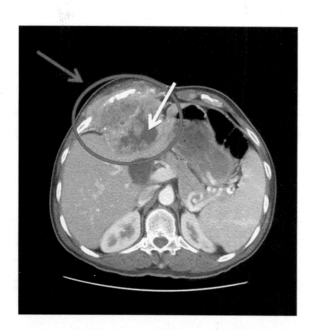

图 38 - 2　CT 示 50 岁男性胸腹壁 ASPS,含血丰富且中央区有坏死。

通常 MRI 显示 T1 和 T2 加权像呈高强度肿瘤信号。还有某些情况下,使用 26.4 MCI 和 ^{99m}锝 - 羟亚甲基二膦酸钠(^{99m}Tc-HDP)的三相骨扫描也可显示肿瘤血管。

ASPS 的诊断需要不同专业的医生,比如放射科(医生经过专门培训、获取和解释医学影像)、病理科(解释和诊断疾病引起组织和体液的变化)、肿瘤外科(手术治疗癌症)和肿瘤内科(化疗治疗癌症)医生。

病理特点

肿瘤大小通常是 3 ~ 8cm,也有报道 ASPS 患者肿瘤大小高达 20cm。肉眼观,肿瘤组织颜色呈浅灰或偏黄色,均比较柔软(图 38 - 3)。

较大病灶常见坏死和出血。组织上肿瘤细胞呈巢状排列,周围为纤维血管组织分割。这些巢状结构缺乏黏附力,形成独特的腺泡样结构,而这也是肿瘤命名的原因(图 38 - 4A)。发生于年轻患者的 ASPS 则有所不同,可能缺乏特有的腺泡样结构。但是几乎所有肿瘤周边都发生血管扩张现象,这可能也是肿瘤容易发生转移的原因(图 38 - 4B)。

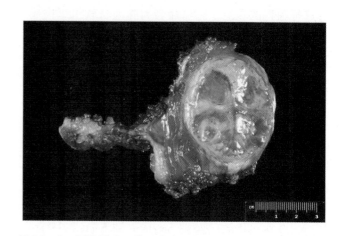

图 38 - 3　原发肿瘤。位于右大腿的 ASPS 的切面。(见彩图)

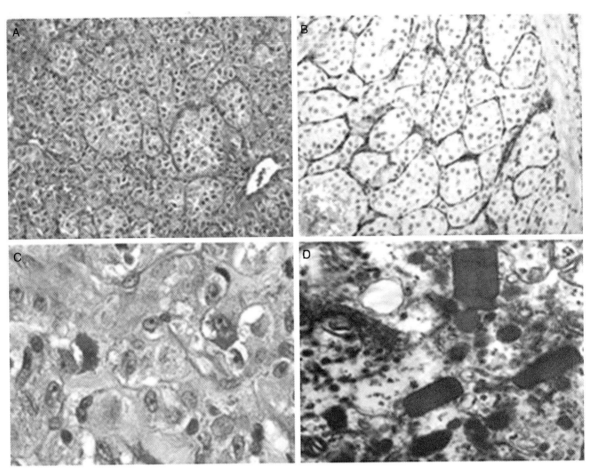

图 38-4　ASPS 的组织学特点。(A)苏木精-伊红染色示边界清楚的 ASPS 细胞呈巢状排列。(B)CD34 免疫组织化学染色显示强阳性的血管扩张。(C)PAS 阳性。(D)电镜下细胞结构。(见彩图)

通常苏木精-伊红染色细胞依稀可见嗜酸性晶体或杆状包涵体。过碘酸-希夫(PAS)染色,胞浆内糖原和 PAS 阳性,也可能存在抗淀粉酶菱形或杆状结晶(图 38-4C,D)。几乎所有肿瘤有 PAS 阳性颗粒,也有至少 80% 存在典型的晶体结构。现已证明,ASPS 晶体细胞颗粒中含有单羧酸转运蛋白 1 和 CD147。电镜下,ASPS 细胞有大量线粒体、一个光滑内质网、糖原以及发达的高尔基体。

ASPS 另一个超微结构胞浆内含有界膜的菱形或杆形结晶为其特点。这些肿瘤也表达结蛋白、中间丝。已经证明 ASPS 约 50% 表达结蛋白。重要的是,很多其他肿瘤也表达结蛋白,其中包括黑色素瘤、尤文肉瘤、血管样恶性纤维组织细胞瘤。

ASPS 的诊断通常是一个挑战。肿瘤细胞呈上皮样外观和假腺泡样增长模式,类似于转移性肾细胞癌、副神经节瘤、颗粒细胞瘤和黑色素瘤。大多数情况下,临床表现结合抗淀粉酶晶体 PAS 阳性,多可以做出诊断。但偶尔胞浆内晶体不存在,这种情况下,

发达高尔基复合体内及其周围许多小颗粒则有助于诊断,同时免疫组织化学也可用来鉴别诊断。例如,肾细胞癌通过强表达角蛋白、缺乏胞浆内晶体及富含小致密核心颗粒区别于 ASPS。此外,舌 ASPS 肿瘤细胞往往以小巢状排列,类似副神经节瘤。这两个肿瘤的区别是副神经节瘤强烈表达嗜铬性粒蛋白和突触囊泡蛋白,却不表达结蛋白。颗粒细胞瘤区别于 ASPS 的是,细胞内含有大量微粒的溶酶体和晶体。而恶性黑色素瘤则含有前黑素体和缺乏晶体。

分子特点分析

ASPS 存在特异性染色体易位:DER(17)t(X;17)(p11;25)。这种易位导致位于 Xp11.22 的 TFE3 转录因子与位于 17q25 的 ASPL 基因发生融合,又称 ASPSCR1(图 38-5)。

存在于染色体 X 和 17 之间的特异性易位产生的转录因子,参与靶基因的激活,暗示转录失调是参与肿瘤发病的机制。易位产生的 ASPL-TFE3 融合蛋白

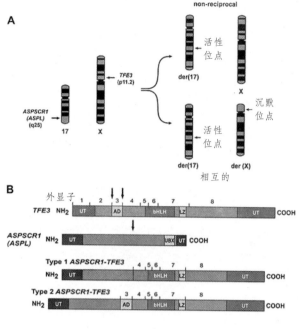

图 38-5 ASPS 的染色体易位。

作为一个异常的转录因子,也诱导 TFE3 调节基因转录失控。现已经证实肿瘤中 ASPL-TFE3 易位表达 TFE3(图 38-6)。因此,TFE3 核表达的检测对于诊断 ASPS 非常有用。

A组:非平衡融合现象在大多数肉瘤中并不常见,但在 ASPS 中却起着主导地位。

外显子 3-8 或 4-8:ASPSCR1 的断裂部分(17q25,蓝色),以前称为 ASPL,是不变的。而且这也产生了 1 型和 2 型融合基因。其中 2 型包含 TFE3 激活域,而 1 型没有,但这两种转录因子都有 TFE3 的 DNA 结合域和相关功能,可以结合 ASP-

SCR1 激活域。但是表达的蛋白功能以及与预后的差异尚未描述。1 型融合现象可能比 2 型更普遍,但只有少数病例被报道。

治疗

根治性切除是治疗局部肿瘤的首选。据报道,局部复发率为 11%~50%。R0 切缘是局限性腺泡状软组织肉瘤的关键,但由于对诊断缺乏认识,手术常切除不完全。患者转移率高达 79%,但总体上 5 年生存率从 45% 到 88% 不等。转移患者中接受治疗和未接受治疗的相比,传统的化疗、放疗或手术切除没有表现出显著的生存优势。由于 ASPS 抵抗常规化疗,我们建议,观察这些患者,或考虑将其纳入使用新疗法的临床试验。同时也有报道少数肺转移患者经过转移瘤切除术后(有或无放疗),同未接受切除的患者相比,中位生存期有所增加(63.5~218个月)。然而,因为观察例数很少,所以需要进一步验证。Salvati 等人报道 3 例脑转移瘤患者手术切除病灶后施行放疗和(或)化疗,其中两名患者生存期分别为 15 和 20 个月,而第 3 个患者生存为 24 个月。然而,由于患者数量有限,所以很难对转移瘤切除术在脑转移患者中的作用得出结论。在可接受的情况下考虑为可手术状态较好的晚期患者实行肿瘤完全切除术。

新的靶向治疗

对于转移性患者,手术可改善预后,而传统的化疗和(或)放疗都没有显著的生存优势。而通常用于其他软组织肉瘤的化疗对于 ASPS 也缺乏效果。最近系统性癌症治疗集中利用分子靶向治疗而不是采用非特异性细胞毒性药物。医学治疗手段的这种变化促使人们探索和识别一些可通过药物抑制的失调靶点。例如,我们利用 ASPS 组织芯片观察靶蛋白的表达,利用我们已有的生物资源已证明,ASPS 中 c-Met 受体及其下游效应器(例如 AKT 和 ERK)被激活。

最近发现编码 c-Met 受体(MET)的基因是 ASPL-TFE3 融合基因的转录靶点。TFE3 上调其基因的表达,使 c-Met 蛋白的表达增加。已经证明,c-Met 受体和下游信号的激活促进血管生成,肿瘤细胞增殖存活、游离和侵袭,这都促进了 ASPS 的进展。因此,c-Met 基因的研究值得进一步关注。

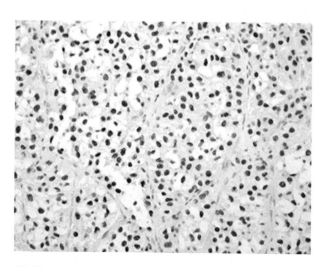

图 38-6 ASPS 显示强烈均匀的 TFE3 核表达。(见彩图)

c-Met

c-Met 是酪氨酸激酶受体。每个正常哺乳动物生长所需的 c-Met 和其配体肝细胞生长因子（HGF）在细胞生长迁移、形态发生、结构组织及血管生成中发挥重要作用。研究表明，大多数癌症中 c-Met 和 HGF 失去控制。目前体内外研究抗 c-Met 和 HGF 的靶向药物已取得可喜的成果，这些药物作用方面包括干扰 c-Met RNA 或蛋白质的表达、配体受体之间的相互作用以及酪氨酸激酶功能。

ASPS 患者 Ⅱ 期临床试验评估 ARQ197（一种新型的 c-Met 抑制剂）疗效。2009 年在 ASCO 上公布的初步数据表明，有 28 例患者，17 例使用 ARQ197 治疗，其中 15 例患者病情稳定，持续时间长 29 周左右。评价 20 例疗效，总体反应率为 5%，疾病控制率为 80%（CR + PR + SD）。此外，抑制 ERK 和 AKT 通路也可能是治疗的又一靶点。目前，评估 AKT 抑制剂 KRX-0401（perifosine）Ⅱ 期研究正在进行。

由于 ASPS 富含血管，我们通过寡核苷酸微数列（oligomicroarray）观察促血管生成因子的表达，结果发现 ASPS 中，18 种和血管生成相关的基因表达上调。与之互补的是，一些研究小组创建 ASPS 潜伏期模型，体内应用抗血管生成治疗，以评估抗血管生成的可行性，如贝伐单抗。此外，Cediranib（AZD2171）（一种抗血管生成因子/KIT 酪氨酸激酶抑制剂）在早期临床试验（包含一些 ASPS 患者）证明有抗肿瘤活性。当前进一步研究评估 ASPS 患者使用 Cediranib 的效果，但不再累积患者数目。

近来，另一种受关注的是酪氨酸激酶受体抑制剂，因为 ASPS 中存在 PDGFR、EGFR、MET 家族和 RET 因子的高表达。5 例 ASPS 患者，4 例高分化患者采用酪氨酸激酶受体抑制剂舒尼替尼治疗（其低抗 PDGFR、KIT、FTL3、VEGFR 和 RET 的激活，具有直接抗肿瘤和抗血管生成活性），其中 2 例患者部分缓解，1 例患者病情稳定，余 2 例患者病情进展。这个初步数据表明该药物是有希望的，但仍需要在患者中验证苹果酸舒尼替尼的有效性。一些报道已经表明 TKR 的抑制剂，如多吉美（索拉非尼）在 ASPS 患者中的潜在作用。

随访及控制

随访局部肿瘤患者

患者需要由经验丰富的肿瘤医生随访数年，包括复发的风险和药物治疗的副作用。即使患者术后经过多年的"无病"期，也可发生局部复发和转移。长期的随访，包括对原发病灶和肺部的评价都是可取的。随访的建议和检查根据患者情况的不同而有所不同，但是均应考虑反复暴露于辐射这一微小却不容忽视的风险。复发的 ASPS 可能适合手术。

随访转移性患者

虽然 ASPS 可能会转移到各种组织，但是肺仍然是需要监测的主要部位。检查应包括病史、体检和胸部影像学资料。现在没有证据支持患者需要例行颅内影像检查，但患者肺转移或有神经症状时需考虑行颅内影像学检查。由于转移瘤切除术在少数患者中起作用，所以使转移性患者长期生存变为可能。但原因在于手术治疗还是疾病本身的惰性是不确定的，因此很难评价手术在转移患者中所起到的作用。我们建议，单独评估转移性 ASPS 患者，在可接受的情况下考虑为手术状态较好的 M_1 期患者实行肿瘤完全切除术。

结论

总之，腺泡状软组织肉瘤是软组织肉瘤中一种罕见的亚型，常发生于年轻人。独特的组织学外观和特定的分子遗传异常是其特点，并且预后较差。ASPS 中独特的染色体易位，不仅有助于探讨其发病机制，也包含对分子靶向治疗的肯定。大量文献报道表明，ASPS 对化疗不敏感，这为手术在局部病灶起主要作用提供给了令人信服的理由。在 ASPS，远处转移非常普遍，然而，即使是最近发表的 ASPS 临床系列报道也没有明确转移性 ASPS 的最佳治疗方法。以我们的经验，例行全身化疗对转移性患者的作用是不确定的。

目前的治疗建议是基于非常有限的临床资料。与此同时，新的分子靶向治疗，如抗血管生成和酪氨酸激酶抑制剂，则对于治疗 ASPS 很有前景。然而，ASPA，这样极具破坏性的肿瘤却不幸高发于即将步入成年的人群。

术语表

血管显像技术

动静脉畸形异常连接

嗜碱性：显微镜下细胞和组织经过碱性染料染色后的

微观表现。

湍流音:听诊时,血液经过动脉受阻(湍流)形成的异常声音。

神经内分泌细胞产生释放的蛋白质。

临床症状和病理特点

细胞角蛋白:构成上皮细胞内细胞骨架的中间纤丝类蛋白质。

网状内质网:一个细胞器,负责生产大多数细胞器的蛋白质和脂质成分。

嗜酸性:对酸性染料(如伊红)的亲和性。

尤文肉瘤:发生在骨或邻近组织的一种肉瘤。

融合蛋白:两个甚至更多编码不同蛋白的基因片段断裂重组后表达的异常蛋白质,可引起细胞生长失控导致癌症。

高尔基体:动物细胞质中网状结构。

苏木精–伊红染色:组织学中常用的染色方法。

组织发生:未分化的细胞发生发展形成组织。

组织学

充血:含有血管的数量过多。

免疫组织化学分析:可以检测组织切片中的蛋白表达。这种方法需要可以识别蛋白的抗体,而被识别的蛋白可通过使用荧光染料、酶或胶体金等标记可视化。

细胞内

远处转移

黑色素瘤:属于皮肤癌中危险类型。

切除转移灶手术

转移性疾病:癌症已经扩散从身体转移到其他部位。

线粒体:存在于大多数真核细胞中的一种由双层膜围成的细胞器。

死亡率:死亡的风险。

副神经节:交感干神经节和腹腔、肾、肾上腺、主动脉和腹下丛神经节部位的嗜铬细胞。

放射线检查:利用 X 线来检查非均匀物质的横断面,如人体。

体细胞的

突触蛋白 P38:是由 SYP 基因编码的小突触囊泡的膜蛋白。

组织芯片:大量组织标本以规则阵列排布于石蜡块,进行大规模组织学分析。

转录因子:可结合 DNA 序列的蛋白分子,控制遗传信息从 DNA 到 mRNA 的运动(或转录)。

转位:一个染色体的基因片段转移到另一个染色体,这往往改变基因并产生异常蛋白的表达。

(田蔚 廖智超 赵军 译)

参考文献

1. Christopherson WM, Foote FW, Jr., Stewart FW. Alveolar soft-part sarcomas; structurally characteristic tumors of uncertain histogenesis. Cancer 1952; 5: 100 – 111.

2. Ackerman L, Phelps C. Malignant granular cell myoblastoma of the gluteal region. Surgery 1946; 20: 511 – 519.

3. Horn R, Stout A. Granular cell myoblastoma. Surg Gynecol Obstet 1943; 76: 315 – 318.

4. Khanolkar V. Granular cell myoblastoma. Am J Pathol 1947; 23: 721 – 739.

5. Klempere P. Myoblastoma of the striated muscle. Am J Cancer 1934: 324 – 337.

6. Ravich A, Stout A, Ravich A. Malignant granular cell moblastoma involving the urinary bladder. Ann Surg 1945; 121: 361 – 372.

7. Masson P. Tumeurs humaines: histologie, diagnostics et techniques. 2nd ed. ed. Paris: Liberie Maloine; 1956.

8. Smetana H, Scott W. Malignant tumors of nonchromaffin paraganglia. Milit Surgery 1951; 109: 330 – 341.

9. Ordonez NG. Alveolar soft part sarcoma: a review and update. Adv Anat Pathol 1999; 6: 125 – 139.

10. Lieberman PH, Brennan MF, Kimmel M, Erlandson RA, Garin-Chesa P, Flehinger BY. Alveolar soft-part sarcoma. A clinicopathologic study of half a century. Cancer 1989; 63: 1 – 13.

11. Portera CA, Jr., Ho V, Patel SR, et al. Alveolar soft part sarcoma: clinical course and patterns of metastasis in 70 patients treated at a single institution. Cancer 2001; 91: 585 – 591.

12. Cordier JF, Bailly C, Tabone E, Cheix F, Brune J, Touraine R. Alveolar soft part sarcoma presenting as asymptomatic pulmonary nodules: report of a case with ultrastructural diagnosis. Thorax 1985; 40: 203 – 204.

13. Ogose A, Morita T, Hotta T, et al. Brain metastases in musculoskeletal sarcomas. Jpn J Clin Oncol 1999; 29: 245 – 247.

14. Salvati M, Cervoni L, Caruso R, Gagliardi FM, Delfini R. Sarcoma metastatic to the brain: a series of 15 cases. Surg Neurol 1998; 49: 441 – 444.

15. Evans HL. Alveolar soft-part sarcoma. A study of 13 typical examples and one with a histologically atypical component. Cancer 1985; 55: 912 – 917.

16. Lorigan JG, O'Keeffe FN, Evans HL, Wallace S. The radiologic manifestations of alveolar soft-part sarcoma. AJR Am J Roentgenol 1989; 153: 335 – 339.

17. Temple HT, Scully SP, O' Keefe RJ, Rosenthal DI, Mankin HJ. Clinical presentation of alveolar soft-part sarcoma. Clin Orthop Relat Res 1994: 213 – 218.

18. Zarrin-Khameh N, Kaye KS. Alveolar soft part sarcoma. Arch Pathol Lab Med 2007; 131: 488 – 491.

19. Weiss SW, Goldblum JR. Enzinger and Weiss's Soft Tissue Tumors. Fifth Edition ed. Philadelphia: Mosby Elsevier; 2008.

20. Fanburg-Smith JC, Miettinen M, Folpe AL, Weiss SW, Childers EL. Lingual alveolar soft part sarcoma: 14 cases: novel clinical and morphological observations. Histopathology 2004; 45: 526 – 537.

21. Ordonez NG, Mackay B. Alveolar soft-part sarcoma: a review of the pathology and histogenesis. Ultrastruct Pathol 1998; 22: 275 – 292.

22. Troncoso P, Ordonez NG, Raymond AK, Mackay B. Malignant granular cell tumor: immunocytochemical and ultrastructural observations. Ultrastruct Pathol 1988; 12: 137 – 144.

23. Ladanyi M, Lui MY, Antonescu CR, et al. The der(17)t(X; 17)(p11;q25) of human alveolar soft part sarcoma fuses the TFE3 transcription factor gene to ASPL, a novel gene at 17q25. Oncogene 2001; 20: 48 – 57.

24. Argani P, Lal P, Hutchinson B, Lui MY, Reuter VE, Ladanyi M. Aberrant nuclear immunoreactivity for TFE3 in neoplasms with TFE3 gene fusions: a sensitive and specific immunohisto-chemical assay. Am J Surg Pathol 2003; 27: 750 – 761.

25. Kayton ML, Meyers P, Wexler LH, Gerald WL, LaQuaglia MP. Clinical presentation, treatment, and outcome of alveolar soft part sarcoma in children, adolescents, and young adults. J Pediatr Surg 2006; 41: 187 – 193.

26. Auerbach HE, Brooks JJ. Alveolar soft part sarcoma. A clini-copathologic and immunohistochemical study. Cancer 1987; 60: 66 – 73.

27. Nakashima Y, Kotoura Y, Kasakura K, Yamamuro T, Amitani R, Ohdera K. Alveolar soft-part sarcoma. A report of ten cases. Clin Orthop Relat Res 1993: 259 – 266.

28. Lazar AJ, Das P, Tuvin D, et al. Angiogenesis-promoting gene patterns in alveolar soft part sarcoma. Clin Cancer Res 2007; 13: 7314 – 7321.

29. Salvati M, D'Elia A, Frati A, Santoro A. Sarcoma metastatic to the brain: a series of 35 cases and considerations from 27 years of experience. J Neurooncol; 98: 373 – 377.

30. Reichardt P, Lindner T, Pink D, Thuss-Patience PC, Kretzschmar A, Dorken B. Chemotherapy in alveolar soft part sarcomas. What do we know? Eur J Cancer 2003; 39: 1511 – 1516.

31. Ogose A, Yazawa Y, Ueda T, et al. Alveolar soft part sarcoma in Japan: multi-institutional study of 57 patients from the Japanese Musculoskeletal Oncology Group. Oncology 2003; 65: 7 – 13.

32. Lazar AJ, Lahat G, Myers SE, et al. Validation of potential therapeutic targets in alveolar soft part sarcoma: an immuno-histochemical study utilizing tissue microarray. Histopathology 2009; 55: 750 – 755.

33. Tsuda M, Davis IJ, Argani P, et al. TFE3 fusions activate MET signaling by transcriptional up-regulation, defining another class of tumors as candidates for therapeutic MET inhibition. Cancer Res 2007; 67: 919 – 929.

34. Azizi AA, Haberler C, Czech T, et al. Vascular-endothelial-growth-factor (VEGF) expression and possible response to angiogenesis inhibitor bevacizumab in metastatic alveolar soft part sarcoma. Lancet Oncol 2006; 7: 521 – 523.

35. Vistica DT, Hollingshead M, Borgel SD, et al. Therapeutic vul-nerability of an in vivo model of alveolar soft part sarcoma (ASPS) to antiangiogenic therapy. J Pediatr Hematol Oncol 2009; 31: 561 – 570.

36. Stacchiotti S, Tamborini E, Marrari A, et al. Response to sunitinib malate in advanced alveolar soft part sarcoma. Clin Cancer Res 2009; 15: 1096 – 1104.

37. Liebl LS, Elson F, Quaas A, Gawad KA, Izbicki JR. Value of repeat resection for survival in pulmonary metastases from soft tissue sarcoma. Anticancer Res 2007; 27: 2897 – 2902.

38. Demetri GD, Antonia S, Benjamin RS, et al. Soft tissue sarco-ma. J Natl Compr Canc Netw; 8: 630 – 674.

第 39 章

软组织透明细胞肉瘤

Garrett Barry

Torsten O. Nielsen

引言

软组织透明细胞肉瘤以前称为软组织恶性黑色素瘤,是一种预后较差的肿瘤,主要影响 20～40 岁之间的青壮年。这种肿瘤与肾透明细胞肉瘤不同,肾透明细胞肉瘤是一种罕见的小儿肾肿瘤,有着高度可变的组织形态和和骨转移的"偏爱"。方便起见,"透明细胞肉瘤"一词在本综述中指软组织透明细胞肉瘤。

透明细胞肉瘤是 1965 年由 Franz Enzinger 首次识别的与肌腱和腱膜相关的软组织肉瘤,其形态独特,与纤维肉瘤、滑膜肉瘤有明显不同。从那时起,许多新的技术包括细胞遗传学染色体核型分析、聚合酶链反应(PCR)、荧光原位杂交技术、组织芯片等应用不仅促进透明细胞肉瘤的诊断,而且也促进了对透明细胞肉瘤的分子生物学和遗传学的理解。但是仍有许多问题未知,如染色体易位这种遗传学异常为什么会导致这个对化疗抵抗的软组织透明细胞肉瘤。

染色体易位

染色体易位相关的肉瘤如透明细胞肉瘤、尤文肉瘤、促纤维增生性小圆细胞瘤等具有非同源染色体易位,即两个不同的染色体相互交换部分,这些改变似乎在这些疾病的进展中起重要作用。在大多数情况下,这些肿瘤中染色体易位导致一个转录因子的 DNA 结合域融合到另外一个不同的转录因子,产生新的嵌合性转录因子,导致原有的靶基因表达失调。这样的事件被认为是重要的致癌突变。尽管很少的肉瘤细胞有这种基因突变,但是这些图标导致主要的调节癌基因改变,调节下游癌基因,导致癌症的进展。这种 SSY/SSX 融合蛋白的作用机制及过程在滑膜肉瘤中已得到证实。

与复杂的多形性肉瘤及上皮性肿瘤的遗传学改

变不同,染色体易位的产物多数可以是特异性治疗的治疗靶点。透明细胞肉瘤的染色体易位 t(12;22)(q13;q12)产生融合蛋白 EWSR1/ATF1。如果可以通过有针对性的治疗逆转这种蛋白的功能,肿瘤可会停止生长,可能大大改善预后,甚至患者有可能治愈。

> **染色体易位**:发生在两条染色体的部分被打破,不同序列的 DNA 融合在一起,发生染色体易位。染色体易位实际上可能是比较常见的事件,相比之下,涉及有性繁殖过程中染色体的交叉互换产生融合,蛋白的序列来自不同的染色体上则比较少见,如在透明细胞肉瘤中。
>
> **间充质**:是一种胚胎发育过程中来自中胚层的未分化结缔组织。间质细胞有潜力分化成各种组织,如肌肉、骨骼和肌腱。根据定义,肉瘤衍生于中胚层组织的癌症,被认为是涉及间质细胞的致癌转化。很多实验通过在间质细胞中引入知名肉瘤突变如易位,试图人为地再现致癌过程,并观察细胞是否成为预期的肉瘤。这样实验的成功形成了尤文肿瘤,一组通常由异常产生的 EWSR1/FLI1 融合蛋白引起的骨与软组织肉瘤。

临床特点

多发生在 20～40 周岁,常见于四肢远端,尤其是脚和脚踝固定肌腱和腱膜部位,但发生在手臂、手及躯干的病变也常见。透明细胞肉瘤多累及较深,很少为皮下组织或真皮起源。

透明细胞肉瘤是一种局部侵袭性肿瘤,复发和转移率很高(高达 50%)。报道 5 年疾病存活率为 50%～67%,但患者不能长期生存,因为许多患者在切除后 5 年以上出现肺、骨转移。10 年及 20 年的疾病存活率分别为 33% 和 10%,反映的事实是目前的化疗效果在预防手术治疗后的转移方面作用有限。

影像学检查

透明细胞肉瘤通常利用 MRI 来明确其特征。T1 加权像显示一个比附近的肌肉组织稍微高的信号,肿瘤信号均匀。T2 加权像显示一个比脂肪组织更强的信号,钆造影后显示比周围肌肉组织更高的高强度信号(图 39 - 1)。有人认为透明细胞肉瘤中的黑色素含量可能导致其与其他软组织肿瘤的 MRI 信号强度不同,但这些改变不是特异性的单独成像诊断。

尽管整体上罕见,据报道,透明细胞肉瘤是 20 ~ 40 岁患者的脚和脚踝部位的除滑膜肉瘤外的第二个最常见的恶性软组织肿瘤(卡波西肉瘤除外),因此位于肌腱部位且和肌腱/腱膜有关是一个有价值的诊断线索。很少能发现有骨破坏或坏死,导致在活检前对肿瘤的高级别恶性潜能估计不足。

> **MRI:** 这种成像技术主要是区别不同组织之间的水和脂肪的含量。T1 加权像上明亮信号的高脂肪及水的低信号。T2 加权像则相反,提高了水的信号。在这两种类型的 MRI 中骨是黑暗的,不像普通的 X 线或 CT 中骨是白色的。由于软组织肿瘤通常诱发血液供应增加,它们常常出现在 T2 加权像增强。给予造影剂以进一步提高血管内水的信号。

虽然在软组织肉瘤成像中 CT 不强于 MRI,它主要用于检测局部复发和肺转移。肉瘤的全身转移可以用全身 CT 与正电子发射断层扫描(PET)的完整结合来识别。当 CT 与 PET 图像叠加,放射科医生可以找到并监测整个身体的透明细胞肉瘤病变。

病理

透明细胞肉瘤多是卵圆形,有生长缓慢的历史,与其高转移性潜能不太一致。可见到红棕色、灰色等不同的切面。透明细胞肉瘤的诊断目前根据病理组织学、免疫组织化学(IHC)和分子检测(最常用的荧光原位杂交)的结果与恶性黑色素瘤鉴别。透明细胞肉瘤显示束状梭形或多边形细胞,有纤维隔离细胞(图 39 - 2)。细胞水平上,透明细胞肉瘤的恶性程度有可能是欺骗性的。组织学上,很少有明显的核分裂,有丝分裂的核既不是浓染也不是多形性,少有变异。黑色素颗粒较多,免疫组织化学检测透明细胞肉瘤细胞几乎都显示恶性黑色素瘤的标记,如 S-100、HMB45 和 melan-A,但 melanin 不常显示。

> **诊断技术:** 病理学涉及手术切除组织标本的镜检诊断。病理学家往往能够通过细胞的形状和细胞的生长模式来识别特定的疾病。免疫组织化学的方法使用抗体染色病变组织中表达的关键蛋白质,以区别于显微镜类似的疾病。荧光原位杂交技术(FISH)是一种基因(DNA)的分子测试,可以应用到显微镜玻片,检测疾病如癌症中的基因易位、扩增或缺失,以进一步巩固在困难情况下的诊断。

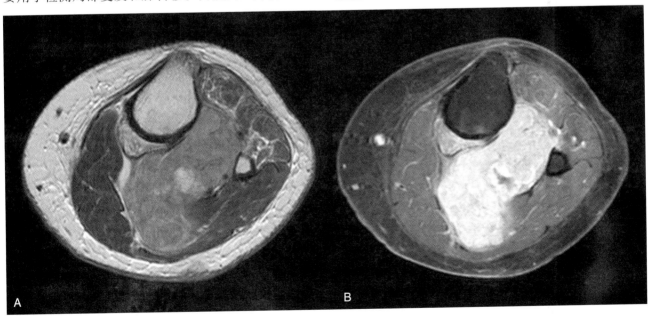

图 39 - 1　腿原发透明细胞肉瘤的 MRI。(A)肿块的 T1 加权像显示信号比附近的肌肉稍高,(B)而 T2 加权像显示与肿瘤周围的肌肉相同强度的信号。

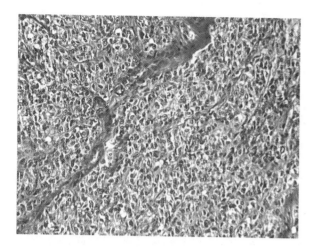

图 39-2　透明细胞肉瘤的显微镜下形态。注意与它的名字一致的典型透明的胞浆染色。（见彩图）

透明细胞肉瘤显示不同水平的黑素细胞分化，依据是肿瘤的免疫组织化学标记显示黑色素细胞的多种特征。目前认为透明细胞肉瘤来源于黑色素细胞共同来源的神经嵴细胞前体，而不是分化黑色素细胞。有趣的是，有证据支持透明细胞肉瘤的恶性黑色素分化是激活黑素细胞特异性转录因子的结果，如眼球相关的转录因子（MITF）。EWSR1/ATF1 是透明细胞肉瘤的重要分子事件。

> **神经嵴细胞**：是一种原始间叶细胞的类型，起源于早期胚胎发育过程中神经管形成时。神经嵴细胞迁移整个身体会引发许多组织包括皮肤的黑色素。透明细胞肉瘤是假设起源于神经嵴源性那些有 EWSR1/ATF1 致癌基因易位的干细胞。

分子遗传学

透明细胞肉瘤中发现的独特的遗传畸变是 EWSR1/ATF1，易位产生的融合基因激活转录因子 1（ATF1）和尤文肉瘤断点区域 1（EWSR1）。

> **透明细胞肉瘤的胃肠变种**：有与一些软组织透明细胞肉瘤相同的染色体易位，虽然它的组织学和蛋白表达有一定的差异。胃肠透明细胞肉瘤经常有异常增长的结构，在一个单一肿瘤上细胞形态主要是核仁明显，核分裂明显，有上皮样特点。胃肠透明细胞肉瘤也很少显示除 S-100 以外的黑色素瘤标记染色。总的来说，透明细胞肉瘤的胃肠变种的这些特征表明它可能代表一种与较常见软组织病变不同的疾病类型。

t（12；22）（q13；q12）融合基因的不同断裂和融合位点会产生不同的 EWSR1/ATF1 嵌合产物。在图 39-3 中可以看到不同的 EWSR1/ATF1，对最常见的 3 种融合转录变异体进行了详细阐述。

迄今为止，透明细胞肉瘤中两个不同的伙伴基因已被观察到，其融合在 EWSR1 上，ATF1 是较常见的，另外一个是 CREB1，是在胃肠道的透明细胞肉瘤患者中发现的。有人描述除了在消化道透明细胞肉瘤外其他类型的透明细胞肉瘤也有 EWSR1/CREB1 的融合。

透明细胞肉瘤中很少有其他一些一致的基因突变。细胞遗传学方面，缺乏识别的 t（12；22）中偶然有第 22 号染色体的扩增。8 号染色体、2 号染色体三体及 7 号染色体三体偶尔也可检测到。目前尚没有证实易位所致的 EWSR1/ATF1 明确导致肉瘤细胞转化。相比之下，尤文家族肿瘤的融合 EWSR1/FLI1 足以启动细胞的转化。

EWSR1/ATF1 蛋白质结构与功能

在透明细胞肉瘤中 t（12；22）（q13；q12）的转位产生一个特异性的与尤文家族肿瘤、促纤维增生性小圆细胞肿瘤、骨外黏液样软骨肉瘤及黏液性脂肪肉瘤中产生相似的嵌合蛋白，其中 EWSR1 融合到另一个转录因子的 DNA 结合结构域。然而，目前尚不知道 EWSR1/ATF1 的信息如其靶基因，除了 MITF 基因。

目前，在非恶性的正常组织和肿瘤细胞株中研究 EWSR1 和 ATF1 的相互作用，以期来明确融合产物 EWSR1/ATF1 的功能。EWSR1 蛋白的功能在很大程度上仍然是难以捉摸的，但一些研究表明，它可能同时作为一个强有力的转录激活和阻滞因子。EWSR1 蛋白质的结构如图 39-4 所示，其有一个位于 C-末端的 RNA 锚定区域和称为 EAD 的（EWSR1 激活域）N-端激活域组成。

> **转录因子**：是一种结合 DNA 启动子区域调节基因表达的蛋白质。转录因子有专门的结构来识别 DNA 序列（DNA 结合域）。EWSR1 本身并不是一个转录因子，它不应该与 DNA 结合。然而，EWSR1/ATF1 异常融合使其获得条件 ATF1 靶基因的能力。
>
> **蛋白质相互作用**：除了与 DNA 结合，蛋白质还结合其他蛋白通过特定蛋白结合域发生相互作用。蛋白质相互作用有许多功能，例如蛋白质结合和互动的细胞膜和细胞核之间的信号传输，以刺激细胞的生长和发育，通常在癌症中过度活化。

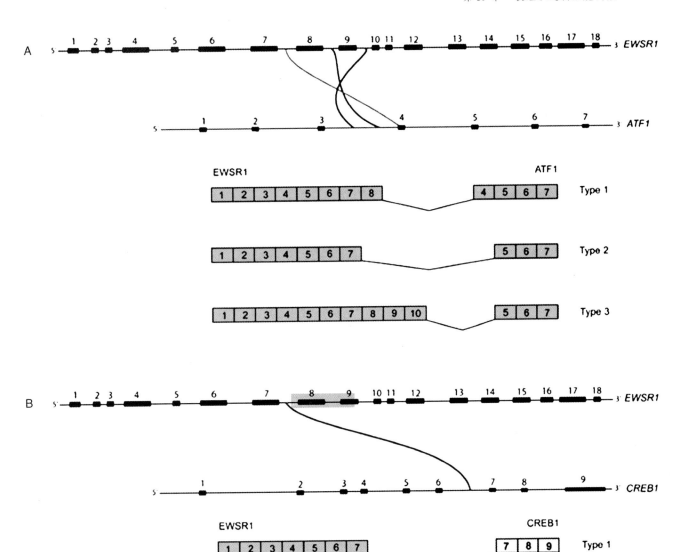

图 39 - 3　细胞肉瘤中的的基因易位与融合基因。

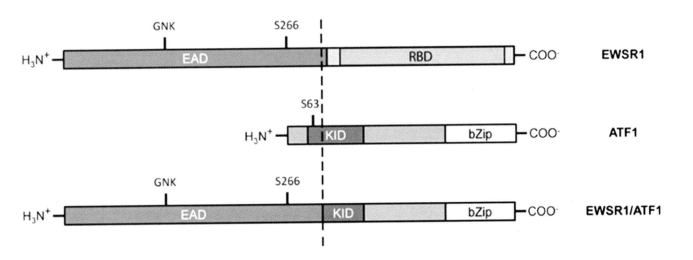

图 39 - 4　EWSR1/ATF1 的蛋白质结构。

目前治疗和未来前景

目前的透明细胞肉瘤的治疗是有限的,在许多中心进行广泛的手术切除和放疗。只有极少部分透明细胞肉瘤在传统的细胞毒性化疗方案下显示部分缓解或病情稳定。然而,透明细胞肉瘤中发现的高度上调的 c-Met、ErbB3 等表明,受体酪氨酸激酶抑制剂如舒尼替尼、克唑替尼和表皮生长因子受体抑制剂的药物可能是值得研究的。

化疗与靶向治疗

要注意传统的化疗和靶向治疗之间的差异。化疗药物会影响积极分裂的细胞,因此不针对癌细胞。在快速增长的癌症中化疗是最好的,但有严重并发症如影响那些增殖迅速的非恶性细胞如血液和免疫细胞(导致贫血和免疫抑制)、毛囊细胞(导致脱发)。靶向治疗是不同的有针对性的治疗,它们只针对特定分子的目标,推动肿瘤扭转其特定的致癌行动。这种疗法在理论上改善了化疗,因为它们预期能制止和扭转引起癌症的确切分子事件(如活跃的信号蛋白),而不仅仅是这些事件的结果(如不受控制的生长和分裂)。

受体酪氨酸激酶抑制剂

受体酪氨酸激酶增殖信号传输到细胞核,通常在肿瘤细胞开启太强烈,使它们的生长和分裂加速。受体酪氨酸激酶抑制剂抑制癌症细胞中受体酪氨酸激酶过度激活的增殖信号。血小板衍生的生长因子受体(PDGFR)、血管内皮生长因子受体(VEGFR)和 c-kit 的多激酶抑制剂舒尼替尼,有助于抑制所有受体酪氨酸激酶所致的癌细胞增殖,经美国 FDA 批准用于治疗肾细胞癌和胃肠道间质瘤。在第二阶段的临床试验中有 56 个透明细胞肉瘤的患者,只有一个已被证实有部分反应。VEGFR/c-kit 的抑制剂帕唑帕尼在 2012 年被 FDA 批准治疗软组织肉瘤。其他的靶向治疗药物包括克唑替尼等。其他治疗包括一些小分子抑制物及 HDAC(图 39-5)。

科普性概述及结论

软组织透明细胞肉瘤是一种罕见癌症,不要与肾透明细胞肉瘤混淆,主要影响 20~40 岁之间的人。肉瘤来源于结缔组织,如骨骼、肌肉、脂肪和肌腱。透明细胞肉瘤主要生长在四肢的肌腱上,尤其足和手,也可生长在胃肠道,或生长在全身皮肤底层。透明细胞肉瘤的发病率女性略高于男性。

透明细胞肉瘤存在特异性染色体易位,这意味着该肉瘤与基因突变相关。在两个染色体基因发生易位,从而导致基因的异常结合。

透明细胞肉瘤具有两种分类方式:根据生长部位或基因易位类型分类。根据透明细胞肉瘤的原发部位分类如下。

- 典型肌腱或腱膜透明细胞肉瘤
- 胃肠透明细胞肉瘤
- 皮肤透明细胞肉瘤

通过基因分类,透明细胞肉瘤中最常见的为 EWSR1/ATF1 或 EWSR1/CREB1 的易位。有时,透明细胞肉瘤没有 EWSR1 基因易位。

病因

透明细胞肉瘤的遗传因素一般认为是基因易位,没有基因易位的透明细胞肉瘤也有可能存在其他未知原因,基因突变可能会导致同样的结果。

临床症状

透明细胞肉瘤最初可能不会有任何症状和痛苦,有时候取决于肿瘤的深度,首发症状往往是发现缓慢增长的肿块。肿瘤生长或侵袭周围组织时可引起肌腱或器官的功能障碍。随着病情进展,会出现一些晚期症状,如疲劳、体重减轻和食欲不振等。

诊断

肿瘤发现后,可以通过一次或者多次活检做出进一步诊断。活检是指获取部分肿瘤标本,以备在显微镜下明确病理诊断。

活检分为切开活检(手术切口获得部分肿瘤标本)和针吸穿刺活检(通过活检针穿刺获取肿瘤标本),针吸活检作为首选。使用针吸活检方法可能明确肿瘤细胞存在,但通常因组织量少不能够确诊。

针吸活检通常由一个经验丰富的外科医生和放射科医生共同完成。外科医生进行下一步手术切除肿瘤过程中,要连同穿刺活检一并切除。

病理学家将使用显微镜观察细胞形态,通过显微镜观察和一些特殊分子技术能够确定肿瘤分型。然

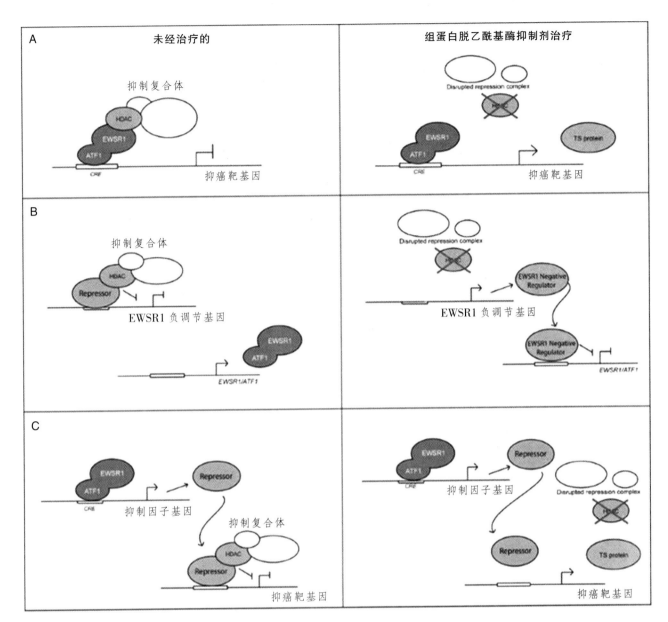

图 39-5　三种类型的 EWSR1/ATF1 介导的肿瘤发生和 HDAC 抑制剂的治疗效果。(A) EWSR1/ATF1 抑制肿瘤抑制基因的转录,HDAC 抑制剂治疗可能逆转肿瘤抑制基因的乙酰化状态改变。(B) EWSR1/ATF1 可能因为上游 HDAC 的抑制而发生变化。HDAC 抑制剂可能重新激活 EWSR1 的调节监管,从而抑制融合蛋白和癌变。(C) EWSR1/ATF1 可能阻遏下游抑癌基因的激活,其中 EWSR1/FLI1 导致 NKX2.2 阻遏表达。HDAC 抑制剂防止并解除 HDAC 导致的靶基因的阻滞。

而,透明细胞肉瘤与恶性黑色素瘤有密切的相似度,如果不通过其他基因检测方法很难对其进行鉴别。透明细胞肉瘤是一种典型的基因突变肿瘤,基因检测将会发现 EWSR1/ATF1 或 EWSR1/CREB1 易位。

通常采用多种影像学检查方法检测肿瘤的增长和转移。透明细胞肉瘤能够通过 MRI。MRI 使用磁力对比不同类型的化学键,从本质上是对比含水高的组织和含脂肪高的组织创建一个灰度图像。通过注射 MRI 造影剂能够使透明细胞肉瘤强化(对于胃肠道肿瘤有时需要口服造影剂)。透明细胞肉瘤常发生肺转移,通过胸部 X 线片或 CT 来检查是否发生转移。PET 可以通过放射性核浓聚发现全身其他地方的转移灶。

肉瘤的分期是由肿瘤的分级(显微镜下肿瘤细胞的侵袭性)、肿瘤大小、生长位置和转移范围决定的,肿瘤分期对肿瘤医生治疗计划的制订具有指导意义。

治疗

肿瘤的局部控制需要外科手术治疗(广泛切除)。透明细胞肉瘤通常是侵袭性生长,外科手术需要切除肿瘤及周围正常组织以达到广泛切除的目的。

放疗不能够达到治愈的目的,放疗常常用来杀灭术区周围微小肿瘤细胞,从而达到控制局部复发的目的。术前新辅助放疗,能够使肿瘤变小,减小外科手术的操作难度。

目前标准的化疗方案能够杀死比正常细胞生长快的肿瘤细胞,化疗目前没有证据显示能够提高透明细胞肉瘤患者的生存时间,可能是因为透明细胞肉瘤增长缓慢的原因。FDA 批准软组织肉瘤化疗药物为异环磷酰胺和阿霉素。

目前靶向治疗是对透明细胞肉瘤比较有前景的治疗方式,是针对癌症细胞特征的靶向治疗,目前处于试验阶段。一种靶向治疗是酪氨酸激酶受体抑制剂,能够通过阻断受体信号过度传递,从而达到抑制肿瘤生长的目的。一个叫 CREAT 的临床试验,通过氨酸激酶抑制剂 Crizotinib 治疗晚期转移性透明细胞肉瘤。另一种靶向治疗为靶酶治疗,通过化学药物改变 DNA。除此之外,组蛋白脱乙酰基酶抑制剂的相关研究也正在进行中。

预后

预后的相关数据来源于透明细胞肉瘤病例研究,这些数据不能够预测某一个患者的预后,但是可以给患者治疗方式的选择和随访提供参考。透明细胞肉瘤预后差,主要是因为该肉瘤很难早期诊断,而且在诊断后病情很快恶化并发生全身转移,5 年、10 年、20 年生存率分别为 67%、33% 和 10%。影响肿瘤预后最主要的因素是肿瘤的体积,肿瘤直径小于 5cm 与大于 5cm 相比,患者生存时间要长。

由于透明细胞肉瘤临床罕见,很难通过临床试验进一步验证目前药物的有效性及对新药进行开发,尽管透明细胞肉瘤治疗困难,但是软组织肉瘤的临床研究非常多,而且一些病例研究的治疗结果使人充满了希望。

(杨吉龙 张超 译)

参考文献

1. Speleman R and Sciot F. 2002. Clear cell sarcoma of soft tissue. In World Health Organization Classification of tumors Pathology and Genetics of tumors of Soft Tissue and Bone,ed. C Fletcher, K Unni, F Mertens, pp. 211 – 212. Lyon: IARC Press.

2. Sebire NJ and Vujanic GM. 2009. Paediatric renal tumors: recent developments,new entities and pathological features. Histopathology 54:516 – 528.

3. Enzinger FM. 1965. Clear-Cell Sarcoma of Tendons and Aponeuroses. an Analysis of 21 Cases. Cancer 18:1163 – 1174.

4. Curry CV, Dishop MK, Hicks MJ, Naeem R, Reed JA, and López-Terrada DH. 2008. Clear cell sarcoma of soft tissue: diagnostic utility of fluorescence in situ hybridization and reverse transcriptase polymerase chain reaction. Journal of cutaneous pathology 35(4):411 – 417.

5. Tanas MR,Rubin BP,Tubbs RR,Billings SD,Downs-Kelly E, and Goldblum JR. 2010. Utilization of fluorescence in situhybridization in the diagnosis of 230 mesenchymal neoplasms: an institutional experience. Archives of pathology & laboratory medicine 134(12):1797 – 1803.

6. Jones RL,Constantinidou A,Thway K,Ashley S,Scurr M,Al-Muderis O,Fisher C, et al. 2010. Chemotherapy in clear cell sarcoma. Medical oncology:859 – 863.

7. Capecchi MR,Lessnick SL,Haldar M,Hancock JD,and Coffin CM. 2007. A conditional mouse model of synovial sarcoma: insights into a myogenic origin. Cancer cell 11(4):375 – 388.

8. Riggi N,Suvà M-L,Suvà D,Cironi L,Provero P,Tercier S,Joseph J-M,et al. 2008. EWS-FLI-1 expression triggers a Ewing's sarcoma initiation program in primary human mesenchymal stem cells. Cancer research 68(7):2176 – 2185.

9. Riggi N, Cironi L, Provero P, Suvà M-L, Kaloulis K, Garcia-Echeverria C, Hoffmann F, Trumpp A, and Stamenkovic I. 2005. Development of Ewing's sarcoma from primary bone marrow-derived mesenchymal progenitor cells. Cancer research65(24):11459 – 11468.

10. Stacy GS and Nair L. 2007. Magnetic resonance imaging features of extremity sarcomas of uncertain differentiation. Clinical Radiology:950 – 958.

11. Kransdorf M. 1995. Malignant Tumors a Large Referral Population: Distribution of Diagnoses by Age, Sex, and Location. American Journal of Roentgenology 164(1):129 – 134.

12. Ricard F,Cimarelli S,Deshayes E,Mognetti T,Thiesse P,and Giammarile F. 2011. Additional Benefit of F – 18 FDG PET/CT in the staging and follow-up of pediatric rhabdomyosarcoma. Clinical nuclear medicine 36(8):672 – 677.

13. Terazawa K,Otsuka H,Morita N,Yamashita K,and Nishitani H. 2009. Clear-cell sarcoma of the small intestine detected by FDG-PET/CT during comprehensive examination of an in-

flammatory reaction. The journal of medical investigation 56 (1 – 2):70 – 75.

14. Dim DC, Cooley LD, and Miranda RN. 2007. Clear cell sarcoma of tendons and aponeuroses: a review. Archives of pathology & laboratory medicine 131(1):152 – 156.

15. Meis-Kindblom JM. 2006. Clear cell sarcoma of tendons and aponeuroses: a historical perspective and tribute to the man behind the entity. Advances in anatomic pathology 13(6): 286 – 292.

16. Hisaoka M, Ishida T, Kuo T-T, Matsuyama A, Imamura T, Nishida K, Fukuda T, and Hashimoto and H. 2008. Clear Cell Sarcoma of Soft Tissue A Clinicopathologic, Immunohistochemical, and Molecular Analysis of 33 Cases. American Journal of Surgical Pathology 32(3):452 – 460.

17. Antonescu CR, Tschernyavsky SJ, Woodruff JM, Jungbluth A a, Brennan MF, and Ladanyi M. 2002. Molecular diagnosis of clear cell sarcoma: detection of EWS-ATF1 and MITF-M transcripts and histopathological and ultrastructural analysis of 12 cases. The Journal of molecular diagnostics 4(1):44 – 52.

18. Fisher DE, Davis IJ, Kim JJ, Ozsolak F, Widlund HR, Rozenblatt-Rosen O, Granter SR, et al. 2006. Oncogenic MITF dysregulation in clear cell sarcoma: defining the MiT family of human cancers. Cancer cell 9(6):473 – 484.

19. Chung F and Enzinger E. 1983. Malignant melanoma of soft parts. A reassessment of clear cell sarcoma. American Journal of Surgical Pathology 7(5):405 – 413.

20. Segal NH, Pavlidis P, Noble WS, Antonescu CR, Viale A, Wesley UV, Busam K, et al. 2003. Classification of Clear-Cell Sarcoma as a Subtype of Melanoma by Genomic Profiling. Journal of clinical oncology 21(9):1775 – 1781.

21. Sellers WR, Fisher DE, Garraway LA, Widlund HR, Rubin MA, Getz G, Berger AJ, et al. 2005. Integrative genomic analyses identify MITF as a lineage survival oncogene amplified in malignant melanoma. Nature 436(7047):117 – 122.

22. Panagopoulos I, Mertens F, Isaksson M, and Mandahl N. 2005. Absence of mutations of the BRAF gene in malignant melanoma of soft parts (clear cell sarcoma of tendons and aponeuroses). Cancer genetics and cytogenetics 156(1):74 – 76.

23. Bridge J, Sreekantaiah C, Neff J, and Sandberg A. 1991. Cytogenetic findings in clear cell sarcoma of tendons and aponeuroses. Malignant melanoma of soft parts. Cancer genetics and cytogenetics 52(1):101 – 106.

24. Bridge J and Travis J. 1992. Significance of both numerical and structural chromosomal abnormalities in clear cell sarcoma. Cancer genetics and cytogenetics 64(2):104 – 106.

25. Wang W-L, Mayordomo E, Zhang W, Hernandez VS, Tuvin D, Garcia L, Lev DC, Lazar AJ, and López-Terrada D. 2009. Detection and characterization of EWSR1/ATF1 and EWSR1/CREB1 chimeric transcripts in clear cell sarcoma (melanoma of soft parts). Modern pathology 22(9):1201 – 1209.

26. Pacheco M, Horsman DE, Hayes MM, Clarkson PW, and Huwait H. 2010. Small blue round cell tumor of the interosseous translocation?: a case report. Cytogenetics:1 – 8.

27. Hantschke M, Mentzel T, Ru A, and Palmedo G. 2010. Cutaneous Clear Cell Sarcoma: A Clinicopathologic, Immunohistochemical, and Molecular Analysis of 12 Cases Emphasizing its Distinction from Dermal Melanoma. American Journal of Surgical Pathology 34(2):216 – 222.

28. Antonescu CR, Nafa K, Segal NH, Dal Cin P, and Ladanyi M. 2006. EWS-CREB1: a recurrent variant fusion in clear cell sarcoma-association with gastrointestinal location and absence of melanocytic differentiation. Clinical cancer research12 (18):5356 – 5362.

29. Pierotti MA, Negri T, Brich S, Conca E, Bozzi F, Orsenigo M, Stacchiotti S, et al. 2011. Receptor Tyrosine Kinase Pathway Analysis Sheds Light on Similarities Between Clear-Cell Sarcoma and Metastatic Melanoma. Genes, Chromosomes & Cancer000(June):1 – 16.

30. Panagopoulos I, Mertens F, Dêbiec-Rychter M, Isaksson M, Limon J, Kardas I, Domanski HA, et al. 2002. Molecular genetic characterization of the EWS/ATF1 fusion gene in clear cell sarcoma of tendons and aponeuroses. International journal of cancer 99(4):560 – 567.

31. Jakubauskas A, Valceckiene V, Andrekute K, Seinin D, Kanopka A, and Griskevicius L. 2011. Discovery of two novel EWSR1/ATF1 transcripts in four chimerical transcripts-expressing clear cell sarcoma and their quantitative evaluation. Experimental and molecular pathology 90(2): 194 – 200. Elsevier Inc.

32. Lyle PL, Amato CM, Fitzpatrick JE, and Robinson WA. 2008. Gastrointestinal Melanoma or Clear Cell Sarcoma? Molecular Evaluation of 7 Cases Previously Diagnosed as Malignant Melanoma. American Journal of Surgical Pathology 32(6):858 – 866.

33. Stamenkovic I, Riggi N, Cironi L, Provero P, Suvà M-L, Stehle J-C, Baumer K, and Guillou L. 2006. Expression of the FUS-CHOP fusion protein in primary mesenchymal progenitor cells gives rise to a model of myxoid liposarcoma. Cancer research66(14):7016 – 7023.

34. Romeo S and Dei Tos AP. 2010. Soft tissue tumors associated with EWSR1 translocation. Virchows Archiv 456(2):219 – 234.

35. Alex D and Lee KW. 2005. RGG-boxes of the EWS oncoprotein repress a range of transcriptional activation domains. Nucleic acids research 33(4):1323 – 1331.

36. Lee KW. 2007. Ewings family oncoproteins: drunk, disorderly and in search of partners. Cell research 17(4):286 – 288.

37. Rual J-F, Venkatesan K, Hao T, Hirozane-Kishikawa T, Dricot A, Li N, Berriz GF, et al. 2005. Towards a proteome-scale map of the human protein-protein interaction network. Nature 437(7062):1173 – 1178.

38. Hai T and Hartman MG. 2001. The molecular biology and nomenclature of the activating transcription factor/cAMP responsive element binding family of transcription factors: activating transcription factor proteins and homeostasis. Gene 273 (1):1 – 11.

39. Schütz G, Hummler E, Cole TJ, Blendy JA, Ganss R, Aguzzi A, Schmid W, and Beermann F. 1994. Targeted mutation of the CREB gene: compensation within the CREB/ATF family of transcription factors. Proceedings of the National Academy of Sciences of the United States of America 91 (12):5647 – 5651.

40. Shanware NP, Zhan L, Hutchinson JA, Kim SH, Williams LM, and Tibbetts RS. 2010. Conserved and distinct modes of CREB/ATF transcription factor regulation by PP2A/B56gamma and genotoxic stress. PloS one 5(8):e12173.

第 40 章

促纤维增生性小圆细胞肿瘤

Fernanda Arnaldez

David Loeb

摘要

促纤维增生性小圆细胞肿瘤（DSRCT）是一种具有侵袭性的恶性肿瘤，好发于青少年。这种肿瘤可以同时表达上皮、神经源性和间叶组织的标记物。临床表现往往与广泛的腹部疾病相关，确诊时常同时伴有远处转移。DSRCT 分子特异性标记物是 EWS-WT1 融合蛋白。t（11；22）（p13；q12）染色体易位使 EWS 的 N-末端结构域和 WT1C-末端的 DNA 结合域融合，导致异常转录因子的表达，而且这种转录因子也与 DSRCT 发病机制相关。虽然通过密集治疗，包括手术、放疗和化疗，联合或不联合干细胞移植，5 年生存率仍然低于 15%。新的治疗方法包括分子靶向治疗及免疫治疗，但这些治疗方法的作用仍有待确定。

引言

1989 年，Gerald 和 Rosai 首次描述了促纤维增生性小圆细胞肿瘤。DSRCT 是一种独特的蓝染小圆形肿瘤细胞，具有亲浆膜特性如腹膜和鞘膜，主要发生于 20～30 岁的白人男性。DSRCT 通常具有侵袭性且预后不良。肿瘤细胞来源于间皮或具有多向分化潜能的间叶祖细胞，可以同时表达上皮、间叶及神经源性标记物，也是由于这个原因，DSCRT 也称作间皮细胞瘤。迄今有 200 多例病例在医学文献中描述。DSRCT 中 90% 的患者是男性，85% 的患者为白人，患者初诊中位年龄根据不同的报道显示为 14 岁、19 岁以及 25 岁。疾病可使用多手段进行治疗，包括手术、放疗及化疗，不幸的是，这些方式往往不能维持持久

效果，DSRCT 患者的预后仍然很差。尽管采用积极治疗，估计 3 年生存率约 44%，而 5 年生存率仍在 15% 左右。

临床表现

大多数情况下，DSRCT 患者表现为腹部肿块伴有腹膜及网膜的种植，相关症状常有腹部绞痛、体重减轻和便秘。最常见的病变部位为青年男性腹部，其他报道的病变部位包括胸膜、筛窦、头皮、手、颅后窝、胰腺、卵巢、睾丸和肾。腹部外肿瘤相关的症状多种多样，包括脊柱侧弯、慢性鼻窦炎及疼痛。此外，勃起功能障碍也被报道过。DSRCT 是区域性的，大部分肿瘤位于腹腔内。肝脏是初次诊断及复发时的常见部位，其他远处转移部位包括淋巴结、肺、骨。有趣的是，有记录表明 DSRCT 是在一次剖宫产手术中偶然发现的。另一种为人熟知的表现称为"玛丽约瑟夫修女结节"，即脐部的 DSRCT，发生率仅次于转移癌（图 40-1）。多达 40% 的患者在诊断的同时就发现远处转移，大多转移至肝、肺及淋巴结。

诊断及病理发现

影像学诊断通常具有提示性但无特异性。腹部 CT 通常表现腹腔、盆腔内巨大不均匀并带有腹膜成分的肿物（图 40-1）。超声下这些肿物多呈低回声影像。MRI 表现包括 T2 高信号加权像及 T1 等密度加权像。

[18]F 正电子发射断层扫描（FDG-PET-CT）通常被用于诊断和监测疾病。最近一项研究发现，对于儿童肉瘤患者 FDG-PET-CT 在发现淋巴结及骨转移这些

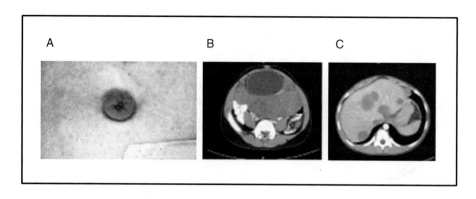

图 40 - 1　DSRCT 的临床表现。(A)"玛丽约瑟夫修女结节"表现为一个红色、肿胀的脐状结构。(B) CT:盆腔巨大肿物,经活检确诊是 DSRCT。(C) CT:同一患者腹部肝脏转移,呈现多个低密度病灶。(A 见彩图)

方面优于传统的影像学方法。可惜的是,DSRCT 患者没有被纳入此研究之中。DSRCT 治疗后,PET-CT 对于早期单个的复发病灶诊断上更为准确。

　　一旦发现腹部内肿瘤,就应当确定病理学诊断。在儿童,DSRCT 需与尤文肉瘤、横纹肌肉瘤、神经母细胞瘤、淋巴瘤、滑膜肉瘤、间质瘤和肾母细胞瘤相鉴别;在成年人,需与小细胞癌、类癌、神经内分泌癌、Merkel 细胞癌及小细胞间皮瘤相鉴别。

　　DSRCT 通常在诊断前已在腹腔内具有相当大体积,平均大小为 10cm。大体表现为实性、质硬、多分叶状灰白色肿块,有些也可见囊性结构。开放式或针吸活检是最常用的取材方式,依靠细针穿刺结合以胸腹水为基础的细胞学诊断是非常好的诊断方法。DSRCT 依靠细针穿刺做出正确诊断是具有挑战性的,需要利用专门的细胞免疫化学和流式细胞免疫分型技术。有条件时,RT-PCR 技术检测 EWS-WT1 融合基因是较少使用侵入性技术而提高诊断准确性的方法。

　　组织学检查显示小细胞为圆形、卵圆形或梭形,通常聚集成团块、条索状、巢状或片状。这些细胞中有染色质浓缩和嗜酸性胞浆。核分裂征象常见,广泛胶原基质及纤维组织增生是肿瘤的显著特点。

　　DSRCT 中一些免疫组织化学标记物已被描述,可以表达多种细胞来源的抗原成分,包括上皮性(细胞角蛋白、上皮膜抗原)、间叶性(结蛋白、波形蛋白)、神经性(神经元特异性烯醇化酶、突触素)。

　　CD99 这一尤文肉瘤家族肿瘤相关标记物在多达 23% 的 DSRCT 病例阳性(图 40 - 2)。尽管可以通过免疫组织化学来检测多数病例表达的 WT1 蛋白,但最特异性的诊断工具是通过 RT- PCR 和 FISH 检测 EWS-WT1 基因融合来判定。

分子分析

　　DSRCT 似乎起源于多向潜能的未分化细胞,1 例患者的肿瘤细胞在接受化疗后呈横纹肌细胞分化,表达 2 种肌源性标志物 MYO-D and myogenin。DSCRT 的分子标志是 EWS-WT1 基因易位。EWS 位于 22q12,它编码一个 RNA 结合蛋白,这种蛋白是 TET 蛋白家族的成员,通常认为这些蛋白质在转录和剪接过程中起作用。EWS 易位也与其他一些肉瘤相关,典型的如尤文肉瘤中 EWS-FLI1 和 EWS-ERG 的易位。WT1 基因(肾母细胞瘤抑癌基因)位于 11p13。WT1 蛋白包含一个锌指 DNA 结合结构域,并涉及众多靶基因的转录和转录后调控。WT1 基因在泌尿生殖系统中起着重要作用,通过选择性 mRNA 剪接产生不同的蛋白质亚型,包含赖氨酸、苏氨酸和丝氨酸序列,而且丝氨酸序列(KTS)具有特别意义,KTS + 异构体降低了 DNA 结合亲和力,有不同的转录靶点。

　　t(11;22)(p13;q12)这种染色体易位使 EWS 的 N-末端结构域和 WT1 C-末端的 DNA 结合域融合,这个融合蛋白作为转录因子也参与 DSRCT 的发病。如 C-Abl 融合蛋白的激酶磷酸化降低了 DNA 结合力,这表明可以通过环境信号调节 EWS-WT1 基因的活性。EWS-WT1 基因易位的产物可能在一些基因的表达调控中起到作用,其中包括 IGF-1 受体、PDGFα、PAX2-2、WT-1、ENT4、TALLA-1 和 IL-2/15Rβ。目前已证明 CCN2(结缔组织生长因子)在 DSRCT 高表达,并可能在疾病的进展过程中起到自分泌或旁分泌的作用。在 DSRCT 细胞株,mTOR 抑制剂西罗莫司可下调 EWS- WT1 基因表达并诱导细胞凋亡,然而有报道指出 1 例接受西罗莫司单药治疗的 DSRCT 患者并没有表现出临床反应,可能是由于如 IGF1R 通路的替

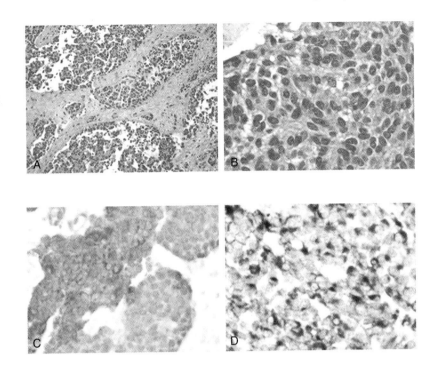

图 40 -2 DSRCT 的组织学形态。(A)低倍镜显示 DSRCT 呈胶原带分隔小圆蓝细胞巢。(B)高倍镜显示浓染的细胞核,染色质浓缩及核分裂象。(A)CD99 染色阳性(棕黄色物质)。(D)结蛋白免疫组织化学染色呈特异性点状染色。(见彩图)

代作用。因此,在 DSCRT 治疗中,尽管 mTOR 的抑制剂可能发挥作用,也将会与其他药物联合应用,而不是作为单药应用。

治疗

DSRCT 是侵袭性很强的恶性肿瘤,5 年生存率低于 15%。治疗方法包括手术、放疗、化疗或联合或不联合干细胞移植,以及最近推出的分子靶向治疗。不幸的是,没有标准的治疗方法,这是因为没有一种方法能很明显地优于其他方法。手术通常是广泛切除,包括大网膜切除术、脾切除和淋巴结清扫。由于这种肿瘤的特性,完整切除肿物时,切缘阴性通常是不可能的,减瘤手术可消除肿瘤 90% 的体积。

手术和放疗之外,对 DSRCT 的局部控制(特别是转移性疾病)包括射频消融、伽马刀、冷冻消融术、栓塞及化疗栓塞术(表 40 - 1)。这些治疗通常是在谨慎分析个案之后,在经验风险研究中心中实施的。

化疗方案包括环磷酰胺、阿霉素、长春新碱、环磷酰胺和依托泊苷,以及六药联合的顺铂、卡铂、拓扑替康、替莫唑胺、长春瑞滨和伊立替康。此外,还可使用

表 40 - 1 DSRCT 局部控制方法

肿瘤部位	治疗方法
腹膜疾病	手术、全腹腔放疗、持续腹腔热灌注
肝转移	手术、体定向放射、射频消融、冷冻消融术、^{90}Y-微球
肺转移	手术、立体定向放射
纵隔淋巴结转移	放疗
骨转移	放疗

高剂量化疗自体造血干细胞治疗,但是移植对于长期生存没有显著影响。

虽然 DSRCT 对化疗敏感,但是不足以治愈疾病,肿瘤经常复发,这可能反映了肿瘤内细胞的异质性,如有些特定的细胞(肿瘤干细胞)对化疗和放疗不敏感,并且在其他肿瘤细胞被根除之后具有自我更新和保留的再生能力。这是一个具有高度吸引力的假设,因为它可以解释肿瘤的行为并且为更有效地治疗并确定新的靶点。与其他小圆细胞瘤(如尤文肉瘤)不同的是,DSRCT 还尚未定义这种干细胞。

MSKCC 报道了一项包括 66 例患者的研究,他们使用多种治疗方法,其中包括减瘤手术、全腹盆腔照射和六药联合化疗。全部接受治疗的患者与未全部接受治疗的患者相比,3 年生存率为 55% (34/66) vs. 27%。这项研究中,接受手术切除肿瘤患者的 3 年生存率为 58%,而未手术组患者的 3 年后无存活者。这可能反映了诊断时肿瘤的不同扩展,但手术切除治疗的优势已经显现出来。另外,一项在 St Jude 接受治疗的 11 例小儿患者(10 例男性,中位年龄 14 岁)的回顾性研究报道,这些患者也接受多种方案的治疗,最终有 3 例存活(截至随访 23 个月时,诊断时 2~8 岁不等)。有 2 例患者表现为腹部以外的病灶。此研究中还报道了 3 例患者是腹部以外病灶:1 例为睾丸肿块,1 例为颏下肿物,1 例为纵隔肿物;其中 2 例患者生存较长。腹部以外的病变恶性度较低,也可能是减瘤术更有效的原因,对生存有积极作用,但这些观点现在尚不明确。

未来方向

现今的治疗方法不良反应高,伴有多种副作用,并且不是充分有效的。DSRCT 分子病理学研究的最新进展会筛选有效且副作用少的治疗分子靶点。例如,SU101 是一个血小板衍生生长因子(PDGF)受体抑制剂,通过阻断 PDGF-激化的受体自身磷酸化和随后的细胞周期发挥作用,这种化合物也能抑制二氢乳清酸脱氢酶,从而干扰嘧啶合成。在一个 I 期临床试验中,27 例病例中有 2 例 DSRCT,一例表现出显著延缓疾病进展,症状(疼痛)明显改善。因为 EWS-WT1 基因上调 PDGF 受体,所以 SU101 是一种实验这种疾病的合理药物。舒尼替尼是一种多激酶靶向抑制剂,其中包括 VEGFR1、2 和 3,PDGFR-α、PDGFR-β、KIT、FLT-3、RET 和 CSF-1。在舒尼替尼治疗临床试验中,一例 DSRCT 患者 56 周病情稳定而无进展。目前针对信号转导通路的公开药物试验包括伊马替尼(干扰 PDGF 受体信号)和 AMG479(IGF-1 受体阻断剂)。已经发现,雄激素受体和 c-kit 在这种难治性肿瘤中高水平表达,但这些研究结果需要进一步研究。其他潜在的治疗靶点包括 ENT4,这是 EWS-WT1 和 CCN2 的直接转录调节靶点。

DSRCT 的免疫治疗也在研究中。DSRCT 细胞表面表达双唾液酸神经节苷脂,此抗原在神经母细胞瘤免疫治疗中已经作为一个潜在靶点。也有人提出应用单克隆抗体,如 3F8 和 8H9 用以治疗 DSRCT。一个有趣的建议是,应用腹腔内放射标记物 8H9 来标记接受全腹腔放疗后患者病灶的微观残留。虽然全腹腔放疗经常被推荐应用于 DSRCT 患者,但是它的有效性是有限的,原因是 DSRCT 肿瘤细胞本身的放射性抵抗,而且腹部盆腔放疗的安全剂量限制目前还不清楚。此外,由于腹部和盆腔病灶的局部复发问题,区域性"放射免疫疗法"可能会增加全腹放疗的功效。而且,目前异体外周血造血干细胞移植后联合化疗的临床试验正在美国国家癌症研究所(NCI)进行。

其他治疗方法如持续腹腔热灌注卡铂(CHPP)用于治疗腹膜恶性疾病也正在研究中。CHPP 已经作为继发于卵巢癌、间皮瘤、结肠癌成年患者的治疗选择,2 例 DSRCT 腹膜广泛种植的小儿患者接受肿瘤细胞减灭术以及应用卡铂的 CHPP。这种疗法较为安全,有较好的耐受性,I 期临床试验正在 M. D. 安德森癌症中心进行中。

结论

综上所述,DSRCT 是一种具有高度侵袭性的肉瘤且预后不佳,理想的治疗方法仍未确定。目前的治疗方式仍然具有较高的毒性并且未能取得对疾病的全面控制。分子靶向药物的发展与传统方法的结合可能对于本病的治疗有显著影响。

(田蔚　杨吉龙　译)

参考文献

1. Lae ME, Roche PC, Jin L, Lloyd RV, Nascimento AG. Desmoplastic small round cell tumor: a clinicopathologic, immunohistochemical, and molecular study of 32 tumors. Am J Surg Pathol. 2002 Jul;26(7):823–835.

2. Stuart-Buttle CE, Smart CJ, Pritchard S, Martin D, Welch IM. Desmoplastic small round cell tumor: a review of literature and treatment options. Surg Oncol. 2008 Aug;17(2):107–112.

3. Lee YS, Hsiao CH. Desmoplastic small round cell tumor: a clinicopathologic, immunohistochemical and molecular study of four patients. J Formos Med Assoc. 2007 Oct;106(10):854–860.

4. Saab R, Khoury JD, Krasin M, Davidoff AM, Navid F. Desmoplastic small round cell tumor in childhood: the St. Jude Children's Research Hospital experience. Pediatr Blood Cancer. 2007 Sep;49(3):274–279.

5. Lal DR, Su WT, Wolden SL, Loh KC, Modak S, La Quaglia MP. Results of multimodal treatment for desmoplastic small round cell tumors. J Pediatr Surg. 2005 Jan; 40(1):251 - 255.

6. Eaton SH, Cendron MA. Primary desmoplastic small round cell tumor of the kidney in a 7 - year - old girl. J Pediatr Urol. 2006 Feb;2(1):52 - 54.

7. Karavitakis EM, Moschovi M, Stefanaki K, Karamolegou K, Dimitriadis E, Pandis N, Karakousis CP, Tzortzatou-Stathopoulou F. Desmoplastic small round cell tumor of the pleura. Pediatr Blood Cancer. 2007 Sep;49(3):335 - 338.

8. Wang LL, Perlman EJ, Vujanic GM, Zuppan C, Brundler MA, Cheung CR, Calicchio ML, Dubois S, Cendron M, Murata-Collins JL, Wenger GD, Strzelecki D, Barr FG, Collins T, Perez-Atayde AR, Kozakewich H. Desmoplastic small round cell tumor of the kidney in childhood. Am J Surg Pathol. 2007 Apr;31(4):576 - 584.

9. Ryan A, Razak A, Graham J, Benson A, Rowe D, Haugk B, Verrill M. Desmoplastic small round-cell tumor of the pancreas. J Clin Oncol. 2007 Apr 10;25(11):1440 - 1442.

10. Doros L, Kaste SC, Rodriguez-Galindo C. Sister Mary Joseph's nodule as presenting sign of a desmoplastic small round cell tumor. Pediatr Blood Cancer. 2008 eb;50(2):388 - 390.

11. Albano EA, Kanter J. Images in clinical medicine. Sister Mary Joseph's nodule. N Engl J Med. 2005 May5; 352(18): 1913.

12. Chouli M, Viala J, Dromain C, Fizazi K, Duvillard P, Vanel D. . Intra-abdominal desmoplastic small round cell tumors: CT findings and clinicopathological correlations in 13 cases. Eur J Radiol. 2005 Jun;54(3):438 - 442

13. Völker T, Denecke T, Steffen I, Misch D, Schönberger S, Plotkin M, Ruf J, Furth C, Stöver B, Hautzel H, Henze G, Amthauer H. Positron emission tomography for staging of pediatric sarcoma patients: results of a prospective multicenter trial. J Clin Oncol. 2007 Dec 1;25(34):5435 - 5441.

14. Kushner BH, Laquaglia MP, Gerald WL, Kramer K, Modak S, Cheung NK. Soliary relapse of desmoplastic small round cell tumor detected by positron emission tomography/computed tomography. J Clin Oncol. 2008 Oct 20; 26 (30): 4995 - 4996

15. Gautam U, Srinivasan R, Rajwanshi A, Bansal D, Marwaha RK. Comparative evaluation of flow-cytometric immunophenotyping and immunocytochemistry in the categorization of malignant small round cell tumors in fine-needle aspiration cytologic specimens. Cancer. 2008 Dec 25;114(6):494 - 503.

16. ohar-Marinsek Z. Difficulties in diagnosing small round cell tumors of childhood from fine needle aspiration cytology samples. Cytopathology. 2008 Apr;19(2):67 - 79.

17. Spunt SL, Skapek SX, Coffin CM. Pediatric nonrhabdomyosarcoma soft tissue sarcomas. Oncologist. 2008 Jun;13(6):668 - 678.

18. Tuveson DA, Fletcher JA. Signal transduction pathways in sarcoma as targets for therapeutic intervention. Curr Opin Oncol. 2001 Jul;13(4):249 - 255.

19. Scharnhorst V, van der Eb AJ, Jochemsen AG. WT1 proteins: functions in growth and differentiation. Gene. 2001 Aug 8; 273(2):141 - 161.

20. Murphy AJ, Bishop K, Pereira C, Chilton-MacNeill S, Ho M, Zielenska M, Thorner PS. A new molecular variant of desmoplastic small round cell tumor: significance of WT1 immunostaining in this entity. Hum Pathol. 2008 Dec;39(12):1763 - 1770.

21. Yan P, Coindre JM, Benhattar J, Bosman FT, Guillou L. Telomerase activity and human telomerase reverse transcriptase mRNA expression in soft tissue tumors: correlation with grade, histology, and proliferative activity. Cancer Res. 1999 Jul 1;59(13):3166 - 3170.

22. Kim J, Lee JM, Branton PE, Pelletier J. Modification of EWS/WT1 functional properties by phosphorylation. Proc Natl Acad Sci U S A. 1999 Dec 7;96(25):14300 - 14305.

23. Wong JC, Lee SB, Bell MD, Reynolds PA, Fiore E, Stamenkovic I, Truong V, Oliner JD, Gerald WL, Haber DA. Induction of the interleukin - 2/15 receptor beta-chain by the EWS-WT1 translocation product. Oncogene. 2002 Mar 27;21(13):2009 - 2019.

24. Lee SB, Kolquist KA, Nichols K, Englert C, Maheswaran S, Ladanyi M, Gerald WL, Haber DA. The EWS-WT1 translocation product induces PDGFA in desmoplastic small round-cell tumor. Nat Genet. 1997 Nov;17(3):309 - 313.

25. Ito E, Honma R, Imai J, Azuma S, Kanno T, Mori S, Yoshie O, Nishio J, Iwasaki H, Yoshida K, Gohda J, Inoue J, Watanabe S, Semba K. A tetraspanin-family protein, T-cell acute lymphoblastic leukemia-associated antigen 1, is induced by the Ewing's Sarcoma-Wilms' tumor 1 fusion protein of desmoplastic small round-cell tumor. Am J Pathol. 2003 Dec;163(6): 2165 - 2172.

26. Li H, Smolen GA, Beers LF, Xia L, Gerald W, Wang J, Haber DA, Lee SB. Adenosine transporter ENT4 is a direct target of EWS/WT1 translocation product and is highly expressed in desmoplastic small round cell tumor. PLoS ONE. 2008 Jun 4;3(6):e2353.

27. Rachfal AW, Luquette MH, Brigstock DR. Expression of connective tissue growth factor (CCN2) in desmoplastic small round cell tumor. J Clin Pathol. 2004 Apr; 57(4):422 - 425.

28. irado OM, Mateo-Lozano S, Notario V. Rapamycin induces apoptosis of JN-DSRCT-1 cells by increasing the Bax : Bcl-xL ratio through concurrent mechanisms dependent and independent of its mTOR inhibitory activity. Oncogene. 2005 May 5; 24(20):3348 – 3357.

29. imitrakopoulou-Strauss A, Hohenberger P, Ströbel P, Marx A, Strauss LG. A recent application of fluoro – 18 – deoxyglucose positron emission tomography, treatment monitoring with a mammalian target of rapamycin inhibitor: an example of a patient with a desmoplastic small round cell tumor. Hell J Nucl Med. 2007 May-Aug;10(2):77 – 79.

30. isogno G, Ferrari A, Rosolen A, Alaggio R, Scarzello G, Garaventa A, Arcamone G, Carli M. Sequential intensified chemotherapy with stem cell rescue for children and adolescents with desmoplastic small round-cell tumor. Bone Marrow Transplant. 2009 Oct 5.

31. uvà ML, Riggi N, Stehle JC, Baumer K, Tercier S, Joseph JM, Suvà D, Clément V, Provero P, Cironi L, Osterheld MC, Guillou L, Stamenkovic I. Identification of cancer stem cells in Ewing's sarcoma. Cancer Res. 2009 Mar 1;69(5):1776 – 81. Epub 2009 Feb 10.

32. Visvader JE, Lindeman GJ. Cancer stem cells in solid tumors: accumulating evidence and unresolved questions. Nat Rev Cancer. 2008 Oct;8(10):755 – 768.

33. Rosen JM, Jordan CT. The increasing complexity of the cancer stem cell paradigm. Science. 2009 Jun 26; 324 (5935): 1670 – 1673.

34. Goodman KA, Wolden SL, La Quaglia MP, Kushner BH. Whole abdominopelvic radiotherapy for desmoplastic small round-cell tumor. Int J Radiat Oncol Biol Phys. 2002 Sep 1; 54(1):170 – 176.

35. Adamson PC, Blaney SM, Widemann BC, Kitchen B, Murphy RF, Hannah AL, Cropp GF, Patel M, Gillespie AF, Whitcomb PG, Balis FM. Pediatric phase I trial and pharmacokinetic study of the platelet-derived growth factor (PDGF) receptor pathway inhibitor SU101. Cancer Chemother Pharmacol. 2004 Jun;53(6):482 – 488.

36. Chow LQ, Eckhardt SG. Sunitinib: from rational design to clinical efficacy. J Clin Oncol. 2007 Mar 1; 25 (7): 884 – 896.

37. George S, Merriam P, Maki RG, Van den Abbeele AD, Yap JT, Akhurst T, Harmon DC, Bhuchar G, O'Mara MM, D'Adamo DR, Morgan J, Schwartz GK, Wagner AJ, Butrynski JE, Demetri GD, Keohan ML. Multicenter phase II trial of sunitinib in the treatment of nongastrointestinal stromal tumor sarcomas. J Clin Oncol. 2009 Jul 1;27(19):3154 – 3160. Epub 2009 May 18.

38. Bond M, Bernstein ML, Pappo A, Schultz KR, Krailo M, Blaney SM, Adamson PC. A phase II study of imatinib mesylate in children with refractory or relapsed solid tumors: a Children's Oncology Group study. Pediatr Blood Cancer. 2008 Feb;50(2):254 – 258.

39. http://www. clinicaltrials. gov/ct2/show/NCT00417807.

40. http://www. clinicaltrials. gov/ct2/show/NCT00563680.

41. Fine RL, Shah SS, Moulton TA, Yu IR, Fogelman DR, Richardson M, Burris HA, Samuels BL, Assanasen C, Gorroochurn P, Hibshoosh H, Orjuela M, Garvin J, Goldman FD, Dubovsky D, Walterhouse D, Halligan G. Androgen and c-Kit receptors in desmoplastic small round cell tumors resistant to chemotherapy: novel targets for therapy. Cancer Chemother Pharmacol. 2007 Mar;59(4):429 – 437.

42. Engel, K and Wang, J. Interaction of Organic Cations with a Newly Identified Plasma Membrane Monoamine Transporter. Mol Pharmacol 2005 68:1397 – 1407.

43. Black, SA and Trackman, PC. Transforming Growth Factor-b1 (tGFb1) Stimulates Connective Tissue Growth Factor (CCN2/CTGF) Expression in Human Gingival Fibroblasts Through a RhoA-independent, Rac1/Cdc42 – dependent Mechanism. J Biol Chem 2008 283(16):10835 – 10847.

44. Modak S, Gerald W, Cheung NK. Disialoganglioside GD2 and a novel tumor antigen: potential targets for immunotherapy of desmoplastic small round cell tumor. Med Pediatr Oncol. 2002 Dec;39(6):547 – 551.

45. http://www. clinicaltrials. gov/ct2/show/NCT00047372.

46. http://www. clinicaltrials. gov/ct2/show/NCT00436657.

47. Aguilera D, Hayes-Jordan A, Anderson P, Woo S, Pearson M, Green H. Outpatient and home chemotherapy with novel local control strategies in desmoplastic small round cell tumor. Sarcoma. 2008; 2008:261589.

48. Hayes-Jordan A, Anderson P, Curley S, Herzog C, Lally KP, Green HL, Hunt K, Mansfield P. Continuous hyperthermic peritoneal perfusion for desmoplastic small round cell tumor. J Pediatr Surg. 2007 Aug;42(8):E29 – 32.

第 41 章

骨纤维肉瘤

Jeffrey Krygier

Valerae Lewis

摘要

骨纤维肉瘤是一种罕见的原发性恶性肿瘤,与其他骨骼疾病有相似的影像学及临床特点。骨纤维肉瘤与其他骨肿瘤有相似的组织学特点,需要经验丰富的骨骼肌肉系统方面的病理学家才能将其与其他病症区分。同样,这种疾病与软组织肿瘤在病理学上也不易区分,发生率和临床特点却又有很大差别,治疗和预后与其他骨肉瘤相似。根治性手术治疗是局部控制的关键。即便已经有了很有前景的研究结果,但由于骨纤维肉瘤病例罕见,关于化疗的大规模临床试验也无法开展。

引言

本文的目的是为了给患者及专业医疗团队提供一篇关于骨纤维肉瘤的简明而精准的概述,对于他们来说这种疾病是陌生且不熟悉的。下文将讨论正常与肿瘤性的纤维组织。骨纤维肉瘤患者的流行病学资料、典型的骨骼影像、分类及生存预测都将会一一回顾。同时也会介绍一例典型病例,包括从首发症状到术后康复,以及患者与治疗者的重要预期。最后,对纤维肉瘤诊断与治疗进行展望。

纤维组织

纤维组织是人体正常的构成成分,同时也是许多生理过程的重要部分。在器官、系统中,纤维组织的数量和质量是千差万别的。纤维组织主要由胶原蛋白、黏多糖和糖蛋白构成。胶原纤维的数量和物理排列决定了组织的性质。密集而紧密排列的胶原纤维平行排列,使得肌腱能够传递从肌肉到骨骼的巨大力量,同时也赋予瘢痕结实耐用的特点。纤维组织功能的多样性取决于其多样的成分及排列结构。

成纤维细胞由间叶细胞衍生而来,遍布全身,主要负责生产胶原蛋白,成纤维细胞也合成黏多糖、糖蛋白、网状和弹性纤维。成纤维细胞在组织工程和再生方面的潜能激发了研究者对其继续探索新的兴趣。

纤维肉瘤

纤维肉瘤是一种起源于间叶细胞的恶性肿瘤,组织学上主要是由于成纤维细胞过度分裂失去控制所致,可侵犯局部组织并且迁移到身体的远处部位(转移)。纤维肉瘤是肉瘤的一种类型,而肉瘤是间充质细胞起源的梭形细胞恶性肿瘤,以其起源细胞系命名和分类,例如骨肉瘤、软骨肉瘤、平滑肌肉瘤和横纹肌肉瘤。虽然这些肿瘤都是肉瘤,但每种肉瘤亚型的表现、治疗及预后差别很大。同时,许多肉瘤也存在一些共性,如所有肉瘤都起源于结缔组织,形成实性肿瘤。相反,白血病细胞在血流中循环,某些胃肠道癌症在肠道的管壁中生长。

仅有大约 5% 原发性骨肉瘤是纤维肉瘤。根据美国国家癌症研究所在 SEER 数据库收集的数据,在2000—2004 年,所有骨及关节肉瘤的年龄调整发病率为每年 0.9 人/10 万。根据以往数据,每年 200 万人中约有 1 人诊断为纤维肉瘤。

良性和恶性纤维肿瘤

骨纤维样肿瘤和肿瘤样病可以分为两大类,即良性和恶性病变。良性病变有骨膜硬纤维瘤、非骨化纤维瘤(纤维皮质缺损、良性纤维组织细胞瘤)、纤维结构发育不良、骨纤维结构发育不良、肌纤维瘤病、骨促结缔组织增生性纤维瘤。恶性病变有纤维肉瘤、骨肉瘤、成纤维细胞性肉瘤、恶性纤维组织细胞瘤和釉质瘤。

骨纤维肉瘤与其他骨肉瘤的异同

顾名思义,纤维肉瘤起源于异常的纤维细胞分裂,骨肉瘤和软骨肉瘤以肿瘤细胞产生的细胞基质成分进行区分。骨肉瘤的特点是产生类骨质(骨有机体),而软骨肉瘤产生丰富的软骨。相比之下,纤维肉瘤产生胶原蛋白,是纤维肉瘤的恶性细胞产生的主要产品。胶原蛋白生产的数量与组织学分化程度成反比(分化程度见下)(即高分化肿瘤产生较少的胶原蛋白,反之亦然)。

区分不同的骨肿瘤是一个挑战。骨骼病变的鉴别诊断通常包括良性和恶性病变。影像学与骨纤维肉瘤类似的病变包括单发的平滑肌肉瘤、肌纤维瘤病、骨髓瘤、骨肉瘤、淋巴瘤、转移性疾病、骨恶性纤维组织细胞瘤及促结缔组织增生性纤维瘤等。

骨纤维肉瘤常与骨肉瘤混淆,因为两者都可以起病于 10~19 岁,并且影像学都有侵袭性表现,病变都好发于股骨远端,特别容易同毛细血管扩张型骨肉瘤混淆,因为毛细血管扩张型骨肉瘤可以产生快速的、溶解性的骨病变。

骨纤维肉瘤有别于成纤维细胞型骨肉瘤。骨纤维肉瘤不会产生类骨质,而成纤维细胞型骨肉瘤产生很少的类骨质。而且成纤维细胞型骨肉瘤常不具备区别于纤维肉瘤的典型形态,免疫组织化学评价可以进一步帮助区分两者。

对比骨肉瘤和骨纤维肉瘤,后者发病率低于骨肉瘤,但具有更广泛的年龄分布。在放射学上,骨纤维肉瘤病变通常表现为溶骨性破坏,而骨肉瘤可以为溶骨性、成骨性及混合性病变。

骨恶性纤维组织细胞瘤(MFH)与骨纤维肉瘤截然不同,其于 1970 年首次被描述。和纤维肉瘤类似之处在于 MFH 常发生于软组织。在组织学上,MFH 病变通常由多种成分组成。MFH 通常表现为旋转分布的梭形细胞和巨细胞。这也类似于成纤维细胞骨肉瘤,需要有经验的病理学家区分一些病变。

MFH 和其他骨肉瘤一样存在遗传学异常,如 RB 基因的缺失。基因方面的进展能够让我们进行更详细的研究。特别指出的是,基因组杂交可以识别基因变异,帮助从骨骼和软组织肉瘤中区别 MFH。

MFH 初次描述之后,许多先前诊断为骨肉瘤(包括骨纤维肉瘤)的病变被重新分类。MFH 作为继发于先前骨病变,比骨纤维肉瘤更常见,年龄分布、位置、治疗和预后等方面类似于骨纤维肉瘤。免疫组织化学及超微结构的差异可以帮助区分它们。

免疫组织化学染色

免疫组织化学技术是标记细胞表面的蛋白质。一个(主要)抗体识别和结合到特定的细胞表面蛋白,第二抗体识别和结合主要抗体,这个第二次抗体包含病理学家可以识别的标记。如果未检测到这个特定的标记或标记,则表明标本细胞表面不包含目标蛋白质。不同的组织类型有些特定的表面蛋白。当试图区分形态学相似的肿瘤时,病理学家可以运用免疫组织化学来进行诊断。纤维肉瘤中 Vimentin 强阳性,而肌肉标记物如 desmin、SMA、CD68、S-100、NSE、HMB-45、CK、EMA 等不存在。

样品评估的发展,如染色体易位的识别和分析,不仅是识别肿瘤组织学外观,还包括发病机制、预后和治疗的光明前景。纤维肉瘤像许多肉瘤一样,有一个复杂的染色体异常模式,目前还没有人发现明确区别于骨类似病变的基因异常。尽管不断改进成像、免疫染色法和基因检测等技术,从骨损伤中区分纤维肉瘤仍然是具有挑战性的,它通常需要医学研究领域的专家。

骨纤维肉瘤的易患因素

骨纤维肉瘤男女发病率相同。肿瘤可以发生在各个年龄段,以 30~60 岁为主。在老年患者,纤维肉瘤通常被认为继发于良性骨病,如内生软骨瘤(良性软骨肿瘤)、骨纤维异样增殖症、慢性骨髓炎、骨巨细胞瘤、骨纤维发育不良。骨纤维发育不良等孤立病变更易恶化。下颌、股骨和肋骨病变常发生恶性病变。新发的疼痛和(或)肿胀是骨纤维发育不良发生恶性转化最常见的症状。不幸的是,这些病例预后很差。以往文献报道,放疗 Paget 病、骨坏死或骨折后手术治疗都会发生骨纤维性病变。已知的恶性肿瘤,如低级别软骨肉瘤,也可能引起继发的纤维肉瘤。

骨纤维结构发育不良

骨纤维结构发育不良是正常骨组织被不成熟骨纤维组织所取代。这种情况通常只影响单骨（monostotic），但也可影响多个骨组织。纤维发育不良可呈现为一个孤立的骨骼病变或综合征的一部分，通常与内分泌紊乱有关。

虽然基因学研究已经识别纤维肉瘤中有特定的基因改变，但是还没有严重到增加罹患该疾病风险的程度。同样，尽管大量先前病变早于继发性纤维肉瘤，但是很少能预测这些良性病变可以转化成恶性肿瘤。

纤维肉瘤发生部位

骨肿瘤的定位可以根据多种方法。一种是根据骨横截面把肿瘤分为皮质骨或骨髓腔内。骨纤维肉瘤通常位于髓腔内。骨膜和骨膜外病变有更好的预后。罕见的发生在大脑皮层肿瘤也被描述过。70%病变涉及长骨，其中最常见的位于骨骺。病变延伸到骺端或者骨干比较常见。单发的骨骺或者骨干的病变少见，最常累及股骨远端，其次是胫骨近端，常影响膝关节周围。

虽然不如骨干病变常见，纤维肉瘤还会影响骨骼的末端。病变可引起疼痛、肿胀和感觉异常。影响到下颌的纤维肉瘤需要和牙源性肉瘤相鉴别。上述各种技术有助于做出正确和及时的诊断。

多病灶的（发生在多个骨骼）肿瘤先前在文献有所记录但却极其罕见。多病灶的疾病类似于骨恶性肿瘤不连续位点的转移。目前还没有发现已知的其他骨恶性肿瘤诊断和活检结果与骨纤维肉瘤一致。7 例骨纤维肉瘤文献报道最长的生存是 18 个月。

肿瘤分级分期

肿瘤分级指肿瘤在显微镜下的表现，根据已建立的标准将恶性肿瘤划分等级。低级别的癌细胞看起来非常类似于正常细胞，只有轻微的异型性。高级别的肿瘤细胞看起来变化很大，几乎和正常组织没有相似之处。肿瘤的分级体现肿瘤侵袭性的大小。

癌症的分期是用来衡量描述肿瘤进展情况。一个孤立的、体积小的肿瘤是早期病变，扩散到身体不同部位的病变是晚期病变。所有类型的肿瘤都有特定的分级和分期系统。在许多情况下，同样的肿瘤应用多种分级分期系统。这些系统用于指导治疗，预测预后，促进医务人员之间的沟通，引导肿瘤研究内容。

骨来源的肉瘤分级系统大都包含 2~4 级。更高的级别富含更多的细胞，组织化程度低，肿瘤细胞更具侵袭性。发生于骨的肉瘤分期由 Enneking 医生提出，并被肌肉骨骼肿瘤协会（MSTS）采纳。I 期肿瘤是低级别，转移率 < 25%，II 期是高级别，转移率 >25%。进一步用字母来描述肿瘤分期，A 代表肿瘤仍在解剖间室内；B 代表扩展到解剖间室外。III 期病变不论分级或已经发生转移，大部分的骨纤维肉瘤处于 II B 期。

虽然肺脏是转移最常见的部位，但是和骨肉瘤相比，纤维肉瘤更倾向于转移肺脏以外的位点，包括其他的骨头、淋巴结、大脑、皮下组织、肌肉、内脏器官。与骨肉瘤相比，纤维肉瘤往往具有更长的时间才发生转移。纤维肉瘤肺转移相对少以及转移时间晚的特点或许可以解释一些报道中较好的生存（图 41－1）。

骨纤维肉瘤可以分为几下几种类型：

- 原发性骨髓纤维肉瘤；
- 原发性表面纤维肉瘤；
- 继发性纤维肉瘤；
- 多中心纤维肉瘤；
- 先天性纤维肉瘤。

后两种是非常罕见的。已经有 2 例骨先天性纤维肉瘤的病案报道。大多数原发性骨髓纤维肉瘤的骨头属于低－高级别肿瘤，通常中－低度分化，富含丰富的细胞结构。只有一小部分骨髓病变呈现低分化（图 41－2）。

原发性骨髓纤维肉瘤易发生在长骨骺端。中－高级别的骨髓纤维肉瘤预后比低级别的骨髓和表面纤维肉瘤差。对于纤维肉瘤是来自骨头的表面或是这些病变是软组织肿瘤蔓延到骨头，尚存在争议。但是无论如何，表面纤维肉瘤发生率比骨髓纤维肉瘤低，预后也更好。大多数表面病变是低级别肿瘤。继发性纤维肉瘤占骨纤维肉瘤的 25%～30%。发病位置分布很大程度上是依赖于

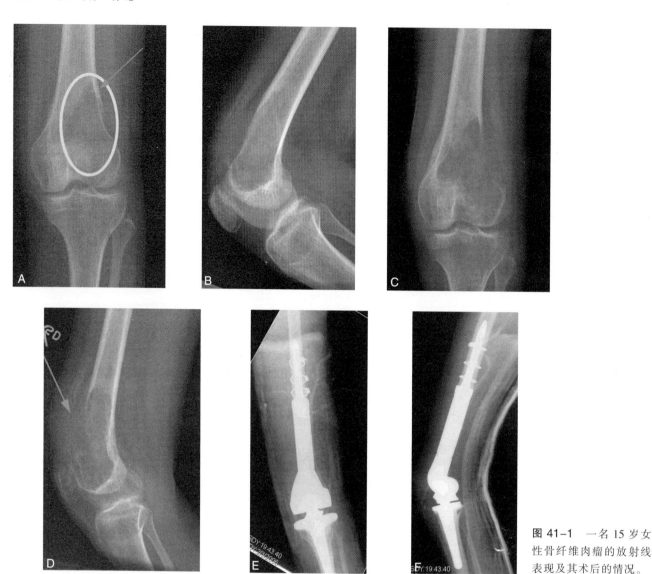

图 41-1　一名 15 岁女性骨纤维肉瘤的放射线表现及其术后的情况。

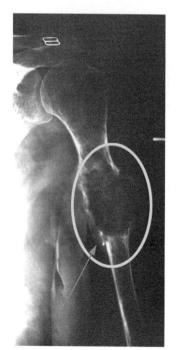

图 41-2　罕见的骨干纤维肉瘤的前后位平片。

原发病灶。由于病例数目少,很难确定一个准确的预后,但可用的研究显示预后类似骨髓纤维肉瘤。

纤维肉瘤的最初症状

没有典型症状表明潜在的骨肿瘤是纤维肉瘤。疼痛、肿胀和运动功能受限可发生在任何来源于骨的肉瘤。常见的延误诊断原因在于推断疼痛源于外伤或关节炎。一般而言,常常是一个小外伤引起患者注意,因为大多数膝以及其他关节痛常不与肿瘤相关,如何识别关键症状,需要进一步评估。持续疼痛或肿胀且没有外伤史值得我们关注。晚间疼痛和负重后疼痛也需要注意。许多肉瘤患者感觉不到"生病"和类似于癌症的典型症状,如体重下降等。

骨肿瘤可能发生病理性骨折才会引起注意,潜在的病变可能被缺乏经验的医生忽略。例如，疼痛、病理骨折也不是特定于哪些肿瘤类型。微不足道的受伤引发长骨骨折警告患者和卫生保健者，这很可能就是病理性骨折。即使是老年患者，这样的情况也应该高度怀疑是病理性骨折而不是归因于正常老化或者骨质疏松。

哪些线索提示可能是纤维肉瘤

纤维肉瘤伴随疼痛通常发展很快，大多数患者初诊到疼痛通常不到6个月。症状出现的时间比骨肉瘤要早。无论哪种类型的骨肉瘤，从出现症状到诊断，通常会有延迟。这是因为医疗服务者评估无数肢体疼痛的患者，而肉瘤的情况属于罕见。

像患者的症状没有特异性，体检也没有特定的迹象来确定骨纤维肉瘤。对于医疗服务提供者来言，需要警惕一些来自肌肉骨骼的病变，检查结果找不到合乎逻辑的病因，需要考虑是否是肿瘤。例如，患者大腿肿胀，但是检查没有显示外伤或小外伤不足以引起血肿。同样，韧带拉伤应该观察治疗集中到关节和韧带的解剖位置。一旦韧带和软骨没有问题的骨痛患者诊断为韧带拉伤或撕裂就很可能延误诊断。

检查

首先要研究的就是平片（X线）。这个简单、易操作、低廉的检查可提供大量的有用信息。X线片会显示受影响区域及包含肿瘤的整个骨区域，如膝关节周围和髋关节周围。此外，由于骨破坏可发生于任何位置，平片可以观察整个骨的多个位点，对于准确评估骨很有必要。整个骨成像很有用，因为肉瘤通常呈跳跃性病变，即同在一骨上和原发病灶不连续的病变。

肿瘤位置可以极大地帮助医生辨别骨肿瘤。大多数纤维肉瘤病变是髓内型，位于长骨干骺端。髓内病变可以中央或偏心，但位于髓腔。肿瘤可能界限清楚，出现"虫蛀样"病变，或广泛侵犯到骨组织（图41-3）。界限清楚的低级别骨纤维肉瘤，肿瘤周围可以有硬化骨，是由于身体试图修复肿瘤造成的损害。这可能与骨囊性病变混淆。生长在髓腔的低级别肿瘤会引起皮质膨胀，骨皮质的缺损会导致肿瘤迅速破坏骨，界限不清楚的肿瘤侵袭性更强，更高的级别有更坏的预后。

肿瘤侵犯骨时，邻近健康的骨骼常常试图阻止破坏的骨质，可以形成新的骨（骨膜反应）。不是所有的肿瘤都有这种表现，如是纤维肉瘤引起的骨破坏速度远远超过修复，则没有骨膜现象。有骨膜反应时，通常出现在病程后期或肿瘤缓慢增长的情况（如低级别纤维肉瘤）。病变可以突破骨质累及到软组织。这些软组织肿物往往可透过射线，故需要其他的成像技术显示（图41-3B）。

继发性纤维肉瘤通常在先前描述的病变区显示透亮区域。连续的X线片检查可以帮助识别良性病变转换过程中的早期病变。

不太常见的类型（骨干、骨皮质和表面类型）有如上所述的破坏和修复的特点。复杂解剖位置如骨盆，上述特征不太明显，需要更好的成像呈现。

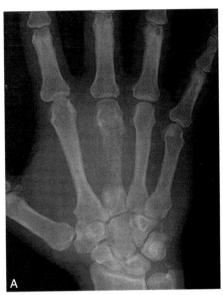

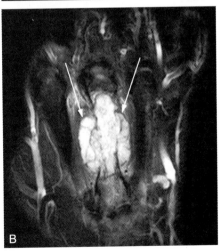

图41-3 手的X线片及MRI显示骨纤维肉瘤病变。（A）X线片表现。（B）MRI表现。

类似于肢体末端病变,下颌肿瘤显示射线透射性好,边界不规则,骨皮质破坏。传统前后位 X 线片可能错过这些病变,尤其是在一个重叠的区域结构,全景成像可能更有益。

MRI 有助于确定肿瘤侵犯骨髓和软组织的程度(图 43-3B)。MRI 可以观察肿瘤同神经和血管走行关系,这对于制订手术方案是必要的。检查实体肿瘤时需要使用对比剂,这样可以对比并识别血管和区分正常组织和肿瘤。肿瘤侵犯骨髓时,常超过平片所示的范围,需要查整个骨 MRI 成像。不连续的"跳跃"病变可以出现在同一个骨骼,MRI 可以检测到。

全身骨扫描是核医学用于识别其他骨有无病变。骨骼扫描阳性发现需要进一步检查受累区域。很多良性疾病骨扫描也是阳性结果。肿瘤如骨纤维肉瘤吸收核素,通常表现为"热"区域。

胸片和胸部计算机断层扫描(CT)初步确定是否存在肺脏转移——肉瘤最常见的转移位点。需要定期复查平片,即使属于正常范围,也可以排除肺转移。

虽然不常进行,但是 CT 可以明确骨破坏的数量以及残余骨数量及质量。如果患者不能行 MRI 检查,可以 CT 代替 MRI。CT 有助于观察复杂的解剖位置,如骨盆和肩胛骨等。

很大程度上评估骨肿瘤的血管造影已经被取代,以前是用来描绘血管与肿瘤的位置和评估肿瘤对治疗的反应,然而这一信息通常可以通过 MRI 获得。

正电子发射断层扫描(PET)是一种较新的方法,可以通过量化其葡萄糖代谢来提供关于肿瘤生物活性信息。其功效作为评估肿瘤分期并可监测肿瘤对治疗的反应。PET 在评估治疗的价值已经在尤文肉瘤和骨肉瘤得到证明。但还没有具体研究骨纤维肉瘤的文章发表。

上述影像学检查常常重复整个疗程。理想情况下,成像变化可以用来确定一个特定的化疗方案是否有效。例如,如果肿瘤进展或治疗缺乏疗效,可以改变治疗方案。然而,切除后的标本的显微镜检查病理被认为是决定疗效的最可靠手段。但是到那时,患者可能已经进行了几轮的化疗并出现副作用。

治疗

在开始治疗前最重要的是有一个正确的诊断。罕见的恶性骨肿瘤大多数情况下在大学医院和其他三级转诊与治疗中心进行评估并治疗。尽管这通常需要患者大量费用并带来不便,但推荐这样一个治疗中心是患者治疗这种罕见疾病最好的机会。多学科诊疗已成为肉瘤诊疗的标准。肉瘤治疗方案往往集合肿瘤学家、儿科肿瘤学家、放射科医生、病理学家、肿瘤放射学家及外科肿瘤学家的意见。这样的医学专家队伍在大型转诊中心之外很见。

疾病诊断检查通常起始于骨病变的平片影像(图 41-4)。影像学还包括先进的 CT、MRI 和(或)骨骼扫描。分期、成像和实验室测试应在活检之前进行。

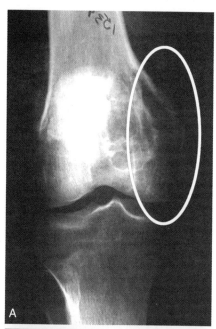

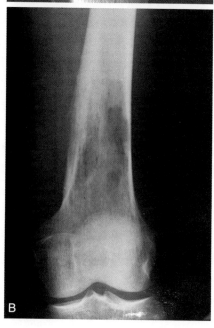

图 41-4 传统纤维肉瘤的放射影像。(A)正位。(B)侧位。

活组织检查

　　肿瘤活检是获取标本、诊断评估的一种方法。活检可以切开取出肿瘤一部分或者切除整个肿瘤。在骨肿瘤中,切开活检往往是首选,因为这决定了肿瘤的类型将选取哪种治疗,包括肿瘤的手术方式。

　　针吸活组织检查通常需要使用先进的成像(CT、MRI 或超声波)技术来帮助执行,活检针需要穿刺到肿瘤病变区域以提供给病理学家高质量的标本。针吸活检已经被证实其有效性。一般来说应该由执行手术的医生进行手术前活检。手术活检经常被误解为一个易于执行的过程,然而研究表明,活检不当可以显著影响患者的保肢机会。

　　影像学检查和病理评估方法的进步让许多骨肿瘤采用针吸活组织检查。这些技术通常是由放射科医生和骨科肿瘤学家讨论后完成。虽然活检技术依赖于执行者,但是与先进的成像技术结合会更安全可靠。在某些情况下,仍然需要切开活检才能得到明确诊断。影像学检查和临床联系起来对于明确诊断至关重要。

　　病理检查应该由对骨与肌肉骨骼系统疾病有丰富经验的病理学专家进行。光镜显示肿瘤富含纺锤形恶性肿瘤细胞,通常包括发生指状突起如"人字形"(图 41-5)。细胞核通常变大浓染,但也可以变长或如"雪茄状"。高级别病变往往表现出更多的非典型的肿瘤细胞。可能会出现骨组织,但可能是宿主骨或反应骨的残余,没有类骨质的形成。免疫组织化学染色和染色体易位分析可以用来帮助区分骨纤维肉瘤和其他骨恶性肿瘤。

　　手术切除是骨纤维肉瘤治疗的标准。一些患者在术前、术后化疗,或两者兼而有之。化疗的目的是杀死较大体积的肿瘤和循环肿瘤细胞。

　　虽然没有大宗的关于骨纤维肉瘤化疗的研究结果发表,但通常 ⅡB 期到 Ⅲ 期患者应用化疗。药物治疗方案由严密的医疗或儿科肿瘤学家制订,可能会包含一些阿霉素与顺铂的组合。具体药物类型和剂量一定程度上基于患者的耐受程度。年轻的患者常常可以容忍大剂量和持续时间更长的治疗。老年患者特别是那些有复合疾病者,仅能容忍小剂量化疗。研究表明化疗的效果并不令人鼓舞,然而,骨肉瘤化疗的成功让研究人员继续寻找有效的药物治疗骨纤维

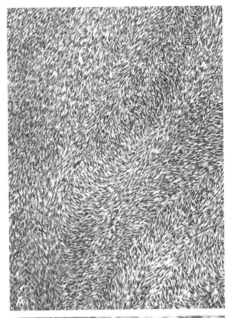

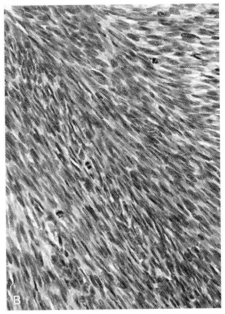

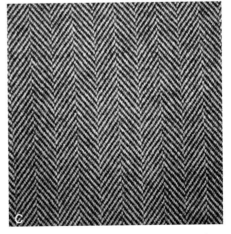

图 41-5　骨纤维瘤肉瘤组织学。(A,B 见彩图)

肉瘤。因为收集大量的患者比较困难,使得进行相应的试验也变得困难。放疗同样被证明对整体预后影响甚微,但可能缓解疼痛。

保肢手术的巨大成功已经彻底改变了肌肉骨骼肿瘤外科。先进的成像技术、辅助治疗、手术技术和植入物的发展将一些准备截肢的手术变为安全的保肢手术。本文讨论截肢手术和保肢手术的特点以及两者的预后。

尽管保肢手术具有一些优点,截肢手术仍然是很有价值的。截肢适应证包括不可切除的病变、局部复发、重建失败和某些特殊位置的肿瘤(特别是重建区域功能是不可能的部位)。截肢避免了一些保肢的并发症,如松动、移植物感染、移植物折断。这些特点使截肢手术患者免去更少的后续治疗,而且截肢已经证明可以降低局部复发率。但是与保肢手术相比,截肢手术没有明确的生存优势。

无论哪种类型的手术,有几个目标必须是保持不变的,如完整的切除肿瘤。切缘(−)的手术已经证明复发率低。显微镜下观察肿瘤组织残端具有临床意义,因为体积大的肿瘤很少在肉眼下完全切除。

骨纤维肉瘤肺部转移病灶的手术与否取决于病变大小、数量和病变的位置。患者的一般状态和无病间隔也需要考虑在内。没有明确的研究表明骨纤维肉瘤转移灶切除对预后有好处。手术的类型很大程度上决定接下来的康复情况。康复的类型和时间几乎完全依赖于外科医生治疗的具体过程

比较保肢和截肢患者的功能和社会心理差异是一个有趣的研究。与预期的结果不同,保肢患者表现出更严重的心理障碍。他们反复权衡增加的并发症风险,保肢组有需要再次手术的风险。因此,进行截肢手术的患者可能是因为有更低的感染和再次手术风险而具有更高的生活质量,这一理论尚未重复支持。

随访时间

大多数治疗医生使用类似于其他骨肉瘤随访方式进行。国家综合癌症网(NCCN)指南建议头两年每 3 个月行体检和影像学检查,第 3～4 年每 6 个月来检查一次,第 5 年起每 12 个月检查一次。肢体重建的患者可能需要更频繁的影像学检查。数据显示随着时间的推移,骨纤维肉瘤肺外转移率增加,所以这可能需要更长或更频繁的随访。由于有发生骨转

移的可能,所以内科医生在患者后续复查中应增加骨骼扫描。除了随访,患者必须意识到新的肿块或疼痛可能代表肿瘤复发或转移。

预后

骨纤维肉瘤预后很大程度上依赖于组织学分级。先前高级别骨髓病变 5 年存活率约 30%,而低级别和表面骨纤维肉瘤存活率是 50%～80%。其他因素也与预后不良相关,如年龄超过 40 岁、发生部位是中轴骨、偏心弥漫病变和疾病初诊情况。没有数据表明肿瘤大小和预后相关。广泛切除和根治切除 5 年的局部控制率分别为 93% 和 100%。

结论

骨纤维肉瘤是一种罕见的恶性肿瘤,尽管它与其他骨肉瘤具有一些共同特征,但仍然是一个独特的临床实体,有一些独特的特性。骨纤维肉瘤的预后仍然差于其他肉瘤。这种类型肿瘤尚未进行大宗样本的随机试验研究。手术仍然是标准的治疗方法,但是转化医学研究的发展有助于发现系统治疗的新靶点。

(田蔚   李跃   译)

参考文献

1. Wong, T., J. A. McGrath, and H. Navsaria, The role of fibroblasts in tissue engineering and regeneration. Br J Dermatol, 2007. 156(6): 1149–1155.
2. Dorfman, H. D. and B. Czerniak, Bone cancers. Cancer, 1995. 75(1 Suppl): 203–210.
3. Kumar, R., et al. Fibrous lesions of bones. Radiographics, 1990. 10(2): 237–256.
4. Hattinger, C. M., et al. Genetic analysis of fibrosarcoma of bone, a rare tumor entity closely related to osteosarcoma and malignant fibrous histiocytoma of bone. Eur J Cell Biol, 2004. 83(9): 483–491.
5. Feldman, F. and D. Norman, Intra- and extraosseous malignant histiocytoma (malignant fibrous xanthoma). Radiology, 1972. 104(3): 497–508.
6. Araki, N., et al. Involvement of the retinoblastoma gene in primary osteosarcomas and other bone and soft-tissue tumors. Clin Orthop Relat Res, 1991(270): 271–277.
7. Tarkkanen, M., et al. Malignant fibrous histiocytoma of bone:

analysis of genomic imbalances by comparative genomic hybridisation and C-MYC expression by immunohistochemistry. Eur J Cancer,2006. 42(8): 1172 – 1280.

8. Taconis, W. K. and T. G. van Rijssel, Fibrosarcoma of long bones. A study of the significance of areas of malignant fibrous histiocytoma. J Bone Joint Surg Br,1985. 67(1): 111 – 116.

9. Bacci,G. ,et al. Neoadjuvant chemotherapy for high grade malignant fibrous histiocytoma of bone. Clin Orthop Relat Res, 1998(346): 178 – 189.

10. Bielack,S. S. ,et al. Malignant fibrous histiocytoma of bone: a retrospective EMSOS study of 125 cases. European Musculo-Skeletal Oncology Society. Acta Orthop Scand,1999. 70(4): 353 – 360.

11. Antonescu,C. R. ,R. A. Erlandson,and A. G. Huvos,Primary fibrosarcoma and malignant fibrous histiocytoma of bone-a comparative ultrastructural study: evidence of a spectrum of fibroblastic differentiation. Ultrastruct Pathol,2000. 24(2): 83 – 91.

12. Abdulkader,I. ,et al. Sclerosing epithelioid fibrosarcoma primary of the bone. Int J Surg Pathol, 2002. 10(3): 227 – 230.

13. Krishnan, B. , G. Khanna, and D. Clohisy, Gene translocations in musculoskeletal neoplasms. Clin Orthop Relat Res, 2008. 466(9): 2131 – 2146.

14. Ruggieri,P. ,et al. Malignancies in fibrous dysplasia. Cancer, 1994. 73(5): 1411 – 1424.

15. Campanacci, M. ,F. Bertoni, and R. Capanna,Malignant degeneration in fibrous dysplasia (presentation of 6 cases and review of the literature). Ital J Orthop Traumatol, 1979. 5 (3): 373 – 381.

16. Hoshi,M. ,et al. Malignant change secondary to fibrous dysplasia. Int J Clin Oncol,2006. 11(3): 229 – 235.

17. Sanerkin, N. G. and C. G. Woods,Fibrosarcomata and malignant fibrous histiocytomata arising in relation to enchondromata. J Bone Joint Surg Br,1979. 61 – B(3): 366 – 372.

18. Yabut, S. M. , Jr. , et al. Malignant transformation of fibrous dysplasia. A case report and review of the literature. Clin Orthop Relat Res,1988(228): 281 – 289.

19. Hinarejos,P. ,et al. Fibrosarcoma at the site of a metallic fixation of the tibia-a case report and literature review. Acta Orthop Scand,2000. 71(3): 329 – 332.

20. McGrory,J. E. ,et al. Malignant lesions arising in chronic osteomyelitis. Clin Orthop Relat Res,1999(362): 181 – 189.

21. Frassica, F. J. , K. K. Unni, and F. H. Sim,Case report 347. Dedifferentiated chondrosarcoma: grade 4 fibrosarcoma arising in grade 1 chondrosarcoma (femur). Skeletal Radiol,1986. 15(1): 77 – 81.

22. Eyre-Brook, A. L. and C. H. Price, Fibrosarcoma of bone. Review of fifty consecutive cases from the Bristol Bone tumor Registry. J Bone Joint Surg Br,1969. 51(1): 20 – 37.

23. Soares, A. B. ,et al. Fibrosarcoma originating in the mandible. Med Oral Patol Oral Cir Bucal,2006. 11(3): E243 – 246.

24. Mosqueda Taylor,A. ,et al. Malignant odontogenic tumors. A retrospective and collaborative study of seven cases. Med Oral,2003. 8(2): 110 – 121.

25. Chen, K. T. , Multiple fibroxanthosarcoma of bone. Cancer, 1978. 42(2): 770 – 773.

26. Nielsen,A. R. and H. Poulsen,Multiple diffuse fibrosarcomata of the bones. Acta Pathol Microbiol Scand,1962. 55: 265 – 272.

27. Hernandez,F. J. and B. B. Fernandez,Multiple diffuse fibrosarcoma of bone. Cancer,1976. 37(2): 939 – 945.

28. Kabukcuoglu,Y. ,et al. Multiple diffuse fibrosarcoma of bone. Am J Orthop,1999. 28(12): 715 – 717.

29. Ninomiya,H. ,et al. Multiple diffuse fibrosarcoma of bone associated with extramedullary hematopoiesis. Intern Med, 1998. 37(5): 480 – 483.

30. Gaetani, S. , et al. Multiple diffuse fibrosarcoma of bone. Rays,1985. 10(3): 13 – 17.

31. Enneking, W. F. , A system of staging musculoskeletal neoplasms. Clin Orthop Relat Res,1986(204): 9 – 24.

32. Bertoni,F. ,et al. Primary central (medullary) fibrosarcoma of bone. Semin Diagn Pathol,1984. 1(3): 185 – 198.

33. Papagelopoulos, P. J. , et al. Primary fibrosarcoma of bone. Outcome after primary surgical treatment. Clin Orthop Relat Res,2000(373): 88 – 103.

34. Papagelopoulos,P. J. ,et al. Clinicopathologic features,diagnosis, and treatment of fibrosarcoma of bone. Am J Orthop, 2002. 31(5): 253 – 257.

35. Faure, C. , M. Gruner, and L. Boccon-Gibod, Case report 149. Infantile congenital fibrosarcoma of humerus. Skeletal Radiol,1981. 6(3): 208 – 211.

36. Dahlin,D. C. and J. C. Ivins,Fibrosarcoma of bone. A study of 114 cases. Cancer,1969. 23(1): 35 – 41.

37. Huvos,A. G. and N. L. Higinbotham,Primary fibrosarcoma of bone. A clinicopathologic study of 130 patients. Cancer, 1975. 35(3): 837 – 847.

38. Ward,W. G. ,Sr. ,et al. Tumors masquerading as hematomas. Clin Orthop Relat Res,2007. 465: 232 – 240.

39. Muscolo,D. L. ,et al. Tumors about the knee misdiagnosed as athletic injuries. J Bone Joint Surg Am,2003. 85 – A(7): 1209 – 1214.

40. Taconis, W. K. and J. D. Mulder,Fibrosarcoma and malignant fibrous histiocytoma of long bones: radiographic features and

grading. Skeletal Radiol,1984. 11(4): 237 – 245.

41. Bertoni,F.,P. Bacchini,and E. L. Staals,Malignancy in giant cell tumor of bone. Cancer,2003. 97(10): 2520 – 2529.

42. Choi,J. H.,et al. Fibrosarcoma in bizarre parosteal osteochondromatous proliferation. Skeletal Radiol,2001. 30(1): 44 – 47.

43. Greditzer,H. G.,3rd,et al. Bone sarcomas in Paget disease. Radiology,1983. 146(2): 327 – 333.

44. Staals,E. L.,et al. Dedifferentiated chondrosarcomas arising in preexisting osteochondromas. J Bone Joint Surg Am,2007. 89(5): 987 – 993.

45. Pereira,C. M.,et al. Primary intraosseous fibrosarcoma of jaw. Int J Oral Maxillofac Surg,2005. 34(5): 579 – 581.

46. Orhan,K.,et al. Misdiagnosed fibrosarcoma of the mandible mimicking temporomandibular disorder: a rare condition. Oral Surg Oral Med Oral Pathol Oral Radiol Endod,2007. 104(4): 26 – 29.

47. Hawkins,D. S.,et al. Evaluation of chemotherapy response in pediatric bone sarcomas by [F – 18]-fluorodeoxy-D-glucose positron emission tomography. Cancer,2002. 94(12): 3277 – 3284.

48. Ayala,A. G.,et al. Needle biopsy of primary bone lesions. M. D. Anderson experience. Pathol Annu,1989. 24 Pt 1: 219 – 251.

49. Mankin,H. J.,C. J. Mankin,and M. A. Simon,The hazards of the biopsy,revisited. Members of the Musculoskeletal Tumor Society. J Bone Joint Surg Am,1996. 78(5): 656 – 663.

50. Markel,D. C.,K. U. Neumann,and H. U. Steinau,Appropriate techniques for musculoskeletal tumor biopsy. Orthop Rev, 1994. 23(2): 176 – 180.

51. Puri,A.,et al. CT-guided percutaneous core needle biopsy in deep seated musculoskeletal lesions: a prospective study of 128 cases. Skeletal Radiol,2006. 35(3): 138 – 143.

52. Skrzynski,M. C.,et al. Diagnostic accuracy and charge-savings of outpatient core needle biopsy compared with open biopsy of musculoskeletal tumors. J Bone Joint Surg Am,1996. 78(5): 644 – 649.

53. Waddell,A. E.,et al. Doxorubicin-cisplatin chemotherapy for high-grade nonosteogenic sarcoma of bone. Comparison of treatment and control groups. Can J Surg,1999. 42(3): 190 – 199.

54. Turnage,W. S.,et al. Bilateral thoracoscopy and limited thoracotomy. A combined approach for the resection of metastatic fibrosarcoma. Chest,1994. 106(3): 935 – 936.

55. Zahlten-Hinguranage,A.,et al. Equal quality of life after limb-sparing or ablative surgery for lower extremity sarcomas.

Br J Cancer,2004. 91(6): 1012 – 1014.

56. Davis,A. M.,et al. Functional outcome in amputation versus limb sparing of patients with lower extremity sarcoma: a matched case-control study. Arch Phys Med Rehabil,1999. 80(6): 615 – 618.

57. Ginsberg,J. P.,et al. A comparative analysis of functional outcomes in adolescents and young adults with lower-extremity bone sarcoma. Pediatr Blood Cancer,2007. 49(7): 964 – 969.

58. Postma,A.,et al. Quality of life in bone tumor patients comparing limb salvage and amputation of the lower extremity. J Surg Oncol,1992. 51(1): 47 – 51.

59. Refaat,Y.,et al. Comparison of quality of life after amputation or limb salvage. Clin Orthop Relat Res,2002(397): p. 298 – 305.

60. Weddington,W. W.,Jr.,K. B. Segraves,and M. A. Simon, Psychological outcome of extremity sarcoma survivors undergoing amputation or limb salvage. J Clin Oncol,1985. 3(10): 1393 – 1399.

61. Jeffree,G. M. and C. H. Price,Metastatic spread of fibrosarcoma of bone; A report on forty-nine cases,and a comparison with osteosarcoma. J Bone Joint Surg Br,1976. 58 – B(4): 418 – 425.

62. Cunningham,M. P. and M. Arlen,Medullary fibrosarcoma of bone. Cancer,1968. 21(1): 31 – 37.

63. Antonescu,C. R. and R. A. Erlandson,Fibrosarcoma mimicking plasmacytoma or carcinoma: an ultrastructural study of 4 cases. Ultrastruct Pathol,2001. 25(1): 31 – 37.

64. Biau,D.,et al. Survival of total knee replacement with a megaprosthesis after bone tumor resection. J Bone Joint Surg Am,2006. 88(6): 1285 – 1293.

65. Bickels,J.,et al. Knee stability after resection of the proximal fibula. Clin Orthop Relat Res,2007. 454: 198 – 201.

66. Campanacci,D. A.,et al. Ankle arthrodesis with bone graft after distal tibia resection for bone tumors. Foot Ankle Int, 2008. 29(10): 1031 – 1037.

67. Die Trill,J.,et al. Posthemipelvectomy hernia. Hernia,2005. 9(4): 375 – 377.

68. Donati,D.,et al. Allograft-prosthetic composite in the proximal tibia after bone tumor resection. Clin Orthop Relat Res, 2008. 466(2): 459 – 465.

69. Donati,D.,et al. Modular prosthetic replacement of the proximal femur after resection of a bone tumor a long-term follow-up. J Bone Joint Surg Br,2001. 83(8): 1156 – 1160.

70. Ilyas,I.,et al. Modular megaprosthesis for distal femoral tumors. Int Orthop,2001. 25(6): 375 – 357.

71. Ilyas,I.,et al. Modular megaprosthesis for proximal femoral

tumors. Int Orthop,2002. 26(3):170-173.

72. Malo,M.,et al. Functional evaluation in distal femoral endo-prosthetic replacement for bone sarcoma. Clin Orthop Relat Res,2001(389):173-180.

73. Muscolo,D. L.,et al. Use of distal femoral osteoarticular al-lografts in limb salvage surgery. J Bone Joint Surg Am,2005. 87(11):2449-2455.

74. Orban,H.,et al. Great omentum plasty-original method of treatment of the septic complications of hip and pelvis surger-y. Chirurgia (Bucur),2008. 103(1):53-56.

75. Zeifang,F.,D. Sabo,and V. Ewerbeck,[Pathological frac-ture in primary malignant bone tumors]. Chirurg,2000. 71 (9):1121-1125.

76. Amin,S. N. and W. A. Ebeid,Shoulder reconstruction after tumor resection by pedicled scapular crest graft. Clin Orthop Relat Res,2002(397):133-142.

77. Asavamongkolkul,A.,et al. Endoprosthetic reconstruction for malignant upper extremity tumors. Clin Orthop Relat Res, 1999(360):207-220.

78. Saito,T.,et al. Low-grade fibrosarcoma of the proximal hume-rus. Pathol Int,2003. 53(2):115-120.

79. Mayil Vahanan,N.,et al. The functional and oncological re-sults after scapulectomy for scapular tumors:2-16-year re-sults. Int Orthop,2007. 31(6):831-836.

80. Wright,E. H.,et al. Functional and oncological outcomes after limb-salvage surgery for primary sarcomas of the upper limb. J Plast Reconstr Aesthet Surg,2008. 61(4):382-387.

81. Court,C.,et al. Surgical excision of bone sarcomas involving the sacroiliac joint. Clin Orthop Relat Res,2006. 451:189-194.

82. Dai,K. R.,et al. Computer-aided custom-made hemipelvic prosthesis used in extensive pelvic lesions. J Arthroplasty, 2007. 22(7):981-986.

83. Fuchs,B.,M. J. Yaszemski,and F. H. Sim,Combined poste-rior pelvis and lumbar spine resection for sarcoma. Clin Or-thop Relat Res,2002(397):12-18.

84. Kelley,S. P.,et al. Primary bone tumors of the spine:a 42-year survey from the Leeds Regional Bone tumor Registry. Eur Spine J,2007. 16(3):405-409.

85. Kollender,Y.,et al. Internal hemipelvectomy for bone sarco-mas in children and young adults:surgical considerations. Eur J Surg Oncol,2000. 26(4):398-404.

86. Mooney,J. F.,3rd,et al. Fibrosarcoma of the sacrum in a child:management by sacral resection and reconstruction. J South Orthop Assoc,1999. 8(3):218-221.

87. Singhania,A. K.,et al. Use of the Ilizarov technique to im-prove limb function following hemipelvectomy. Eur J Surg On-

col,2003. 29(1):64-68.

88. Sys,G.,et al. Extracorporeally irradiated autografts in pelvic reconstruction after malignant tumor resection. Int Orthop, 2002. 26(3):174-178.

89. Watanabe,K.,et al. Inflammatory myofibroblastic tumor (in-flammatory fibrosarcoma) of the bone. Arch Pathol Lab Med, 2000. 124(10):1514-1517.

90. Bahebeck,J.,et al. Bone tumors in Cameroon:incidence,de-mography and histopathology. Int Orthop,2003. 27(5):315-317.

91. Fan,Q. Y.,et al. Bone tumors of the extremities or pelvis trea-ted by microwave-induced hyperthermia. Clin Orthop Relat Res,2003(406):165-175.

92. Gosheger,G.,et al. Endoprosthetic reconstruction in 250 pa-tients with sarcoma. Clin Orthop Relat Res,2006. 450:164-171.

93. Jeys,L. M.,et al. Endoprosthetic reconstruction for the treat-ment of musculoskeletal tumors of the appendicular skeleton and pelvis. J Bone Joint Surg Am, 2008. 90(6):1265-1271.

94. Angiero,F.,et al. Fibrosarcoma of the jaws:two cases of pri-mary tumors with intraosseous growth. Anticancer Res,2007. 27(4C):2573-2581.

95. Atanasov,D. T.,et al. Sarcomas of the mandible. Literature review and case reports. Folia Med (Plovdiv),2004. 46(2):31-35.

96. Chidzonga,M. M. and L. Mahomva,Sarcomas of the oral and maxillofacial region:a review of 88 cases in Zimbabwe. Br J Oral Maxillofac Surg,2007. 45(4):317-318.

97. Daw,N. C.,et al. Bone sarcomas of the head and neck in chil-dren:the St Jude Children's Research Hospital experience. Cancer,2000. 88(9):2172-2180.

98. Gosau,M.,et al. Fibrosarcoma of the childhood mandible. Head Face Med,2008. 4:21.

99. Guo,L.,et al. Vascularized fibular graft for pediatric mandib-ular reconstruction. Plast Reconstr Surg, 2008. 121(6):2095-2105.

100. Herrera,A. F.,et al. Simultaneous occurrence of 2 different low-grade malignancies mimicking temporomandibular joint dysfunction. J Oral Maxillofac Surg,2007. 65(7):1353-1358.

101. Kuhn,F. A. and A. R. Javer,Low-grade fibrosarcoma of the anterior skull base:endoscopic resection and repair. Am J Rhinol,2003. 17(6):347-350.

102. Yamaguchi,S.,et al. Sarcomas of the oral and maxillofacial region:a review of 32 cases in 25 years. Clin Oral Investig, 2004. 8(2):52-55.

103. Aung, L., et al. Second malignant neoplasms in long-term survivors of osteosarcoma: Memorial Sloan-Kettering Cancer Center Experience. Cancer, 2002. 95(8): 1728 – 1734.

104. Carrie, C., et al. Nonmetastatic pelvic Ewing sarcoma: report of the French society of pediatric oncology. Med Pediatr Oncol, 1999. 33(5): 444 – 449.

105. Gossner, W., Pathology of radium-induced bone tumors: new aspects of histopathology and histogenesis. Radiat Res, 1999. 152(6 Suppl): S12 – 15.

106. Inoue, Y. Z., et al. Clinicopathologic features and treatment of postirradiation sarcoma of bone and soft tissue. J Surg Oncol, 2000. 75(1): 42 – 50.

107. Koshurnikova, N. A., et al. Bone cancers in Mayak workers. Radiat Res, 2000. 154(3): 237 – 245.

108. Rubino, C., et al. Radiation dose and risk of soft tissue and bone sarcoma after breast cancer treatment. Breast Cancer Res Treat, 2005. 89(3): 277 – 288.

109. Shaheen, M., et al. Prognosis of radiation-induced bone sarcoma is similar to primary osteosarcoma. Clin Orthop Relat Res, 2006. 450: 76 – 81.

110. Sheppard, D. G. and H. I. Libshitz, Post-radiation sarcomas: a review of the clinical and imaging features in 63 cases. Clin Radiol, 2001. 56(1): 22 – 29.

111. Dickey, I. D., et al. Dedifferentiated chondrosarcoma: the role of chemotherapy with updated outcomes. J Bone Joint Surg Am, 2004. 86 – A(11): 2412 – 2418.

112. Grimer, R. J., et al. Dedifferentiated chondrosarcoma: prognostic factors and outcome from a European group. Eur J Cancer, 2007. 43(14): 2060 – 2065.

113. Sopta, J., et al. Dedifferentiated chondrosarcoma: our clinico-pathological experience and dilemmas in 25 cases. J Cancer Res Clin Oncol, 2008. 134(2): 147 – 152.

114. Staals, E. L., P. Bacchini, and F. Bertoni, Dedifferentiated central chondrosarcoma. Cancer, 2006. 106(12): 2682 – 2691.

115. Hoch, B., et al. Multicentric giant cell tumor of bone. Clinicopathologic analysis of thirty cases. J Bone Joint Surg Am, 2006. 88(9): 1998 – 2008.

116. Deyrup, A. T., et al. Sarcomas arising in Paget disease of bone: a clinicopathologic analysis of 70 cases. Arch Pathol Lab Med, 2007. 131(6): 942 – 946.

第 **42** 章

隆突性皮肤纤维肉瘤

Kevin O'Halloran
Jonathan Courtney
Richard G. Gorlick
David S. Geller

引言

隆突性皮肤纤维肉瘤(DFSP)是一种起源于皮肤真皮层的中低分化的软组织肉瘤。虽然历史上它已被归为成纤维细胞的起源,但是根据目前占主导地位的肿瘤干细胞假说,DFSP被认为来源于间充质干细胞。在1924年,Darier和Ferrand第一次描述DFSP的本质,就是"具有侵袭性并且反复出现的皮肤纤维瘤",突显其偏爱局部复发的特点。DFSP是一个局部侵袭性的肿瘤,尽管拥有纤维组织细胞性肿瘤的一些组织学特征,它往往更倾向于侵袭性的方式生长。DFSP的三维重建图像显示肿瘤可以呈现不规则形状、绒毛状或指状生长方式。这些不规则、触角似的扩张被认为与不完全切除手术后局部复发的临床难题有关。转移非常罕见,通常发生在疾病的晚期。

流行病学

DFSP约占所有恶性肿瘤的0.01%,占软组织肉瘤的2%~6%。估计发病率是每100万人每年0.8~5例,全美每年约有1000例新发病例。黑人的发病率约是白人的2倍(6.5/100万 vs. 3.9/100万)。虽然DFSP也在儿童和老年人中发生,但通常发生在20~50岁的患者中。先天的DFSP确实存在,但是极其罕见。

临床特点

DFSP通常具有漫长且无痛的缓慢病程,肿瘤开始表现为无痛的皮肤增厚(图42-1),它们可能是粉色、深红色或蓝色,特别是在肿块的外周。随着时间的推移,它们发展成更大的结节性肿块,并最终能发展成一个大的菌样生长的病变(图42-2)。当病变生长进入皮肤的表皮层,可能最终形成溃疡。与皮下组织的肿瘤不同,DFSP通常是不附着底层结构,大多数肿瘤是表浅的,诊断时多不到5cm大小。

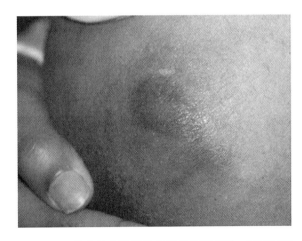

图42-1 隆突性皮肤纤维肉瘤的临床表现。(见彩图)

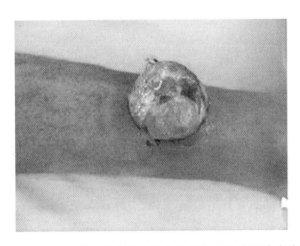

图42-2 局部进展且明显膨胀的隆突性皮肤纤维肉瘤。(见彩图)

肿瘤生长的时间跨度数月到数年不等,在一些病例中甚至可以达到数十年。DFSP 经常误认为是脂肪瘤、深层表皮囊肿、伤痕、肥厚性瘢痕、瘢痕疙瘩、皮肤纤维瘤、结节性筋膜炎、昆虫叮咬等,因此延迟诊断并不少见。躯干是最常见的位置(47%),其次是下肢(20%)、上肢(18%),最后是头部和颈部(14%)。

DFSP 是恶性肿瘤,但只有 1% ~ 4% 发生转移。转移是一个后期临床结果,通常只发生在一些局部复发之后。

诊断

虽然常规影像是没有必要的,但 MRI 可能有助于评估肿瘤局部侵犯的程度,对于大的肿瘤的术前规划有重要作用。与许多其他软组织肿瘤相比,T1 加权像显示低信号特点,T2 加权像显示高信号。而 MRI 可以充分显示肿瘤的体积,但它无法确定微小肿瘤侵犯。患者伴有长期的 DFSP 或复发性 DFSP 或当肉瘤样变十分明显时(DFSP-FS)应该做胸部 CT 以评估是否有肺转移。如果怀疑骨侵犯,局部的 CT 扫描可能是有用的。

活检

针吸活检涉及去除少量的肿瘤,由插入空心针通过皮肤和器官或病变检查。这个过程需要几分钟时间来操作,可以在门诊进行。

切开活检仅取出一部分肿瘤用于病理学家检查,切开活检通常切除较大肿瘤以给肿瘤病理学家提供更大的样本。这种类型的活检诊断成功率较高,通常是在手术室进行。

肿瘤的切除活检包括切除整个肿瘤,通常是较小的肿瘤,常常在切开活检或针吸活检不容易完成的情况下进行。通常情况下,沿正常组织的间隙切除整个肿块比较容易完成,也较容易被患者接受。这也经常在手术室进行。

分期

虽然美国癌症联合委员会没有提出一个具体的 DFSP 分期系统,常常根据基于肿瘤分级和范围的美国肌肉骨骼肿瘤协会的分期系统进行划分。最近 DFSP 按照 Short German 指南进行区分:局部肿瘤(Ⅰ期)、淋巴结转移(Ⅱ期)和转移性疾病(Ⅲ期)。

组织病理学

椭圆形、纺锤形的细胞散在分布或轮状分布是 DFSP 典型的组织学特点(图 42 - 3)。早期病变可能表现为"跨区",这是一个无瘤区域以区分肿瘤区域和表皮。大约 15% 的病例是高分化肉瘤,通常是纤维肉瘤分化,但不仅限于此,因此通常被称为 DFSP-FS。即使病变显示为高分化肉瘤的分化,转移性疾病罕见,局部复发仍是主要问题。

免疫组织化学分析可以用来帮助诊断。CD34 染色是普遍应用的标记,敏感性为 84% ~ 100%(图 42 -4)。CD34 阳性在 DFSP-FS 的情况下出现表达缺失。此外,透明质酸和波形蛋白染色有望在 DFSP 表达阳性,而 CD44、XⅢa 因子和 S-100 多是阴性。此外,融合基因 COL1A1/ PDGFB 可以在组织中通过 FISH(荧光原位杂交)方法检测。

遗传学

有证据表明,DFSP 可能源自皮肤的间充质干细胞,编码细胞表面蛋白称为巢蛋白。巢蛋白也可能有助于区分 DFSP 和皮肤纤维瘤,可能在莫氏手术中用于术中应用的上下端染色。

超过 90% 的 DFSP 表现出一个特定的细胞遗传学异常,如有额外的环形染色体或有 17 号和 22 号染

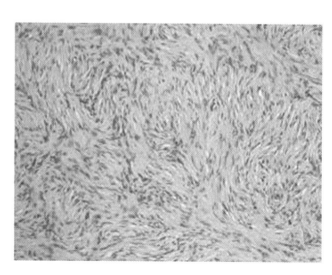

图 42 -3　DFSP 的典型的组织学改变。(见彩图)

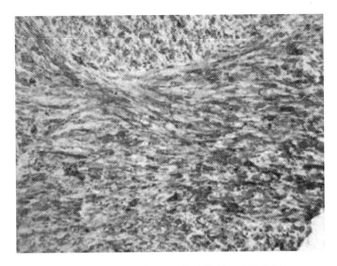

图 42-4 DFSP 的 CD34 染色阳性。(见彩图)

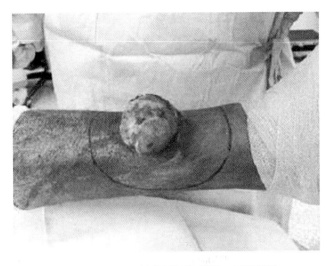

图 42-5 DFSP 的广泛切除范围。(见彩图)

色体易位。异常染色体环更为常见,易位通常只存在于小儿 DFSP。22 号染色体上的 PDGFB 基因和强表达的 17 号染色体上的 COL1A1 基因的融合,导致癌基因上调和 PDGFB 的表达。这是自我刺激或自分泌生长信号,进而导致细胞分裂和肿瘤生长不受控制。

治疗

DFSP 的主要治疗方法为手术治疗。由于高复发率,曾建议手术切缘为 5cm。皮肤科医生经常诊断和治疗皮肤病变。大多数 DFSP 可以由皮肤科医生门诊治疗。在病变巨大的情况下或进展期 DFSP 或需要重建手术时,建议多学科诊疗。这涉及肿瘤科医生、皮肤科医生和病理学家。在病变涉及深层软组织或骨骼的病例中,专攻肿瘤手术的整形外科医生的参与可能是必不可少的。

最近 NCCN 指南推荐的使用常规手术治疗切缘范围为 2~4cm(图 43-5 至图 43-7)。进一步切除常常可以挽救局部复发,但局部发病率的风险和转移风险都增加了。少数情况下,孤立的转移性疾病可以通过手术解决。

随着莫氏手术的出现,显微镜下病变切缘(−)的完整切除取得了很好的结果且减少手术并发症。在一项比较广泛切除与莫氏手术的研究中,广泛切除的复发率为 13%,而莫氏手术在 5 年没有复发。随着证据的积累,对于大多数 DFSP 病变莫氏手术是最佳的手术选择,除了上述较大或进展的 DFSP,这些患者可能需要更广泛的手术和重建过程。

莫氏手术由 Fredrick E. Mohs 医生创造,是在显

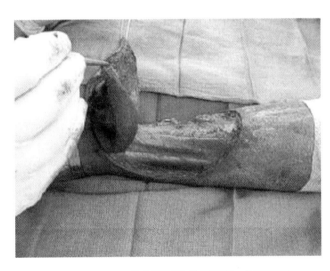

图 42-6 DFSP 的广泛切除范围深度。(见彩图)

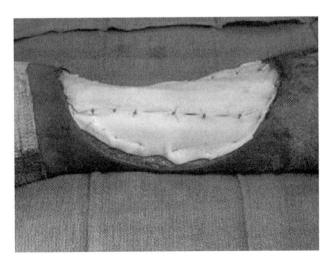

图 42-7 DFSP 的广泛切除后的重建。VSD 覆盖以免肌腱及骨外露,待肉眼组织生长良好后二期重建。(见彩图)

微镜控制下进行的手术,对常见类型的皮肤癌非常有效。手术包括四步:

1. 手术切除病变组织。

2. 测量组织块,冰冻切片,进行 HE 和其他染色。

3. 显微镜观察病理切片。

4. 弥补手术的不足。

手术过程通常是在医生的办公室内局麻下完成的,利用一个小手术刀沿可见的肿瘤进行切除。因为莫氏手术是在显微镜下进行的,它能准确地切除肿瘤并保留健康组织。

传统化疗似乎没有多大价值,而分子靶向治疗药物伊马替尼取得了一些有限但令人鼓舞的结果。甲磺酸伊马替尼是一种 abl-kinase 抑制剂,用来治疗慢性粒细胞性白血病。伊马替尼也可抑制其他两个激酶:c-Kit 和 PDGFR,对 DFSP 也有功效。应用伊马替尼治疗 DFSP 效果是有限的但令人鼓舞。在一个研究中,无论是局部晚期或转移性疾病的 10 例患者,伊马替尼治疗均产生了不同程度的疗效。值得注意的是,1 例患者没有 t(17,22) 染色体易位,伊马替尼治疗无效。现在建议在开始伊马替尼治疗前进行分子分析以确保 t(17,22) 突变存在。其他关于成功应用伊马替尼治疗转移性或手术不能切除 DFSP 的报道已经发表。1 例背部、腋窝、肺部转移的女性 DFSP 患者应用伊马替尼治疗 1 个月后反应良好,在 3 个月时肿瘤缩小显著,CT 显示肺转移基本消除。1 例男性患者大腿患 DFSP,并且转移到脊柱,应用伊马替尼治疗 4 个月,显示肿瘤减少 75%,允许外科切除。切除的肿瘤显示没有恶性证据,且对治疗的完全反应。伊马替尼被批准用于治疗不可切除的成人患者、复发或转移性 DFSP 不适合外科手术的患者。对许多患者而言,伊马替尼的疗效似乎短暂,出现药物耐药,而机制尚未知晓。然而,伊马替尼的治疗使得最初由于邻近重要结构被认为不能切除的肿瘤有了切除的可能。

大量研究调查发现放疗在治疗 DFSP 中有重要作用,并且 DFSP 被认为是一种放射敏感性肿瘤。目前,有限的客观数据支持常规使用放疗,然而应用成功的案例常在一些小系列报道中出现。在一项研究中,10 例 DFSP 患者(其中一例是 DFSP-FS 患者)接受手术与术后放疗。随访 21～185 个月时 9 例患者仍无复发。DFSP-FS 患者经历了局部复发,最终死于疾病。放疗和手术联合可以用来降低术后局部复发。Haas 等研究了 21 例手术患者,注意到局部控制率为 67%,17 例接受手术和放疗联合治疗的患者局部控制率为 82%。在其他回顾性分析中显示,因反复手术可能导致毁损或功能障碍,在这些患者中辅助放疗可以考虑应用。

预后

DFSP 总体预后很好。总体的远处转移率只有 5%,局部转移是 1%。以前的复发率高,从 11% 至 53% 不等,但随着莫氏手术的开展,复发率下降。即使 DFSP 复发,莫氏手术治愈率仍有 98%。

转移的患者预后不良,一些患者存活超过 2 年。使用伊马替尼的早期结果令人鼓舞,在转移性疾病中可能会改善预后。

(田蔚　李跃　译)

参考文献

1. Johnson-Jahangir H, Ratner D. Advances in Management of Dermatofibrosarcoma Protuberans. Dermatol Clin 2011;29:191 –200.

2. Darier J, Ferrand M. Dermatofibromes progressifs et recidivants ou fibrosarcomes de la peau. Ann Dermatol Syphiliga 1924;5:545 – 562.

3. Ratner D, Thomas CO, Johnson TM, Sondak VK, Hamilton TA, Nelson BR, Swanson NA, Garcia C, Clark RE, Grande DJ. Mohs micrographic surgery for the treatment of dermatofibrosarcoma protuberans. Results of a multiinstitutional series with an analysis of the extent of microscopic spread. J Am Acad Dermatol. 1997 Oct;37(4):600 – 613.

4. Lemm D, Mügge L-O, Mentzel T, Höffken K. Current treatment options in dermatofibrosarcoma protuberans. J Cancer Res Clin Oncol 2009 135;653 – 665.

5. Chang CK, Jacobs IA, Salti GI. Outcomes of surgery for dermatofibrosarcoma protuberans. Eur J Surg Oncol. 2004 Apr;30 (3):341 – 345.

6. Kransdorf MJ. Malignant soft-tissue tumors in a large referral population: distribution of diagnoses by age, sex, and location. AJR Am J Roentgenol. 1995 Jan;164(1):129 – 134.

7. Bendix-Hansen K, Myhre-Jensen D, Haae S. Dermatofibrosarcoma protuberans: a clinicopathological study of nineteen cases and a review of world literature. Scand J Plast Reconstruct Surg Hand Surg 1983; 17:247 – 252.

8. Burkhardt BR, Soule EH, Winkelmann RK, et al. Dermatofibrosarcoma protuberans: study of fifty-six cases. Am J Surg 1966; 111:638 – 644.

9. Pack GT,Tabah EJ: Dermatofibrosarcoma protuberans. a report of 39 cases. Arch Surg 1951; 62:391 –411.

10. Chaung TY,Su WPD,Muller SA. Incidence of T cell lymphoma and other rare skin cancers in a defined population. J Am Acad Dermatol 1990; 23:254 – 256.

11. Gloster HM. Dermatofibrosarcoma protuberans. J Am Acad Dermatol 1996; 35:355 – 374.

12. Criscione VD, Weinstock MA. Descriptive epidemiology of dermatofibrosarcoma protuberans in the United States,1973 to 2002. J Am Acad Dermatol. 2007 Jun;56(6):968 – 973. Epub 2006 Dec 1.

13. Taylor HB, Helwig EB. Dermatofibrosarcoma protuberans: a study of 115 cases. Cancer 1962; 15:717 – 725.

14. McKee PH,Fletcher CD. Dermatofibrosarcoma protuberans in infancy and childhood. J Cutan Pathol 1991; 18:241 – 246.

15. Schuarez LW. Congenital dermatofibrosarcoma protuberans of the hand. Hand 1977; 9:182 – 186.

16. Annessi G,Cimisan A,Girolomoni G,et al. Congenital dermatofibrosarcoma protuberans. Pediatr Dermatol 1993; 10:40 –42.

17. Bowne WB, Antonescu CR, Leung DH, Katz SC, Hawkins WG,Woodruff JM,Brennan MF,Lewis JJ. ermatofibrosarcoma protuberans: A clinicopathologic analysis of patients treated and followed at a single institution. Cancer. 2000 Jun 15;88 (12):2711 – 2720.

18. Abeloff MD. Abeloff's Clinical Oncology. 4th ed. Philadelphia,PA: Elsevier; 2008: Ch 74.

19. Canale ST. Campbell's Operative Orthopaedics. 10th ed. Philadelphia,PA: Mosby; 2003:86.

20. Serra-Guillen C,Sanmartin O,Llombart B,Nagore E,Deltoro C,Martin I,Borella-Estrada R,Requena C,Martorell-Calatayud A,Cervera J,Guillen C. Correlation Between Preoperative Magnetic Resonance Imaging and Surgical Margins with Modified Mohs for Dermatofibrosarcoma Protuberans Dermatol Surg 2011;37:1638 – 1645.

21. Klijanienko J,Caillaud JM,Lagacé R. Fine-needle aspiration of primary and recurrent dermatofibrosarcoma protuberans. Diagn Cytopathol. 2004 Apr;30(4):261 – 265.

22. [No authors listed]. Soft tissue sarcoma. In: Greene PL, Page DL,Fleming ID,eds. AJCC cancer staging manual (6th edition). New York: Springer-Verlag. 2002; 193 – 200.

23. Ugurel S,Kortmann RD,Mohr P,Mentzel T,Garbe C,Breuninger H. Short German guidelines: Dermatofibrosarcoma protuberans J Dtsch Dermatol Ges. 2008 May;6 Suppl 1: S17 –18.

24. Dupree WB,Langloss JW,Weiss SW. Pigmented dermatofibrosarcoma protuberans (Bednar tumor): a pathologic, ultrastructural and immunohistochemical study. Am J Surg Pathol 1985; 9:630 – 639.

25. Haycox CL, Odland PB, Olbricht SM, Piepkorn M. Immunohistochemical characterization of dermatofibrosarcoma protuberans with practical applications for diagnosis and treatment. J Am Acad Dermatol. 1997 Sep;37(3 Pt 1):438 – 444.

26. Abenoza P,Lillemoe T. CD34 and factor XIIIa in the differential diagnosis of dermatofibroma and dermatofibrosarcoma protuberans. Am J Dermatopathol. 1993 Oct;15(5):429 – 434.

27. McArthur GA, Demetri GD, van Oosterom A, Heinrich MC, Debiec-Rychter M, Corless CL, Nikolova Z, Dimitrijevic S, Fletcher JA. Molecular and clinical analysis of locally advanced dermatofibrosarcoma protuberans treated with Imatinib: Imatinib Target Exploration Consortium Study B2225. J Clin Oncol. 2005 Feb 1;23(4):866 – 873.

28. Malhotra B, Schuetze SM, Dermatofibrosarcoma protruberans treatment with platelet-derived growth factor receptor inhibitor: a review of clinical trial results Curr Opin Oncol. 2012 Jul;24(4):419 – 424.

29. Sellheyer K,Nelson P,Krahla D. Dermatofibrosarcoma protuberans: a tumor of nestin-positive cutaneous mesenchymal stem cells? British Journal of Dermatology 2009; 161: 1317 – 1322.

30. Allan AE,Tsou HC,Harrington A,et al. Clonal origin of dermatofibrosarcoma protuberans. J Invest Dermatol 1993; 100: 99 – 102.

31. Pedeutour F,Simon MP,Minoletti F,et al. Ring 22 chromosomes in dermatofibrosarcoma protuberans are low level amplifiers of chromosome 17 and 22l sequences. Cancer Res 1995; 55:2400 – 2403.

32. Bridge JA,Neff JR,Sanberg AA. Cytogenetic analysis of dermatofibrosarcoma protuberans. Cancer Genet Cytogenet 1990; 49:199 – 202.

33. Arnaud EJ,Perrault M,Revol M,Servant JM,Banzet P. Surgical treatment of dermatofibrosarcoma protuberans. Plast Reconstr Surg. 1997 Sep;100(4):884 – 895.

34. Paradisi A,Abeni D,Rusciani A,Cigna E,Wolter M,Scuderi N,Rusciani L,Kaufmann R,Podda M. Dermatofibrosarcoma protuberans: wide local excision vs. Mohs micrographic surgery. Cancer Treat Rev. 2008 Dec;34(8):728 – 736. Epub 2008 Aug 5.

35. Love EW,Keiler SA,Tamburro JE,Honda K,Gosain AK,Bordeaux JS. Surgical management of congenital dermatofibrosarcoma protuberans J Am Acad Dermatol Dec 2009 Vol 61 Number 6.

36. Meguerditchian AN,Wang J,Lema B,Kraybill WG,Zeitouni NC,Kane JM III. Wide Excision or Mohs Micrographic Surger-

y for the Treatment of Primary Dermatofibrosarcoma Protuberans American Journal of Clinical Oncology June 2010 Volume 33, Number 3.

37. Voth H, Landsberg J, Hinz T, Wenzel J, Bieber T, Reinhard G, Holler T, Wendtner CM, Schmid-Wendtner MH. Management of dermatofibrosarcoma protuberans with fibrosarcomatous transformation: an evidence-based review of the literature Journal of the European Academy of Dermatology and Venereology Dec 2011, 25 (12), 1385 - 1391.

38. Labropoulos S., Papdopoulos S., Hadjiyiassemi D., Giannopoulou D., Razis E., Razis D. Response of metastatic dermatofibrosarcoma protuberans to Imatinib mesylate. [abstract] Proc Am Soc Clin Oncol (2003) 22: 830.

39. Rubin B. P., Schuetze S. M., Eary J. F., Norwood T. H., Mirza S., Conrad E. U. Molecular targeting of platelet-derived growth factor B by Imatinib mesylate in a patient with metastatic dermatofibrosarcoma protuberans. J Clin Oncol (2002) 20: 3586 - 3591.

40. National Institutes of Health. Imatinib mesylate in treating patients with locally advanced or metastatic dermatofibrosarcoma protuberans or giant cell fibroblastoma. Retrieved Fevruary 5, 2008. Website: http://www. clinicaltrials. gov/ct/show/ NCT00085475? order = 1.

41. National Institutes of Health. Imatinib mesylate in treating patients with locally recurrent or metastatic dermatofibrosarcoma protuberans (DFSP) or transformed fibrosarcomatous DFSP. Retrieved February 5, 2008. Website: http://www. clinicaltrials. gov/ct/show/NCT00084630? order = 1.

42. National Institutes of Health. Neoadjuvant Imatinib in Dermatofibrosarcoma Protuberans. Retrieved September 29th 2012. Website: http://clinicaltrials. gov/ct2/show/results/ NCT00243191? term = dfsp&rank = 4&sect = X6015 # outcome1.

43. Jain S, Xu R, Prieto VG, Lee P. Molecular classification of soft tissue sarcomas and its clinical applications Int J Clin Exp Pathol Apr 2010; 3 (4): 416 - 429.

44. Dagan R, Morris CG, Zlotecki RA, Scarborough MT, Mendenhall WM. Radiotherapy in the treatment of dermatofibrosarcoma protuberans. Am J Clin Oncol. 2005 Dec; 28 (6): 537 - 539.

45. Haas RLM, Keus RB, Loftus BM, Rutgers EJTh, van Coevorden F, H. Bartelink H. The Role: of Radiotherapy in the Local Management of Dermatofibrosarcoma Protuberans EurJ Cancer, 1997 Vol. 33,. No. 7: 1055 - 1060.

46. Ballo MT, Zagars GK, Pisters P, Pollack A. The role of radiation therapy in the management of dermatofibrosarcoma protuberans. Int J Radiat Oncol Biol Phys. 1998 Mar 1; 40 (4): 823 - 827.

47. Rutgers EJ, Kroon BR, Albus-Lutter LE, et al. Dermatofibrosarcoma protuberans: treatment and prognosis. Eur J Surg Oncol 1992; 18: 241 - 248.

48. Snow S, Gordon EM, Larson PO, Bagheri MM, Bentz ML, Sable DB. Dermatofibrosarcoma protuberans: a report on 29 patients treated by Mohs micrographic surgery with long-term follow up and review of literature. Cancer. 2004; 101: 28 - 38.

第 **43** 章

隆突性皮肤纤维肉瘤的分子靶向治疗

Piotr Rutkowski

Tomasz Switaj

隆突性皮肤纤维肉瘤(DFSP)是一种罕见的皮肤肿瘤,通常缓慢生长,极少出现区域/远处转移(概率小于2%)。好发于20~50岁的成年人。DFSP发病率是每百万人每年3~4.2例,男女发病率相同。晚期DFSP纤维肉瘤(称为fibrosarcomatous DFSP或DFSP-FS)转移率上升到8%~15%范围,这也是其行为更具侵袭性的证据。远处转移通常转移到肺,其次是淋巴结。这个皮肤肉瘤的标准治疗是积极的广泛性切除,莫氏手术也有较高的局部控制率。因为手术切除边缘阴性是预防肿瘤局部复发的关键,所以推荐的手术切除边缘通常是2cm以上。根治手术通常需要使用重建技术,并可能导致毁容风险或功能障碍。如果可以适当应用莫氏手术,这种伤害可能被避免。如果肿物不能彻底切除,放疗可能减少局部复发的风险。放疗的剂量变化的范围50~70Gy。总的来说,局部复发在24%~90%(图43-1)。

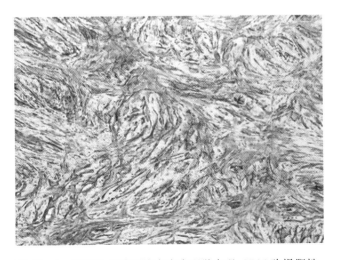

图43-1 隆突性皮肤纤维肉瘤病理学表现:CD34弥漫阳性。(见彩图)

分子生物学

几乎所有DFSP是以17和22号染色体易位t(17;22)为特点,经常有多余的环形染色体。这种重排导致Ⅰ型胶原蛋白a1连锁基因(COL1A1)与血小板源生长因子(PDGF)B-chain基因(PDGFB)融合。敏感的FISH和RT-PCR分子测试证实几乎所有DFSP都存在COL1A1-PDGFB基因融合,这对于非典型DFSP、转移DFSP或DFSP-FS的诊断非常重要。这些分子事件的后果包括PDGFB链的表达失去控制。COL1A1/PDGFB融合蛋白的表达促进同型二聚体持续表达PDGF-BB和PDGFR受体β的连续自分泌(PDGFR),导致蛋白酪氨酸激酶激活。PDGF基因重新排列导致功能性血小板源生长因子可以结合并激活肿瘤细胞中血小板源生长因子受体,提供一个自分泌和(或)旁分泌促有丝分裂的刺激信号,导致恶性转变。一些DFSP不存在(17;22)染色体易位,却有其他染色体异常,如t(5;8)。

临床结果

DFSP分子机制的研究将针对PDGFR的靶向治疗引入临床实践。甲磺酸伊马替尼是一种酪氨酸激酶抑制剂,由以下途径介导bcr/abl、KIT、FMS(the receptor for Colony Stimulating Factor 1)、ARG(ABL-related gene)、PDGFR A和B。大多数情况下对于DFSP是系统性治疗,伊马替尼与三磷酸腺苷分子竞争,阻断调控细胞凋亡的酪氨酸激酶受体的能力,抑制细胞内信号转导,恢复通路的异常。

伊马替尼是针对多种酪氨酸激酶的小分子抑制

剂,包括 Abelson 白血病(ABL)激酶 KIT、PDGFR、ARG 和 FMS。伊马替尼用来治疗慢性粒细胞性白血病患者,胃肠道间质肿瘤与涉及 PRGFR 基因易位和骨髓增生性疾病。甲磺酸伊马替尼(Glivec®)的口服药物,推荐剂量 400~800mg/d。

基因重排引发 PDGFB 自分泌过剩是 DFSP 一个关键的致病因素。体外研究显示,甲磺酸伊马替尼可以抑制 DFSP 细胞生长。首次报道显示在 6 例患者中,伊马替尼对转移性和局部进展性 DFSP 有效。接下来 B2225 研究显示,10 例局部晚期和(或)转移性 DFSP 接受伊马替尼靶向治疗有100%的缓解率,局部晚期病变有 50% 完全缓解,转移性患者有 7 个月的缓解时间。这些研究促进伊马替尼作为不能手术或转移性 DFSP 治疗选择。

Ⅱ期试验评估伊马替尼对表达敏感酪氨酸激酶、危及生命的恶性肿瘤中的效果。分析显示 12 例分析的纤维肉瘤是 5 种肿瘤类型中唯一对其有显著作用(50% 部分缓解,33.3% 完全缓解)。结合分析两个先前不公开的二期、单臂、非盲试验[(European Organisation for Research and Treatment of Cancer no. 62027 and the Southwest Oncology Group no. S0345)regarding the efficacy of imatinib in advanced(inoperable and/or metastatic)],25 例进展期的 DFSP 使用伊马替尼受益率超过 70%,平均无疾病进展期为 1.7 年。另一个研究证实,15 例不符合临床试验条件的晚期 DFSP 患者,应用甲磺酸伊马替尼治疗后取得显著效果,临床受益率接近 80%,但无进展生存率(PFS)和总生存期(OS)都没有达到预期。已经证实,DFSP-FS 对于伊马

替尼也敏感,但缓解时间相对短一些。有研究显示 DFSP-FS 肿瘤因缺乏 t(17;22)染色体易位而对伊马替尼不敏感。因此在使用伊马替尼治疗之前有必要确认 DFSP 中(COL1A1-PDGFB)融合分子(图43-2)。

完全广泛的手术切除是 DFSP 标准的治疗方案,但新辅助伊马替尼治疗会降低肿瘤的分期、减少毁容的风险、改善功能障碍和复发。Lebbe 等初步报道 Ⅱ期试验 25 例可切除的 DFSP(平均直径 4.5cm)术前使用伊马替尼,剂量 600mg/d,观察到 9 例(36%)部分缓解。目前的结果表明,一些最初评估不可切除的/转移性或迫使进行损坏性手术的 DFSP 在伊马替尼治疗后变为可切除的病灶。有必要进一步研究术前伊马替尼治疗是否可以减少广泛切除手术的切除边缘要求和伊马替尼对于手术切除后阳性边缘的辅助治疗是否有效(图43-3)。

研究提到伊马替尼的剂量范围为 400~800mg/d。临床数据并不足以确定初始的最佳剂量,较低和高剂量给药方案都可以有不同的药物反应。

大多数伊马替尼治疗的患者在治疗中表现的副作用几乎都是轻微和可控的,最常见的有液体潴留、水肿、贫血、疲劳、恶心、皮疹、血小板减少、呕吐、中性粒细胞减少和腹泻。

未来的发展方向

仍然不确定伊马替尼治疗 DFSP 的机制和耐药原因,也需要确定新型分子标记来预测伊马替尼的治疗效果。假定伊马替尼机制是通过抑制 PDGFR 磷酸

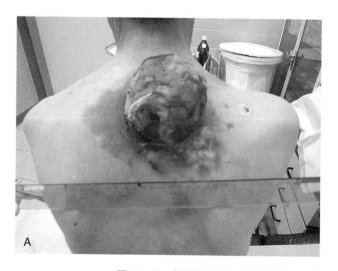
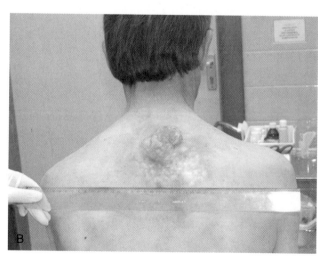

图43-2　侵袭性 DFSP 伊马替尼治疗前后图像。(A)治疗前。(B)治疗后。(见彩图)

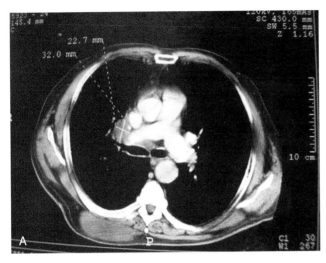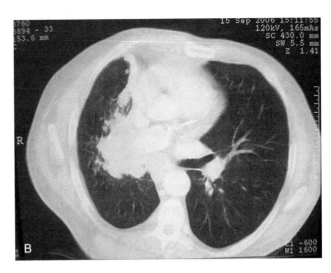

图43-3 纤维肉瘤样 DFSP 伊马替尼治疗前后肺部病变的改变。CT 扫描前(A)和后(B)。

化来完成的,但出乎意料的是即使在激活的 PDGFRB 表达量相对较低的情况下,伊马替尼的临床效果依然显著。如果肿瘤细胞是依赖于信号机制,似乎抑制酪氨酸激酶受体在临床上是有效的。

结论

目前伊马替尼是不能手术治疗、转移或复发 DF-SP 的黄金标准治疗,这样可能有利于手术切除或减少广泛手术相关缺陷。很大比例的患者使用伊马替尼有效果之后倾向于手术切除病灶。目前多学科小组包括肿瘤外科医生正在研究针对 DFSP 中 t(17;22)染色体易位的治疗。

(田蔚 李跃 译)

参考文献

1. Chang CK, Jacobs IA, Salti GI. Outcomes of surgery for dermatofibrosarcoma protuberans. Eur J Surg Oncol 2004;30:341 – 345.

2. Laskin WB. Dermatofibrosarcoma protuberans. Ca Cancer J Clin 1992;42:116 – 125.

3. Simon MP, Pedeutour F, Sirvent N, et al. Deregulation of the platelet-derived growth factor B-chain gene via fusion with collagen gene COL1A1 in dermatofibrosarcoma protuberans and giant-cell fibroblastoma. Nat Genet 1997;15(1):95 – 98.

4. Monnier D, Vidal C, Martin L, et al. Dermatofibrosarcoma protuberans: a population-based cancer registry descriptive study of 66 consecutive cases diagnosed between 1982 and 2002. J Eur Acad Dermatol Venereol 2006;20(10):1237 – 1242.

5. Bowne WB, Antonescu CR, Leung DHY, et al. Dermatofibrosarcoma protuberans. A clinicopathological analysis of patients treated and followed at a single institution. Cancer 2000;88:2711 – 2720.

6. Mentzel T, Beham A, Katenkamp D, et al. Fibrosarcomatous 'high-grade' dermatofibrosarcoma protuberans: clinicopathological and immunohistochemical study of 41 cases with emphasis on prognostic significance. Am J Surg Pathol 1998;22:576 – 587.

7. Lal P, Sharma R, Mohan H, Sekhon MS. Dermatofibrosarcoma protuberans metastasizing to lymph nodes: a case report and review of literature. J Surg Oncol 1999;72:178 – 180.

8. Meguerditchian AN, Wang J, Lema B, et al. Wide excision or Mohs micrographic surgery for the treatment of primary dermatofibrosarcoma protuberans. Am J Clin Oncol 2010;33(3):300 – 303.

9. A. Stojadinovic, H. M. Karpoff, C. R. Antonescu, et al. "Dermatofibrosarcoma protuberans of the head and neck," Annals of Surgical Oncology 2000;7:696 – 704.

10. Dagan R, Morris CG, Zlotecki RA, Scarborough MT, Mendenhall WM. Radiotherapy in the treatment of dermatofibrosarcoma protuberans. Am J Clin Oncol 2005;28(6):537 – 539.

11. S. Ten Heuvel, A. Suurmeijer, E. Pras, R. J. Van Ginkel, H. J. Hoekstra, "Dermatofibrosarcoma protuberans: Recurrence is related to the adequacy of surgical margins," European Journal of Surgical Oncology 2010;36:89 – 94.

12. Pédeutour F, Coindre J-M, Sozzi G, et al. Supernumerary ring chromosomes containing chromosome 17 sequences: a specific feature of dermatofibrosarcoma protuberans? Cancer Genet Cytogenet 1994;76:1 – 9.

13. Pédeutour F, Simon MP, Minoletti F, et al. Translocation, t(17;22)(q22;q13), in dermatofibrosarcoma protuberans: a new tumor-associated chromosome rearrangement. Cytogenet Cell Genet 1996;72:171 – 174.

14. Sandberg AA, Bridge JA. Updates on the cytogenetics and molecular genetics of bone and soft tissue tumors: dermatofibrosarcoma protuberans and giant cell fibroblastoma. Cancer Genet Cytogenet 2003; 140: 1 – 12.

15. Simon M-P, Navarro M, Roux D, Pouysségur J. Structural and functional analysis of a chimeric protein COL1A1-PDGFB generated by the translocation t(17;22)(q22;q13.1) in dermatofibrosarcoma protuberans (DP). Oncogene 2001; 20: 2965 – 2975.

16. Patel KU, Szabo SS, Hernandez VS, et al. Dermatofibrosarcoma protuberans COL1A1-PDGFB fusion is identified in virtually all dermatofibrosarcoma protuberans cases when investigated by newly developed multiplex reverse transcription polymerase chain reaction and fluorescence in situ hybridization assays. Hum Pathol 2008; 39, 184 – 193.

17. Kerob D, Pedeutour F, Leboeuf C, et al. Value of Cytogenetic Analysis in the Treatment of Dermatofibrosarcoma Protuberans. J Clin Oncol 2008; 26: 1757 – 1759.

18. Wang J, Morimutsu Y, Okamoto S et al. COL1A1-PDGFB fusion transcript in fibrosarcomatous areas of six dermatofibrosarcoma protuberans. J Mol Diag 2000; 2: 47 – 52.

19. Shimizu A, O'Brien KP, Sjöblom T, et al. The dermatofibrosarcoma protuberans-associated collagen type I_1/platelet-derived growth factor (PDGF) B-chain fusion gene generates a transforming protein that is processed to functional PDGFBB. Cancer Res 1999; 59: 3719 – 3723.

20. Simon M-P, Navarro M, Roux D, et al. Transforming properties of chimerical protein COL1A1-PDGFB generated by dermatofibrosarcoma protuberans-associated translocation t(17;22)(q22;q13.1). Cancer Genet Cytogenet 2001; 128: 82.

21. McArthur G. Molecularly targeted treatment for dermatofibrosarcoma protuberans. Semin Oncol 2004; 31: 30 – 36.

22. Greco A, Fusetti L, Villa R, et al. Transforming activity of the chimeric sequence formed by the fusion of collagen gene COL1A1 and the platelet derived growth factor b-chain gene in dermatofibrosarcoma protuberans. Oncogene 1998; 17: 1313 – 1319.

23. Bianchini L, Maire G, Guillot B, et al. Complex t(5;8) involving the CSPG2 and PTK2B genes in a case of dermatofibrosarcoma protuberans without the COL1A1-PDGFB fusion. Virchows Arch 2008; 452(6): 689 – 696.

24. Sjoblom T, Shimizu A, O'Brien KP, et al. Growth inhibition of dermatofibrosarcoma protuberans tumors by the platelet-derived growth factor receptor antagonist STI571 through induction of apoptosis. Cancer Res 2001; 61: 5778 – 5783.

25. Greco A, Roccato E, Miranda C, et al. Growth-inhibitory effect of STI571 on cells transformed by the COL1A1/PDGF-beta rearrangement. Int J Cancer 2001; 92: 354 – 360.

26. Maki RG, Awan RA, Dixon RH, et al. Differential sensitivity to imatinib of 2 patients with metastatic sarcoma arising from dermatofibrosarcoma protuberans. Int J Cancer 2002; 100: 623 – 626.

27. Rubin BP, Schuetze SM, Eary JF, et al. Molecular targeting of platelet-derived growth factor B by imatinib mesylate in a patient with metastatic dermatofibrosarcoma protuberans. J Clin Oncol 2002; 20: 3586 – 3591.

28. Pedeutour F, Coindre JM, Nicolo G, et al. Response of metastatic dermatofibrosarcoma protuberans to imatinib mesylate. Proc Am Soc Clin Oncol 2003; 23(abstr 3334).

29. Ruka W, Falkowski S, Wudarska J, et al.. The partial response of lung metastases arising from dermatofibrosarcoma after one month of imatinib therapy-a case report. Nowotwory-Journal of Oncology 2003; 53: 165 – 168.

30. Labropoulos SV, Fletcher JA, Oliveira AM, et al. Sustained complete remission of metastatic dermatofibrosarcoma protuberans with imatinib mesylate. Anticancer Drugs 2005; 16: 461 – 466.

31. Mizutani K, Tamada Y, Hara K, et al. Imatinib mesylate inhibits the growth of metastatic lung lesions in a patient with dermatofibrosarcoma protuberans. Br J Dermatol 2004; 151: 235 – 237.

32. McArthur GA, Demetri GD, van Oosterom AT, et al. Molecular and clinical analysis of locally advanced dermatofibrosarcoma protuberans treated with imatinib: Imatinib Target Exploration Consortium Study B2225. J Clin Oncol 2005; 23: 866 – 873.

33. Heinrich MC, Joensuu H, Demetri GD, et al. Phase II, open-label study evaluating the activity of imatinib in treating life-threatening malignancies known to be associated with imatinib-sensitive tyrosine kinases. Clin Cancer Res 2008; 14, 2717 – 2725.

34. Rutkowski P, Van Glabbeke M, Rankin CJ, et al. Imatinib mesylate in advanced dermatofibrosarcoma protuberans (DFSP): pooled analysis of two phase II clinical trials. J Clin Oncol 2010; 28: 1772 – 1779.

35. Rutkowski P, Debiec-Rychter M, Nowecki ZI, Michej W, Symonides M, Ptaszynski K, Ruka W. Treatment of advanced dermatofibrosarcoma protuberans with imatinib mesylate with or without surgical resection. J Eur Acad Dermatol Venereol. 2010 Jun 21. [Epub ahead of print]

36. Gronchi A, Stacchiotti S, Pedeutour F, et al. Response to imatinib mesylate (IM) in fibrosarcoma (FS) arising in dermatofibrosarcoma protuberans (DFSP). J Clin Oncol 2008; 26, (suppl; abstr 10593).

37. Lebbé C, Kerob D, Porcher R et al. Imatinib mesylate as a preoperative therapy in dermatofibrosarcoma: Results of a multicentric phase II study on 25 patients. J Clin Oncol 2007; 25: 18s, (suppl; abstr 10032).

第 44 章

侵袭性纤维瘤病：肉瘤诊疗团队的难题及其分子发现

Randall Burt,MD

David Viskochil,MD,PhD

引言

硬纤维瘤(也叫作硬纤维瘤病)呈良性纤维样生长,极少发生于普通人群每 100 万人每年 5~6 例,但频繁发生于一个称为家族性息肉病(FAP)的家族性癌症易感综合征或者 Gardner 综合征,涉及 3.6%~20% 的患者。大约 2% 的硬纤维瘤发生于 FAP 患者。尽管倾向发生在一般人的四肢脊柱和 FAP 患者的腹部,但硬纤维瘤可发生于体内任何的肌肉筋膜组织。

硬纤维瘤不被认为是肉瘤,然而它们已被列为侵袭性纤维瘤病,并且最佳的治疗方法通常需要肉瘤中心的多学科组进行治疗,在肉瘤方面有经验的外科医生应当指导腹部外病变的治疗,而腹腔内的硬纤维瘤最好由肉瘤外科医生和胃肠外科医生、肿瘤外科医生、有硬纤维瘤治疗经验的放疗科医生共同进行指导。

硬纤维瘤很少发生转移,但可侵入邻近结构,沿筋膜面延伸,附着并侵蚀骨骼,并且它可吞噬和挤压周围的神经、血管、输尿管和腹部其他空腔脏器,严重甚至致命的临床问题有时是由肿瘤引起的,尤其是当肠系膜血管或其他腹部空腔结构发生阻塞时。其他并发症包括出血、肠穿孔、瘘管形成和输尿管梗阻等。硬纤维瘤通常缓慢增大,有时完全停止增长。尽管大部分常见症状是腹部疼痛,但仅有大约 1/3 的腹部硬纤维瘤引起疼痛。腹腔内硬纤维瘤有时变得很大,占据腹部的大部分空间并套住许多肠段。

硬纤维瘤的控制涉及很多问题,并且诊断和控制的复杂性已经产生了特定的致力于讨论纤维瘤病的会议。这些会议的目标强调肉瘤治疗的多学科特性,除了通常的肉瘤团队外,硬纤维瘤的护理优化并涉及胃肠病学家和遗传病学家。

硬纤维瘤在一些患者及其家族中可能是最初的表现。此外,在一些 APC 突变的家族中硬纤维瘤是它们唯一的表现。在 FAP 中,硬纤维瘤是过度增生的成纤维细胞单克隆增生,不受控制的细胞生长在 APC 基因失活和细胞内 β 连环蛋白积累的基础上发生。与普通人群相比,FAP 患者的硬纤维瘤的相对风险为 825。尽管它们可能发生在任何年龄,但 FAP 中硬纤维瘤的高发期是 28~31 岁。FAP 中硬纤维瘤的独立相关因子包括密码子 1444 的 3'端发生 APC 突变、硬纤维瘤的家族史、女性、骨瘤的存在。硬纤维瘤通常发生于手术后平均 4.6 年。这些增生是导致 FAP 患者进行预防性结肠切除术后发生死亡的最主要原因,这些人中患有硬纤维瘤的患者总死亡率在 10%~50%,10 年生存率是 63%。

CT 和 MRI 对硬纤维瘤同样有效,治疗可针对症状及结构破坏或对邻近结构的潜在危险而进行。腹外和腹壁硬纤维瘤通过足够大的切除范围而获得最佳治疗。这样治疗后肿瘤复发较低,并且进一步的放疗和重复切除通常是成功的。有时手术是困难的,甚至是不可能的,但腹腔内硬纤维瘤的切除仍然是特定情况下的一个重要选择。

因为腹腔内硬纤维瘤常累及肠系膜或包裹血管或器官,药物治疗往往是首选。腹壁硬纤维瘤最一致的初始治疗似乎是甾体抗炎药舒林酸和抗雌激素他莫昔芬。FAP 的硬纤维瘤在治疗 3~6 个月后,两者都会有超过 50% 的反应,两者结合时反应会更好。联合化疗是有效的,可用于不能切除的对舒林酸和他莫昔芬治疗没有效果的患者。联合使用低剂量甲氨蝶呤和长春碱证实,在 60% 的不同阶段散发硬纤维瘤患者中对肿瘤生长或收缩有稳定作用。酪氨酸激酶抑制剂也能呈现出反应。放疗在大量患者中取得成功,甚至对腹内肿瘤也一样。我们推荐使用一种多学科方法治疗硬纤维瘤,尤其是腹腔内的硬纤维瘤。

硬纤维瘤或侵袭性纤维瘤的诊断应该使研究肉瘤的人员对于 FAP 诊断保持警惕。这种认识需要能提供一个更有强度的方法来筛选和基因检测,这将使患者和家庭受益。

腹外原发性纤维瘤:根据分子发现的治疗策略

散发性侵袭性纤维瘤病在足够范围切除后仍具有很高的局部复发倾向。在专家回顾性的研究中,5年局部失败率在 25% ~ 60%,这一较大的范围显示,在这样一个从未进行随机化研究的罕见病种中,治疗和随访的变异性较大。传统上患者经标准的外科手术方法是像对待肉瘤一样,以期完全切除肿瘤。

然而,这些肿瘤在侵袭上存在的差异以及手术指征随时间发生改变。过去的 10 年以下概念经一系列的演变,在 1998 年标准的治疗方法是获得肿瘤边缘阴性的手术切除,并且当手术导致重要功能或外观缺陷时,需要进行放疗。之后多数人拥护功能保守手术并得出结论,试图获得肿瘤边缘阴性的目标可能会导致不必要的并发症,因此功能保守手术成为一个"合理的"选择,不会产生肉眼可见的残余疾病。医学观察最近提出了在原始肿瘤不可切除的情况下保守观察的方法。

新辅助疗法在 2007 年提出,因为其与改善患者的预后相关。一些肿瘤对化疗或其他全身性治疗产生反应,因此可避免外科手术引起的功能障碍。最近,伊马替尼已在晚期侵袭性纤维瘤中进行检测。

目前作者提出一个问题,外科手术和其他积极的治疗方法能否成为一线治疗的一部分。在最新研究中,对具有腹外原发侵袭性纤维瘤的一组患者进行系统的非损伤性治疗,2/3 的非手术患者中发生生长停止,这一"非损伤性治疗方法"适用于一大批多元化的患者,并且它可避免对大多数原始肿瘤进行损伤性手术或放疗。手术的效果差异显示其他因素可能影响这些肿瘤的自然史。在这些因素中,肿瘤细胞本身生物学特性和人体微环境可能导致不同的结局。无论治疗方法如何,侵袭性或复发性肿瘤可能具有相同的侵袭性生物学特征。

纤维瘤侵袭性或复发性的分子学机制仍然不清楚。最近编码 β 连环蛋白的基因突变在一大群散发硬纤维瘤患者(180 名患者)中被发现。突变发生于 85% 的样本,存在于两个密码子的外显子 3 中的 4 种突变被发现:T41A(41%)、S45F(36%)、S45P(4%)、AA45(3%)。回顾其他研究,在 S45F 突变的硬纤维瘤中 5 年无复发生存率非常低(23%,$P < 0.001$),而 T41A(59%)病变或非复发性肿瘤的 5 年无复发生存率(65%)较高。核 β 连环蛋白的表达在 98% 的标本中被发现,并且强度和硬纤维瘤的复发率具有负相关($P < 0.01$)。

显然我们需要前瞻性的研究来了解硬纤维瘤的发生和发展的分子机制,并且证实是否一些突变对复发和侵袭具有特殊风险。最终目的是使用肿瘤分子水平的发现来确定个性化治疗方法。这一个性化医学在纤维瘤中的应用能够导致在正确的时间进行正确的治疗,最终获得最佳的预后。

(邢培培   译)

参考文献

1. Spear MA, Jennings LC, Mankin HJ et al. Individualizing management of aggressive fibromatoses. Int J Radiat Oncol Biol Phys. 1998; 40(3):637 - 645.

2. Merchant NB, Lewis JJ, Woodruff JM, et al. Extremity and trunk desmoid tumors: a multifactorial analysis of outcome. Cancer 1999; 86(10):2045 - 2052.

3. Pignatti G, Barbanti-Brodano G, Ferrari D et al. Extraabdominal desmoid tumor. A study of 83 cases. Orthop Relat Res. 2000; (375):207 - 213.

4. Phillips SR, A' Hern R, Thomas JM. Aggressive fibromatosis of the abdominal wall, limbs and limb girdles. Br J Surg. 2004; 91(12):1624 - 1629.

5. Lev D, Kotilingam D, Wei C, et al. Optimizing treatment of desmoid tumors. J Clin Oncol. 2007 May 1;25(13):1785 - 1791.

6. Patel SR, Benjamin RS. Desmoid tumors respond to chemotherapy: defying the dogma in oncology. J Clin Oncol. 2006 Jan 1; 24(1):11 - 12.

7. Heinrich MC, McArthur GA, Demetri GD, et al. Clinical and molecular studies of the effect of imatinib on advanced aggressive fibromatosis (desmoid tumor). J Clin Oncol. 2006 Mar 1; 24(7):1195 - 1203.

8. Bonvalot S, Eldweny H, Haddad V, et al. Extra-abdominal primary fibromatosis: Aggressive management could be avoided in a subgroup of patients. Eur J Surg Oncol. 2008 Apr; 34(4):

462 – 468.

9. Fiore M, Perego A, Pennacchioli E, et al. Alternative clinical approach in aggressive fibromatosis: wait and see frontline policy. A multi-institutional retrospective review (CTOS 2008).

10. J. Domont, J. Bénard, L. Lacroix, et al. Detection of β-catenin mutations in primary extra-abdominal fibromatosis

(EAF): An ancillary diagnostic tool. J Clin Oncol 26: 2008 (May 20 suppl; abstr 10518).

11. Lazar AJ, Tuvin D, Hajibashi S, et al. Specific Mutations in the ｛beta｝-Catenin Gene (CTNNB1) Correlate ith Local Recurrence in Sporadic Desmoid Tumors. Am J Pathol. 2008 Oct 2.

第 **45** 章

胃肠道间质瘤的预后

Julie D. Royster

胃肠道间质瘤(GIST)的恶性潜能变异很大。当对 GIST 进行手术切除后,医生和患者都会试图预测手术是否已根治肿物抑或 GIST 会在晚些时候复发。目前普遍认为,经过彻底的 R0 切除(边缘阴性)后,原发 GIST 有治愈的希望。手术后切缘在镜下可见肿瘤细胞残存(R1 切除)时,有时可能足以防止 GIST 复发,但肉眼可见肿瘤残存的部分切除(R2 切除),对 GIST 是不能治愈。对于更多切除类型,可查阅 GSI 网站,在本文中出现的其他专业术语词汇,其中也有更详细的解释。对于彻底 R0 切除术后的原发 GIST 的复发或转移的风险,可使用美国国家卫生研究院(NIH)在 2001 年的共识会议提出的分风险评估表(Fletcher 等,2012)进行评估。对于初诊时已发现转移的患者,此方法则不适用。对转移性 GIST 的患者,治疗上常使用伊马替尼(又名格列卫,Gleevec® 和 Glivec®。在早期的文献中,也被称为 CGP57148B 或 STI571)。

NIH 的风险表使用肿瘤的最大尺寸及有丝分裂细胞计数来预测 GIST 复发(肿瘤在原位再生)或转移(在新的位置发现肿瘤,GIST 常转移至肝或腹膜)的风险。肿瘤是以厘米为单位测量最大直径。有丝分裂率则用以衡量肿瘤细胞的增殖(细胞分裂为新的细胞,可反映肿瘤的生长速度)。有丝分裂计数由病理医生在显微镜下观测肿瘤的病理切片完成。病理医生计数显微镜下每 50 个高倍视野(HPF)中的核分裂(细胞发生分裂)的数量后,报道每 50HPF 计数。一个高倍视野是指采用显微镜的高倍率一次可观测的肿瘤切片中的区域,这不是一个规范的确切范围,但 Fletcher 等(2002)指出,该参数仍然是有用的,即使它"没有确切公认的定义"。例如,有丝分裂计数为 10/50HPF,是指在 50 个高倍镜视野内可见 10 个核分裂象。有时只计数 10 个视野,在这种情况下,在 10 个视野的计数可转化为 50 个视野的计数。如 1/10HPF 将相当于 5/50HPF。

在过去 5 年发表的数据显示,NIH 风险评估表中的风险类别(极低、低、中、高)的评估系统具有实用性。一项来自瑞典(Nilsson 等,2005)的研究包括了 1983—2000 年间所有 KIT 阳性的 GIST 数据集,并提供了所有病例的前瞻性随访。近 95% 的 GIST 为 KIT 阳性,即对其中名为 KIT 的蛋白(也称为 CD-117)进行染色结果为阳性。KIT 是一种名为干细胞因子的生长因子的受体。在大多数 GIST 中,KIT 基因突变可导致肿瘤的失控生长。即使 KIT 表达阴性的 GIST 也可能含有 KIT 基因突变。然而,也有少数的 GIST 可显示在类似的生长因子受体——血小板衍生生长因子受体 α(PDGFRA)发生突变,还有一些 GIST 在 KIT 和 PDGFRA 均无突变,被称为"野生型"。据该数据记录,在"极低风险"组中没有发生复发,而在"低风险"组中复发转移率为 2.4%,"中风险"组为 2.4%,"高风险"组为 62.5%。在冰岛也有一个非常类似的研究,包括了在 1990—2003 年间确诊的全部 GIST 病例(Tryggvason 等),其中 KIT 阳性 GIST 有 53 例。在"极低风险"组和"低风险"组中没有发生复发,但在"中风险"组中 20% 的患者发生复发,"高风险"组中复发率则为 46%。瑞典和冰岛的数据是特别有价值的,因为他们除了将 KIT 表达阴性的病例排除以外,没有发生选择偏倚。中村等人(2005)追踪了 80 例 GIST 病例,发现"中风险"组中 4.5% 的病例复发,相比之下,"高风险"组中复发病例占 38.5%。这些研究证实了 NIH 风险评估表的价值。

今年又有两篇基于瑞典人口数据的文章发表,并进行了更深入的分析:Bumming 等人的手术相关分析和 Andersson 等人(2006 年)的突变分析。除尸检发现的 GIST 以外,共有 259 例 GIST 被发现,其中 199 例因患者出现症状确诊 GIST,另有 60 例在进行其他手术时发现同时患有 GIST。199 出现症状的病例中,29 例(14.6%)是确诊时即发现转移,故不再进行进一步预后分析。在"高风险"组,60 例中的 48 例达到彻底的 R0 切除,在这 48 例中的 30 例(62.5%)出现复发或转移,而其余 37.5% 则尚未发现疾病复发的证据。Nilsson 等人(2005)的论文中引入了一个可个体化预测复发风险的公式,包括了肿瘤大小和 Ki-67 增殖指数(另一个评价细胞增殖的指标,需计算所有处于非静息状态细胞的百分率,而不是只计数正在分裂的细胞)两个参数。Bumming 等人改进了这个预测公式(如 Andersson 等人所描述的那样),他们纳入了每个肿瘤的突变状态。突变可以在一个基因的不同外显子中检测到。外显子可被看作是基因的一部分,用以构建完整蛋白的特定部分。如果某一个 KIT 外显子发生突变,它在细胞内编码的 KIT 受体的那一部分将会发生错误。将外显子的定位和突变类型被纳入风险预测公式的参数后,Bumming 等人发现当 KIT 基因的外显子 11 发生缺失突变时,要较 KIT 基因的外显子 11 发生其他突变类型(替代或重复)的预后更差,同时也较 KIT 基因的其他外显子更易发生突变,PDGFRA 发生突变,或野生型 KIT 和 PDGFRA(无可探测突变)的情况预后更差。在这些病例中,60% 的外显子 11 突变类型为缺失,其余 40% 为替代或重复。49% 的外显子 11 发生缺失突变的病例处于"高风险"组。在所有外显子 11 发生缺失突变的病例中,31%(不局限于"高风险"组,但大多数是"高风险"组)出现复发。反之,在所有复发病例中(不限风险级别),无 KIT 突变的(KIT 野生型或 PDGFRA 突变型)占 17%,KIT 发生其他类型突变的(在其他外显子,或外显子 11 发生替代或重复突变)占 13% ～18%。

由 Cho 等人(2006)发表的另一篇新文章中,通过分析 56 例患有胃部 GIST 的日本患者,同样得出外显子 11 缺失与预后较差相关的结论。外显子 11 缺失的患者中,25% 发生了肝转移,相比之下,其他类型突变的只有 0～6%,而且外显子 11 缺失患者的生存率也更低。早些时候的文献也显示 KIT 外显子 11 缺失的患者预后较差:(Wardelmann 等,2003;Corless 等,2004;Miettinen 等,2004;Martin 等,2005。

简而言之,越来越多的证据表明,GIST 的某些突变状态可为预测预后提供信息,因此对高风险肿瘤患者进行突变检测是可行的。

根据 Bearzi 等人(2006)的研究显示,在不能进行基因突变检测时,有丝分裂计数可作为判断预后的最佳线索。作者回顾了 1990—2003 年间在单一病理实验室发现的 158 例 GIST 病例。结果支持 Fletcher(2002)NIH 风险评估表:没有"极低风险"组或"低风险"组的患者死于 GIST,32 例中只有 2 例处于"中风险"组(6.2%)。在"高风险"组中,49% 的患者确认接受了根治性手术,39% 死于 GIST(注意:多数未使用伊马替尼!),而显然剩余 12% 幸存者得益于伊马替尼(复发后开始用药)。核分裂计数大于 10/50HPF 的术后患者只有 12% 未再发病,而核分裂计数大于 20/50HPF 的患者全部复发。

有些生长缓慢的肿瘤可长至较大尺寸但不表现出侵袭性,Bearzi 描述了两个该类型的病例:

- 1 例 11cm 大小的胃 GIST 切除后有丝分裂计数为 0,术后 5 年后没有复发。
- 1 例 14cm 大小的小肠肿瘤已浸润膀胱,切除了全部肿瘤及受累部分膀胱,有丝分裂计数为 3/50 HPF,术后 5 年后没有复发。

这些数据显示了那些患者在成功的手术切除后,可能受益于辅助的伊马替尼治疗而避免复发。由于瑞典的研究中所使用了 Ki-67 指数(而不是有丝分裂比率)来衡量肿瘤细胞的增殖,故不能使用瑞典的数据与 Bearzi 等人的研究做直接比较。而 Nilsson 等人(2005)的研究则显示:

- 如果肿瘤大小相等,则风险随 Ki-67 增殖指数的增加而增长;
- 如果 Ki-67 增殖指数不变,则风险会随着肿瘤大小的增加而增长。

回顾 Nilsson 等的文章中描述前述结论的图表可以发现,增殖指数较肿瘤大小的曲线更为发散。例如,肿瘤大小为 5cm 的预测曲线显示增殖指数为 5% 时,10 年生存率超过 60%;增殖指数为 10% 时,10 年生存率超过 50%;而 Ki-67 指数为 25% 时,10 年生存率仅为 25%。相应地,Ki-67 指数为 1% 时,10 年生存曲线可从肿瘤大小为 5cm 时的约 70% 降低到 15cm 时的约 50%。

关于 GIST 的最大研究(Miettinen 等,2004)曾在早前表明,有丝分裂计数较肿瘤大小对预后的影响更大。尽管在大于 10cm 且核分裂计数大于 5/50HPF 的肿瘤中有 86% 发生转移,但在大于 10cm 且核分裂计数小于 5/50HPF 的肿瘤中只有 11% 发生转移。通过对数据进行数学回归模型分析,Miettinen 等人还推断出肿瘤大小可能在预测中会表现出更大的价值,因为有丝分裂计数超过 10/50HPF 时会达到"饱和点"。

总之,病理报告可为 GIST 患者和他们的医生提供评估术后复发风险的最佳信息。如果综合肿瘤大小和核分裂计数显示肿瘤处于"高风险"类别时,有丝分裂计数是更具指示性的变量。最后,突变分析可以增加评估预后的信息,肿瘤对伊马替尼的反应也具有一定的相关性。

（任志午 译）

参考文献

1. Andersson J,Bumming P,Meis-Kindblom JM,Sihto H,Nupponen N,Joensuu H,Oden A,Gustavsson B,Kindblom LG,Nilsson B. Gastrointestinal stromal tumors with KIT exon 11 deletions are associated with poor prognosis. Gastroenterology. 2006 May;130(6):1573 – 1581. PMID:16697720.

2. Bearzi I,Mandolesi A,Arduini F,Costagliola A,Ranaldi R. Gastrointestinal stromal tumor. A study of 158 cases:clinicopathological features and prognostic factors. Anal Quant Cytol Histol. 2006 Jun;28(3):137 – 147. PMID:16786723.

3. Bumming P,Ahlman H,Andersson J,Meis-Kindblom JM,Kindblom LG,Nilsson B. ,Population-based study of the diagnosis and treatment of gastrointestinal stromal tumors. Br J Surg. 2006 Jul;93(7):836 – 843. PMID:16705644.

4. Cho S,Kitadai Y,Yoshida S,Tanaka S,Yoshihara M,Yoshida K,Chayama K. ,Deletion of the KIT gene is associated with liver metastasis and poor prognosis in patients with gastrointestinal stromal tumor in the stomach. Int J Oncol. 2006 Jun;28(6):1361 – 1367. PMID:16685437.

5. Corless CL,McGreevey L,Town A,Schroeder A,Bainbridge T,Harrell P,Fletcher JA,Heinrich MC. KIT gene deletions at the intron 10-exon 11 boundary in GI stromal tumors. J Mol Diagn. 2004 Nov;6(4):366 – 370. PMID:15507676.

6. Fletcher CD,Berman JJ,Corless C,Gorstein F,Lasota J,Longley BJ,Miettinen M,O'Leary TJ,Remotti H,Rubin BP,Shmookler B,Sobin LH,Weiss SW. Diagnosis of gastrointestinal stromal tumors:A consensus approach. Hum Pathol. 2002 May;33(5):459 – 465. PMID:12094370.

7. Martin J,Poveda A,Llombart-Bosch A,Ramos R,Lopez-Guerrero JA,Garcia del Muro J,Maurel J,Calabuig S,Gutierrez A,Gonzalez de Sande JL,Martinez J,De Juan A,Lainez N,Losa F,Alija V,Escudero P,Casado A,Garcia P,Blanco R,Buesa JM;Spanish Group for Sarcoma Research. Deletions affecting codons 557 – 558 of the c-KIT gene indicate a poor prognosis in patients with completely resected gastrointestinal stromal tumors:a study by the Spanish Group for Sarcoma Research (GEIS). J Clin Oncol. 2005 Sep 1;23(25):6190 – 6198. PMID:16135486.

8. Miettinen M,Sobin LH,Lasota J. Gastrointestinal stromal tumors of the stomach:a clinicopathologic,immunohistochemical,and molecular genetic study of 1765 cases with long-term follow-up. Am J Surg Pathol. 2005 Jan;29(1):52 – 68. PMID:15613856.

9. Nakamura N,Yamamoto H,Yao T,Oda Y,Nishiyama K,Imamura M,Yamada T,Nawata H,Tsuneyoshi M.. Prognostic significance of expressions of cell-cycle regulatory proteins in gastrointestinal stromal tumor and the relevance of the risk grade. Hum Pathol. 2005 Jul;36(7):828 – 837. PMID:16084954.

10. Nilsson B,Bumming P,Meis-Kindblom JM,Oden A,Dortok A,Gustavsson B,Sablinska K,Kindblom LG. Gastrointestinal stromal tumors:the incidence,prevalence,clinical course,and prognostication in the preimatinib mesylate era-a population-based study in western Sweden. Cancer. 2005 Feb 15;103(4):821 – 829. PMID:15648083.

11. Wardelmann E,Losen I,Hans V,Neidt I,Speidel N,Bierhoff E,Heinicke T,Pietsch T,Buttner R,Merkelbach-Bruse S. Deletion of Trp – 557 and Lys – 558 in the juxtamembrane domain of the c-kit protooncogene is associated with metastatic behavior of gastrointestinal stromal tumors. Int J Cancer. 2003 Oct 10;106(6):887 – 895. PMID:12918066.

第 46 章

尤文肉瘤家族性肿瘤及其分子靶向治疗的进展

R. Lor Randall, MD, FACS

George T. Calvert, MD

Holly L. Spraker, MD

Stephen L. Lessnick, MD, PhD

尤文肉瘤家族性肿瘤的概念

尤文肉瘤(ES)系 Ewing 在 1921 年首先报道的,当时取名为"骨的弥漫性血管内皮瘤"。他观察到这种高侵袭性骨癌对放疗是相当敏感的。

在其他方面,Ewing 博士"奠定了现在被称为纪念斯隆-凯特琳癌症中心的基础,建立了一支强大医师队伍,这些医师后来都在肿瘤方面的不同领域做出了卓越的贡献。他的声誉极高,他的同行们称他是"首领"和"癌症先生"。尤文肉瘤现以他名字"Ewing"命名,这个术语被不断地用于各种文章和论文中。

自他描述尤文肉瘤之后,出现了许多关于尤文肉瘤来源的理论,然而该肿瘤的起源仍然不能确定。最受支持的两种说法指出,这些肿瘤是来源于具有进化成人体各种组织细胞能力的原始细胞,如胚胎组织的神经脊细胞或是体内残存的细胞(间充质干细胞)。长久以来,病理学专家认为尤文肉瘤看起来与另一个被称为原始神经外胚层肿瘤(PNET)的罕见软组织肿瘤相似。20 世纪 80年代早期发现 ES 和 PNET 不仅在显微镜下有类似的特征,而且在超过 95% 的病例中存在相同的基因易位。所以这两种肿瘤被划分为一个类别,称为尤文肉瘤家族(ESFT),这些肿瘤都显示出基因易位现象。

尤文肉瘤家族性肿瘤是由不知来源的未分化原始细胞组成的。病理学家鉴别时染色呈现蓝色,所以这些细胞被称为"小圆蓝细胞"。尤文肉瘤家族包括:

● 骨尤文肉瘤

● 骨外尤文肉瘤

● 原始神经外胚层肿瘤(PNET)

● 周围神经上皮样瘤

● Askin 肿瘤(胸壁 PNET)

● 非典型尤文肉瘤

染色体易位

染色体易位是指不同染色体的断裂和重新连接(Obata,1999)。染色体是指细胞核内(遗传信息中心)基因储存单位。细胞内的染色体类似一个富含DNA 的线轴或者说遗传信息是线轴上的环线。人类的每个细胞中都携带着包含所有遗传基因的 23 对染色体(总共 46 条)。来自宾夕法尼亚大学的 Dr Gabriela Mercado 和 Frederic Barr 在我们的网站上展示了一场精彩的关于肉瘤中染色体易位的讨论。

在 ESFT 中,存在 11 号和 22 号染色体之间的易位,即 t(11;22)。编码尤文肉瘤基因(EWS)的 22 号染色体的功能还未完全清楚(Delattre, 1999; May, 1993)。11 号染色体上的基因 FLI1 的作用在于启动或关闭其他基因。融合的新基因叫作 EWS/FLI,可以编码不同的融合蛋白,调节一些致癌基因,这些致癌基因在异常表达时导致肿瘤的发生。来自于 Huntsman 癌症研究所的 Dr Stephen Lessnick 在另一期的 ESUN 发表了一篇关于尤文肉瘤融合蛋白的更为详细的文章。

EWS 基因编码的是功能不确定的蛋白质,而 FLI 编码产生的是一个转录因子,因而 EWS/FLI 融合蛋白的表达与否是受 EWS 基因的启动子控制的有关。虽然在尤文肉瘤和 PNEF 中也有其他类型的染色体易位发生,如 t(21;22) 和 t(7;22),所有的易位都是由 EWS 基因和一个 ETS 家族基因融合而成的。以前,人们认为不同的染色体易位会影响患者的生存期,然而,在现代治疗方案下,不同的染色体易位患者的存活率是相同的(Le Deley, 2010;van Doorninck, 2010)。

网上 Atlas of Genetics 和 Cytogenetics in Oncology and Haematology 中有专门概述尤文肉瘤家族性肿瘤分类及其他信息的网页。特别要关注网页中"参考书目"部分,两者都广泛涉及尤文肉瘤中的染色体易位。一篇精彩的有关尤文肉瘤家族性肿瘤生物学基础的综述(得到了 Liddy Shriver 肉瘤倡导组织基金的支持)发布在《影响因子》(Oncogene)杂志上。

谁会患 ESFT

ESFT 是非常罕见的,20 岁以下的发病率不到 3/100 万。90% 发生于 5~25 岁,25 岁以后非常罕见。大约 25% 的病例发生在 10 岁之前,而 65% 发生于 10~20 岁。将近 10% 患者在被确诊时超过 20 岁。

ESFT 发生于 5 岁以下儿童少见。转移性神经母细胞瘤是一种罕见的癌症,可是它呈现的症状、体征和组织学特点类似 ESFT。5 岁以下,病理特点是小圆细胞的肿瘤很可能是转移性神经母细胞瘤而不是 ESFT。

男孩和年轻男子患病多于女孩和年轻妇女,存活率同样不如女性。骨盆是最常见的位置,其他依次是股骨、胫骨、肱骨、肩胛骨。然而,ESFT 可以发生于身体的任何部分。值得注意的是,白人发病率是黑人的 10 倍。这个比例在全世界都是一致的。

由于尤文肉瘤在儿童发病率高于成人,它被认为是"小儿癌症"。患者发病年龄平均为 15 岁。美国每年大约有 200 例新确诊病例是儿童和青少年,成年病例仅 20 例(Esiashvili, 2008)。

ESFT 患者的症状

ESFT 患者最初抱怨疼痛,有时可以发现一个肿块。一般来说,肿块将持续增长几周至几个月。因为肿物长时间存在,往往不考虑侵袭性肿瘤,如 ESFT。有时,肿瘤侵犯骨头引发骨折。大约 1/4 的患者会有发烧和(或)体重减轻。这些患者应该去那些能够较好地评估该病变的初级保健医生就诊。

检查

医生通过询问病史、身体检查及 X 线片评估病灶。骨 ESFT X 线片显示在骨中段破坏性生长(图 46-1)。

ESFT X 线片表现在骨干/干骺端的中央性溶解性破坏。由于皮质骨的穿透性破坏,出现典型的葱皮样外观。另一个特点是"hair-on-end"征:是由沿着垂直于骨皮质和隆起骨膜的血管走行新生骨形成。

先进的成像技术包括 MRI 可以帮助建立诊断,尤其是骨外肿瘤(图 46-2)。

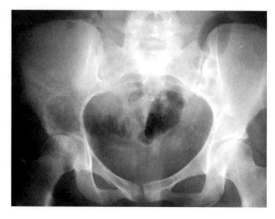

图 46-1　右髋部尤文肉瘤病变。患者,16 岁,女孩,有数月右髋疼痛病史。仔细检查右髋关节上方,可以发现骨质破坏的密度减低区。

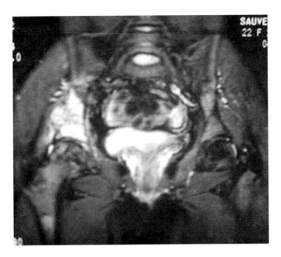

图 46-2　MRI 显示 ESFT 病变。右髋关节以上的亮区提示骨的肉瘤。

如果怀疑 ESFT，可进行两个额外的（用以分期）检查以确定肿瘤是否扩散：肺 CT 和骨扫描（Meyer，2008）。这些结果可以帮助医生决定治疗方法和评估预后。另外，在一些中心正在使用的正电子发射断层扫描（PET）是一个新的成像方法，其在尤文肉瘤治疗和评估中的作用尚未完全确定。2005 年华盛顿大学的研究表明，用 PET 测定的治疗反应性可以预测患者的无进展生存期（Hawkins，2005）。一项欧洲研究表明，CT 联合 PET 则比单独应用 PET 效果更好（Gerth，2007）。完成这些检查后，肿瘤活检对于确定是否真正 ESFT 很有必要。

活组织检查

活检包括两种类型：切开和切除。切开活检取材少，包括穿刺和切开检查。穿刺包含细针活检和中心活组织检查，下文会详述。当肿块小（<5cm）并且未毗邻重要结构时，可以考虑切除活检。活组织检查的类型必须基于仔细评估肿瘤的大小和位置以及患者的年龄（Mankin，1996；Simon，1998）。

活检选择和肿瘤的部位有关。此外，患者的解剖结构也是至关重要的。一般来说，体积小的浅表病变适合切除活检。如果怀疑是骨恶性肿瘤，切除活检则不宜经常使用，这是因为肿瘤往往体积很大，在切除活检之前需要肿瘤辅助治疗。如果依据病史、体检和影像学检查倾向良性病变，但是仍然怀疑恶性，需要切除后做冰冻切片验证。鉴于患者仍然在手术室，这使得外科医生和病理学家需要快速判断肿瘤样本的性质，以确定是否切取为了明确诊断所需要的更多组织。初次骨切除应由有经验的骨肿瘤医生进行，可切除的骨可能包括肋骨、锁骨、胸骨、髂骨、肩胛骨、尺骨远端。

由于大多数骨肿瘤潜在恶性不确定，所以若高度怀疑肿瘤是恶性，也可以进行切开检查。切开部位的确定应基于对病变范围以及其和重要身体结构部位（如神经血管束）关系的彻底评估。我们强烈建议活检应由有经验的外科医生执行，使切除可以在一个椭圆形手术切口下进行。在活检时，医生必须熟悉掌握皮瓣、覆盖范围甚至截肢等整形外科的肿瘤学原则，最终制订针对特定骨肿瘤的保肢计划。

针吸活检是门诊患者可以加速诊断过程的规范程序。活检使用局部麻醉，可降低成本。然而，这些技术一般不建议用于儿童。大多数恶性骨肿瘤周边有软组织组成部分，同时这也是针吸的代表位置。因此，肿瘤深部针吸是不必要的，并可能导致诸如污染、出血等问题。再次穿刺活检位点必须精心策划，以便它可以在需要切除时切除。如配合训练有素的细胞病理学家，细针活检同样是一种选择。一般使用直径 0.7mm 针，有报道其具有高达 90% 的诊断准确率，诊断骨肉瘤也超过 80%。缺点是不能获得足够的材料进行细胞遗传学、流式细胞仪、基因分析和其他有助于诊断的检验。

适当的时候，微创的中心活组织检查可在局部麻醉下进行，既能维持组织架构，又能为进一步诊断获得足够的标本。这种技术的诊断准确率超过 95%。虽然活检有利于诊断，但是也可能导致病情延迟。因为恶性肿瘤明确诊断的基础，不是仅在冰冻的分析，患者必须等到特殊染色的完成才能确诊，而这可能需要几天的时间。通常，即使是在有经验的检验中心，也有 25% ~33% 的样本是不确定的，因此可能出现重复活检或进一步延迟。

切开活检可以在办公室进行，然而若怀疑恶性骨肿瘤，通常建议在手术室进行。一般来说，采用纵向切口。横切口容易污染皮瓣和神经血管结构。对于进入肿瘤的路径上，应不形成皮瓣以减少污染。没有神经血管覆盖的表浅肿瘤更适合切开活检。此外，术前影像可能表明肿瘤的特殊部分的切检比其他部分的切检更具诊断性。由于广泛坏死和（或）出血区可能会产生误导，所以切片检查应在肿瘤边缘进行，深层取样没有必要。冰冻切片获得组织良恶性诊断，但不需确定明确的诊断。术前要细心地和病理学家就冰冻内容做沟通，以弄清特殊研究所需的组织以及怎样处理样本。例如甲醛固定组织会影响一些如细胞遗传学和分子学的研究。此外,组织一旦离开身体,很快就失去水分,会妨碍某些先进的检验,所以迅速处理样本很重要。

对于那些没有侵犯皮质的骨肿瘤,控制开窗术式是必要的。通常钻锯就足够了,但如果病情需要较大的窗口,要求切口必须是圆形或椭圆形,以减少压力。咬骨钳可用来检查骨髓腔内的组织,但骨窗可能会受到影响,需用骨蜡密封。或者用聚甲基甲丙烯酸盐插头代替垂体咬骨钳。止血是非常重要的,某些肿瘤富含丰富血管,精细止血是不可能的,在这种情况下,必须在远端切口放置引流管,并在合适的地方缝合。

对止血带的使用存在争议。虽然止血带减少出血途径,但必须在闭合之前放开,以保证足够有效的止血。如果使用,肢体不应该排空血流,以减少肿瘤栓塞的危险。

鉴别诊断

骨 ESFT 经常可以伪装成骨感染(骨髓炎),医生可以初步区分这两种。

ESFT 可以类似骨髓炎,因为它有坏死病变。肿瘤还会液化被误认为是脓。此外,患者经常会有全身症状,如低烧、间歇性发烧、白细胞计数升高、红细胞沉降率(ESR)升高。

> 显微镜下,ESFT 显示密集的小圆细胞,有"假菊团样"结构形成(图 46-3)。免疫组化 CD99 阳性。

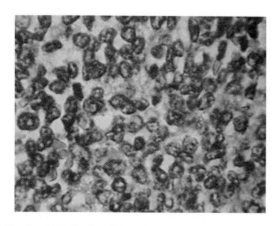

图 46-3　显微镜下显示典型的 ESFT 外观。细胞内暗蓝色物质代表了扩大、活跃的细胞核。细胞核含有如尤文肉瘤细胞生长、繁殖所需要的遗传信息。(见彩图)

其他肿瘤如骨肉瘤和淋巴瘤同样可以侵及骨,借助于显微镜和特殊的检验可以区分。良性肿瘤,如朗格汉斯细胞组织细胞增生症也可能与 ESFT 类似。另外,当 ESFT 出现在骨旁及软组织,必须考虑其与横纹肌肉瘤和其他软组织肉瘤的鉴别。专家们需要随时准备区分这些实体肿瘤。

临床表现

ESFT 是具有侵略性的恶性肿瘤,倾向局部复发和转移。治疗包括三种类型:化疗、放疗和手术。对于局限性 ESFT,应用化疗缩小肿瘤,防止进一步蔓延。随后,患者可接受外科手术切除肿瘤。如果不能手术切除,可使用放疗杀死局限性肿瘤。术后患者则接受进一步的化疗,以杀死残余的任何不正常的细胞。在某些情况下,手术和放疗都可使用。一般情况下,用这种方法处理的患者,70% ~ 75% 的患者有 5 年生存率(Bacci, 2006;Esiashvili, 2008;Gupta, 2010)。

不幸的是,15% ~ 25% 的 ESFT 患者首次就医时,疾病已经扩散,5 年的平均生存率为 30%。在这些患者中,化疗和放疗是主要的治疗方法,但手术也可使用。

如果可能的话,肺转移切除的确能提高生存率(Haeusler, 2010)。

治疗

ESFT 的治疗需要多个学科的医生。至关重要的是,确诊为 ESFT 的患者应该在非常熟悉这种疾病的中心接受治疗。该中心拥有从事这种罕见但不致命的癌症的综合专家小组及专职医疗(Randall, 2004)。尤文肉瘤专科包括骨科肿瘤学、内科肿瘤科、儿科肿瘤学、放射肿瘤学、肌肉骨骼放射学、病理学和肌肉骨骼。在某些情况下,还需要脊柱外科、血管外科、整形外科医生的支持。

目前,所有尤文肉瘤的治疗(包括软组织肿瘤和骨肿瘤)是一样的。根据一项临床试验次数的结果,规范标准的一线治疗包括如下。

- 14 ~ 17 个周期的化疗,两种药物交替。如果可能的话切除手术涉及骨。常常包含肢体保留与假体修复重建外科手术或供体骨移植。
- 手术完全切除不可能的情况下,每 6 周对原发灶进行放疗。

- 尤文肉瘤是侵略性的癌,需要进行 9 个月至一年的治疗。
- 如果癌症对"第一线治疗"没有反应,还可以用其他药物去尝试。如果以上这些治疗没有效果,患者可能成为临床试验的候选人。

化疗的进步明显提高生存率。化疗一疗程后通常进行手术切除原发肿瘤。化疗是第一个开始攻击任何潜在的转移的瘤细胞,但是尚未有分期研究证实。此外,术前化疗使医生有机会更好地计划自己的手术。

根据肿瘤对于化疗药物的反应,考虑术后进一步化疗。如果某些患者肿瘤对化疗高度敏感,预后相对较好。此外,根据 ESFT 位置和程度,放疗可用于配合或取代手术。虽然近 30 年,各方面治疗有了明显的改善,但是 ESFT 的治疗仍然是非常密集,治疗通常会持续一年。基本上,ESFT 患者和他/她的家庭放弃一年生活,希望得到较好的结果。

治疗 ESFT 的药物

化疗是治疗 ESFT 的重要组成部分(Wexler, 1996;Ludwig, 2008;Balamuth, 2010)。在化疗之前,单独使用放疗或放疗联合手术,高达 90% 的患者死亡。1960 年,使用某些药物(环磷酰胺、放线菌素-D 和长春新碱)治疗 ESFT,生存率得到提高。在过去的 30 年里,开发了新的化疗药物并改进了给药方案。美国和欧洲(Ladenstein, 2010)最常见的药物有甲长春新碱、阿霉素、环磷酰胺、异环磷酰胺、依托泊苷 5 种。

尤文肉瘤家族的化疗根据是否已经扩散转移而有所不同。以下针对尤文肉瘤的研究均为局部病灶患者(非转移性)参加。Ⅲ 期随机临床试验,一组使用 3 种治疗药物(含长春新碱、多柔比星和环磷酰胺)对比另一组 5 种药物治疗(另加异环磷酰胺和依托泊苷)。新英格兰医学杂志报道,接受 5 种药物治疗的患者较另一组生存率显著提高(存活率72% vs 61% , P = 0.01)(Grier 等,348∶694 – 701)本研究确定了尤文肉瘤家族 5 个标准药物化学疗法。通常情况下,方案为 2 天长春新碱、多柔比星和环磷酰胺(或 VDC)以及随后的 5 天的异环磷酰胺和依托泊苷。通常这两种药物组合(VDC 和 IE)每 3 周交替使用。

最近,研究者研究"密集剂量"化疗方案,试图进一步改善预后。这种方案是指还给予相同的药物总剂量,但是以一种更激烈的方式应用药物。通过增加每个间隔内给药数量或缩短治疗间隔,或两者兼有,可以增加药物效果。一个儿童肿瘤小组进行研究,将标准的 5 个药物疗法提高每个疗程的剂量,同时保持 3 周给药间隔。虽然这项试验并未显示出加强剂量和改善生存率的关系,但是的确证明治疗 30 周与 48 周(Granowetter, 2009)的患者不良反应的发生率相似。较近期的儿童肿瘤小组试验(AEWS0031)表明,在这两组实验及总体存活率上,化疗间隔为 2 周的压缩方案优于 3 周间隔。两个小组 4 年存活率分别为 76% 和 65%(P = 0.029),4 年总生存率分别为 91% 和 85%(P = 0.026)。另外,这两个方案之间的毒性不存在差异。现在,标准方案以密集方式给予,在维持生存率的同时减少治疗的时间。这个大型试验的其他资料仍在分析(Womer, 2008)。

大约 15% 的患者将会发生远处转移,这也是对 ESFT 预后最不利的原因。除了原发病灶,只转移到肺部的患者表现似乎比弥漫病变好。对于在诊断时存在转移的患者,标准的 5 个药物化疗用于一线治疗。然而,由于转移 ESFT 更难以治疗,高剂量化疗联合自体干细胞治疗,有时也在本组患者中使用。美法仑和羟基脲可以对抗 ESFT,在一些尤文肉瘤家族晚期患者自体干细胞移植中有些效果。但是它们引发的骨髓抑制程度使之在临床常规应用上受到禁止。2006 年英国一家机构调查报道,晚期 ESFT 执行骨髓移植联合这些药物治疗的 5 年存活率为 38%(McTiernan, 2006)。欧洲弥漫性病变患者试验(Euro-Ewing trial, 1999)结果显示,3 年内无病生存率为 27% ,总体生存率为 34%。这些患者实行高剂量化疗联合干细胞治疗,分别有 57% 和 25% 的患者完全缓解或部分缓解。这项试验证实,在诊断上,患者有更多疾病或较大的原发肿瘤与较小、局限的肿瘤患者处理方式不同。这可以帮助研究人员和临床医生继续学习如何最好地处理同一类型的肿瘤不同的变化。

对于 ESFT 患者,研究人员和临床医生继续把重点放在创新的治疗方案。儿童肿瘤小组的新试验预定在未来几个月内,对局限病灶患者将增加拓扑替康进入目前的标准药物疗法。目前,正在进行试验,验证 ESFT 晚期患者(Wagner, 2007;Casey, 2009)使用伊立替康和替莫唑胺的可能性。此外,新生物制剂的工作目标,在于杀死癌细胞而不是身体生长快速的正常细胞,这样治疗会更具体且副作用较少。如胰岛素样生长因子受体抗体(IGFR-1)被用来治疗尤文肉瘤(Olmos,2010;Toretsky,2010)。一些更有前途的新疗法将在本次综述最后一节讨论。

有关化疗方案的进一步资料,读者可以参考文章末页引用的化疗文献。

ESFT 化疗的副作用

ESFT 常规化疗有明显的副作用(毒性)。营养、心理、社会、职业和物理疗法等支持治疗,对于 ESFT 患者和他或她的家人是必不可少的。接受化疗的大多数患者发展到免疫系统的损害,使没有足够数量对抗感染的白细胞。所谓药物粒细胞集落刺激因子(G-CSF)可以帮助人体在化疗后快速产生新的白细胞。然而,患者常常导致致病菌感染,可以用抗生素治疗。化疗同样影响促使血液凝结的血液组成成分——血小板的功能,因此有必要从血库调取输入。贫血或携带氧气到组织的红细胞的缺失,可通过输血纠正损失。同样药物——促红细胞生成素也可以刺激红细胞的生成。大多数患者化疗后会发生头发失去(脱发)现象,但是药物终止头发会再生长。有些化疗药物引起恶心和呕吐,但也有各种药物可以帮助减少这种不良反应。最后,治疗 ESFT 化疗药物有很多副作用。密切监测和与患者沟通可以帮助识别和治疗的不良反应。

放疗

ESFT 对于放疗是敏感的。从历史上看,这是肿瘤(Indelicato,2008)主要的治疗方式。一般来说,剂量为 45~50Gy 的 5 周疗程来治疗局部疾病。但是放疗可能会引发一些问题,包括慢性肿胀和关节僵硬,不到 5% 的病例日后会有继发性癌(Kuttesch,1996)。因此,手术切除肿瘤是在避免放疗副作用下得到病情的控制。如果手术切除后,仍然残余少量肿瘤细胞,然后使用术后局部照射。有些肿瘤由于太大以至于不可能手术,在这种情况下,放疗仍然可以用来杀死肿瘤细胞(La,2008)。

手术治疗

ESFT 手术治疗已经成为一个成熟的领域。图46-4显示尤文肉瘤的骨盆模型。在患者首次接受术前化疗时,金属人工骨盆已经准备好。手术及术中的情况可见图 46-5 和图 46-6。

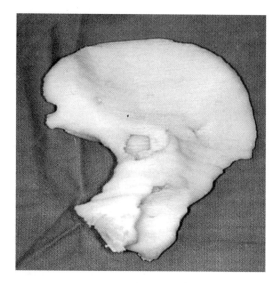

图 46-4　尤文肉瘤患者的骨盆模型。(见彩图)

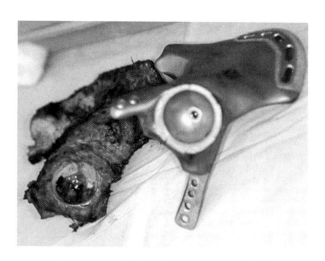

图 46-5　术中切除肿瘤。人工骨盆旁边是富含肿瘤的骨盆。(见彩图)

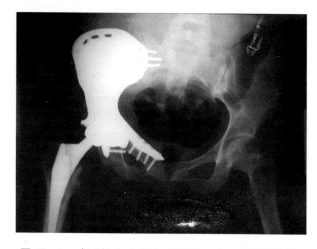

图 46-6　术后骨盆 X 线片:右侧植入人工金属半骨盆。

手术方式是由肿瘤的大小和其蔓延的范围决定的。任何癌症手术的目标是将肿瘤连同周边一些正常组织完全切除（Sluga，2001）。随着成像技术的进步，如 MRI，保肢手术已经规范化。保肢手术连同化疗使肿瘤的局部控制率和截肢术相当。然而，在严重的情况下，保肢可能会危及患者的生命，故必须截肢。

由于骨骼肌肉系统的复杂性，所以切除肿瘤后肢体重建的方法也根据肿瘤累及的部位而变化。

一般来说，这些肿瘤发生的地方是骨盆和长骨（股骨、胫骨、肱骨）。脊柱、肋骨、手和脚也可以参与，尽管发生率较低。ESFT 可以发生于身体的任何部分。

术后身体修复

骨尤文肉瘤是 ESFT 最常见的形式。切除骨后缺陷的重建主要途径包括骨移植，无论取材于患者本身或从骨库和（或）人工金属身体元件（体内植入物）。采用哪种技术取决于肿瘤的位置、患者年龄和其他类型的治疗，如化疗和（或）放疗。

同种异体骨移植和体内假肢可作为复合重建联合使用。自体骨移植可以使用带血管蒂的（如腓骨）。

这三种方式均具有优缺点。8 岁以上的孩子巨大的结构移植和体内假肢一般应保留。从骨盆或其他位置取材的没有血管蒂的自体移植骨可用于相对较小的缺陷，应用于儿童较好。其优点是高融合率，但供骨区会有并发症。相对来说，带血管蒂的自体移植骨（如腓骨）有吸引力，因为一旦成功，骨重塑会通过应力进行。同样供骨区偶有并发症。

结构移植供区无并发症，主要缺点是移植结构与宿主骨不融合和骨折。它们的优势在于如果愈合并不发生骨折，将是维系一生的生物学解决方案。骨关节异体移植时，切除关节后的重建包括供体骨关节面（Clohisy，1994；Hornicek，1998；Muscolo，2000）。尽管重建后的寿命根据不同的位置而变化，但是骨关节移植可以重建任何关节。骨干肿瘤可通过取代病灶骨的插入移植骨重建，而不需要关节面。生长骨骺板是可能保护骨骺和关节免受肿瘤侵袭的屏障。这需要审慎评估术前 MRI 检查。如果有可能保留骨骺板，其耐用性和功能的结果将优于关节切除。

对于大型结构骨移植，预期至少 60% ~ 70% 的病例对结果满意。很多情况下，根据肿瘤的位置和修复的程度，甚至有更高的成功率。用于大型异体骨移植的选择患者严格标准可提高总体结果（Cummings，2010）。

人工金属身体元件（体内移植物）可以提供患者的承受重量功能的快速稳定重建。这些移植物比用于关节炎及相关疾病引起的关节磨损的标准关节置换更大、更复杂。通常内用假体是水泥填充再用聚甲基丙烯酸甲酯固定位置。现在可用的新技术避免了骨水泥的使用，内用假体是由钴、铬、钢或钛构建。

鉴于 ESFT 影响儿童不成熟的骨骼，全面清除肿瘤时会切除骨骺生长板，假肢已被设计成机械伸长。这些扩展假肢的研究显示，大多数（85%）在植入术 5 年后仍然使用（Grimer，2000；Ritschl，1992；Schiller，1995；Schindler，1998）。利用不同机制可延长的假肢避免了一些额外手术。

对于金属假体，更新的无水泥填充、多孔生长系统已经开发，但尚未取得很多肿瘤中心使用的骨水泥填充模式假体。一种新型预应力兼容的固定器也已经推出，它可以避免长髓内柄的需求，从而避免削弱患者剩余健康骨的应力遮挡。该系统的目的是促进骨整合界面的骨融合。

除了骨移植和假体置换，还有什么可用于 ESFT 手术修复

在有选择的情况下，患者自己身体的一部分，如他们的小腿可以移植重建大腿的缺陷。这种手术包括回转成形术和胫骨成形术。这些选择，特别是对小于 8 岁的幼儿有利，他们的移植骨还会有所生长。回转成形术利用踝关节沿长轴旋转 180°，可使股骨水平截肢术提升到膝下截肢术。在功能上，回旋成形术在患者行走能力上相对保持较好（McClenaghan，1990）。此外，它的耐受力远远超过其他形式的重建并维持还能增长的胫骨生长板。

如果关节（如膝关节）需要与肿瘤一并切除，可供关节重建的术式有关节融合术。这涉及诱导关节上方和下方的骨（如股骨和胫骨）整合，形成一个僵硬，静止的"关节"。虽然融合仍然是肢体保留手术的选择，但是随着假体重建和骨移植的发展，应用频率逐渐减少。关节融合的好处是一旦它痊愈，形成的结构非常耐用，能够承受繁重的劳动。

手术副作用

手术和化疗一样，也有潜在的副作用。10% ~ 15% 骨移植可以发生感染（Mankin，1996；Alman，1995；Hornicek，1998）。此外，大段骨移植手术有

10% ~ 25% 可能不愈合(Geballe,1991;Man,1996年)。由于这些问题,可能需要额外的手术,移植骨也可能要被摘除。接受化疗的患者更容易出现这些问题。由于移植的大段骨存在破坏风险(大约 20% 大段骨移植患者),以后的生活需要细心注意。标准技术可以完成骨折修复,但可能需要植骨和(或)植入物的拆除和更换。

体内假体的缺点是它们最终会松动和(或)失效。预期金属替代品的 5 年使用率根据位置(如腿 vs 胳膊)和大小,范围 50% ~ 90%。可以机械延长的假肢使患者得到便利,但假肢寿命和患者手术时的年龄呈负相关(Ward,1996;Finn,1997;Eckardt,1993;Schiller,1995;Schindler,1998)。患者的年龄越小,越有可能遭受肢体重建的并发症。此外,像段大骨移植,肢体重建的感染风险率为 0 ~ 35%(Grimer,2000;Wirganowicz,1999;Malawer,1995;Ritschl,1992;Ward,1997)。

旋转成形术和胫骨成形术的缺点是关于肢体外在形象。在美国,往往由于考虑因形象改变造成的社交压力而不执行这些手术。拟接受这种手术的患者及家庭需进行大量的术前咨询,包括检查和分析接受这些术式患者的影像学资料。

关节融合往往导致患者对关节活动性的不满。他们对肩关节的耐受性要优于下肢关节(Alman,1995;Cheng,1991;Kneisl,1995)。

ESFT 什么时候应用截肢术

总体来说,当代切除肿瘤的保肢手术几乎和截肢术同样多(Rougraff,1994)。截肢本身并不能保证肿瘤绝对根除。ESFT 有"跳跃"接近躯干中心的能力,在截肢前不被发现,以致切除位置的肿瘤再次生长(Enneking,1975)。同 20 世纪 60 年代和 70 年代 MRI 之前进行的切除术相比,现在能全面反应受累区域的 MRI 非常珍贵。

有时肿瘤侵犯主要神经、动脉或静脉。这些结构的累及使保留肢体手术相当危险。但是有经验的整形外科、肿瘤科医生行现代保肢手术,不会存在生存劣势。骨折患者依情况而定,可能会或可能无法接受肢体保留手术(Bramer,2007)。做切除的决定是很复杂的,需要考虑患者以及他/她的家人、整个医疗团队。此外,患者的年龄、肿瘤的位置、有无骨折、患者和家属的愿望这些必须慎重考虑。最后,由于 ESFT 对放疗敏感,很少应用截肢术。

从功能上来讲,上肢截肢会导致非常糟糕的结果。因此,必须积极地进行血管重建和(或)神经移植以便保留有限的手、腕关节功能。如果不能得到足够的边缘,截肢手术是必要的。在下肢,偏侧骨盆切除术涉及整个下肢在骨盆水平切除,因而预后功能特别差。髋关节离断,即髋关节水平切除肢体并通过假体重建改善功能仍然很困难。胫骨近端以上的肿瘤,实行保肢术优于截肢术,并有很好的功能效果。接受膝上截肢术的患者与假体重建的相比,增加了运动时的能量消耗。而膝关节融合术在运动时能量消耗上处于保肢术和截肢术之间。胫骨骨干病灶往往采用保肢手术,但是足踝病变最好采用膝下截肢治疗。心理调查研究表明,保肢患者多对身体方面抱怨,但是截肢患者往往感到没有尊严而多与社会隔离。

ESFT 的新研究

通过现代化学疗法和手术技术,初期局限性 ESFT 患者的生存期得到改善,但经过首次治疗的弥漫性病变的患者结果依然很差。科学家和医生正在积极研究新的治疗方法,以便改善这些患者的预后。这些新技术通常处在专门从事癌症研究中心 1 期和 2 期临床试验。下面讨论一些有前途的方法。

ESFT 分子通路

因为 ESFT 的分子标记是 t(11;22)基因易位,所以这已成为 ESFT 研究的主要焦点(Lessnick,2002)。通过研究 ESFT 分子通路和 EWS-FLI 融合蛋白,Huntsman 癌症研究所调查发现,所谓的微卫星 DNA 重复序列是 ESFT 分子途径(Gangwal,2008)的反应元件。随后,他们发现对化疗不敏感的患者,GSTM4 蛋白高水平表达(luo,2009),这一发现可能会早期识别出对标准治疗不敏感的患者。干扰 GSTM4 可能最终会发展为治疗 ESFT 的方法。融合蛋白生物学途径的研究还发现分子途径中重要的组成成分称为 NR0B1 蛋白质,最终也可能成为治疗靶点(Kinsey,2006;Kinsey,2009)。

Georgetown 大学 Dr Jeffrey Toretsky 及其同事已经发现了干涉 ESFT 分子途径的新方法。他们的研究表明,EWS-FLI 融合蛋白结合的 RNA 解旋酶 A 可以调节基因转录。最近,他们发现小分子 YK-4-279 可以干扰 EWS-FLI 和 RNA 解旋酶的结合。这个分子在培养基上可以杀死 ESFT 细胞,在动物模型上可以减少肿瘤的生长。Dr Toretsky 和 Schlottmann 就治疗 ESFT 新分子生物学方法在 ESUN 网站进行了更详细的讨论。

RNA 干扰技术

针对特定基因的遗传序列称为"反义"寡核苷酸,这是一项令人兴奋的新技术,可能对于一系列癌症(包括 ESFT)是有益的。反义-寡核苷酸抑制 ESFT 易位已被证明能够抑制培养皿中以及在动物体内肿瘤的形成(Ouchida,1995;Kovar,1996;Tanaka,1997;Lambert,2000),但这种技术仍然是探索性的研究,大量工作还有待完成。反义技术的主要困难是提供一个有效的机制。抑制胰岛素样生长因子(IGF-1)的反义寡核苷酸在未来可能被证明为抑制 ESFT 的生物制剂(Scotlandi,2002)。

2005 年,Triche 等描述了小 RNA 抑制 EWS-FLI 的融合蛋白(Hu Lieskovan,2005)的非病毒传递系统。RNA 抑制技术在阐明 ESFT 分子途径已发挥作用。RNA 抑制技术同样被用来确定胰岛素样生长因子结合蛋白 3(Prieur,2004)和作为 EWS-FLI 的融合蛋白重要靶点的细胞周期蛋白 D1(Sanchez,2008)。此外,抑制 RNA 用来显示 GSTM4 是 EWS-FLI 的(luo,2009)重要的反应。

免疫治疗

针对的 IGF-1 受体蛋白的抗体,也被作为晚期 ESFT 患者潜在性治疗(Manara,2007)。关于 Figitumumab——IGF-R1 的抗体的 1 期临床试验最近被报道(Olmos,2010)。16 例 ESFT 患者中 2 例对治疗有反应,8 例保持 4 个月甚至更长的稳定。本剂和其他类似抗体待进一步研究。

CD99 蛋白是另一个被视为潜在治疗 ESFT 的免疫靶点。大多数 ESFT 肿瘤细胞表达 CD99 蛋白。最近的研究表明,它在防止尤文肉瘤细胞正常的神经分化过程中发挥作用。针对 CD99 的人体试验仍在进行中。

新的化疗药物

肿瘤细胞死亡是通过程序性细胞死亡或细胞凋亡实现的。现发现肿瘤坏死因子相关凋亡诱导配体(TRAIL)可以促进这一过程。结果表明这种分子在体外能够杀死杀尤文肉瘤细胞,并可能被证明是一个有用的生物治疗(Mitsiades,2001;Van Valen,2000)。

一项临床前研究显示 TRAIL 在动物模型中的疗效(Picarda,2010)。目前,和其他药物一样,这些仅仅是在研究阶段,但随着对尤文肉瘤不断地研究,实验室的研究发现将有望转化为临床上治疗 ESFT 的有效疗法。

(田蔚 杨吉龙 译)

参考文献

历史背景及一般回顾

1. Aurias A,Rimbaut C,Buffe D,Zucker JM,Mazabraud A. Translocation involving chromosome 22 in Ewing's sarcoma. A cytogenetic study of four fresh tumors. Cancer Genet Cytogenet. 1984 May;12(1):21-25.

2. Balamuth NJ,Womer RB. Ewing's Sarcoma. Lancet Oncol. 2010;11:184-192. Burchill SA. Ewing's sarcoma:diagnostic,prognostic,and therapeutic implications of molecular abnormalities. J Clin Pathol. 2003 Feb;56(2):96-102.

3. Delattre O,Zucman J,Plougastel B,Desmaze C,Melot T,Peter M,Kovar H,Joubert I,de Jong P,Rouleau G,et al. Gene fusion with an ETS DNA-binding domain caused by chromosome translocation in human tumors. Nature. 1992 Sep 10;359(6391):162-165.

4. Ewing J:Diffuse endothelioma of bone,Proc NY Pathol Soc 1921;21:17.

5. Lessnick SL,Dei Tos AP,Sorensen PH,Dileo P,Baker LH,Ferrari S,Hall KS. Small round cell sarcomas. Semin Oncol. 2009 Aug;36(4):338-346.

6. Ludwig JA. Ewing sarcoma:historical perspectives,current state-of-the-art,and opportunities for targeted therapy in the future. Curr Opin Oncol. 2008 Jul;20(4):412-418.

7. Maheshwari AV,Cheng EY. Ewing sarcoma family of tumors. J Am Acad Orthop Surg. 2010 Feb;18(2):94-107.

8. May WA,Gishizky ML,Lessnick SL,Lunsford LB,Lewis BC,Delattre O,Zucman J,Thomas G,Denny CT Ewing sarcoma 11;22 translocation produces a chimeric transcription factor that requires the DNA-binding domain encoded by FLI1 for transformation. Proc Natl Acad Sci U S A. 1993 Jun 15;90(12):5752-5756.

9. May WA,Lessnick SL,Braun BS,Klemsz M,Lewis BC,Lunsford LB,Hromas R,Denny CT. The Ewing's sarcoma EWS/FLI-1 fusion gene encodes a more potent transcriptional activator and is a more powerful transforming gene than FLI-1. Mol Cell Biol. 1993 Dec;13(12):7393-7398.

10. Whang-Peng J,Triche TJ,Knutsen T,Miser J,Douglass EC,Israel MA. Chromosome translocation in peripheral neuroepithe-

lioma. N Engl J Med. 1984 Aug 30;311(9):584 - 585.

基础科学

1. Aryee DN, Kreppel M, Bachmaier R, Uren A, Muehlbacher K, Wagner S, Breiteneder H, Ban J, Toretsky JA, Kovar H. Single-chain antibodies to the EWS NH(2) terminus structurally discriminate between intact and chimeric EWS in Ewing's sarcoma and interfere with the transcriptional activity of EWS in vivo. Cancer Res. 2006 Oct 15;66(20):9862 - 9869.

2. Erkizan HV, Kong Y, Merchant M, Schlottmann S, Barber-Rotenberg JS, Yuan L, Abaan OD, Chou TH, Dakshanamurthy S, Brown ML, Uren A, Toretsky JA. A small molecule blocking oncogenic protein EWS-FLI1 interaction with RNA helicase A inhibits growth of Ewing's sarcoma. Nat Med. 2009 Jul;15(7): 750 - 956. Epub 2009 Jul 5.

3. Gangwal K, Lessnick SL. Microsatellites are EWS/FLI response elements: genomic "junk" is EWS/FLI's treasure. Cell Cycle. 2008 Oct;7(20):3127 - 3132. Epub 2008 Oct 2.

4. Gangwal K, Sankar S, Hollenhorst PC, Kinsey M, Haroldsen SC, Shah AA, Boucher KM, Watkins WS, Jorde LB, Graves BJ, Lessnick SL. Microsatellites as EWS/FLI response elements in Ewing's sarcoma. Proc Natl Acad Sci U S A. 2008 Jul 22;105 (29):10149 - 10154. Epub 2008 Jul 14.

5. Hahm KB, Cho K, Lee C, Im YH, Chang J, Choi SG, Sorensen PH, Thiele CJ, Kim SJ. Repression of the gene encoding the TGF-beta type II receptor is a major target of the EWS-FLI1 oncoprotein. Nat Genet. 1999 Oct;23(2):222 - 227.

6. Hu-Lieskovan S, Heidel JD, Bartlett DW, Davis ME, Triche TJ. Sequence-specific knockdown of EWS-FLI1 by targeted, nonviral delivery of small interfering RNA inhibits tumor growth in a murine model of metastatic Ewing's sarcoma. Cancer Res. 2005 Oct 1;65(19):8984 - 8992.

7. Kinsey M, Smith R, Iyer AK, McCabe ER, Lessnick SL. EWS/FLI and its downstream target NR0B1 interact directly to modulate transcription and oncogenesis in Ewing's sarcoma. Cancer Res. 2009 Dec 1;69(23):9047 - 9055. Epub 2009 Nov 17.

8. Kinsey M, Smith R, Lessnick SL. NR0B1 is required for the oncogenic phenotype mediated by EWS/FLI in Ewing's sarcoma. Mol Cancer Res. 2006 Nov;4(11):851 - 859.

9. Kovar H, Aryee DN, Jug G, Henockl C, Schemper M, Delattre O, Thomas G, Gadner H. EWS/FLI - 1 antagonists induce growth inhibition of Ewing tumor cells in vitro. Cell Growth Differ. 1996 Apr;7(4):429 - 437

10. Lambert G, Bertrand JR, Fattal E, Subra F, Pinto-Alphandary H, Malvy C, Auclair C, Couvreur P. EWS fli-1 antisense nanocapsules inhibits ewing sarcoma-related tumor in mice. Biochem Biophys Res Commun. 2000 Dec 20; 279 (2):401 - 406.

11. Landuzzi L, De Giovanni C, Nicoletti G, Rossi I, Ricci C, Astolfi A, Scopece L, Scotlandi K, Serra M, Bagnara GP, Nanni P, Lollini PL. . The metastatic ability of Ewing's sarcoma cells is modulated by stem cell factor and by its receptor c - kit. Am J Pathol. 2000 Dec;157(6):2123 - 2131.

12. Lessnick SL, Dacwag CS, Golub TR. The Ewing's sarcoma oncoprotein EWS/FLI induces a p53 - dependent growth arrest in primary human fibroblasts. Cancer Cell. 2002 May;1(4):393 - 401.

13. Luo W, Gangwal K, Sankar S, Boucher KM, Thomas D, Lessnick SL. GSTM4 is a microsatellite-containing EWS/FLI target involved in Ewing's sarcoma oncogenesis and therapeutic resistance. Oncogene. 2009 Nov 19; 28 (46): 4126 - 4132. Epub 2009 Aug 31.

14. Manara MC, Landuzzi L, Nanni P, Nicoletti G, Zambelli D, Lollini PL, Nanni C, Hofmann F, García-Echeverría C, Picci P, Scotlandi K. Preclinical in vivo study of new insulin-like growth factor-I receptor-specific inhibitor in Ewing's sarcoma. Clin Cancer Res. 2007 Feb 15;13(4):1322 - 1330.

15. Mitsiades N, Poulaki V, Mitsiades C, Tsokos M. Ewing's sarcoma family tumors are sensitive to tumor necrosis factor-related apoptosis-inducing ligand and express death receptor 4 and death receptor 5. Cancer Res. 2001 Mar 15; 61 (6): 2704 - 2712.

16. Obata K, Hiraga H, Nojima T, Yoshida MC, Abe S. Molecular characterization of the genomic breakpoint junction in a t(11; 22) translocation in Ewing sarcoma. Genes Chromosomes Cancer. 1999 May;25(1):6 - 15

17. Olmos D, Postel-Vinay S, Molife LR, Okuno SH, Schuetze SM, Paccagnella ML, Batzel GN, Yin D, Pritchard-Jones K, Judson I, Worden FP, Gualberto A, Scurr M, de Bono JS, Haluska P. Safety, pharmacokinetics, and preliminary activity of the anti-IGF-1R antibody figitumumab (CP - 751, 871) in patients with sarcoma and Ewing's sarcoma: a phase 1 expansion cohort study. Lancet Oncol. 2010 Feb;11(2):129 - 135.

18. Ouchida M, Ohno T, Fujimura Y, Rao VN, Reddy ES. Loss of tumorigenicity of Ewing's sarcoma cells expressing antisense RNA to EWS-fusion transcripts. Oncogene. 1995 Sep 21;11 (6):1049 - 1054.

19. Picarda G, Lamoureux F, Geffroy L, Delepine P, Montier T, Laud K, Tirode F, Delattre O, Heymann D, Rédini F. Preclinical evidence that use of TRAIL in Ewing's sarcoma and osteosarcoma therapy inhibits tumor growth, prevents osteolysis, and increases animal survival. Clin Cancer Res. 2010 Apr 15;16 (8):2363 - 2374. Epub 2010 Apr 6.

20. Prieur A, Tirode F, Cohen P, Delattre O. EWS/FLI - 1 silencing and gene profiling of Ewing cells reveal downstream onco-

genic pathways and a crucial role for repression of insulin-like growth factor binding protein 3. Mol Cell Biol. 2004 Aug;24 (16):7275 – 7283.

21. Randall RL,Lessnick SL,Jones KB,Gouw LG,Cummings JE, Cannon-Albright L, Schiffman JD. Is There a Predisposition Gene for Ewing's Sarcoma? J Oncol. 2010;2010:397632. Epub 2010 Mar 15.

22. Ricotti E,Fagioli F,Garelli E,Linari C,Crescenzio N,Horenstein AL,Pistamiglio P,Vai S,Berger M,di Montezemolo LC, Madon E,Basso G. c-kit is expressed in soft tissue sarcoma of neuroectodermic origin and its ligand prevents apoptosis of neoplastic cells. Blood. 1998 Apr 1;91(7):2397 – 2405.

23. Rocchi A,Manara MC,Sciandra M,Zambelli D,Nardi F,Nicoletti G, Garofalo C, Meschini S, Astolfi A, Colombo MP, Lessnick SL,Picci P,Scotlandi K. CD99 inhibits neural differentiation of human Ewing sarcoma cells and thereby contributes to oncogenesis. J Clin Invest. 2010 Mar 1; 120 (3): 668 – 680.

24. Sanchez G, Bittencourt D, Laud K, Barbier J, Delattre O, Auboeuf D, Dutertre M. Alteration of cyclin D1 transcript elongation by a mutated transcription factor up-regulates the oncogenic D1b splice isoform in cancer. Proc Natl Acad Sci U S A. 2008 Apr 22;105(16):6004 – 6009. Epub 2008 Apr 14.

25. Scotlandi K,Maini C,Manara MC,Benini S,Serra M,Cerisano V,Strammiello R,Baldini N,Lollini PL,Nanni P,Nicoletti G, Picci P. Effectiveness of insulin-like growth factor I receptor antisense strategy against Ewing's sarcoma cells. Cancer Gene Ther. 2002 Mar;9(3):296 – 307.

26. Tanaka K,Iwakuma T,Harimaya K,Sato H,Iwamoto Y. EWS-Fli1 antisense oligodeoxynucleotide inhibits proliferation of human Ewing's sarcoma and primitive neuroectodermal tumor cells. J Clin Invest. 1997 Jan 15;99(2):239 – 247.

27. Toomey EC,Schiffman JD,Lessnick SL. Recent advances in the molecular pathogenesis of Ewing's sarcoma. Oncogene. 2010 Jun 14. [Epub ahead of print] Toretsky JA,Erkizan V, Levenson A,Abaan OD,Parvin JD,Cripe TP,Rice AM,Lee SB, Uren A. Oncoprotein EWS-FLI1 activity is enhanced by RNA helicase A. Cancer Res. 2006 Jun 1;66(11):5574 – 5581.

28. Van Valen F, Fulda S, Truckenbrod B, Eckervogt V, Sonnemann J, Hillmann A, Rodl R, Hoffmann C, Winkelmann W, Schafer L,Dockhorn-Dworniczak B,Wessel T,Boos J,Debatin KM,Jurgens H. Apoptotic responsiveness of the Ewing's sarcoma family of tumors to tumor necrosis factor-related apoptosis-inducing ligand (TRAIL). Int J Cancer. 2000 Oct 15;88 (2):252 – 259.

尤文肉瘤的活检、影像学及分期

1. Gerth HU,Juergens KU,Dirksen U,Gerss J,Schober O,Franzi-
us C. Significant benefit of multimodal imaging：PET/CT compared with PET alone in staging and follow-up of patients with Ewing tumors. J Nucl Med. 2007 Dec;48(12):1932 – 1939.

2. Hawkins DS,Schuetze SM,Butrynski JE,Rajendran JG,Vernon CB,Conrad EU 3rd,Eary JF. [18F]Fluorodeoxyglucose positron emission tomography predicts outcome for Ewing sarcoma family of tumors. J Clin Oncol. 2005 Dec 1;23 (34): 8828 – 8834.

3. Mankin HJ,Mankin CJ,Simon MA. The hazards of the biopsy, revisited. Members of the Musculoskeletal Tumor Society. J Bone Joint Surg Am 1996 May; 78 (5): 656 – 663. PMID: 8642021.

4. Meyer JS,Nadel HR,Marina N,Womer RB,Brown KL,Eary JF,Gorlick R,Grier HE,Randall RL,Lawlor ER,Lessnick SL, Schomberg PJ, Kailo MD. Imaging guidelines for children with Ewing sarcoma and osteosarcoma：a report from the Children's Oncology Group Bone Tumor Committee. Pediatr Blood Cancer. 2008 Aug;51(2):163 – 170.

5. Randall R. L,Bruckner JD,Papenhausen MD,Thurman T,Conrad EU. Errors in Diagnosis and Treatment of Soft Tissue Sarcomas Initially Managed at Non-tertiary Centers. Orthopedics Feb;27(2):209 – 212,2004.

预后

1. Bacci G,Longhi A,Ferrari S,Mercuri M,Versari M,Bertoni F. Prognostic factors in non-metastatic Ewing's sarcoma tumor of bone：an analysis of 579 patients treated at a single institution with adjuvant or neoadjuvant chemotherapy between 1972 and 1998. Acta Oncol. 2006;45(4):469 – 475.

2. Bramer JA, Abudu AA, Grimer RJ, Carter SR, Tillman RM. Do pathological fractures influence survival and local recurrence rate in bony sarcomas? Eur J Cancer. 2007 Sep;43(13):1944 – 51

3. Enneking WF,Kagan A："Skip" metastases in osteosarcoma. Cancer 1975 Dec;36(6):2192 – 2205.

4. Esiashvili N,Goodman M,Marcus RB Jr. Changes in incidence and survival of Ewing sarcoma patients over the past 3 decades：Surveillance Epidemiology and End Results data. J Pediatr Hematol Oncol. 2008 Jun;30(6):425 – 430.

5. Haeusler J,Ranft A,Boelling T,Gosheger G,Braun-Munzinger G,Vieth V,Burdach S,van den Berg H,Juergens H,Dirksen U. The value of local treatment in patients with primary,disseminated,multifocal Ewing sarcoma (PDMES). Cancer. 2010 Jan 15;116(2):443 – 450.

6. Le Deley MC,Delattre O,Schaefer KL,Burchill SA,Koehler G, Hogendoorn PC,Lion T,Poremba C,Marandet J,Ballet S,Pierron G,Brownhill SC,Nesslböck M,Ranft A,Dirksen U,Oberlin O,Lewis IJ,Craft AW,Jürgens H,Kovar H. Impact of EWS-

ETS fusion type on disease progression in Ewing's sarcoma/peripheral primitive neuroectodermal tumor: prospective results from the cooperative Euro-E. W. I. N. G. 99 trial. J Clin Oncol. 2010 Apr 20;28(12):1982 – 1988.

7. Rodríguez-Galindo C, Navid F, Liu T, Billups CA, Rao BN, Krasin MJ. Prognostic factors for local and distant control in Ewing sarcoma family of tumors. Ann Oncol. 2008 Apr;19(4):814 – 820. Epub 2007 Nov 12.

8. Sluga M et al. The role of surgery and resection margins in the treatment of Ewing's sarcoma. Clin Orthop 2001 Nov; (392: 394).

9. van Doorninck JA, Ji L, Schaub B, Shimada H, Wing MR, Krailo MD, Lessnick SL, Marina N, Triche TJ, Sposto R, Womer RB, Lawlor ER. Current treatment protocols have eliminated the prognostic advantage of type 1 fusions in Ewing sarcoma: a report from the Children's Oncology Group. J Clin Oncol. 2010 Apr 20;28(12):1989 – 1994. Epub 2010 Mar 22.

10. Yock TI, Krailo M, Fryer CJ, Donaldson SS, Miser JS, Chen Z, Bernstein M, Laurie F, Gebhardt MC, Grier HE, Tarbell NJ; Children's Oncology Group. Local control in pelvic Ewing sarcoma: analysis from INT-0091 – a report from the Children's Oncology Group. J Clin Oncol. 2006 Aug 20;24(24):3838 – 43. Erratum in: J Clin Oncol. 2006 Oct 20;24(30):4947.

化疗

1. Bhatia S, Krailo MD, Chen Z, Burden L, Askin FB, Dickman PS, Grier HE, Link MP, Meyers PA, Perlman EJ, Rausen AR, Robison LL, Vietti TJ, Miser JS. Therapy-related myelodysplasia and acute myeloid leukemia after Ewing sarcoma and primitive neuroectodermal tumor of bone: A report from the Children's Oncology Group. Blood. 2007 Jan 1;109(1):46 – 51. Epub 2006 Sep 19.

2. Casey DA, Wexler LH, Merchant MS, Chou AJ, Merola PR, Price AP, Meyers PA. Irinotecan and temozolomide for Ewing sarcoma: the Memorial Sloan-Kettering experience. Pediatr Blood Cancer. 2009 Dec;53(6):1029 – 1034.

3. DuBois SG, Grier HE. Chemotherapy: The role of ifosfamide and etoposide in Ewing sarcoma. Nat Rev Clin Oncol. 2009 May;6(5):251 – 253.

4. DuBois SG, Krailo MD, Lessnick SL, Smith R, Chen Z, Marina N, Grier HE, Stegmaier K; Children's Oncology Group. Phase II study of intermediate-dose cytarabine in patients with relapsed or refractory Ewing sarcoma: a report from the Children's Oncology Group. Pediatr Blood Cancer. 2009 Mar;52(3):324 – 327.

5. Ferrari S, Mercuri M, Rosito P, Mancini A, Barbieri E, Longhi A, Rimondini S, Cesari M, Ruggieri P, Di Liddo M, Bacci G. J Localized Ewing tumor of bone: final results of the cooperative Ewing's Sarcoma Study CESS 86. Clin Oncol. 2001 Mar 15;19(6):1818 – 1829.

6. Ifosfamide and actinomycin-D, added in the induction phase to vincristine, cyclophosphamide and doxorubicin, improve histologic response and prognosis in patients with non metastatic Ewing's sarcoma of the extremity. J Chemother. 1998 Dec;10(6):484 – 491.

7. Granowetter L, Womer R, Devidas M, Krailo M, Wang C, Bernstein M, Marina N, Leavey P, Gebhardt M, Healey J, Shamberger RC, Goorin A, Miser J, Meyer J, Arndt CA, Sailer S, Marcus K, Perlman E, Dickman P, Grier HE. Dose-intensified compared with standard chemotherapy for nonmetastatic Ewing sarcoma family of tumors: a Children's Oncology Group Study. J Clin Oncol. 2009 May 20;27(15):2536 – 2541. Epub 2009 Apr 6.

8. Grier HE, Krailo MD, Tarbell NJ, Link MP, Fryer CJ, Pritchard DJ, Gebhardt MC, Dickman PS, Perlman EJ, Meyers PA, Donaldson SS, Moore S, Rausen AR, Vietti TJ, Miser JS. Addition of ifosfamide and etoposide to standard chemotherapy for Ewing's sarcoma and primitive neuroectodermal tumor of bone. N Engl J Med. 2003 Feb 20;348(8):694 – 701.

9. Gupta A, Pappo A, Saunder N, Hopyan S, Ferguson P, Wunder J, O'Sullivan B, Catton C, Greenberg M, Blackstein M. Clinical Outcome of Children and Adults with Localized Ewing Sarcoma-Impact of Chemotherapy Dose and Timing of Local Control. Cancer 2010; 116:3189 – 3194.

10. Ladenstein R, Potschger U, Le Deley M, Whelan J, Paulussen M, Oberlin O, van de Berg H, Dirksen U, Hjorth L, Michon J, Lewis I, Craft A, Jurgens H. Primary disseminated multifocal Ewing sarcoma: Results of the Euro-EWING 99 trial. J Clin Oncol 2010; 28:3284 – 3291.

11. McTiernan AM, Cassoni AM, Driver D, Michelagnoli MP, Kilby AM, Whelan JS. Improving Outcomes After Relapse in Ewing's Sarcoma: Analysis of 114 Patients From a Single Institution. Sarcoma. 2006;2006:83548. Epub 2006 Nov 6.

12. McTiernan A, Driver D, Michelagnoli MP, Kilby AM, Whelan JS. High dose chemotherapy with bone marrow or peripheral stem cell rescue is an effective treatment option for patients with relapsed or progressive Ewing's sarcoma family of tumors. Ann Oncol. 2006 Aug;17(8):1301 – 1305. Epub 2006 Jun 16.

13. Oberlin O, Habrand JL, Zucker JM, Brunat-Mentigny M, Terrier-Lacombe MJ, Dubousset J, Gentet JC, Schmitt C, Ponvert D, Carrie C, et al. No benefit of ifosfamide in Ewing's sarcoma: a nonrandomized study of the French Society of Pediatric Oncology. J Clin Oncol. 1992 Sep;10(9):1407 – 1412.

14. Paulussen M, Craft AW, Lewis I, Hackshaw A, Douglas C, Dunst J, Schuck A, Winkelmann W, Köhler G, Poremba C,

Zoubek A, Ladenstein R, van den Berg H, Hunold A, Cassoni A, Spooner D, Grimer R, Whelan J, McTiernan A, Jürgens H; European Intergroup Cooperative Ewing's Sarcoma Study-92. Results of the EICESS-92 Study: two randomized trials of Ewing's sarcoma treatment-cyclophosphamide compared with ifosfamide in standard-risk patients and assessment of benefit of etoposide added to standard treatment in high-risk patients. J Clin Oncol. 2008 Sep 20;26(27): 4385 – 4393.

15. Rosito P, Mancini AF, Rondelli R, Abate ME, Pession A, Bedei L, Bacci G, Picci P, Mercuri M, Ruggieri P, Frezza G, Campanacci M, Paolucci G. Italian Cooperative Study for the treatment of children and young adults with localized Ewing sarcoma of bone: a preliminary report of 6 years of experience. Cancer. 1999 Aug 1;86(3):421 – 428.

16. Toretsky J, Gorlick R. IGF-1R targeted treatment of sarcoma. Lancet Oncol 2010; 11:105 – 106.

17. Wagner L, McAllister N, Goldsby R, Rausen A, McNall-Knapp R, McCarville B, Albritton K. Temozolomide and irinotecan for treatment of advanced Ewing Sarcoma. Pediatr Blood Cancer 2007; 48:132 – 139.

18. Wexler LH, DeLaney TF, Tsokos M, Avila N, Steinberg SM, Weaver-McClure L, Jacobson J, Jarosinski P, Hijazi YM, Balis FM, Horowitz ME. Ifosfamide and etoposide plus vincristine, doxorubicin, and cyclophosphamide for newly diagnosed Ewing's sarcoma family of tumors. Cancer. 1996 Aug 15;78 (4):901 – 911.

19. Womer R, West D, Krailo M, Dickman P, Pawel B. Chemotherapy intensification by interval compression in localized Ewing sarcoma family tumors (ESTF). Proc Am Soc Clin Oncol. 2008;26:abstr10504.

放疗

1. Indelicato DJ, Keole SR, Shahlaee AH, Shi W, Morris CG, Marcus RB Jr. Definitive radiotherapy for ewing tumors of extremities and pelvis: long-term disease control, limb function, and treatment toxicity. Int J Radiat Oncol Biol Phys. 2008 Nov 1; 72(3):871 – 877. Epub 2008 May 1.

2. Kuttesch JF Jr, Wexler LH, Marcus RB, Fairclough D, Weaver-McClure L, White M, Mao L, Delaney TF, Pratt CB, Horowitz ME, Kun LE. Second malignancies after Ewing's sarcoma: radiation dose-dependency of secondary sarcomas. J Clin Oncol. 1996 Oct;14(10):2818 – 2125.

3. La TH, Meyers PA, Wexler LH, Alektiar KM, Healey JH, Laquaglia MP, Boland PJ, Wolden SL. Radiation therapy for Ewing's sarcoma: results from Memorial Sloan-Kettering in the modern era. Int J Radiat Oncol Biol Phys. 2006 Feb 1;64(2):544 – 550. Epub 2005 Sep 28.

手术

1. Alman BA, De Bari A, Krajbich JI. Massive allografts in the treatment of osteosarcoma and Ewing sarcoma in children and adolescents. J Bone Joint Surg Am 1995. Jan;77(1):54 – 64.

2. Chen CM, Disa JJ, Lee HY, Mehrara BJ, Hu QY, Nathan S, Boland P, Healey J, Cordeiro PG. Reconstruction of extremity long bone defects after sarcoma resection with vascularized fibula flaps: a 10 – year review. Plast Reconstr Surg. 2007 Mar;119 (3):915 – 924.

3. Cheng EY, Gebhardt MC. Allograft reconstructions of the shoulder after bone tumor resections. Orthop Clin North Am 1991 Jan;22(1):37 – 48.

4. Clohisy DR, Mankin HJ. Osteoarticular allografts for reconstruction after resection of a musculoskeletal tumor in the proximal end of the tibia. J Bone Joint Surg Am 1994 Apr;76(4):549 – 554.

5. Cummings J, Villanueva E, Cearley D, Jones KB, Randall RL. Stringent patient selection in bulk allograft reconstructions. Orthopedics. 2010 Feb 1;33(2):86 – 92.

6. Dormans JP, Ofluoglu O, Erol B, Moroz L, Davidson RS. Case report: Reconstruction of an intercalary defect with bone transport after resection of Ewing's sarcoma. Clin Orthop Relat Res. 2005 May;(434):258 – 264.

7. Eckardt JJ, Safran MR, Eilber FR, Rosen G, Kabo JM. Expandable endoprosthetic reconstruction of the skeletally immature after malignant bone tumor resection. Clin Orthop 1993 Dec; (297):188 – 202.

8. Finn HA, Simon MA. Limb-salvage surgery in the treatment of osteosarcoma in skeletally immature individuals. Clin Orthop 1991 Jan;(262):108 – 118.

9. Gebhardt MC, Flugstad DI, Springfield DS, Mankin HJ. The use of bone allografts for limb salvage in high-grade extremity osteosarcoma. Clin Orthop 1991 Sep;(270):181 – 196.

10. Gebhardt MC, Jaffe K, Mankin HJ. Bone allografts for tumors and other reconstructions in children. In: Langlais F, Tomeno, eds. Limb salvage-major reconstructions in oncologic and nontumoral conditions. Berlin: Springer-Verlag,1991: 561 – 572.

11. Grimer RJ, Belthur M, Carter SR, Tillman RM, Cool P. Extendible replacements of the proximal tibia for bone tumors. J Bone Joint Surg Br 2000 Mar;82(2):255 – 260.

12. Grimer RJ, Belthur M, Chandrasekar C, Carter SR, Tillman RM. Two-stage revision for infected endoprostheses used in tumor surgery. Clin Orthop Relat Res. 2002 Feb;(395):193 – 203.

13. Grimer RJ, Carter SR, Tillman RM, Spooner D, Mangham DC, Kabukcuoglu Y. Osteosarcoma of the pelvis. J Bone Joint Surg Br 1999 Sep;81(5):796 – 802.

14. Hornicek FJ Jr, Mnaymneh W, Lackman RD, Exner GU, Malinin TI. Limb salvage with osteoarticular allografts after resection of proximal tibia bone tumors. Clin Orthop 1998 Jul; (352): 179 – 186.

15. Horowitz SM, Glasser DB, Lane JM, Healey JH. Prosthetic and extremity survivorship after limb salvage for sarcoma. How long do the reconstructions last? Clin Orthop 1993 Aug; (293): 280 – 286.

16. Hubert DM, Low DW, Serletti JM, Chang B, Dormans JP. Fibula free flap reconstruction of the pelvis in children after limb-sparing internal hemipelvectomy for bone sarcoma. Plast Reconstr Surg. 2010 Jan; 125(1): 195 – 200.

17. Kneisl JS. Function after amputation, arthrodesis, or arthroplasty for tumors about the shoulder. J South Orthop Assoc 1995 Fall; 4(3): 228 – 236.

18. Lord CF, Gebhardt MC, Tomford WW, Mankin HJ. Infection in bone allografts. Incidence, nature, and treatment. J Bone Joint Surg Am 1988 Mar; 70(3): 369 – 376.

19. Malawer MM, Chou LB. Prosthetic survival and clinical results with use of large-segment replacements in the treatment of high-grade bone sarcomas. J Bone Joint Surg Am 1995 Aug; 77(8): 1154 – 1165.

20. Mavrogenis AF, Mastorakos DP, Triantafyllopoulos G, Sakellariou VI, Galanis EC, Papagelopoulos PJ. Total scapulectomy and constrained reverse total shoulder reconstruction for a Ewing's sarcoma. J Surg Oncol. 2009 Dec 1; 100(7): 611 – 615.

21. McClenaghan BA, Krajbich JI, Pirone AM, Koheil R, Longmuir P: Comparative assessment of gait after limb-salvage procedures. J Bone Joint Surg [Am]. 1990 Oct; 72(9): 1430.

22. Muscolo DL, Ayerza MA, Aponte-Tinao LA. Survivorship and radiographic analysis of knee osteoarticular allografts. Clin Orthop 2000 Apr; (373): 73 – 79.

23. O'Connor MI, Sim FH, Chao EY. Limb salvage for neoplasms of the shoulder girdle. Intermediate reconstructive and functional results. J Bone Joint Surg Am 1996 Dec; 78(12): 1872 – 1888.

24. Randall RL, Nork SE, James PJ. Aggressive aneurysmal bone cyst of the proximal humerus. A case report. Clin Orthop 2000 Jan; (370): 212 – 218.

25. Ritschl P, Capanna R, Helwig U, Campanacci M, Kotz R. [KMFTR (Kotz Modular Femur Tibia Reconstruction System) modular tumor endoprosthesis system for the lower extremity] Z Orthop Ihre Grenzgeb 1992 Jul-Aug; 130(4): 290 – 293.

26. Rougraff BT, Simon MA, Kneisl JS, Greenberg DB, Mankin HJ. Limb salvage compared with amputation for osteosarcoma of the distal end of the femur. A long-term oncological, functional, and quality-of-life study. J Bone Joint Surg Am 1994 May; 76(5): 649 – 656.

27. Schiller C, Windhager R, Fellinger EJ, Salzer-Kuntschik M, Kaider A, Kotz R. Extendable tumor endoprostheses for the leg in children. J Bone Joint Surg Br 1995 Jul; 77(4): 608 – 614.

28. Schindler OS, Cannon SR, Briggs TW, Blunn GW, Grimer RJ, Walker PS. Use of extendable total femoral replacements in children with malignant bone tumors. Clin Orthop 1998 Dec; (357): 157 – 170.

29. Simon MA. Biopsy. In: Simon MA, Springfield DS, eds. Surgery for bone and soft-tissue tumors. Philadelphia: Lippincott-Raven, 1998; 55 – 65.

30. van Kampen M, Grimer RJ, Carter SR, Tillman RM, Abudu A. Replacement of the hip in children with a tumor in the proximal part of the femur. J Bone Joint Surg Am. 2008 Apr; 90(4): 785 – 795.

31. Ward WG, Johnston-Jones K, Lowenbraun S, Dorey F, Rosen G, Eckardt JJ. Antibiotic prophylaxis and infection resistance of massive tumor endoprostheses during chemotherapy. J South Orthop Assoc 1997 Fall; 6(3): 180 – 185.

32. Ward WG, Yang R-S, Eckardt JJ. Endoprosthetic bone reconstruction following malignant tumor resection in skeletally immature patients. Orthop Clin North Am 1996 Jul; 27(3): 493 – 502.

33. Weiner SD, Scarborough M, Vander Griend RA. Resection arthrodesis of the knee with an intercalary allograft. J Bone Joint Surg Am 1996 Feb; 78(2): 185 – 192.

34. Wirganowicz PZ, Eckardt JJ, Dorey FJ, Eilber FR, Kabo JM. Etiology and results of tumor endoprosthesis revision surgery in 64 patients. Clin Orthop 1999 Jan; (358): 64 – 74.

第 **3** 部分

附　录

一、肉瘤知识更新电子版通讯简介

肉瘤知识更新电子版通讯(The Electronic Sarcoma Update Newsletter, ESUN)是一个在线同行评议的时事通讯,包含一些肉瘤患者及其照护者、医生和护士感兴趣的肉瘤方面的文章。ESUN 有一个杰出的医学咨询和编辑委员会,这是全世界成千上万读者的重要信息来源。它是双月出版,文章可见我方的免责声明和版权。这些文章多数来自肉瘤专家,他们向广大读者介绍肉瘤的诊疗及研究进展等相关知识。还有部分内容来自于非肉瘤专家,但这些内容也都经过同行评议且得到医学咨询委员会批准才得以出版,以保证内容的专业正确性和实用性。

ESUN 是由 Liddy Shriver 肉瘤倡导组织主办的公益性宣传资料,Dr Bruce 是主编,而其他工作人员均为志愿者。除去出版这些资料的工本费,作者、编辑及工作人员均为无偿服务。

医学咨询委员会及编委会名单

Jean-Yves Blay, MD, PhD,法国克劳德·伯纳德大学

Judith Bovée, MD, PhD, 荷兰莱顿大学医学中心

Edwin Choy, MD, PhD, 麻省总医院癌症中心

Angelo Paolo Dei Tos, 意大利特雷维索总医院

Stefano Ferrari, MD, 意大利 Ortopedico Rizzoli 研究所

Charles Forscher, MD, Cedars-Sinai 医学中心

Mark Gebhardt, MD, Beth Israel Deaconess 医学中心

Richard Gorlick, MD, Montefiore 儿童医院

Katherine Janeway, MD, Dana-Farber 癌症研究所

Ian Judson, MD, 英国皇家马斯登医院

Akira Kawai, MD, PhD, 日本国家癌症中心医院(NCCH)

Alexander Lazar, MD, PhD, M. D. 安德森癌症中心

Mary Louise Keohan, MD, 纪念斯隆 – 凯特琳癌症中心

David Loeb, MD, PhD, Sidney Kimmel 综合癌症中心

Crystal Mackall, MD, 美国国家癌症研究所

Igor Matushansky, MD, PhD, 诺华公司

Paul A. Meyers, MD, 纪念斯隆 – 凯特琳癌症中心

Ola Myklebost, PhD, 挪威肿瘤医院

Raphael Pollock, MD, PhD, 得克萨斯大学 M. D. 安德森癌症中心

R. Lor Randall, MD, 犹他大学癌症研究所

Piotr Rutkowski, MD, PhD, 波兰纪念 Sklodowska-Curie 癌症中心

Poul Sorensen, MD, PhD, 加拿大 BC 癌症研究中心

David Thomas, MD, 澳大利亚彼德·麦卡勒姆癌症中心

Margaret von Mehren, MD, Fox Chase 癌症中心

Leonard Wexler, MD, 纪念斯隆 – 凯特琳癌症中心

荣誉医学咨询委员会及编委会名单

Laurence Baker, DO, 西南肿瘤组和 SARC

Murray Brennan, MD, 纪念斯隆 – 凯特琳癌症中心

Ole Steen Nielsen, MD, 丹麦奥尔胡斯大学

主编

Bruce Shriver, PhD

副主编

Mary Sorens

编辑部人员

Tom Swartz

MiMi Olsson

责任编辑

Beverly Shriver, RN

Tom Swartz

二、Liddy Shriver 肉瘤倡导组织简介

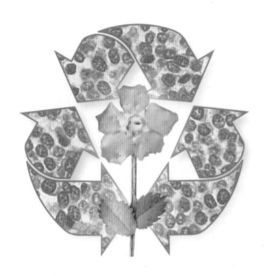

来历

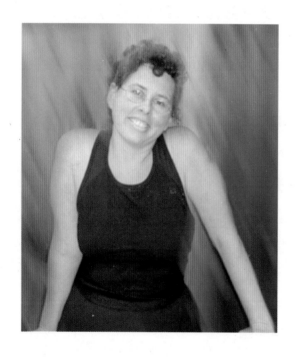

Liddy Shriver 的故事

Liddy shriver 是一位美国的女计算机专家,她于2002年4月被诊断为尤文肉瘤,2004年1月死于尤文肉瘤,死时仅有37岁。他的父母说,对这种病他们一无所知,而只会痛苦和绝望,同时也只能给她鼓励和关心。

而 Liddy shriver 自己却非常乐观,把肿瘤当作是平时遇到的一个问题来解决,她读了很多关于肿瘤的书籍,了解最新的临床治疗方法,并且建立了一个小型的网站,在这个网站上有很多肉瘤患者相互帮助、安慰并且讨论他们的病情,很多人都成了她的朋友。

然而,这一切并没有阻止她的病情发展,在3个月的化疗后,大腿上原发肿瘤被切除后肿瘤很快转移到肺部,并且肺部的病灶对大剂量的放疗和化疗不敏感,各种临床药物都没有阻止肿瘤生长,肿瘤转移到头部。医生对 Liddy shriver 进行了开颅手术,取出了像高尔夫球大小的肿瘤组织,然而,术后的脑部扫描显示肿瘤仍在生长,并且很快又转移到了肾脏。

尽管经历那么多痛苦,Liddy shriver 仍坚持不懈地在网络上记录自己的感受,尽可能地描述自己的病情,留下更多的医学信息。还经常与家人朋友联系,在他们需要帮助的时候帮助他们。最让人吃惊的是,Liddy 仍然像以前一样坚持骑自行车,这是她生命中的一部分。随着病情越来越重,她开始为自己做计划,争取在剩余的时间里完成一些自己的愿望,其中有一项就是自行车旅行,她曾骑自行车去路易斯安、丹麦、新英格兰旅行。

2004年1月,Liddy 去世了,但是她的精神一直鼓励着那些曾经得到过她帮助的肉瘤患者,他们从她那里了解了很多关于肉瘤的知识,并得到了很多精神上的安慰,同时也间接地帮助了许多其他患者。

因此 Bruce Shriver 博士即 Liddy 的父亲从中得到了启发,组织 Liddy Shriver 肉瘤倡导组织,并出版 ES-UN,让全世界的人都来了解肉瘤,动员更多的人来帮助全世界的肉瘤患者。

组织的使命

Liddy shriver 肉瘤倡导组织的使命是帮助提高肉瘤患者的生活质量,最主要的任务就是加强公众对肉瘤的意识,同时让大家知道目前基于成人肉瘤的临床实验非常缺乏,相信只要提高了公众对肉瘤的认识程度,就会推动肉瘤的研究项目及其临床实验的开展和资金的筹备,

而这些研究结果最终会帮助我们攻克肉瘤。

建立 Liddy shriver 肉瘤倡导组织的最根本宗旨就是帮助发现肉瘤的最新研究，使得这些研究结果得以应用到临床，从而获得更有效的肉瘤临床治疗方法。我们呼吁所有想要帮助肉瘤患者的组织活动，我们的呼声代表了所有肉瘤患者和社会上关心、爱护、给予他们帮助的人，以及战斗在临床一线、和患者一同来战胜肉瘤的医生们，然而现实生活中由于空间的阻隔他们之间往往因为联系不上而失去了相互帮助的机会，也错过了治疗的最佳时机，我们的任务就是让大家都能联系起来，最大可能地帮助更多的肉瘤患者。

基金会的图标背景是由蓝色的小圆细胞组成的，它是尤文肉瘤的特征性细胞，也就是 Liddy 所患的肿瘤，以此纪念她对生命的渴望和勇气的故事。

资助研究项目

Liddy Shriver 肉瘤倡导组织研究基金会期望研究

人员能够把已发现的研究结果应用到更大的研究项目上，以获得更大的成就。基金会感兴趣的研究范围很广阔，例如：了解肉瘤的分子生物学；探索能用于新的肿瘤治疗的"分子靶点"；癌基因的产生以及在肉瘤发展中的作用；肿瘤疫苗的研究；单克隆抗体；mTOR 抑制剂；新技术在肉瘤诊断中的应用；研究放疗所致肉瘤的发病原因；转移过程的模拟；探索肉瘤分别在儿童、青少年以及成人患者中发展的差异；早期肉瘤的诊断。除此之外还涉及了其他更广阔的研究领域，希望其中一些研究结果能够帮助我们发现肉瘤的治愈方法。目前已经建立的多个关于肉瘤的研究项目，分布在斯坦福大学、宾夕法尼亚大学、Baylor 大学、犹他大学的 Huntsman 癌症研究所、密歇根大学、Dana-Farber 肿瘤研究所、意大利米兰的 IRCCS 癌症研究基金会、德国埃森大学医学的西德肿瘤中心、SARC（肉瘤联合研究会）、匹兹堡大学的肿瘤中心等。

三、2007 年 Liddy Shriver 肉瘤倡导组织的宣传活动介绍

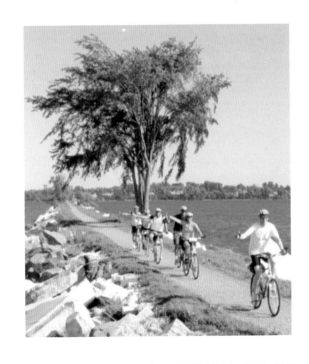

2007 年肉瘤组织的创建精神是"国际肉瘤学习周"。全世界 13 个不同的国家已经组织了超过 45 个团队来参与 2007 肉瘤组织宣传活动。这是一个在国际范围内同时进行的活动，于 2007 年 7 月 14 日—22

日举行，这次活动包括了世界范围的数千人参与，可以把它看作是为提高公众对肉瘤的认识而举行的全世界范围的骑自行车、跑步、步行、游泳的活动"，届时各大刊物、电视将报道这次活动，这将帮助成千上万的人们意识到这种致命的肿瘤，而这种意识的建立在短时期内能够使更多的人来捐助支持肉瘤的研究工作，从而提高肉瘤的诊断和治疗技术，使肉瘤患者受益。这些国家包括澳大利亚、加拿大、中国、丹麦、法国、德国、爱尔兰、日本、墨西哥、瑞典、英国等国家，以及美国的马里兰州、佛罗里达州、堪萨斯州、肯塔基州、加利福尼亚州、马萨诸塞州、密歇根州、俄勒冈州、新泽西州、纽约州、北卡罗来纳州、俄克拉荷马州、明尼苏达州、田纳西州、威斯康星州、得克萨斯州、犹他州、佛蒙特州、弗吉尼亚州、华盛顿州、宾夕法尼亚州及中国香港地区等。比如美国 2007 年肉瘤组织的自行车旅行活动会于 7 月 14—21 日在纽约举行，这次自行车履行活动可以看作作为"全世界学习肉瘤周"；在佛蒙特州，50 名主要队员将会以步行、跑步、骑自行车、游泳等各种方式来参加这次活动。在中国的天津和广州两个城市也有不同形式的宣传活动。

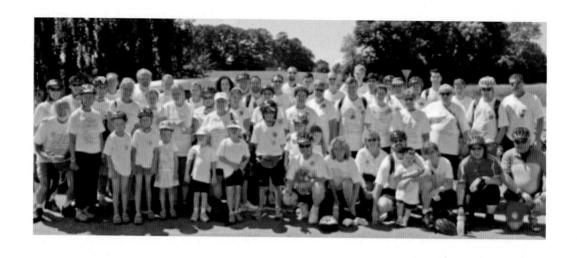

四、2007 年天津医科大学肿瘤医院骨与软组织肉瘤宣传周活动掠影

骨与软组织肿瘤科　张瑾　杨吉龙

在郝希山院长、王平书记的领导下，在信息交流部、医务科、团委、中国抗癌协会、护理部、骨与软组织肿瘤科的大力协作下，2007 年天津市肿瘤骨与软组织肉瘤宣传活动周取得圆满成功。

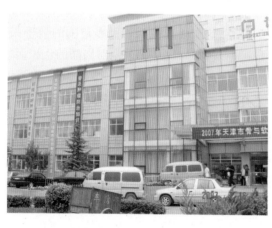

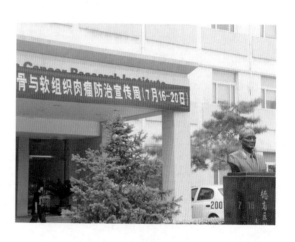

这次骨与软组织肉瘤宣传活动在美国 Liddy Shriver 肉瘤倡导组织的倡议和支持下，由得克萨斯大学的 M. D. 安德森癌症中心的张微教授和天津医科大学肿瘤医院骨与软组织肿瘤科的张瑾医师、杨吉龙牵头，由信息交流部具体实施，在 2007 年 7 月 16—20 日举行了包括义诊、讲座、宣传、话疗等骨与软组织肉瘤宣传活动。参与这次骨与软组织肉瘤宣传活动的人包括肉瘤患者及其家属、医生、护理人员及各新闻媒体的记者，参与人数达 500 余人，直接受益的患者就有 406 人。这项大型活动主要包括以下 4 个组成部分。

1. 骨与软组织肉瘤患者义诊：在 2007 年 7 月 16—20 日之间的 5 天时间里，共有 356 位骨与软组织肿瘤患者在天津市肿瘤医院骨与软组织肿瘤科门诊得到免费义诊。参与义诊的医生是天津市骨与软组织肿瘤科的各位老专家及中青年骨干，他们精心为各位患者检查，提出诊断及治疗意见，给各位患者指明了正确的治疗道路；也使许多非肉瘤患者得到关于肉瘤的发病、诊断、治疗等方面的知识。

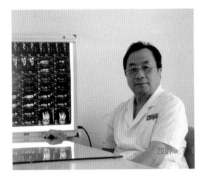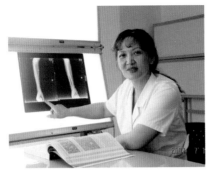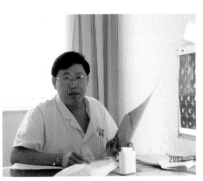
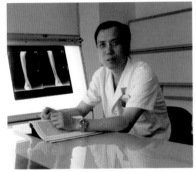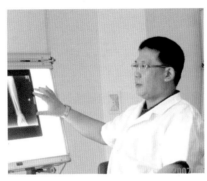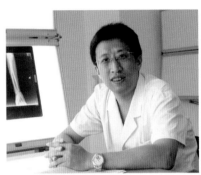

天津医科大学肿瘤医院骨与软组织肿瘤科各位医师在进行义诊。

2. 骨与软组织肉瘤宣传活动：在天津医科大学肿瘤医院门诊大厅、桃园社区等地点设立展牌，宣传肉瘤相关知识，向各位参与的人发放肉瘤知识小册子，接受咨询等活动。

3. 社区肉瘤知识讲座：在天津市河西区桃园社区活动中心，有天津医科大学肿瘤医院骨与软组织肿瘤科陈勇医师（目前工作于复旦大学附属肿瘤医院）向社区群众宣讲肉瘤的病因、发病、诊断、治疗等相关知识，提高大家对肉瘤的认识。这次活动中共有 30 余人参与。

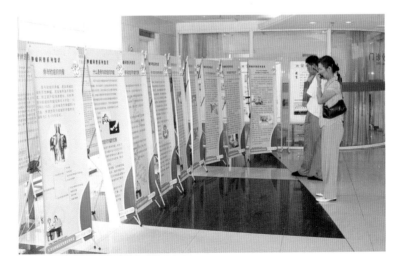

天津医科大学肿瘤医院骨与软组织肿瘤科肉瘤知识宣传展牌。

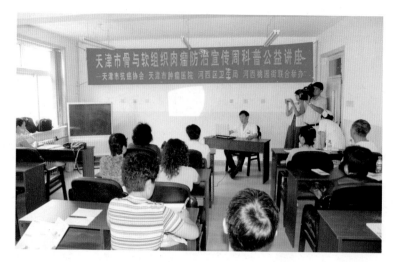

天津医科大学肿瘤医院骨与软组织肿瘤科陈勇医师在进行肉瘤知识公益讲座。

4."走在健康的路上"——肉瘤患者"话疗"会：这项活动在天津市肿瘤医院骨与软组织肿瘤科的会议室举行，参加人员包括医院领导、医护人员、住院肉瘤患者、已治愈肉瘤患者及新入院的肉瘤患者，共30余人。活动的目的是各位患者之间交流经验及感受，相互鼓励与安慰，增强信心战胜肉瘤。在活动过程中，有一位尤文肉瘤患者从自己的亲身体会出发，向大家介绍了自己从一无所知到恐惧、到绝望、到获得治疗信息、获得战胜肉瘤的信心的全过程，给参与这次活动的患者以极大的鼓励，使他们在增强对肉瘤认识的基础上，坚定战胜肉瘤的信心，所以这次活动的主题是"走在健康的路上"，和骨与软组织肿瘤的发病部位——人体运动系统相呼应。在活动中，各位肉瘤患者满怀喜悦的戴上 Liddy Shriver 肉瘤倡导组织提供的宣传肉瘤知识的手镯，一起合影留念。

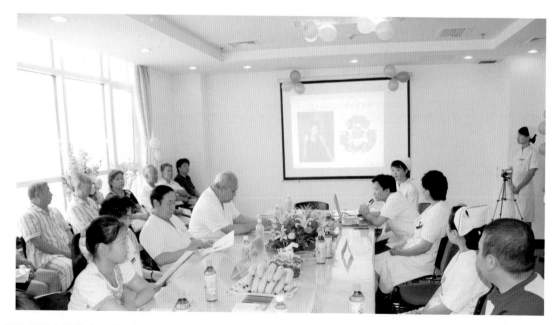

天津医科大学肿瘤医院骨与软组织肿瘤科杨吉龙医师在话疗会上关于美国 Liddy Shriver 肉瘤倡导组织的介绍。

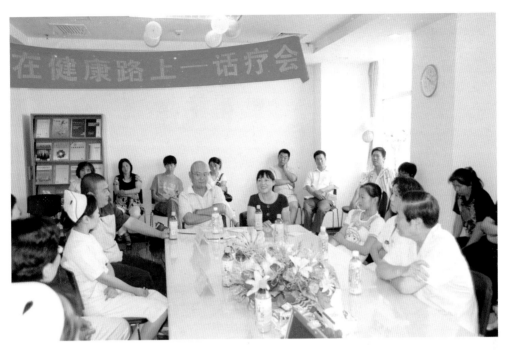

天津医科大学肿瘤医院骨与软组织肿瘤科话疗会上肉瘤患者的交流。

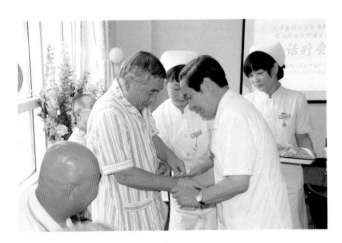

天津医科大学肿瘤医院领导王海生书记为肉瘤患者戴上美国 Liddy Shriver 肉瘤倡导组织提供的肉瘤宣传手镯。

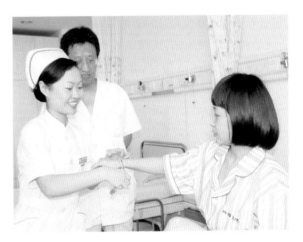

天津医科大学肿瘤医院骨与软组织肿瘤科滕胜医生及汤春佳护士长为肉瘤患者戴上美国 Liddy Shriver 肉瘤倡导组织提供的肉瘤宣传手镯。

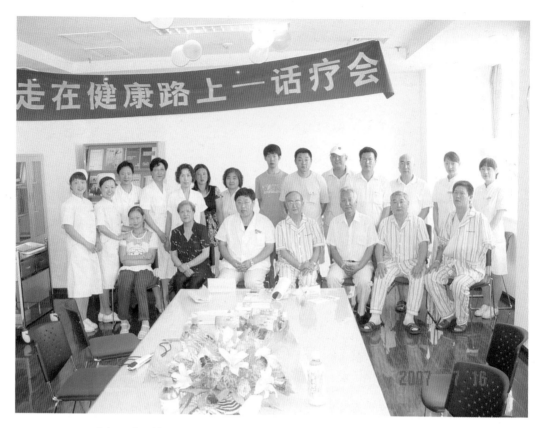

参与天津医科大学肿瘤医院骨与软组织肿瘤科话疗会的部分人员合影。

　　这次活动也得到了新闻媒体的大力支持,天津日报、每日新报、城市快报、今晚报、健康报等媒体报道这项活动并有专项采访;天津电视台卫视频道及都市报道、天津市河西区电视台、北方网视频直播等电视媒体播出;北方网、人民网等网络媒体报道,并取得了巨大的反响,全国各地咨询的电话、信件不断,获得了很好的宣传作用。

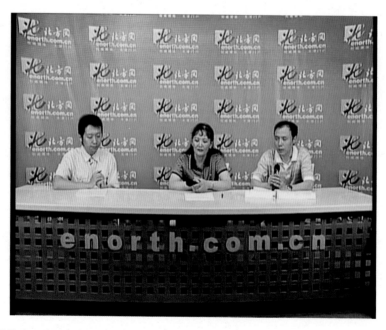

天津医科大学肿瘤医院骨与软组织肿瘤科杨蕴医师、邢汝维医师在北方网进行肉瘤知识讲座视频直播。

五、2008 年天津医科大学肿瘤医院骨与软组织肉瘤宣传周活动掠影

骨与软组织肿瘤科 张瑾 杨吉龙

经院领导批准,在信息交流部、门诊办公室、护理部、骨与软组织肿瘤科的大力协作下,主题为"肉瘤无国界"的 2008 年世界骨与软组织肉瘤宣传周活动在天津医科大学肿瘤医院取得圆满成功。

这次骨与软组织肉瘤宣传活动在美国 Liddy Shriver 肉瘤倡导组织的支持下,由天津医科大学肿瘤医院骨与软组织肿瘤科的张瑾副主任医师牵头,由骨与软组织肿瘤科、信息交流部、门诊办公室具体实施,在 2008 年 7 月 14—20 日举行了包括咨询、答疑、讲座、座谈等骨与软组织肉瘤宣传活动。参与这次骨与软组织肉瘤宣传活动的人包括肉瘤患者及其家属、医生、护理人员及各新闻媒体的记者,参与人数达 350 余人,直接受益的患者就有 300 余人。活动主要包括 3 个组成部分。

1. "肉瘤无国界"为主题的 2008 年世界骨与软组织肉瘤宣传周座谈会:这项活动于 2008 年 7 月 14 日在天津医科大学肿瘤医院骨与软组织肿瘤科会议室举行,参加的人员包括医护人员、住院肉瘤患者、已治愈肉瘤患者及新入院的肉瘤患者及其家属共 50 余人。活动的目的是向各位肉瘤及其家属宣传肉瘤知识,使其了解到肉瘤无国界,患者、家属、医护人员、社会各界应该共同努力,提高肉瘤的认识水平,加强肉瘤的临床及基础研究,增强信心,共同战胜肉瘤。在活动过程中,张瑾主任对肉瘤知识进行了通俗的讲解;李琛护士对肉瘤化疗的饮食注意事项进行了讲解,给参与这次活动的患者及家属以极大的鼓励,使他们在增强对肉瘤的认识的基础上,坚定战胜肉瘤的信心。在活动中,各位肉瘤患者及医院人员一起合影留念。

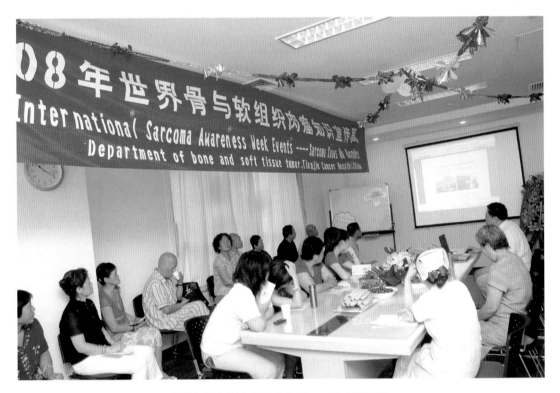

张瑾主任介绍肉瘤基本知识——肉瘤无国界。

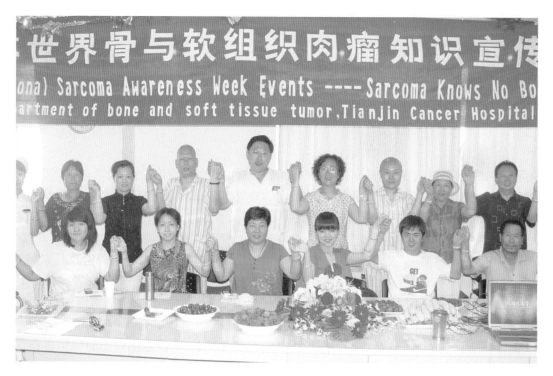

手拉手,战胜肉瘤。

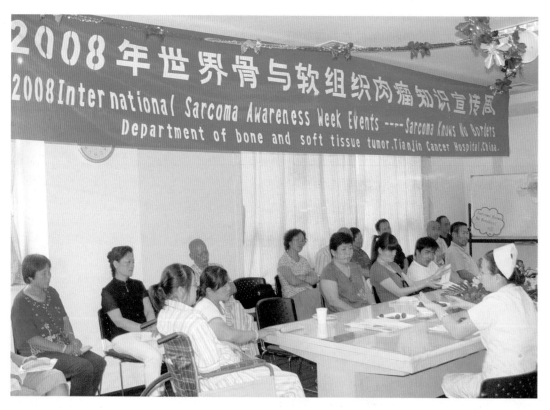

李琛护士进行肉瘤综合治疗中饮食调节的讲座。

2. 骨与软组织肉瘤知识宣传咨询、答疑：在天津医科大学肿瘤医院门诊、住院病房等地点设立展牌，宣传肉瘤相关知识，向各位参与的人发放肉瘤知识小册子，接受咨询等活动。共有 250 余位患者或者家属在天津医科大学肿瘤医院骨与软组织肉瘤宣传活动中受益。参与咨询、答疑的医生是天津市骨与软组织肿瘤科的各位老专家、中青年骨干及经验丰富的护理人员。他们精心为各位患者检查，提出诊断及治疗意见，给各位患者指明了正确的治疗道路；也使许多非肉瘤患者得到关于肉瘤的发病、诊断、治疗等方面的知识。

3. 健康知识大讲堂——骨转移癌的综合治疗：在天津医科大学肿瘤医院门诊办公室、信息交流部的支持下，健康知识大讲堂——骨转移癌综合治疗宣传活动于 2008 年 7 月 17 日下午在门诊 2 楼特需门诊进行。张瑾主任针对骨转移癌的外科治疗的适应证、手术方法、预后等问题进行了详细的讲述，特别是针对那些对骨转移癌患者生活质量影响较大的下肢骨转移癌的外科治疗进行了具体详尽的阐述，并针对参会人员的具体问题进行了耐心、细致、专业的分析和解答。参加活动的医护人员、患者及家属共达 50 余人。

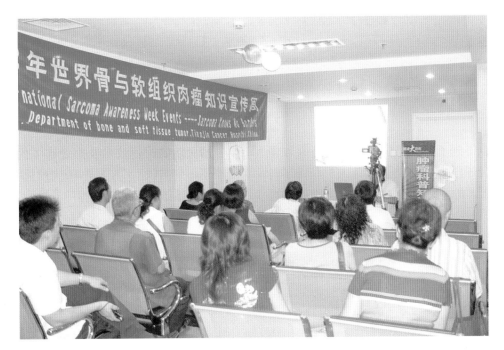

健康大讲座——骨转移癌的外科治疗。

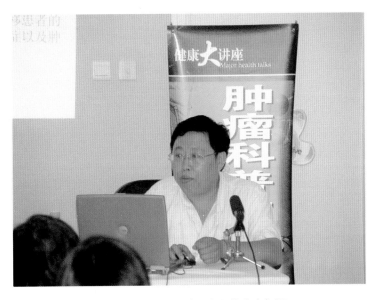

张瑾主任在健康大讲座中宣传肉瘤知识。

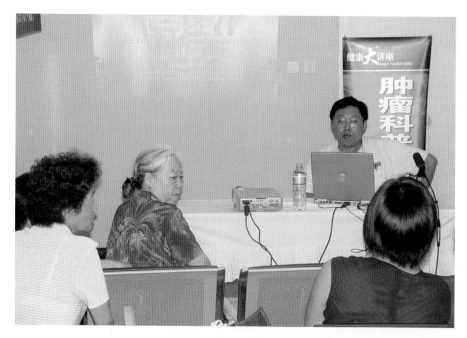

张瑾主任答疑。

这次活动也得到了新闻媒体的大力支持并取得了很大的成功,不但使肉瘤患者及其他人员获得了肉瘤相关知识及正确的就医途径,也对提高天津医科大学肿瘤医院的医疗技术及声誉起了促进作用。本次活动还得到美国 Liddy Shriver 肉瘤倡导组织的称赞,并表示将继续资助同种类型的活动。

索　引

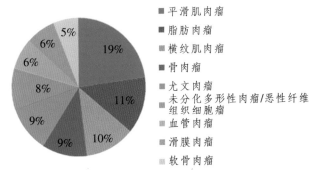

最具代表性的肿瘤亚型

- 平滑肌肉瘤
- 脂肪肉瘤
- 横纹肌肉瘤
- 骨肉瘤
- 尤文肉瘤
- 未分化多形性肉瘤/恶性纤维组织细胞瘤
- 血管肉瘤
- 滑膜肉瘤
- 软骨肉瘤

图 10–1

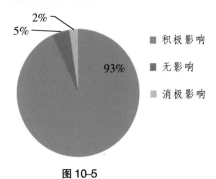

互联网资源对肿瘤患者历程的总体影响

- 积极影响
- 无影响
- 消极影响

图 10–5

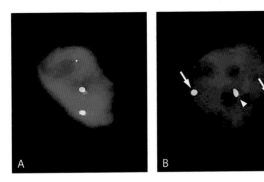

图 16–5

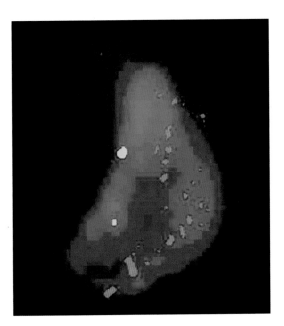

图 16–6

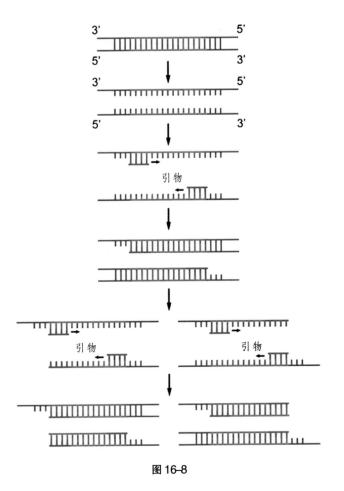

图 16–8

彩图 1

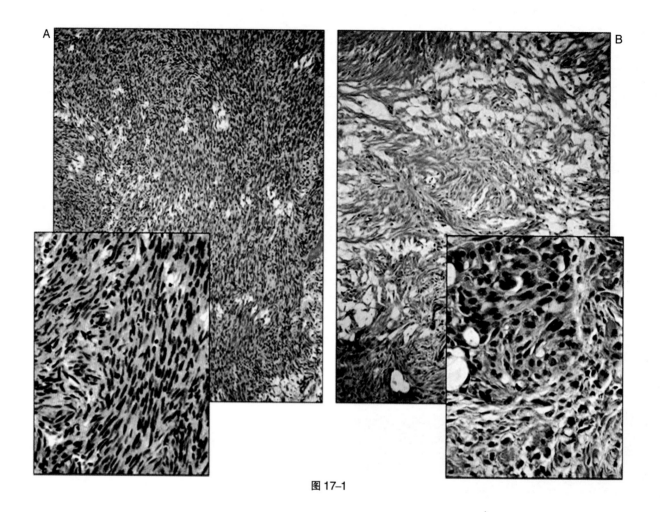

图 17-1

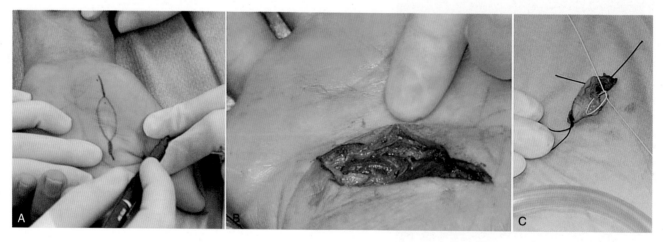

图 24-2

彩图 2

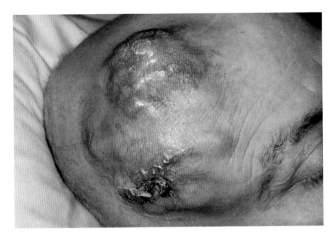

图 27-1

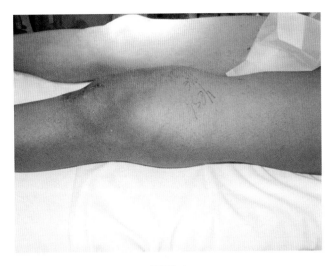

图 28-1

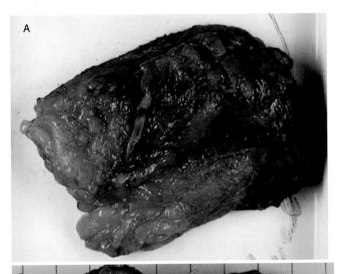

图 27-3

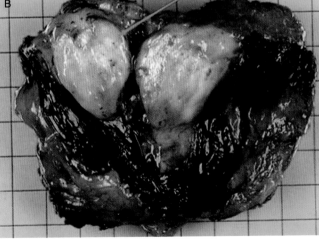

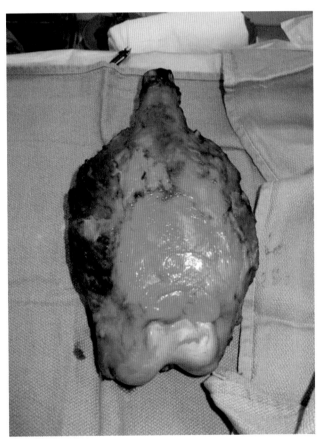

图 28-4

彩图 3

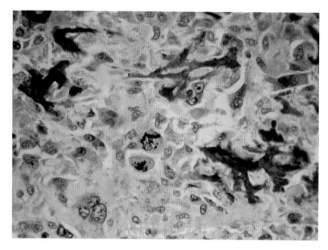

图 28-5

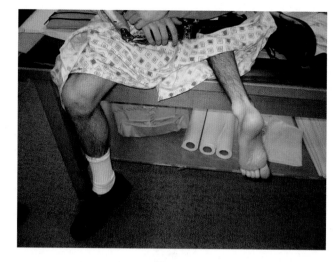

图 28-7

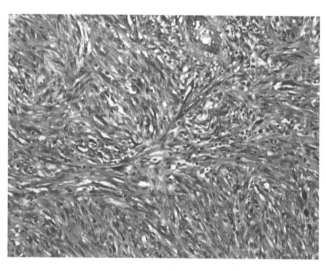

图 31-1

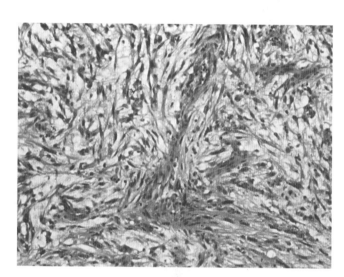

图 31-2

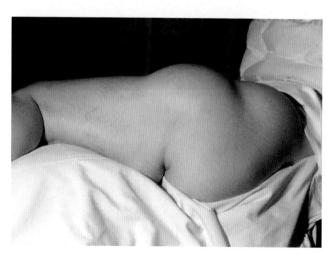

图 31-3

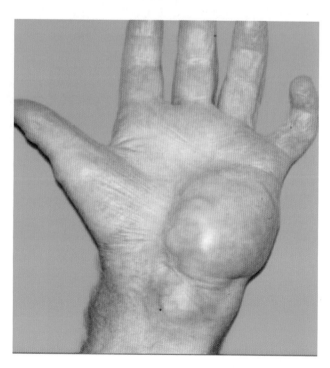

图 31-4

彩图 4

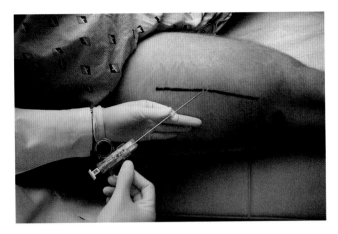

图 31-6

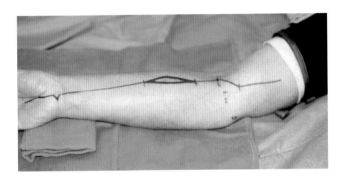

图 31-7

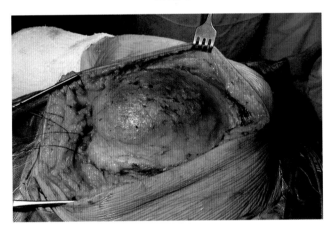

图 31-8

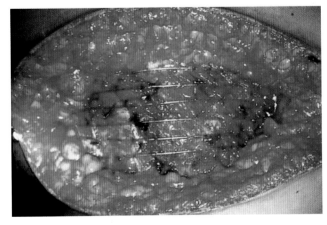

图 31-9

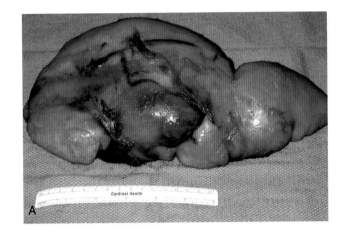

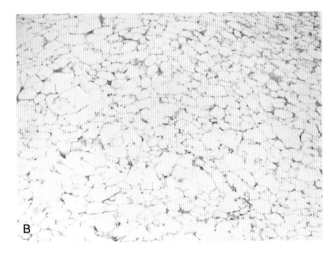

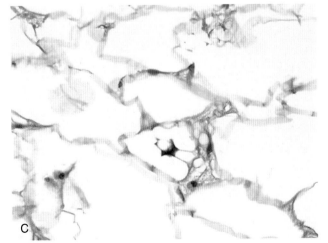

图 32-3

彩图 5

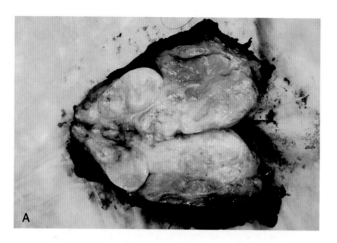
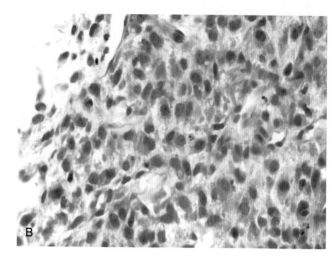

图 32-4

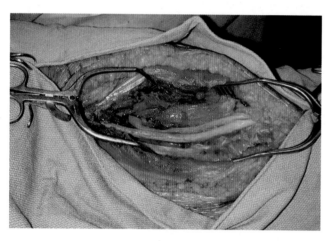

图 32-5

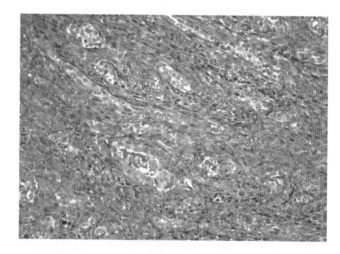

图 33-1

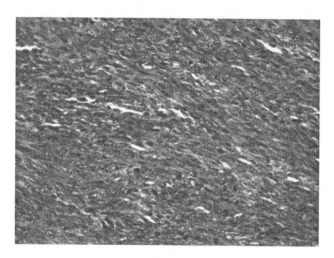

图 33-2

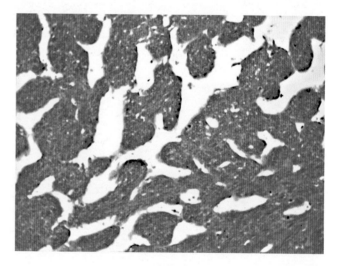

图 33-3

彩图 6

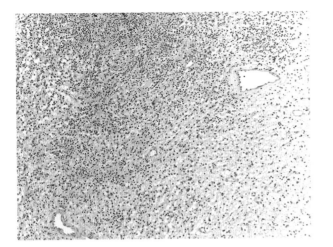

图 34-8

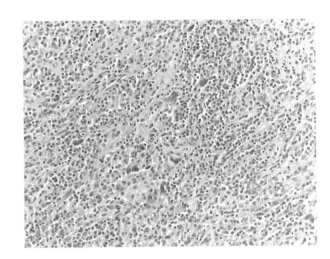

图 34-9

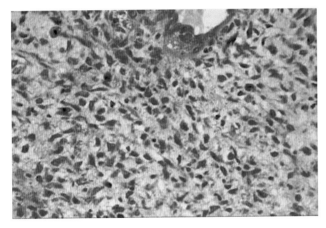

图 35-6

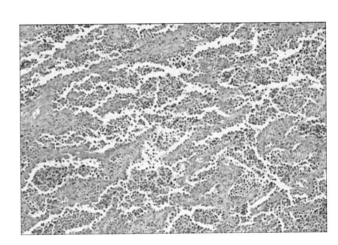

图 35-7

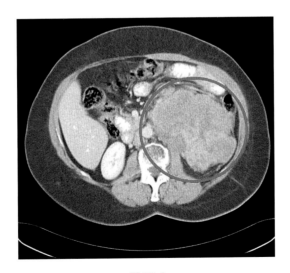

图 36-2

彩图 7

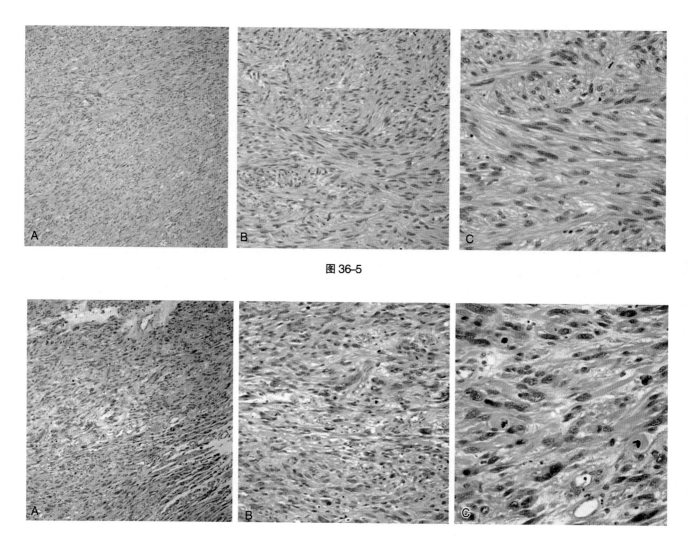

图 36-5

图 36-6

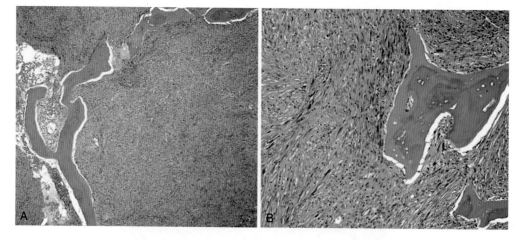

图 36-7

彩图 8

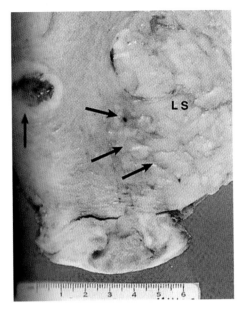

图 37-1

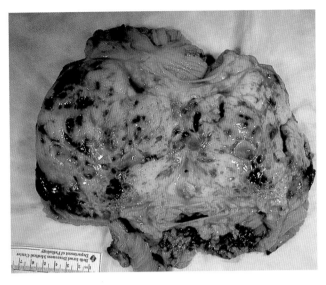

图 37-2

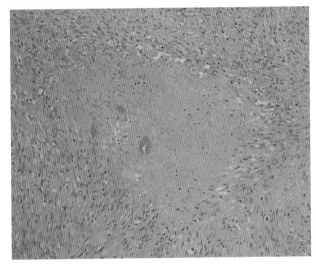

图 37-4

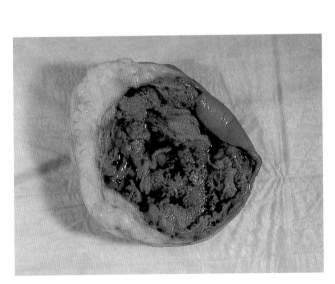

图 37-3

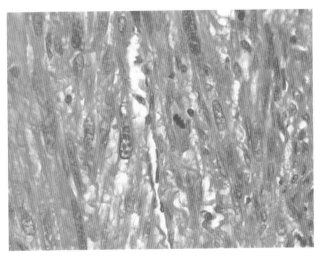

图 37-5

彩图 9

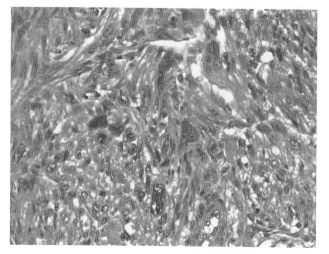

图 37-6

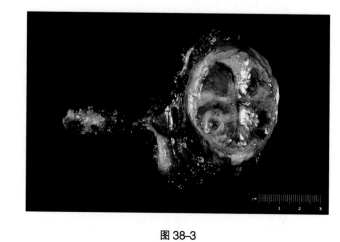

图 38-3

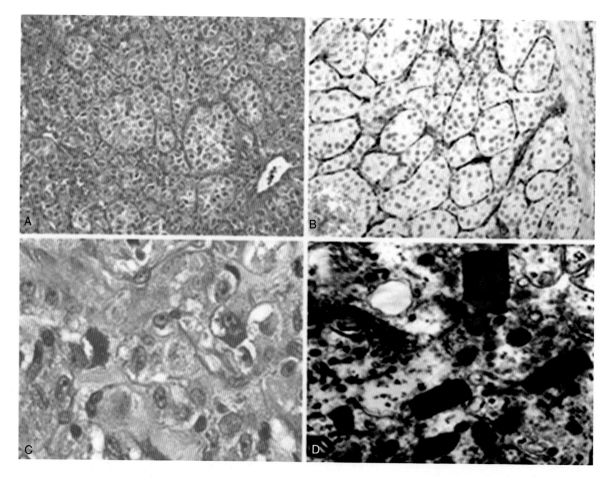

图 38-4

彩图 10

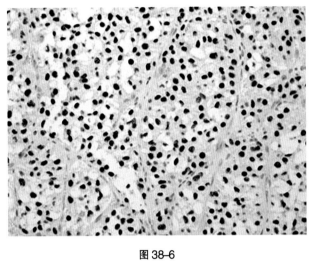

图 38-6

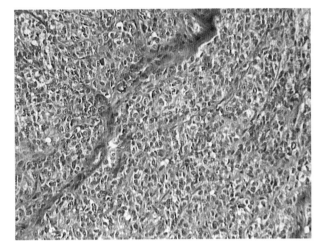

图 39-2

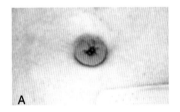

图 40-1A

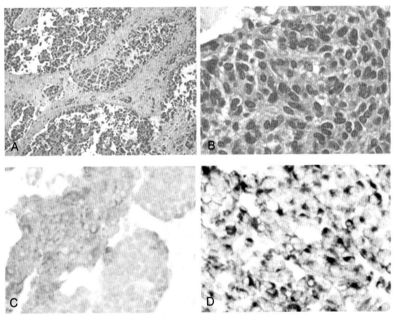

图 40-2

彩图 11

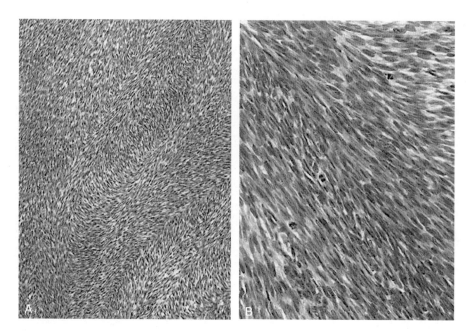

图 41–5

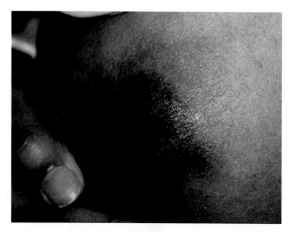

图 42–1

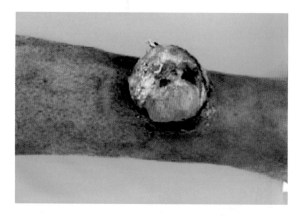

图 42–2

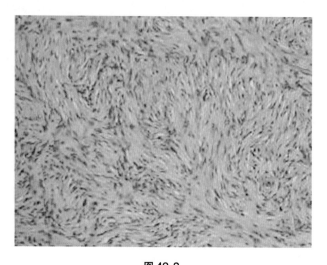

图 42–3

彩图 12

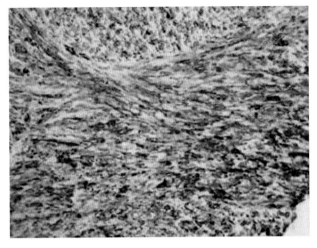

图 42-4

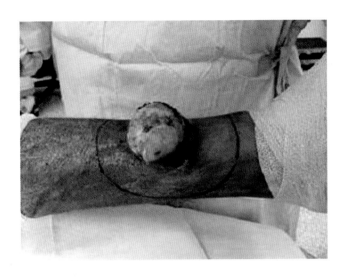

图 42-5

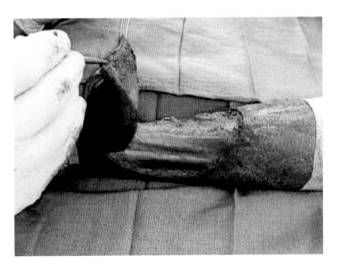

图 42-6

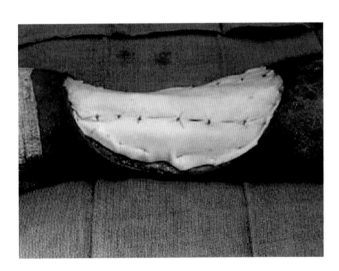

图 42-7

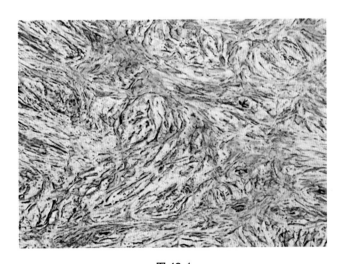

图 43-1

彩图 13

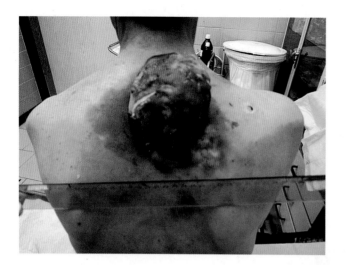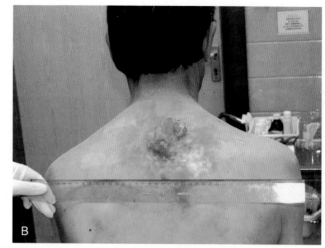

图 43-2

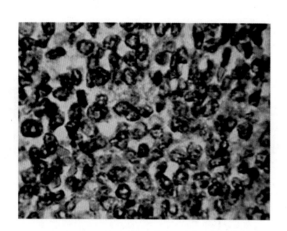

图 46-3

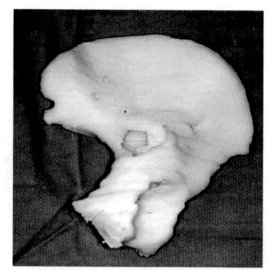

图 46-4

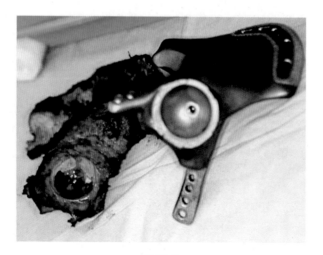

图 46-5

彩图 14